全国医药高职高专护理类专业"十三五"创新教材(第二轮)

U0746244

妇产科护理学

(第2版)

(供护理、涉外护理、社区护理及助产专业使用)

主　编　贾　佳　何　燕

副主编　魏琳娜　李红雨

编　者　(以姓氏笔画为序)

文传芳(重庆市璧山区人民医院)

邓　婧(四川中医药高等专科学校)

叶　静(四川中医药高等专科学校)

刘　莹(重庆医药高等专科学校)

李红雨(陆军军医大学第一附属医院)

何　燕(四川中医药高等专科学校)

陈　娅(重庆市妇幼保健院)

聂明芬(重庆市第五人民医院)

聂晓娅(重庆医药高等专科学校)

贾　佳(重庆医药高等专科学校)

魏琳娜(重庆市妇幼保健院)

中国健康传媒集团

中国医药科技出版社

内 容 提 要

本教材为"全国医药高职高专护理类'十三五'创新教材（第二轮）"之一，系根据本套教材的编写指导思想和原则要求，结合专业培养目标和本课程的教学目标、内容与任务要求编写而成。本教材具有专业针对性强、紧密结合岗位知识和职业能力要求、理论与临床密切联系等特点。

全书共分为 22 个单元，分别介绍了妇产科护理基础、生理产科、病理产科、妇科、计划生育和妇女保健等内容。

本教材为书网融合教材，即纸质教材有机融合电子教材，教学配套资源（PPT、微课、视频等），题库系统，数字化教学服务（在线教学、在线作业、在线考试），使教材内容立体化、生动化，便教易学。

本教材主要供护理、涉外护理、社区护理及助产专业使用。

图书在版编目（CIP）数据

妇产科护理学/贾佳，何燕主编. —2 版. —北京：中国医药科技出版社，2019.7（2024.12 重印）

全国医药高职高专护理类专业"十三五"创新教材（第二轮）

ISBN 978 - 7 - 5214 - 0962 - 8

Ⅰ. ①妇⋯　Ⅱ. ①贾⋯ ②何⋯　Ⅲ. ①妇产科学 - 护理学 - 高等职业教育 - 教材　Ⅳ. ①R473.71

中国版本图书馆 CIP 数据核字（2019）第 099309 号

美术编辑 陈君杞
版式设计 友全图文

出版　**中国健康传媒集团** | 中国医药科技出版社
地址　北京市海淀区文慧园北路甲 22 号
邮编　100082
电话　发行：010 - 62227427　邮购：010 - 62236938
网址　www.cmstp.com
规格　889 × 1194 mm $\frac{1}{16}$
印张　27 $\frac{1}{4}$
字数　594 千字
初版　2013 年 2 月第 1 版
版次　2019 年 7 月第 2 版
印次　2024 年 12 月第 3 次印刷
印刷　北京京华铭诚工贸有限公司
经销　全国各地新华书店
书号　ISBN 978 - 7 - 5214 - 0962 - 8
定价　**75.00 元**

获取新书信息、投稿、为图书纠错，请扫码联系我们。

数字化教材编委会

主　编　贾　佳　何　燕

副主编　魏琳娜　李红雨

编　者　（以姓氏笔画为序）

文传芳（重庆市璧山区人民医院）

邓　婧（四川中医药高等专科学校）

叶　静（四川中医药高等专科学校）

刘　莹（重庆医药高等专科学校）

李红雨（陆军军医大学第一附属医院）

何　燕（四川中医药高等专科学校）

陈　娅（重庆市妇幼保健院）

聂明芬（重庆市第五人民医院）

聂晓娅（重庆医药高等专科学校）

贾　佳（重庆医药高等专科学校）

魏琳娜（重庆市妇幼保健院）

出版说明

"全国医药高职高专护理类'十二五'创新教材"于2013年由中国医药科技出版社出版，全套教材共27门，是针对全国高职高专医药院校护理类专业教育教学需求和复合型临床人才培养目标要求而编写，自出版以来得到了各院校的广泛欢迎。为了进一步提升教材质量，使教材更好地服务于院校教学，同时为了进一步贯彻落实国务院办公厅《关于深化医教协同进一步推进医学教育改革与发展的意见》（[2017]63号）等有关文件精神，不断推动职业教育教学改革，推进信息技术与医学教育融合，加强医学人才培养，使职业教育切实对接岗位需求，教材内容与形式及呈现方式更加契合现代职业教育需求，培养具有整体护理观的护理人才，在教育部、国家卫生健康委员会、国家药品监督管理局的支持下，中国医药科技出版社组织了本套教材的修订工作，并由全国60余所高职高专院校及附属医疗机构近300名专家、教师精心编撰，即将付梓出版。

本轮教材共包含27门，其中22门教材为新修订教材（第2版），主要特点如下。

一、内容精炼，突显职教特色

本轮教材建设对课程体系进行科学设计，整体优化；对上版教材中不合理的内容框架进行适当调整；内容上吐故纳新，力求达到基础学科与专业学科紧密衔接、主干课程与相关课程合理配置的目标。教材内容精炼、针对性强，具有鲜明的专业特色和高职教育特色。

二、对接岗位，强化实践能力

本轮教材强化以岗位需求为导向的理实教学，注重理论知识与护理岗位需求相结合，对接职业标准和岗位要求。在教材正文适当插入临床案例，起到边读边想、边读边悟、边读边练，做到理论与临床护理岗位相结合，强化培养学生临床思维能力和护理操作能力；同时注重护士人文关怀素养的养成，注重吸收临床护理新技术、新方法、新材料，体现教材的先进性。

三、对接护考，满足考试需求

本轮教材内容和结构设计与全国护士执业资格考试紧密对接，在资格考试相关课程教材中插入护士执业资格考试"考点提示"，为学生学习和参加护士执业资格考试奠定基础，提升学习效率。

四、书网融合，学习便捷轻松

全套教材为书网融合教材，即纸质教材与数字教材、配套教学资源、题库系统、数字化教学服务有机融合。通过"一书一码"的强关联，为读者提供全免费增值服务。按教材封底的提示激活教材后，读者可通过PC、手机阅读电子教材和配套课程资源，并可在线进行同步练习，实时反馈答案和解析。同时，读者也可以直接扫描书中二维码，阅读与教材内容关联的课程资源（"扫码学一学"，轻松学习

PPT 课件；"扫码练一练"，随时做题检测学习效果），从而丰富学习体验，使学习更便捷。教师可通过PC 在线创建课程，与学生互动，开展在线课程内容定制、布置和批改作业、在线组织考试、讨论与答疑等教学活动，学生通过 PC、手机均可实现在线作业、在线考试，提升学习效率，使教与学更轻松。此外，平台尚有数据分析、教学诊断等功能，可为教学研究与管理提供技术和数据支撑。

本轮教材修订在组织、编写和审定过程中，得到众多专家的悉心指导和相关院校的大力支持，在此一并致谢！

改革创新的过程也是探索提升的过程，目标的提出至目标的实现是一个漫长、曲折的过程。在此殷切希望各医药卫生类院校师生和广大读者在使用中对教材进行检验，并提出宝贵意见，使本套教材日臻完善，为促进我国高职高专护理类专业教育教学改革和人才培养做出积极贡献。

中国医药科技出版社
2019 年 5 月

全国医药高职高专护理类专业"十三五"创新教材（第二轮）

建设指导委员会

何世洪（四川中医药高等专科学校）

汪芝碧（重庆三峡医药高等专科学校）

张鸿宇（乐山职业技术学院）

陈向阳（四川中医药高等专科学校）

陈吉刚（重庆医药高等专科学校）

范　明（四川中医药高等专科学校）

欧应华（四川中医药高等专科学校）

易　平（成都中医药大学）

周夕坪（四川中医药高等专科学校）

周　灿（重庆三峡医药高等专科学校）

周厚秀（陆军军医大学）

段艮芳（四川中医药高等专科学校）

贾　佳（重庆医药高等专科学校）

黄　琼（重庆医药高等专科学校）

程晓莉（重庆三峡医药高等专科学校）

谭素涛（四川中医药高等专科学校）

熊　华（四川中医药高等专科学校）

为了全面落实《国务院关于加快发展现代职业教育的决定》，以服务为宗旨、以就业为导向、以能力为本位的教育战略，进一步提高教材质量，在中国医药科技出版社的倡导组织下，我们按照高职高专医药院校护理类专业的教学需求，组织高职卫生类学校及行业教师修订编写了《妇产科护理学》。本教材可供护理、涉外护理、社区护理、助产等专业学生使用。

本教材分为六部分，即妇产科护理学基础（第1~2单元）、生理产科（第3~5单元）、病理产科（第6~12单元）、妇科（第13~20单元）、计划生育（第21单元）和妇女保健（第22单元）。在本次修订中，我们结合现代学生学习特点和途径，设置了正文纸质部分和数字化资源部分。正文纸质部分包括：要点导航、案例、知识链接、知识拓展、考点提示、练习；以要点导航说明学习要点及要求，以案例引入临床情景，以知识链接和知识拓展开阔学生眼界、拓展思路，以考点提示和对接全国护士执业资格考试题型及难度的练习强化学习重点，帮助学生掌握知识要点。数字化资源部分包括：每章节的PPT、教学视频、习题库；配套PPT、教学视频帮助学生自学和复习，习题库配以答案、解析和考核知识点，进一步训练学生参加护士执业资格考试的能力，同时也培养了学生的临床思维和分析能力。

在本教材的编写中，我们参阅和借鉴了国内外学者、专家、同仁的著作、文献资料，吸纳了不少研究成果，有的未能一一标注，在此表示真诚的感谢；同时感谢前一版教材的编者为修订本版教材打下的良好基础；感谢重庆医药高等专科学校、四川中医药高等专科学校、重庆市妇幼保健院、陆军军医大学第一附属医院、重庆市第五人民医院、重庆市璧山区人民医院和中国医药科技出版社的大力支持。

由于编写人员的水平和编写能力有限，加之撰写时间紧迫，教材中的缺点和不足在所难免，恳请同行及读者批评指正。

编　者
2019年3月

目录
CONTENTS

女性生殖系统解剖

案例 女性，18岁，因无月经就诊。查体：一般发育正常。专科：女性阴毛、外阴发育正常；可见处女膜；乳房发育正常。肛查：子宫小。B超声示：膀胱后方未见子宫声像图。双侧卵巢大小正常。

问题：

该患者可能的诊断是什么？

女性生殖系统包括外生殖器、内生殖器及其相关组织（血管、淋巴、神经）和邻近器官。女性生殖器官位于骨盆内。

第一节 外生殖器

女性外生殖器指生殖器官外露的部分，又称外阴，包括两股内侧之间，前为耻骨联合，后为会阴之间的组织（图1-1）。

一、阴阜

为耻骨联合前方隆起的脂肪垫。青春期该部皮肤开始生长阴毛，分布呈尖端向下的三角形。阴毛为第二性征，其疏密程度、粗细及色泽等可因人或种族而异。

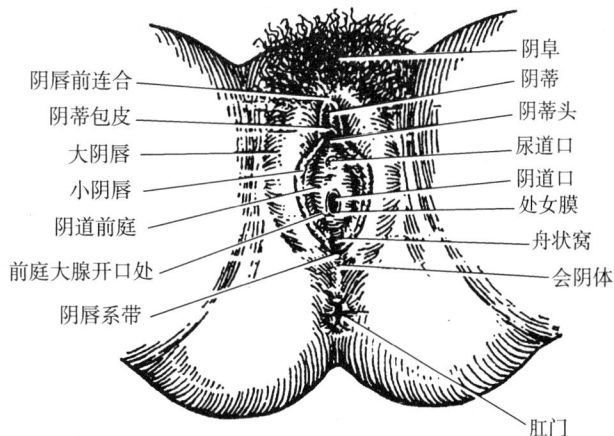

图1-1 女性外生殖器

阴唇前连合 — 阴阜
阴蒂包皮 — 阴蒂
大阴唇 — 阴蒂头
小阴唇 — 尿道口
阴道前庭 — 阴道口
前庭大腺开口处 — 处女膜
阴唇系带 — 舟状窝
— 会阴体
— 肛门

扫码"学一学"

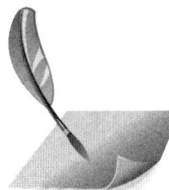

·1·

二、大阴唇

为靠近两股内侧的一对隆起的皮肤皱襞，起自阴阜，止于会阴。大阴唇外侧面与皮肤相同，皮层内有皮脂腺和汗腺，青春期长出阴毛；其内侧面皮肤湿润似黏膜。大阴唇的皮下脂肪层含丰富的血管、淋巴管和神经，当局部受伤，易出血形成大阴唇血肿。未产妇女的两侧大阴唇自然合拢，遮盖阴道口及尿道外口；经产妇大阴唇由于分娩影响常常向两侧分开；绝经后大阴唇呈萎缩状，阴毛稀少。

三、小阴唇

为位于大阴唇内侧的一对薄皮肤皱襞。表面湿润、无毛，富含神经末梢，较敏感。两侧小阴唇前端相互融合，再分为两叶包绕阴蒂，前叶形成阴蒂包皮，后叶形成阴蒂系带。小阴唇后端与大阴唇后端在正中线会合形成阴唇系带，此系带在经产妇因受分娩影响已不明显。

四、阴蒂

位于两小阴唇顶端的联合处，它与男性阴茎海绵体组织相似，具有勃起性。阴蒂分为三部分，前为阴蒂头，富含神经末梢，对性刺激敏感，中为阴蒂体，后为两个阴蒂脚，仅阴蒂头显露。

五、阴道前庭

指两侧小阴唇之间的裂隙。前为阴蒂，后为阴唇系带，此区域内有以下各部。

1. 前庭球 又称球海绵体，位于前庭两侧，由勃起性的静脉丛构成。其前部与阴蒂相接，后部与同侧前庭大腺相邻，表面为球海绵体肌覆盖。

2. 前庭大腺 又称巴多林腺，位于大阴唇后部，黄豆大小，左右各一。其腺管细长（1~2 cm），向内侧开口于阴道前庭后方小阴唇与处女膜之间的沟内。性兴奋时分泌黄白色黏液，起润滑作用。正常情况时检查不能触及此腺体，如由于感染腺管口堵塞形成前庭大腺脓肿或囊肿时能看到或触及。

3. 尿道口 位于阴蒂头的后下方及前庭前部，略呈圆形，其后壁上有一对腺体称尿道旁腺，其分泌物有润滑尿道口作用，且此腺体也常有细菌潜伏。

4. 阴道口及处女膜 阴道口位于尿道口后方，前庭的后部，为阴道的开口，其大小和形状多不规则。阴道口周缘覆盖一层较薄的黏膜称为处女膜，其有一孔多在中央，孔的形状、大小及膜的厚薄因人而异，处女膜多在初次性交时破裂，在剧烈运动时也可导致破裂，在妇女分娩后仅留有数个小隆起称处女膜痕。

第二节 内生殖器

女性内生殖器包括阴道、子宫、输卵管、卵巢，后两者称为子宫附件（图1-2，1-3）。

扫码"学一学"

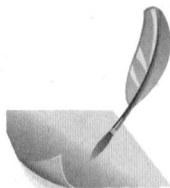

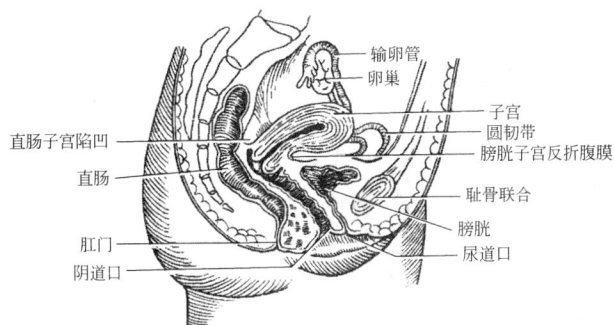

图 1-2 女性内生殖器矢状面

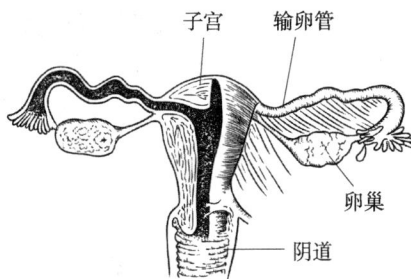

图 1-3 女性内生殖器后面观

一、阴道

为性交器官,月经血排出及胎儿娩出的通道。位于真骨盆下部中央,呈上宽下窄的管道。阴道前壁长 7～9 cm,与膀胱和尿道相邻,后壁长 10～12 cm,与直肠相近。上端包绕子宫颈,下端开口于阴道前庭后部。环绕子宫颈周围的部分称阴道穹隆,分为前、后、左、右 4 部分,其中后穹隆最深,与直肠子宫陷凹紧密相邻,为盆腔最低部位,临床上

> **知识链接**
>
> 阴道后穹隆穿刺是诊断异位妊娠的一种简单可靠的辅助检查方法。异位妊娠往往会引起输卵管破裂,导致腹腔内出血,而血液流至腹腔最低点直肠子宫陷凹,做阴道后穹隆穿刺,如抽出暗红色不凝血液则考虑为异位妊娠流产或破裂。

可经后穹隆穿刺或引流。阴道壁由黏膜、肌层和纤维组织膜构成,有很多横纹皱襞,因此伸展性较大。阴道黏膜呈淡红色,由非角化复层鳞状上皮覆盖,无腺体,受性激素影响发生周期性变化。幼女及绝经后妇女因卵巢功能低下,阴道黏膜上皮较薄,皱襞少,伸展性小,容易创伤而感染。

二、子宫

是产生月经、孕育胚胎及胎儿的器官,精子到达输卵管的通道;分娩时子宫收缩使胎儿及其附属物娩出。

(一)形态

子宫为一壁厚、腔小的空腔性肌性器官,呈前后略扁的倒置梨形,成年人未孕子宫长 7～8 cm,宽 4～5 cm,厚 2～3 cm,宫腔容量约 5 ml,重 50～70 g。子宫上部较宽的部分称为宫体,其上端隆突部分称宫底,宫底两侧为子宫角,与两侧输卵管相通。子宫下部较窄呈圆柱状称子宫颈,宫体与宫颈的比例,婴儿期为 1:2,成年女性为 2:1,绝经后为 1:1(图 1-4)。

子宫腔为上宽下窄的三角形。子宫体与宫颈之间形成最狭窄的部分称为子宫峡部,此部在非孕期长约 1 cm,妊娠后逐渐延展,接近妊娠末期时可达 7～10 cm,称为子宫下段。子宫峡部上端因解剖上较狭窄,又称解剖学内口;其下端因黏膜组织在此处由宫腔内膜转变为宫颈黏膜,又称组织学内口。宫颈内腔呈梭形称宫颈管,成年妇女长 2.5～3.0 cm,其下端称宫颈外口,宫颈下端伸入阴道内的部分称宫颈阴道部。未产妇的宫颈外口呈圆形;已产妇的宫颈外口因分娩裂伤形成横裂形,而分为前唇和后唇。

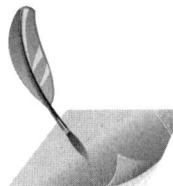

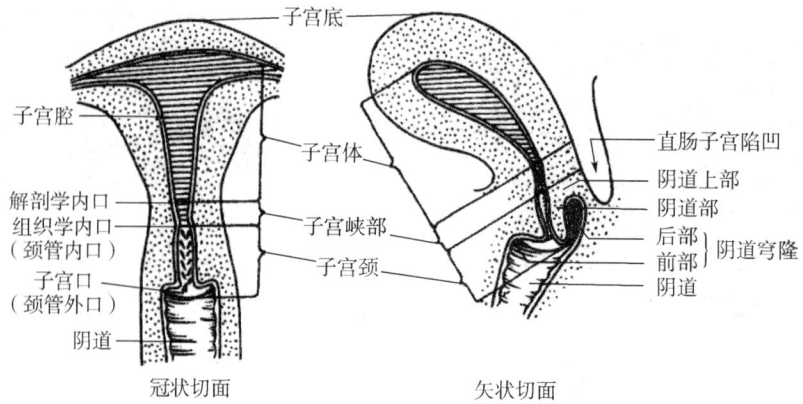

冠状切面　　　　　　　　矢状切面

图1-4　子宫

（二）组织结构

1. 子宫体　子宫体壁由三层组织构成，内层为黏膜层即子宫内膜，中间层为肌层，外层为浆膜层即脏腹膜。子宫内膜为一层粉红色黏膜组织，其表面为致密层和海绵层2/3称为功能层，从青春期开始受卵巢激素影响发生周期性剥脱出血，余下1/3靠近子宫肌层的内膜称为基底层，为可修复功能层，无周期性变化。

子宫肌层较厚，非孕时厚约0.8 cm，由平滑肌束及弹力纤维所组成。肌束纵横交错，外层多纵行，内层环行，中层多各方交织。子宫收缩时肌层中的血管被压缩能有效防止产后出血。

子宫浆膜层为覆盖宫体底部及前后面的腹膜，与肌层紧贴，但在子宫前面近子宫峡部处，腹膜与子宫壁结合较疏松，向前反折覆盖膀胱，形成膀胱子宫陷凹。在子宫后面，腹膜沿子宫壁向下，至宫颈后方及阴道后穹隆再折向直肠，形成直肠子宫陷凹，并向上与后腹膜相连续。

2. 子宫颈　宫颈管黏膜上皮细胞呈单层高柱状，黏膜层有许多腺体能分泌碱性黏液，形成宫颈管黏液栓，将宫颈管与外界隔开，阻止病原体进入宫腔。宫颈阴道部为复层鳞状上皮覆盖，表面光滑。宫颈外口柱状上皮与鳞状上皮交界处是宫颈癌的好发部位。宫颈黏膜受性激素影响也有周期性变化。

3. 位置　子宫位于盆腔中央、膀胱与直肠之间，下端接阴道，两侧有输卵管和卵巢。膀胱空虚时，成人子宫的正常位置呈轻度前倾前屈位，主要靠子宫韧带及骨盆底肌和筋膜的支托作用。

4. 子宫韧带　共有4对韧带（图1-5）。

（1）圆韧带　呈圆索形，起于子宫双角的前面、输卵管近端的下方，然后向前下方伸展达两侧骨盆壁，再穿过腹股沟管终止于大阴唇前端。圆韧带使子宫保持前倾位置。

（2）阔韧带　为一对翼形的双层腹膜皱襞，由覆盖在子宫前后壁的腹膜自子宫两侧缘向两侧延伸达骨盆壁形成。阔韧带上缘

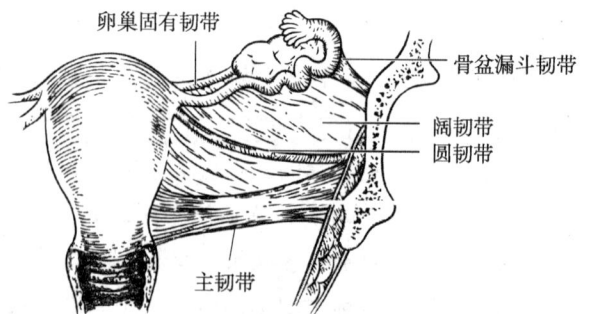

图1-5　子宫韧带

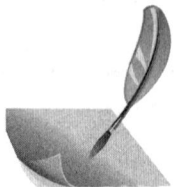

游离，内2/3包裹输卵管（伞部无腹膜遮盖），外1/3移行为骨盆漏斗韧带（或称卵巢悬韧

带），卵巢动静脉由此穿过。在输卵管以下、卵巢附着处以上的阔韧带称输卵管系膜，卵巢与阔韧带后叶相接处称卵巢系膜。卵巢内侧与宫角之间的阔韧带稍增厚称卵巢固有韧带（或卵巢韧带）。宫体两侧的阔韧带中有丰富的神经、血管、淋巴管及疏松结缔组织称宫旁组织。阔韧带使子宫保持位于盆腔中央。

（3）主韧带 在阔韧带的下部，横行于宫颈两侧和骨盆壁之间，为一对坚韧的平滑肌与结缔组织纤维束，又称宫颈横韧带，固定宫颈位置，是保持子宫不致向下脱垂的主要韧带。

（4）宫骶韧带 从宫颈后面的上侧方（相当于组织学内口水平），向两侧绕过直肠到达第2、3骶椎前面的筋膜。其中含平滑肌和结缔组织，外有腹膜遮盖，短厚有力，将宫颈向后向上牵引，间接维持子宫前倾位置。

三、输卵管

为卵子与精子相遇的场所，也是向宫腔运送受精卵的通道。

为一对细长弯曲的肌性管道，位于子宫阔韧带的上缘内，内侧与宫角相连通，外端游离，与卵巢接近，全长8~14 cm。根据输卵管的形态由内向外可分为四部分（图1-6）。①间质部：为通入子宫壁内的部分，短而狭窄，长约1 cm。②峡部：在间质部外侧，管腔较窄，长2~3 cm。③壶腹部：在峡部外侧，管腔较宽大，长5~8 cm，为精卵结合的场所。④伞部：为输卵管的末端，开口于腹腔，游离端呈漏斗状，长度多为1~1.5 cm，有"拾卵"作用。

图1-6 输卵管分部

输卵管壁由三层构成，即外层浆膜层，中层平滑肌层，内层黏膜层。输卵管受性激素影响有周期性变化。

四、卵巢

为一对扁椭圆形的性腺，具有生殖和内分泌功能，产生和排出卵细胞，以及分泌性激素。

青春期前，卵巢表面光滑；青春期开始排卵后，表面逐渐凹凸不平；成年妇女的卵巢约4 cm×3 cm×1 cm，重5~6 g，呈灰白色；绝经后卵巢萎缩变小变硬。

知识链接

1. 分娩损伤、长期腹压增加及盆底组织发育不良或退行性变等，可使盆底组织及子宫周围韧带的支持作用削弱，可导致子宫位置异常，形成不同程度的子宫脱垂。

2. 输卵管炎症可使输卵管内纤毛受损，影响受精卵向宫腔的移动，可发生异位妊娠，常发生在输卵管的壶腹部；如炎症使输卵管粘连甚至堵塞时可引起不孕。

卵巢位于输卵管后下方，外侧以骨盆漏斗韧带连于骨盆壁，内侧以卵巢固有韧带与子宫连接。

卵巢表面无腹膜，由单层立方上皮覆盖称生发上皮。内为卵巢组织，分皮质和髓质。外层为皮质，其中有数以万计的原始卵泡（又称始基卵泡）及致密结缔组织；中央为髓质，含疏松结缔组织及丰富的血管、神经、淋巴管及平滑肌纤维（图1-7）。

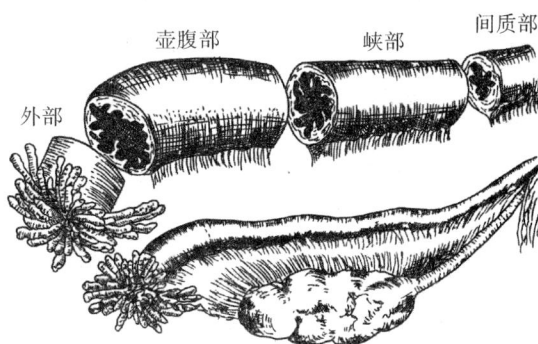

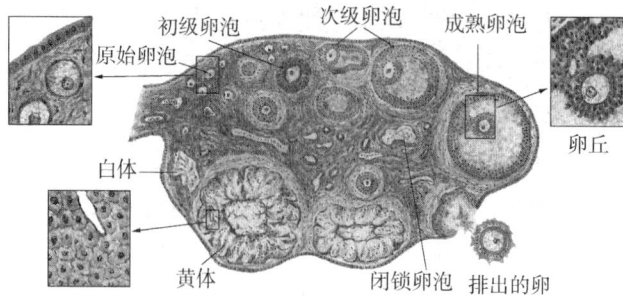

图 1-7　卵巢的构造

第三节　骨　盆

　　骨盆是支持躯干、保护盆腔脏器的重要器官，而女性骨盆同时也是胎儿经阴道娩出时必经的骨性产道。其大小、形态对分娩有直接影响。

一、骨盆的组成

（一）骨盆的骨骼

　　骨盆由左右两块髋骨、一块骶骨及一块尾骨组成。每块髋骨又由髂骨、坐骨、耻骨融合而成；骶骨由 5~6 块骶椎合成；尾骨由 4~5 块尾椎合成（图 1-8）。

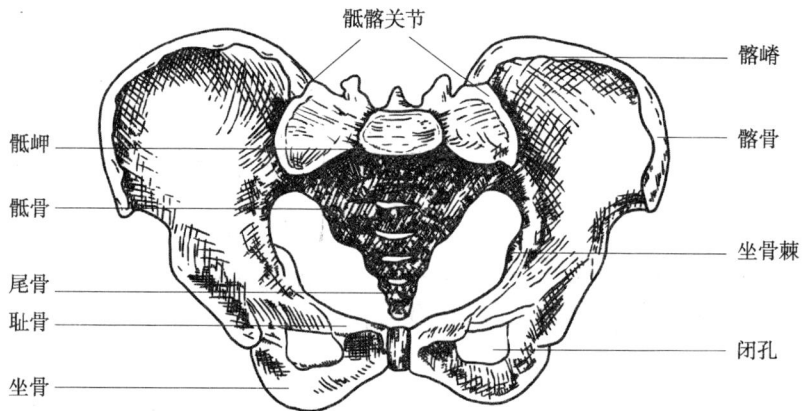

图 1-8　正常女性骨盆

（二）骨盆的关节

　　包括耻骨联合、骶髂关节和骶尾关节。两耻骨之间的纤维软骨形成耻骨联合，位于骨盆的前方；骶髂关节位于骶骨和髂骨之间，位于骨盆后方；骶尾关节为骶骨与尾骨的联合处，有一定活动度，分娩时尾骨后移可增大骨盆出口利于胎儿娩出。

（三）骨盆的标记

　　1. 骶骨岬　第一骶椎向前突出形成。

　　2. 坐骨棘　位于真骨盆中央，是坐骨后缘突出的部分。

　　3. 坐骨结节　坐骨的两支骨会合处有向后下凸起的粗隆，即坐骨结节。

　　4. 耻骨联合　两耻骨之间的纤维软骨形成耻骨联合。

　　5. 耻骨弓　耻骨两降支的前部相连构成耻骨弓，女性骨盆其角度 >90°。

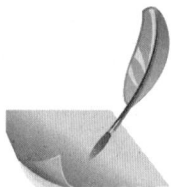

（四）骨盆的韧带

骨盆各部之间的韧带中有两对重要的韧带，一对是骶结节韧带，位于骶骨、尾骨与坐骨结节之间；另一对是骶棘韧带，位于骶骨、尾骨与坐骨棘之间。妊娠期受激素影响，韧带较松弛，各关节的活动性亦稍有增加，利于分娩时胎儿通过骨产道。

二、骨盆的分界

以耻骨联合上缘、髂耻缘及骶岬上缘的连线为界，将骨盆分为大骨盆和小骨盆两部分。大骨盆又称假骨盆，位于骨盆分界线之上，为腹腔的一部分，其前为腹壁下部，两侧为髂骨翼，其后为第5腰椎。假骨盆与产道无直接关系，但测量其径线可间接了解小骨盆的大小。小骨盆又称真骨盆，位于骨盆分界线之下，是胎儿娩出的通道，与分娩密切相关，又称骨产道。真骨盆有上、下两口，即骨盆入口与骨盆出口，两口之间为骨盆腔。骨盆腔的前壁为耻骨联合，两侧为坐骨、坐骨棘、骶棘韧带，后壁为骶骨与尾骨。

女性骨盆的特点是浅、宽、大，椭圆，耻骨弓角度＞90°，骶骨弯曲，利于胎儿娩出。

扫码"看一看"

第四节　骨　盆　底

骨盆底由多层肌肉和筋膜所组成，封闭骨盆出口，承载盆腔脏器并保持其正常位置。

骨盆底前为耻骨联合下缘，后为尾骨尖，两侧为耻骨降支、坐骨升支及坐骨结节。两侧坐骨结节前缘的连线将骨盆底分为前、后两部：前部为尿生殖三角，又称尿生殖区，有尿道和阴道通过；后部为肛门三角，又称肛区，有肛管通过。

扫码"学一学"

（一）外层

即浅层筋膜与肌肉。在外生殖器、会阴皮肤及皮下组织的下面有一层会阴浅筋膜，其深面由球海绵体肌、坐骨海绵体肌、会阴浅横肌三对肌肉及肛门外括约肌组成浅肌肉层。

（二）中层

即泌尿生殖膈。由上、下两层坚韧筋膜及会阴深横肌、尿道括约肌组成。

（三）内层

即盆膈。由肛提肌及其内、外面各覆一层筋膜所组成，由前向后有尿道、阴道及直肠贯通，为骨盆底最坚韧层。

肛提肌是位于骨盆底的成对扁肌，向下向内合成漏斗形。肛提肌由前内向后外由耻尾肌、髂尾肌、坐尾肌三部分组成。肛提肌可加强盆底托力，并有加强肛门与阴道括约肌的作用，分娩时肛提肌收缩可协助胎头娩出。

会阴：广义的会阴是指封闭骨盆出口的所有软组织。狭义的会阴是指阴道口与肛门之间的软组织，厚3～4cm，由外向内逐渐变窄呈楔状，由表及里，有皮肤、皮下脂肪、筋膜、部分肛提肌和会阴中心腱。妊娠期会阴组织变软有利于分娩，但也可阻碍胎先露的娩出，易裂伤。分娩时要注意保护此区，以免造成会阴裂伤。

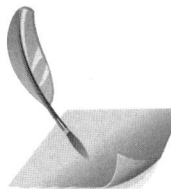

第五节　血管、淋巴及神经

一、动脉、静脉

女性内、外生殖器官的血液供应主要来自卵巢动脉、子宫动脉、阴道动脉及阴部内动脉。

盆腔静脉均与同名动脉伴行，并在相应器官及其周围形成静脉丛，且互相吻合，故盆腔感染容易蔓延。

二、淋巴

女性盆部具有丰富的淋巴系统，淋巴结一般沿相应的血管排列，主要分为外生殖器淋巴与盆腔淋巴两组。当内、外生殖器官发生感染或癌瘤时，往往沿各该部回流的淋巴管扩散。

三、神经

（1）女性外生殖器的神经支配　外阴部神经主要由阴部神经支配。来自骶丛分支，第Ⅱ、Ⅲ、Ⅳ骶神经分支，含感觉和运动神经纤维，分布于会阴、阴唇、阴蒂、肛门周围。

（2）内生殖器的神经支配　主要由交感神经与副交感神经所支配。交感神经纤维自腹主动脉前神经丛分出，下行入盆腔分为两部分。①卵巢神经丛：分布于卵巢和输卵管；②骶前神经丛：大部分在宫颈旁形成骨盆神经丛，分布于宫体、宫颈、膀胱上部等。子宫平滑肌有自律活动，完全切除其神经后仍能有节律收缩，并能完成分娩活动。

第六节　邻近器官

女性生殖器官与骨盆腔其他器官在位置上互相邻接，血管、淋巴及神经也有密切联系。当某一器官发生病变时，如创伤、感染、肿瘤等，易累及邻近器官。

（一）尿道

位于耻骨联合和阴道前壁之间，长4~5 cm，直径约0.6 cm，从膀胱三角尖端开始，穿过泌尿生殖膈，终止于阴道前庭部的尿道外口。由于女性尿道短直，又接近阴道，易引起泌尿系统感染。

（二）膀胱

为一囊状肌性器官，排空的膀胱为锥体形。位于耻骨联合之后、子宫之前。其大小、形状可因其充盈程度及邻近器官的情况而变化。膀胱分为顶、底、体和颈四部分。前腹壁下部腹膜覆盖膀胱顶，向后移行达子宫前壁，两者之间形成膀胱子宫陷凹。由于膀胱充盈可影响子宫及阴道，因此妇科检查及手术前必须排空膀胱。

（三）输尿管

为一对肌性圆索状管道，起自肾盂，终于膀胱，长约30 cm，粗细不一，最细部分的内径仅3~4 mm，最粗可达7~8 mm。女性输尿管在腹膜后，从肾盂开始沿腰大肌前面偏中线侧下降，在骶髂关节处经髂外动脉起点的前方进入骨盆腔继续下行，在阔韧带基底部向

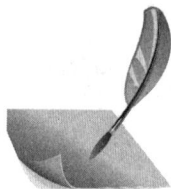

前内方行，于宫颈外侧约 2 cm 处在子宫动脉的下方与之交叉，又经阴道侧穹隆顶端绕向前方而进入膀胱壁，在壁内斜行后开口于膀胱三角区的外侧角。在施行子宫切除术结扎子宫动脉时，应注意避免损伤输尿管。

（四）直肠

位于盆腔后部，其上端与乙状结肠相接，向下穿过盆膈，下端与肛管相连，全长15～20 cm。前为子宫及阴道，后为骶骨。直肠上段有腹膜遮盖，至直肠中段腹膜折向前上方，覆于宫颈及子宫后壁，形成直肠子宫陷凹。肛管长 2～3 cm，在其周围有肛门内外括约肌及肛提肌，而肛门外括约肌为骨盆底浅层肌的一部分。因此，妇科手术及分娩处理时均应注意避免损伤肛管、直肠。

（五）阑尾

阑尾根部连于盲肠的后内侧壁，远端游离，长 7～9 cm，通常位于右髂窝内。但其位置、长短、粗细变化较大，有的下端可达右侧输卵管及卵巢部位，而妊娠期阑尾位置又可随妊娠月份增加而逐渐向上外方移位。因此，妇女患阑尾炎时有可能累及子宫附件。

考点提示

1. 大阴唇局部受伤易形成大阴唇血肿。

2. 输卵管壶腹部为精卵结合的场所，也是异位妊娠常发生的部位。

3. 狭义的会阴是指阴道口与肛门之间的软组织，分娩时注意保护此区，以免造成会阴裂伤。

4. 膀胱充盈可影响子宫及阴道，妇科检查及手术前必须排空膀胱。

练习题

A₁ 型题

1. 阴道前庭区域内不包括以下哪个结构

    A. 阴蒂   B. 尿道口   C. 阴道口

    D. 处女膜   E. 前庭大腺

2. 关于会阴，下述哪项是错误的

    A. 会阴指阴道口与肛门之间的楔形软组织

    B. 会阴也是盆底的一部分

    C. 中心腱是会阴组成部分

    D. 会阴包括皮肤、筋膜、部分提肛肌

    E. 分娩时会阴伸展性很小

3. 正常宫颈阴道部上皮为

    A. 单层立方上皮   B. 单层柱状上皮   C. 复层柱状上皮

    D. 复层鳞状上皮   E. 单层鳞状上皮

扫码"练一练"

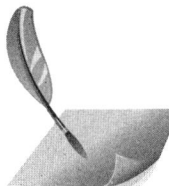

4. 直接维持子宫前倾位置的韧带是

    A. 圆韧带   B. 阔韧带   C. 主韧带

    D. 骶结节韧带   E. 骨盆漏斗韧带

A₂型题

5. 18 岁女学生，骑自行车与三轮车相撞，自觉外阴疼痛难忍并肿胀就诊。根据女性外阴解剖学的特点可能发生的是

    A. 小阴唇裂伤   B. 大阴唇血肿   C. 阴道前庭损伤

    D. 前庭大腺肿大及出血   E. 大阴唇裂伤

（贾　佳）

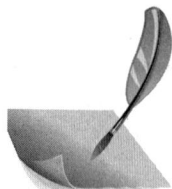

女性生殖系统生理

要点导航

学习要点

1. **掌握** 子宫内膜的周期性变化；月经的临床表现及健康教育。
2. **熟悉** 卵巢的周期性变化及内分泌功能。

技能要点

能进行女性月经期的健康教育。

案例 患者，女性，16 岁，未婚。月经量多 3 年。患者 13 岁初潮，此后 3 年均经期延长，周期缩短，10 ~ 18/20 ~ 25 天，量多，伴有大血块，伴痛经、头晕，最多一次出血 40 余天方净。予以人工周期治疗症状明显改善，停药后病情反复。查体：T 36.5℃，BP 90/60 mmHg，P 82 次/分，R 16 次/分；面色苍白；腹部 - 直肠检查示子宫中位，略小，活动，双侧附件未及。腹部子宫附件 B 超示：均未发现明显异常。实验室检查：Hb 65 g/L。

问题：

1. 该患者可能的诊断是什么？
2. 可能的病因是什么？

第一节　女性各阶段生理特点

女性从新生儿到衰老是渐进的生理过程，根据其生理特点可划分为几个阶段，可因遗传、环境、营养等条件影响而有个体差异。

一、胎儿期

受精卵是由父系和母系来源的 23 对（46 条）染色体组成的新个体，其中 1 对染色体在性发育中起决定性作用，称性染色体。性染色体 X 与 Y 决定着胎儿的性别，即 XX 合子发育为女性，XY 合子发育为男性。胚胎 6 周后原始性腺开始分化。若胚胎细胞不含 Y 染色体，或 Y 染色体短臂上缺少决定男性性别的睾丸决定因子（testis determining factor，TDF）基因时，性腺分化缓慢，至胚胎 8 ~ 10 周性腺组织才出现卵巢的结构。原始生殖细胞分化为初级卵母细胞，性索皮质的扁平细胞围绕卵母细胞构成原始卵泡。卵巢形成后，因无雄激素、无副中肾管抑制因子，所以中肾管退化，两条副中肾管发育成为女性生殖道。

二、新生儿期

出生后 4 周内称新生儿期。女性胎儿在母体内受到胎盘及母体性腺所产生的女性激素

扫码"学一学"

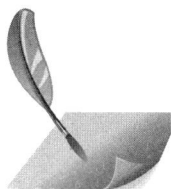

的影响，新生儿常见外阴较丰满，乳房略隆起或少许泌乳，由于出生后脱离胎盘循环，新生儿血中女性激素水平迅速下降，可出现少量阴道流血，称为"假月经"。这些生理变化短期内均能自然消退。

三、儿童期

出生4周到12岁左右称儿童期。儿童早期（8岁之前），儿童体格持续增长和发育，但生殖器仍为幼稚型，阴道上皮薄，细胞内缺乏糖原，阴道酸度低，抗感染力弱，容易发生炎症；子宫小，宫颈较长，约占子宫全长的2/3，子宫肌层亦很薄；卵巢有卵泡大量生长，但仅低度发育即萎缩、退化。子宫、输卵管及卵巢均位于腹腔内，接近骨盆入口。

儿童后期（约8岁之后），卵巢内的卵泡受垂体促性腺激素的影响有一定发育并分泌性激素，但仍不成熟。卵巢形态逐步变为扁卵圆形。女性特征开始呈现，皮下脂肪在胸、髋、肩部及耻骨前面堆积；乳房开始发育；子宫、输卵管及卵巢逐渐向骨盆腔内下降。

四、青春期

是儿童到成人的转变期，是生殖器、内分泌、体格逐渐发育至成熟的阶段。世界卫生组织（WHO）规定青春期为10～19岁。这一时期的生理特点是全身发育加速，体型渐达成人女型。由于下丘脑与垂体促性腺激素分泌量增加及作用加强，使卵巢发育与性激素分泌逐渐增加，内、外生殖器进一步发育。外生殖器从幼稚型变为成人型；阴阜隆起，大阴唇变肥厚，小阴唇变大且有色素沉着；阴道长度及宽度增加，阴道黏膜变厚并出现皱襞；子宫宫体明显增大，占子宫全长的2/3；输卵管变粗，弯曲度减小；卵巢增大，皮质内有不同发育阶段的卵泡，致使卵巢表面稍呈凹凸不平。女性第二性征发育明显，音调变高，乳房丰满隆起，出现阴毛及腋毛，骨盆横径发育大于前后径，胸、肩部皮下脂肪增多，显现女性特有体态。

月经来潮是青春期开始的一个重要标志。由于卵巢功能尚不健全，故初潮后月经周期也多无一定规律，需逐步调整，形成规律。

五、性成熟期

又称生育期，一般自18岁左右开始，历时约30年，此期妇女性功能旺盛，卵巢功能成熟并分泌性激素，有周期性排卵。生殖器官和乳房在卵巢激素的作用下均有周期性改变。

知识链接

青春期由于调节月经的内分泌轴功能不稳定，往往引起月经紊乱，但随着调节功能趋于稳定，月经会逐渐规律。围绝经期时卵巢功能下降也会导致月经不规律及经期、经量的改变，直至绝经。

六、绝经过渡期

指从开始出现绝经趋势直至最后一次月经的时期。此期长短不一，因人而异，可始于40岁，历时短至1～2年，长至10～20年。卵巢功能逐渐衰退，生殖器官开始萎缩。

1. 绝经早期 卵巢内卵泡数明显减少且易发生卵泡发育不全，表现为月经周期不规律，常为无排卵性月经。由于卵巢功能逐渐衰退，卵巢激素缺乏，妇女常出现一些血管运动障碍和神经精神障碍的症状，称为围绝经期综合征。

2. 绝经期 通常是指女性生命中最后一次月经，卵巢内卵泡自然耗竭，或剩余的卵泡对垂体促性腺激素丧失反应，多发生在44～54岁之间。

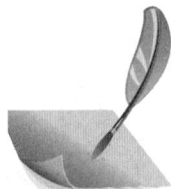

七、绝经后期

指绝经后的生命时期。一般 60 岁以后妇女机体逐渐老化进入老年期。此期卵巢功能已衰竭，主要表现为雌激素水平低下，生殖器官进一步萎缩老化。骨代谢失常引起骨质疏松，易发生骨折。

第二节　月经及其调节

扫码"学一学"

一、月经期临床表现

月经是指随着卵巢的周期性变化，子宫内膜周期性脱落及出血，是生殖功能成熟的重要标志。月经初潮指月经第一次来潮，多在 13～14 岁之间。月经初潮的迟早，受各种内外因素影响。一般体弱或营养不良者月经初潮可较迟，而体质强壮及营养好者，月经初潮可提早。可能早在 11 岁，迟至 16 岁。近年来，初潮年龄有提前趋势。两次月经第 1 日的间隔时间称一个月经周期，一般 21～35 日，平均 28 日。周期长短因人而异，但每个妇女的月经周期有自己的规律性。正常月经持续时间为 2～8 日，多数为 4～6 日。一般月经第 2～3 日的出血量最多。临床上常通过每日换月经垫的次数粗略估计月经量的多少，一般为 20～60 ml,多数学者认为，每月失血量超过 80 ml 即为病理状态。

月经血一般呈暗红色，除血液外，还有子宫内膜碎片、宫颈黏液及脱落的阴道上皮细胞。月经血不凝固，但在正常情况下偶尔亦有些小凝块。月经血内缺乏纤维蛋白及纤维蛋白原，纤维蛋白在纤溶酶的作用下裂解为流动的分解产物，同时内膜组织含有前列腺素，以致月经血变成液体状态排出。

多数女性月经期无特殊症状。有些妇女可有下腹及腰骶部下坠感、膀胱刺激症状（如尿频）、轻度神经系统不稳定症状（如失眠、精神忧郁、易于激动）、胃肠功能紊乱（如食欲不振、恶心、呕吐、便秘或腹泻）以及皮肤痤疮等，但一般并不严重．不影响妇女的工作和学习。

月经期由于盆腔充血，子宫颈口松弛，子宫内膜剥脱留下创面，阴道酸性环境改变，机体抵抗力减弱，因此应加强自我保健并采取卫生保健措施：保持心情舒畅，消除心理障碍；注意个人卫生，养成良好卫生习惯，保持外阴清洁；劳逸结合，保证休息；合理饮食，加强营养，注意保暖，避免吃生冷辛辣及刺激性的食物；禁止盆浴、坐浴或阴道冲洗，宜采用淋浴方式。

二、卵巢的功能及周期性变化

（一）卵巢的功能

卵巢是女性的生殖内分泌腺，主要功能为产生卵子并排卵及合成并分泌激素。

（二）卵巢的周期性变化

1. 卵泡的发育及成熟　人类卵巢中卵泡的发育始于胚胎时期，新生儿出生时卵巢中有 200 万个卵泡。而生育期只有 400～500 个卵母细胞发育成熟，并经排卵过程排出，其余的卵泡发育到一定程度自行退化，称卵泡闭锁。成熟卵泡直径可达 18～23 mm，结构从外向内依次为卵泡外膜、卵泡内膜、颗粒细胞、卵泡腔、卵丘、放射冠、透明带。正常妇女生

扫码"看一看"

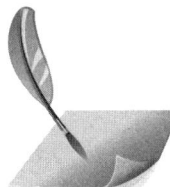

育期每个周期中仅有数个卵泡发育成熟，通常其中只有一个卵泡发生排卵，其余同样成熟的卵泡都不排卵而退化。

2. 排卵 成熟卵泡突出于卵巢表面，表面细胞破裂，出现排卵。排卵多发生在下次月经来潮前 14 日左右，卵子可由两侧卵巢轮流排出，也可由一侧卵巢连续排出。卵子排出后，经输卵管伞部捡拾、输卵管壁蠕动以及输卵管黏膜纤毛活动等协同作用进入输卵管，并循管腔向子宫侧运行。

3. 黄体形成及退化 排卵后，卵泡液流出，卵泡壁塌陷，卵泡壁的卵泡颗粒细胞和内膜细胞向内侵入，周围有结缔组织的卵泡外膜包围，共同形成黄体。黄体化后形成颗粒黄体细胞及卵泡膜黄体细胞。黄体外观色黄，不断发育，成熟时直径为 1 ~ 2 cm。

若卵子未受精，黄体在排卵后 9 ~ 10 日开始退化，逐渐由结缔组织所代替，外观色白称白体。正常排卵周期黄体寿命平均为 14 日，黄体衰退后月经来潮，卵巢中又有新的卵泡发育，开始新的周期。

在性成熟期（除妊娠及哺乳期外），卵巢不断地重复上述周期变化。

（三）卵巢分泌的性激素

卵巢合成及分泌的性激素主要为雌激素、孕激素，还有少量雄激素。雌激素是由卵泡膜细胞及颗粒细胞协同产生，黄体亦可产生；孕激素由黄体产生。这些激素主要在肝内代谢，大部分降解产物经肾小球滤过或经肾小管分泌到尿中排出。

雌、孕激素的周期性变化如下。

1. 雌激素 在卵泡开始发育时，雌激素分泌量很少，随着卵泡渐趋成熟，雌激素分泌也逐渐增加，于排卵前形成一高峰，排卵后分泌稍减少，在排卵后 7 ~ 8 日黄体成熟时，形成又一高峰，但第二高峰较平坦，峰的均值低于第一高峰。黄体萎缩时，雌激素水平急骤下降，在月经前达最低水平。

2. 孕激素 排卵后孕激素分泌量开始增加，排卵后 7 ~ 8 日黄体成熟时分泌量达最高峰，以后逐渐下降，到月经来潮时恢复到排卵前水平。

3. 雌激素的生理作用

（1）促使子宫发育，引起肌细胞的增生和肥大，使肌层变厚，血运增加，增加子宫平滑肌对缩宫素的敏感性。

（2）使子宫内膜增生、修复。

（3）使宫颈口松弛，宫颈黏液分泌增加，质稀薄，易拉成丝状。

（4）促进输卵管发育，加强输卵管节律性收缩。

（5）使阴道上皮细胞增生和角化，使黏膜变厚并增加细胞内糖原含量，使阴道维持酸性环境；使阴唇发育、丰满。

（6）使乳腺腺管增生，乳头、乳晕着色。促进其他第二性征的发育。

（7）对卵巢的作用 促进卵泡发育。

（8）通过对下丘脑和垂体的正、负反馈调节，控制脑垂体促性腺激素的分泌。

（9）促进钠与水的潴留；减少胆固醇在动脉管壁的沉积，有利于防止冠状动脉硬化。

（10）维持和促进骨基质代谢 青春期在雌激素影响下可使骨骺闭合；绝经后期由于雌激素缺乏而易发生骨质疏松。

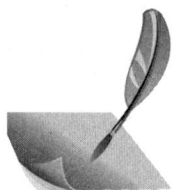

4. 孕激素的生理作用

（1）使子宫平滑肌松弛，兴奋性降低；降低妊娠子宫对缩宫素的敏感性，抑制子宫收缩，有利于胚胎及胎儿宫内生长发育。

（2）使增生期子宫内膜转化为分泌期内膜，为受精卵着床作好准备。

（3）使宫颈口闭合，黏液减少、变稠，拉丝度降低。

（4）抑制输卵管肌节律性收缩的振幅。

（5）使阴道上皮细胞脱落加快。

（6）在已有雌激素影响的基础上，促进乳腺腺泡发育。

（7）通过对下丘脑、垂体的正负反馈作用，影响脑垂体促性腺激素的分泌。

（8）兴奋下丘脑体温调节中枢，使基础体温升高 $0.3 \sim 0.5℃$。这种基础体温的改变，可作为排卵的重要指标。

（9）促进水与钠的排泄。

根据上述生理功能，显示孕激素在雌激素作用的基础上，进一步促使女性生殖器和乳房的发育，为妊娠准备条件，可见两者有协同作用；另一方面，雌激素和孕激素又有拮抗作用，表现在子宫收缩、输卵管蠕动、宫颈黏液变化等方面。

5. 雄激素的生理作用

（1）为雌激素拮抗物　在雄激素影响的基础上，可减缓子宫及其内膜的生长及增殖，抑制阴道上皮的增生和角化，促使阴蒂、阴唇和阴阜的发育，促进阴毛、腋毛的生长。但若长期使用，可出现男性化的表现。

（2）对机体的代谢功能影响　促进蛋白质合成，可使基础代谢率增加，并刺激骨髓中红细胞的增生。

三、子宫内膜的周期性变化

卵巢的周期性变化使女性生殖系统发生一系列周期性变化，以子宫内膜的周期性变化最显著。子宫内膜分为基底层和功能层，基底层直接与子宫肌层相连，此层不受月经周期中卵巢激素变化的影响，在月经期不发生脱落，月经后再生修复子宫内膜创面，重新形成功能层。功能层靠近宫腔，受卵巢激素的影响呈周期性变化，在月经期坏死脱落。一个月经周期以 28 日为例，其组织形态的周期性改变可分为 3 期。

（一）增殖期

在月经周期第 5 ～ 14 日。月经期子宫内膜的功能层剥脱并随经血排出，仅留的基底层在雌激素作用下逐渐增生与修复至 3 ～ 5 mm，表面高低不平，略呈波浪形，组织内水肿明显，小动脉弯曲，管腔增大。

（二）分泌期

在月经周期第 15 ～ 28 日。黄体形成后，在孕激素作用下，子宫内膜较前更厚并呈锯齿状，腺体增大并分泌糖原，间质发生水肿、更加疏松，螺旋小动脉增生、卷曲，为孕卵着床做好准备。

（三）月经期

在月经周期第 1 ～ 4 日。此时雌、孕激素水平下降，使子宫内膜中前列腺素的合成活化，功能层的螺旋小动脉持续痉挛，子宫内膜缺血受损发生坏死，使血管破裂，变性、坏

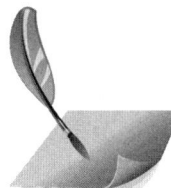

死的子宫内膜与血液相混而排出，即月经来潮。

四、其他生殖器官的周期性变化

（一）阴道黏膜的周期性变化

排卵前，阴道上皮在雌激素的影响下，底层细胞增生，阴道上皮增厚；表层细胞角化，其程度在排卵期最明显。细胞内富有糖原，糖原经阴道内的阴道杆菌分解而成乳酸，使阴道内保持一定酸度，可以防止致病菌的繁殖。排卵后，在孕激素的作用下，主要为表层细胞脱落。临床上常借助阴道脱落细胞的变化了解体内雌激素水平和有无排卵。

（二）宫颈黏液的周期性变化

在卵巢激素的影响下，宫颈腺细胞分泌的黏液的理化性质及其分泌量均有明显的周期性改变。月经干净后．体内雌激素水平降低，宫颈管分泌的黏液量很少。随着雌激素水平不断提高，至排卵期黏液分泌量增加，黏液稀薄、透明，拉丝度可达 10 cm 以上。若将黏液作涂片检查，干燥后可见羊齿植物叶状结晶，这种结晶在月经周期第 6～7 日开始出现，到排卵期最为清晰而典型。排卵后，受孕激素影响，黏液分泌量逐渐减少，质地变黏稠而混浊，拉丝度差，易断裂。涂片检查时结晶逐步模糊，至月经周期第 22 日左右完全消失，而代之以排列成行的椭圆体。依据宫颈黏液的周期性变化，可反映当时的卵巢功能（图 2-1，图 2-2）。

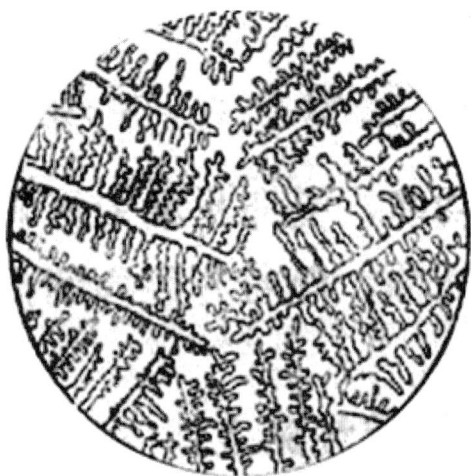

图 2-1 羊齿植物叶状结晶　　　　图 2-2 椭圆体结晶

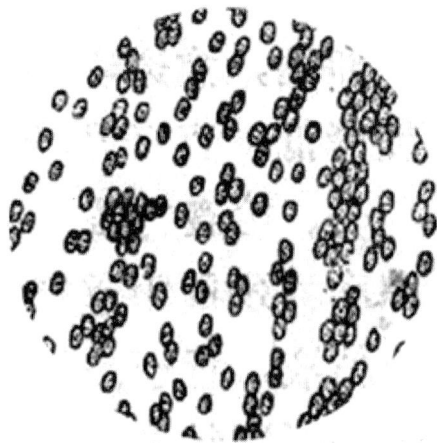

（三）输卵管的周期性变化

在雌激素的作用下，输卵管黏膜上皮纤毛细胞生长，体积增大，雌激素还促进输卵管发育及输卵管肌层的节律性收缩振幅。孕激素则能增加输卵管的收缩振幅，减少输卵管的收缩频率。雌、孕激素的协同作用，保证受精卵在输卵管内的正常运行。

五、月经周期的调节

下丘脑-垂体-卵巢轴是一个完整而协调的神经内分泌系统，它的主要生理功能是控制女性发育、正常月经和性功能，因此又称性腺轴。

在下丘脑促性腺激素释放激素（GnRH）的控制下，腺垂体分泌卵泡刺激素（FSH）和黄体生成素（LH），卵巢性激素依赖于 FSH 和 LH 的作用，而子宫内膜的周期变化又受卵

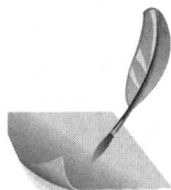

巢分秘的性激素调控。

在下丘脑所产生的激素控制下分泌的 FSH 与 LH，能刺激成熟卵泡排卵，促使排卵后的卵泡变成黄体，并产生孕激素与雌激素。

性腺轴的功能调节是通过神经调节和激素反馈调节实现的。卵巢性激素对下丘脑 – 垂体分泌活动的调节作用称为反馈性调节作用。下丘脑的不同部位对性激素作用的反应性不同。在卵泡期早期，一定水平的雌激素负反馈作用于下丘脑，抑制 GnRH 释放，并降低垂体对 GnRH 的反应性，抑制垂体促性腺激素分泌。在卵泡期晚期，随着卵泡的发育成熟，雌激素的分泌达到阈值即可发挥正反馈作用，刺激 LH 分泌高峰。在黄体期，协同孕激素对下丘脑有负反馈作用。在排卵前，低水平的孕激素可增强雌激素对促性腺激素的正反馈作用。在黄体期，高水平的孕激素对促性腺激素的分泌产生负反馈抑制作用。当下丘脑因受卵巢性激素负反馈作用的影响而使卵巢释放激素分泌减少时，垂体的促性腺激素释放也相应减少，黄体失去支持而萎缩，由其产生的两种卵巢激素也随之减少。子宫内膜因失去卵巢性激素的支持而萎缩、坏死、出血、剥脱，形成月经。在卵巢性激素减少的同时，解除了对下丘脑的抑制，下丘脑得以再度分泌有关释放激素。于是又开始另一个新的周期，如此反复循环（图 2 – 3）。

下丘脑、垂体与卵巢激素彼此相互依存，又相互制约，调节着正常的月经周期，其他内分泌腺及前列腺素与月经周期的调节密切相关。而所有这些生理活动均受大脑皮层调控，可见神经系统在月经周期的调节中起重要作用。

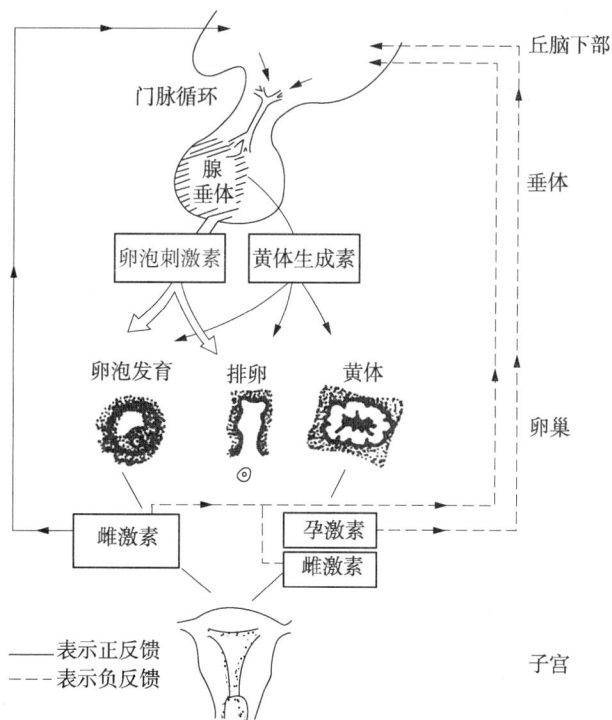

图 2 – 3　下丘脑 – 垂体 – 卵巢轴

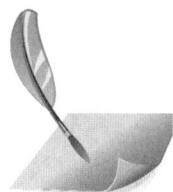

考点提示

1. 卵巢主要功能为产生卵子并排卵及合成并分泌激素，主要分泌雌激素、孕激素，还有少量雄激素。

2. 卵巢排卵多发生在下次月经来潮前 14 日左右。

3. 雌激素使子宫内膜增生；孕激素使增生期子宫内膜转化为分泌期内膜，可使女性基础体温升高 0.3~0.5℃。

4. 下丘脑 - 垂体 - 卵巢轴又称性腺轴，是控制女性正常月经和性功能的内分泌系统。

扫码"练一练"

练习题

A₁ 型题

1. 月经来潮后子宫内膜再生来自于以下哪一层

 A. 致密层   B. 海绵层   C. 基底层

 D. 功能层   E. 生发层

2. 以下哪一项属于雌激素的生理功能

 A. 使子宫内膜呈分泌期变化   B. 使宫颈黏液变稠

 C. 使阴道上皮细胞糖原减少   D. 提高子宫肌肉对缩宫素的敏感性

 E. 使排卵后基础体温升高 0.3~0.5℃

3. 以下哪一项属于孕激素的生理作用

 A. 使子宫内膜增生   B. 使增生期子宫内膜转化为分泌期

 C. 促使子宫发育及肌层变厚   D. 使乳腺管增生

 E. 使阴道上皮细胞增生，角化

A₂ 型题

4. 一健康女婴，足月顺产后 5 天，因出现阴道血性分泌物被父母送来医院。该现象最可能是

 A. 假月经   B. 阴道直肠瘘   C. 尿道阴道瘘

 D. 会阴损伤   E. 血友病

5. 月经周期为 32 日的妇女，其中排卵时间一般在

 A. 本次月经来潮后 14 日左右   B. 本次月经干净后 14 日左右

 C. 下次月经来潮前 14 日左右   D. 两次月经周期中间

 E. 不确定

6. 13 岁女生，因月经初潮来门诊咨询，该女生自述对月经初潮来临很紧张，害怕身体出现疾病，近期情绪难控制，心神不定、烦躁不安，常与他人争吵。护士针对其进行保健指导，以下不正确的是

 A. 告知其月经是女性的正常生理现象

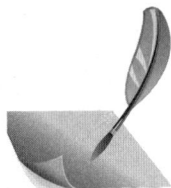

B. 嘱其月经期以卧床休息为主

C. 讲授青春期生理知识、性教育

D. 鼓励其多与他人交流，多参加文娱活动

E. 月经期注意保暖，最好不游泳

7. 患者，女，15 岁。月经来潮第一天发生剧烈下腹部疼痛。呈阵发性痉挛痛，伴腰骶部坠胀痛并向肛门放射，恶心、未吐，面色苍白。表情痛苦，双手按腹屈膝弯腰状。盆腔检查子宫前屈，稍小，有压痛。下列护理措施不妥的是

A. 心理护理　　　　　　B. 按医嘱止痛　　　　　　C. 腹部热敷

D. 月经期卫生知识宣教　　E. 禁食、禁水

（贾　佳）

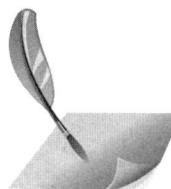

正常妊娠期妇女的护理

学习要点

1. **掌握** 胎盘的结构和功能、羊水的成分和作用、各孕月胎儿的特点；孕妇生理变化和早期妊娠诊断；孕期健康指导及护理。

2. **熟悉** 产前护理评估的方法和护理措施。

技能要点

能对孕妇进行系统的产前检查。

扫码"学一学"

第一节　妊娠生理

案例 王女士，24岁，引产一女性胎儿，身长25 cm，体重450 g，皮肤呈皱缩状，毳毛多；而李女士分娩一女婴，身长35 cm，体重1000 g，皮下脂肪少，头发、指甲已长出。新生儿娩出后能啼哭、吞咽，但生活能力很差。

问题：

两位女士的胎儿的孕月是多少？

妊娠是胚胎和胎儿在母体内发育成长的过程。卵子受精是妊娠的开始，胎儿及其附属物的排出是妊娠的结束。妊娠的全过程约为280天（40周或10个妊娠月）。妊娠是一个复杂而又协调的生理过程，妊娠期母体各器官要发生一系列变化，以适应胎儿发育成长需要。

一、受精与着床

（一）受精

卵子与精子结合的过程称为受精，一般发生在输卵管壶腹部。输卵管伞端拾入卵子，运送到壶腹部，与获能的精子相遇后，便开始受精。已受精的卵子称受精卵（又称孕卵）。

（二）受精卵的运送和发育

受精卵在输卵管内膜纤毛的运动和管壁的蠕动下，逐渐向子宫方向移动，在受精后的4~5天到达宫腔。其发育过程如下。

1. 桑椹期 孕卵在被运送的过程中，细胞不断分裂，受精后的3~4天形成由16个细胞组成的实心细胞球，形似桑椹，称桑椹胚（图3-1）。

2. 囊胚期 桑椹胚进入子宫腔并继续分裂，体积增大，形成囊胚（图3-2），外围的细胞分裂较快，形成囊壁，称滋养层；内细胞团分裂较慢；二者之间出现空隙，称囊胚腔。

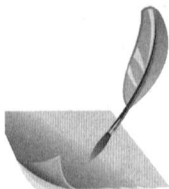

此时为受精后的 6~8 天，受精卵即于此时植入子宫内膜（图 3-3）。

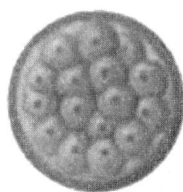 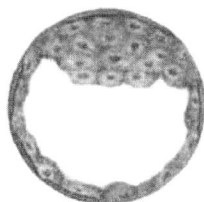 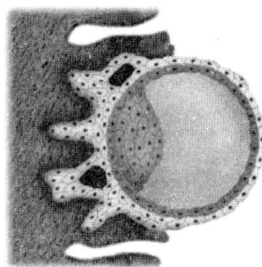

图 3-1　桑椹胚　　　　　图 3-2　囊胚　　　　　图 3-3　囊胚着床

（三）受精卵的植入（着床）

受精卵在移动过程中逐渐分裂发育，其滋养层细胞能分泌蛋白分解酶，使和它接触的子宫内膜表面溶解，形成缺口，孕卵经此缺口埋入内膜中，缺口迅速修复，这一过程称受精卵植入（着床）。着床开始于受精后的 6~8 天，至受精后的 11~12 天完成。正常植入部位多在子宫体的前壁或后壁（图 3-4）。

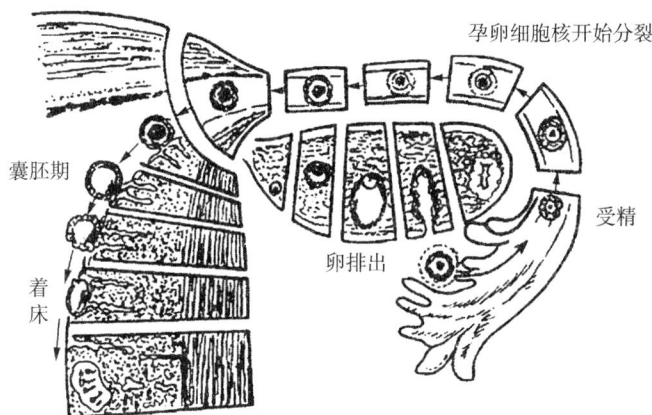

图 3-4　受精、受精卵发育、着床

（四）蜕膜的形成

蜕膜是受精卵着床的刺激，使分泌期子宫内膜迅速进一步发展而成，依其与孕卵位置的关系分为三部分（图 3-5）。

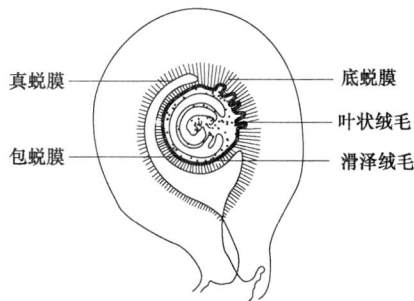

1. 底蜕膜　即受精卵着床处的蜕膜，位于受精卵与子宫肌层之间，是囊胚与极滋养层接触的部位，以后发育成胎盘的母体部分。

2. 包蜕膜　覆盖在胚泡上的蜕膜，约孕 12 周在羊膜腔增大、宫腔消失时，与壁蜕膜相贴融合。

图 3-5　蜕膜的分类

3. 壁蜕膜（真蜕膜）　除上述两者外，覆盖宫腔表面的蜕膜。

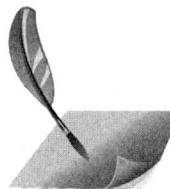

考点提示

1. 卵子与精子结合的过程称为受精，一般发生在输卵管壶腹部；受精卵形成 3~4 天后形成桑椹胚；4~5 天进入宫腔，形成囊胚；6~8 天开始植入子宫内膜；11~12 天完成植入。

2. 底蜕膜是囊胚与极滋养层接触的部位，以后发育成胎盘的母体部分；包蜕膜覆盖在胚泡上的蜕膜。

二、胎儿附属物

胎儿附属物是指胎儿以外的组织，包括胎盘、胎膜、脐带和羊水。

知识链接

1. 最佳受孕年龄 女性一般为 24~30 岁，男性为 27~35 岁。因为这一年龄段，男女双方不仅精力比较充沛，而且身体各方面的健康状况都比较好，生殖器官发育也较完善，精子和卵子的质量较好，有利于优生优育。

2. 最佳受孕季节 从季节上来说，5~7 月是受孕的最佳时间。主要依据是：首先，准妈妈在 5~7 月怀孕，到来年的 3~5 月生育，新生儿正好跨过严寒，避开酷暑，护理相对比较容易。其次，从准妈妈的角度来说，怀孕早期比较重要，稍不留神，细菌和病毒就有可能侵入体内，造成流产、胎儿畸形。如果准妈妈选择在 5~7 月受孕，这时正值春夏交替，各种水果、蔬菜比较充足，将有利于预防多种疾病的发生。

（一）胎盘

1. 胎盘的解剖 胎盘于妊娠 6~7 周时开始发育，3 个月时完全形成，约占宫腔的 1/3，4 个月时占宫腔的 1/2。足月妊娠的胎盘呈扁圆或椭圆形，重 500~600 g，相当于胎儿体重的 1/6~1/5；直径 16~20 cm，厚 2.5~3.5 cm，中间厚，边缘薄。母面粗糙，暗红色，分成 15~20 个胎盘小叶，可有散在的钙化斑点；子面光滑，灰白色，脐带附着于胎盘中央或偏侧，脐带血管从附着点向四周分散，达胎盘边缘（图 3-6、图 3-7）。

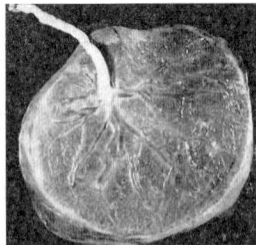

图 3-6 胎盘子面

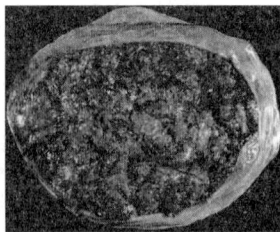

图 3-7 胎盘母面

2. 胎盘的结构 胎盘由底蜕膜、叶状绒毛膜和羊膜组成，是母体与胎儿间进行物质交换的重要器官（图 3-8、图 3-9）。

（1）底蜕膜 是组成胎盘的母体部分，底蜕膜的螺旋小动脉和小静脉开口于绒毛间隙，动脉因压力高，把血液喷入绒毛间隙，再向四周扩散，经蜕膜小静脉回流入母血循环，绒

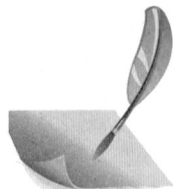

毛间隙充满母血。

（2）叶状绒毛膜　伸入底蜕膜内，是构成胎盘的主要部分。在受精卵着床后，滋养层细胞迅速增殖，滋养层增厚并形成许多不规则的突起，称为绒毛。绒毛滋养层合体细胞溶解周围的蜕膜形成绒毛间隙，大部分绒毛游离其中，称为游离绒毛。少数绒毛紧紧附着于蜕膜深部，起固定作用，称为固定绒毛。

（3）羊膜　位于胎盘的子面，为光滑，无血管、神经和淋巴管的半透明的薄膜。

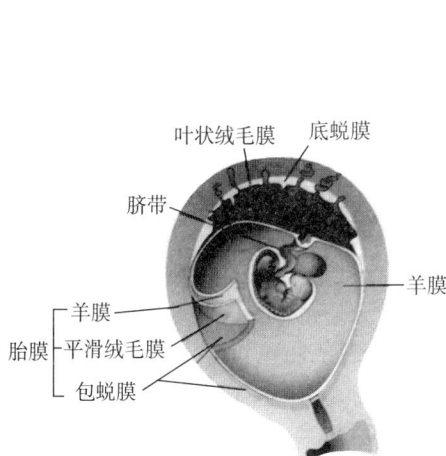

图 3－8　胎盘、胎膜的结构

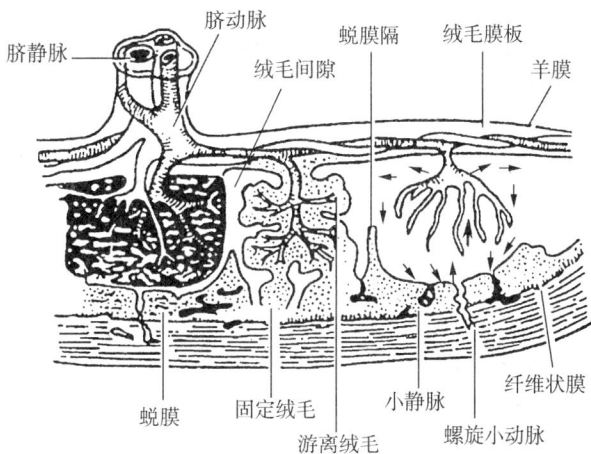

图 3－9　胎盘结构模式图

3. 胎盘的功能　胎盘是维持胎儿在宫腔内正常发育的重要器官，具有物质交换防御、合成及免疫功能。

（1）气体交换　能代替胎儿呼吸系统的功能。母血氧分压较脐血高，能以扩散方式通过绒毛进入胎儿血循环，二氧化碳能在胎膜中溶解，易于交换。

（2）营养物质供应　胎儿生长发育所需的葡萄糖、氨基酸、维生素、电解质等可经胎盘输送到胎儿血中，胎盘产生各种酶，把结构复杂的物质分解为简单的物质，合成糖原、蛋白质、胆固醇等，供应给胎儿。

（3）排泄功能　胎儿的代谢废物，如尿素、尿酸、肌酐、肌酸等，经胎盘进入母血而由母体排出。

（4）防御功能　胎盘有屏障功能，较小的病毒可通过胎盘进入胎儿血中。某些病原体如结核杆菌、疟原虫、梅毒螺旋体等可先在胎盘形成病灶，破坏绒毛后再进入胎儿血中感染胎儿。母血中的抗体也能通过胎盘进入胎儿血中，使胎儿获得被动免疫。但母体的抗 A、抗 B、抗 Rh 等血型抗体同样也可进入胎儿血中，造成胎儿溶血和死胎。某些分子量较小的药物如巴比妥类、吗啡、氯丙嗪等，可通过胎盘进入胎儿体内，故孕妇用药时应考虑对胎儿的影响。

（5）免疫功能　胎盘的构造使母子血液不相通，妊娠末期胎盘与母体间有一层纤维蛋白样物沉着，滋养叶细胞外有一层透明质酸和唾液酸组成的纤维样物质包围，可能形成一个屏障阻断细胞抗原。此外，胎盘所产生的类固醇激素和蛋白类激素也可能起一定的免疫抑制作用。

（6）合成功能　胎盘能合成分泌多种激素和酶，如蛋白类激素（如绒毛膜促性腺激素和胎盘生乳素等）和甾体激素（雌激素和孕激素）等。

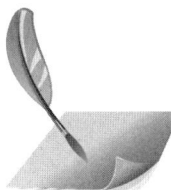

1）绒毛膜促性腺激素（HCG）：由合体滋养细胞合成，在受精后 10 日左右即可用放射免疫法从母血中测得，至妊娠 8 ~ 10 周分泌达高峰，持续 1 ~ 2 周下降，直至产后 2 周消失。其主要功能是使月经黄体发育至妊娠黄体，以维持妊娠，临床用以诊断早期妊娠。

2）胎盘生乳素（HPL）：由合体滋养细胞分泌，妊娠第 2 个月开始分泌，第 9 个月达最高峰，产后 6 h 不能从血清中测得。其主要功能：促进乳腺泡发育，为产后泌乳做准备；促胰岛素生成，促进蛋白质合成；通过脂解，提高母体游离脂肪酸和甘油的浓度，降低母体对葡萄糖的摄取，使葡萄糖主要转运给胎儿，保证胎儿的能量。

3）雌激素：雌激素由绒毛合体滋养细胞产生，妊娠 10 周后开始在母血中逐渐增加，尿中雌三醇含量是测定胎儿胎盘功能的一个很好的指标。

4）孕激素：妊娠 10 周后，孕激素亦由合体滋养细胞产生。随着妊娠的进展，母血中的孕酮值逐渐升高，至妊娠末期可达高峰，可与雌激素共同维持正常妊娠的生理过程。

（二）胎膜

胎膜是由羊膜和平滑绒毛膜组成。羊膜是胎膜的最内层，由胚胎羊膜囊壁发育而成，与胎盘脐带上的羊膜相连，薄而透明。绒毛膜是与包蜕膜接触的绒毛膜部分，为胎膜的外层，在发育过程中因缺乏营养逐渐退化，形成平滑绒毛膜，与羊膜可以完全分开。胎膜可防止细菌进入宫腔，故早期破膜容易引起宫腔感染，在晚期分泌花生四烯酸，在分娩发动上有一定作用。

（三）脐带

脐带是胚胎发育过程中羊膜囊扩大包围体蒂及卵黄囊而形成的索状物，内有 1 条脐静脉和 2 条脐动脉。脐带一端连接胎儿脐轮，另一端连接胎盘，足月胎儿脐带长 30 ~ 100 cm，平均长度为 55 cm，直径 0.8 ~ 2 cm，常有螺旋状扭转。过长易绕胎颈和胎体，影响胎儿正常发育；过短可影响胎儿娩出或分娩时引起胎盘早期剥离。脐带受压可危及胎儿生命。

（四）羊水

羊膜腔中的液体称为羊水，早期羊水是来自母体血清经胎膜的渗透；故羊水澄清；中期妊娠以后主要来自胎儿的尿液，还有胎儿脱落的毳毛、皮肤细胞和胎脂，而略显混浊。羊水的吸收 50% 与胎膜有关，另外还有胎儿的吞咽，保持羊水的动态平衡，故羊水是不断更新的。随着妊娠月份增长羊水量也增加，妊娠足月时羊水量为 800 ~ 1000 ml，比重在 1.007 ~ 1.025 之间，呈碱性或中性反应。

羊水能防止羊膜与胎儿体表相粘连，保护胎儿免受外来的伤害；使胎儿周围环境温度保持相对恒定，使胎儿在宫腔内有一定限度地活动；提供给胎儿一定的营养。临产后羊水可传导宫腔压力，促使宫颈口扩张；破膜时羊水有冲洗阴道的作用，可减少感染。产前羊水检查可诊断某些遗传性疾病、胎儿畸形、胎儿胎盘功能、胎儿成熟度和母子血型不合等。

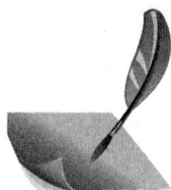

考点提示

1. 胎盘于妊娠 6 ~ 7 周时开始发育，3 个月时完全形成；是由底蜕膜、叶状绒毛膜、羊膜所构成；主要供给胎儿营养和氧气，排泄废物和二氧化碳；分泌 HCG、HPL 等维持妊娠。

2. 脐带内有 1 条脐静脉和 2 条脐动脉。

3. 羊水足月时为 800 ~ 1000 ml，内含有胎儿的尿液、胎儿脱落的毳毛、皮肤细胞和胎脂。

三、胎儿发育及生理特点

（一）胎儿的发育特征

卵子在受精后的 2 周内称孕卵或受精卵；妊娠 10 周（受精后 8 周）内的人胚称为胚胎；自妊娠 11 周（受精第 9 周）起称为胎儿。妊娠各周胎儿发育的特征如下。

4 周末：可以辨认胚盘和体蒂。

8 周末：胚胎长约 4 cm，初具人形，头特别大，占整个胎体的一半，眼、耳、鼻、口已可辨认，四肢已具雏形。早期心脏形成，有搏动，超声检查可以发现（图 3-10）。

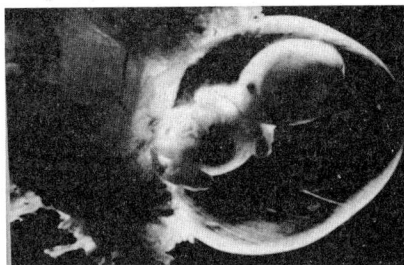

图 3-10 8 周胎儿

12 周末：胎儿身长约 9 cm，体重约 20 g，外生殖器已发生，部分可辨别男女。

16 周末：胎儿身长约 16 cm，体重约 110 g，皮肤色红，光滑透明，有少量毳毛。骨骼进一步发育，X 线检查可见骨骼阴影，外生殖器可辨男女。部分孕妇可感到胎动。

20 周末：胎儿身长约 25 cm，体重约 320 g，皮肤暗红，透明度减低，全身有胎脂，胎头占全身的 1/3，有头发生长，开始出现吞咽活动。此时可听到胎心音。

24 周末：胎儿身长约 30 cm，体重约 700 g，各脏器均已发育，皮下脂肪开始沉积，皮肤有皱纹。

28 周末：胎儿身长约 35 cm，体重约 1000 g。皮下脂肪沉积不多，皮肤粉红色，可有呼吸运动，但肺泡Ⅱ型细胞中表面活性物质含量低，此期出生者易患特发性呼吸窘迫综合征，生活能力弱，需特殊护理方能生存。

32 周末：胎儿身长约 40 cm，体重约 1700 g，皮肤深红，面部毳毛已脱落，生后注意护理可存活。

36 周末：胎儿身长约 45 cm，体重约 2500 g。皮下脂肪多，面部皱纹消失，指（趾）甲已达指（趾端）。出生后能啼哭与吸吮，存活机会很大。

40 周末：胎儿发育成熟，身长约 50 cm，重约 3000 g 或以上。皮肤粉红，皮下脂肪发育良好，头发长 2~3 cm，指（趾）甲已过指（趾）端。四肢活动，能大声啼哭，有强烈吸吮反射。

临床上常用身长和体重判断胎儿孕月的依据。妊娠前 5 个月的身长 = 月份^2，体重 = 月份$^3 \times 2$；后 5 个月的身长 = 月份 $\times 5$，体重 = 月份$^3 \times 3$。

（二）胎儿的生理特点

1. 循环系统 胎儿的营养供应和代谢产物的排出，均需由脐血管经胎盘、母体完成。

（1）解剖学特点 ①脐静脉 1 条，携带来自胎盘氧含量较高的、营养较丰富的血液进入胎体，脐静脉的末支为静脉导管；②脐动脉 2 条，携带来自胎儿氧含量较低的混合血，注入胎盘与母血进行物质交换；③动脉导管，在肺动脉与主动脉之间，出生后动脉导管闭锁成动脉韧带；④卵圆孔，位于左、右心房之间。

考点提示

脐静脉 1 条，内有含氧丰富的动脉血；脐动脉 2 条，内有含氧量低的混合血。

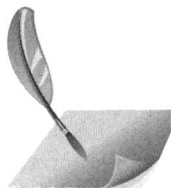

（2）血液循环特点　来自胎盘的血液进入胎儿体内有三支：一支直接入肝，一支与门静脉汇合后入肝，这两支血液经肝静脉入下腔静脉；另一支静脉导管直接入下腔静脉。脐静脉从胎盘经脐带至胎儿肝，脐静脉血富含氧和营养，大部分血液经静脉导管直接注入下腔静脉，小部分经肝血窦入下腔静脉。下腔静脉将混合血送入右心房，大部分血液通过卵圆孔进入左心房，与由肺静脉来的少量血液混合后进入左心室。从头、颈部及上肢回流的静脉血经上腔静脉进入右心房，与下腔静脉来的小部分血液混合后经右心室进入肺动脉。胎儿肺无呼吸功能，故肺动脉血仅小部分入肺，再由肺静脉回流到左心房。肺动脉大部分血液经动脉导管注入降主动脉，经脐动脉将血液运送到胎盘，在胎盘与母体血液进行气体和物质交换后，再由脐静脉送往胎儿体内。

胎儿出生后，胎盘血循环中断。肺循环建立，新生儿肺开始呼吸活动。动脉导管、静脉导管和脐血管均废用，血液循环遂发生一系列改变。

2. 血液系统

（1）红细胞　妊娠早期主要来自卵黄囊，妊娠 10 周在肝，随后在脾和骨髓中产生。妊娠足月 90% 的红细胞由骨髓产生，胎儿红细胞总数较高，约为 $6 \times 10^{12}/L$，红细胞体积较大，其生命周期约为成人的 2/3。

（2）血红蛋白　胎儿血红蛋白有三种，即原始血红蛋白、胎儿血红蛋白和成人血红蛋白。血红蛋白的数量随着妊娠的进展逐渐增加。

（3）白细胞　妊娠 8 周以后，胎儿血循环中出现粒细胞，是防止细菌感染的第一道防线，于妊娠 12 周胸腺、脾均可产生淋巴细胞，是机体内抗体的主要来源，并成为对抗外来抗原的第二道防线。

3. 呼吸系统　母儿血液在胎盘进行气体交换，妊娠 16 周时胎儿出现呼吸运动，能使肺泡扩张及生长，呼吸频率为 30 ~ 70 次/分，时快时慢，有时也很平稳。如出现胎儿窘迫时，可出现大喘息样呼吸运动。

4. 消化系统　妊娠 11 周时胎肠有蠕动，至妊娠 16 周胃肠功能基本建立。胎儿能吞咽羊水，吸收一些营养成分，同时能排出尿液以控制羊水量。胎儿肝功能不健全，肝内缺乏许多酶，不能结合因红细胞破坏产生的大量游离胆红素。胆红素主要是经过胎盘由母体肝代谢后排出体外，小部分在胎儿肝内结合，通过胆道氧化成胆绿素排出肠外，胆绿素的降解产物可使胎粪变成墨绿色。

5. 泌尿系统　妊娠 11 ~ 14 周时胎儿肾已有排尿功能，妊娠 14 周时胎儿膀胱内已有尿液，妊娠中、晚期羊水的主要来源是胎儿的尿液。

6. 内分泌系统　胎儿发育最早的内分泌腺是胎儿的甲状腺，于妊娠第 6 周开始发育。胎儿肾上腺发育最为突出，可产生大量的甾体激素，与胎儿肝、胎盘、母体共同完成雌三醇的合成与排泄。

四、妊娠期母体变化

由于胚胎、胎儿生长发育的需要，在胎盘产生的激素参与下，在神经内分泌的影响下，孕妇体内各系统发生一系列适应性的解剖和生理变化。

（一）生殖系统的变化

1. 子宫

（1）宫体　逐渐增大变软。子宫由非孕时（7 ~ 8）cm ×（4 ~ 5）cm ×（2 ~ 3）cm 增大至

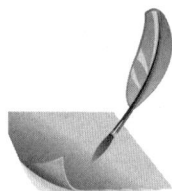

妊娠足月时 35 cm×25 cm×22 cm。妊娠早期子宫呈球形或椭圆形且不对称，受精卵着床部位的子宫壁明显突出。妊娠 12 周以后，增大的子宫渐呈均匀对称并超出盆腔，可在耻骨联合上方触及。妊娠晚期的子宫呈不同程度右旋，与乙状结肠在盆腔左侧占据有关。宫腔容量非孕时约 5 ml，至妊娠足月约 5000 ml；子宫重量非孕时约 50 g，至妊娠足月约 1000 g。子宫肌壁厚度由非孕时约 1 cm，于孕中期逐渐增厚达 2.0 ~ 2.5 cm，至孕末期又渐薄，妊娠足月时厚度为 0.5 ~ 1.0 cm。子宫增大最初受内分泌激素的影响，以后的子宫增大则因宫腔内压力的增加。

（2）子宫峡部 位于宫体与宫颈之间最狭窄部位，非孕时长约 1 cm，妊娠后变软，妊娠 10 周时子宫峡部明显变软。妊娠 12 周以后，子宫峡部逐渐伸展拉长变薄，扩展成为宫腔的一部分，临产后可伸展至 7 ~ 10 cm，成为产道的一部分，此时称子宫下段。

（3）宫颈 于妊娠早期，黏膜充血及组织水肿，致使外观肥大、紫蓝色及变软。宫颈管内腺体肥大，宫颈黏液增多，形成黏稠的黏液栓，有保护宫腔免受外来感染侵袭的作用。接近临产时，宫颈管变短并出现轻度扩张。

2. 卵巢 妊娠期略增大，停止排卵。一侧卵巢可见妊娠黄体，妊娠黄体于妊娠 10 周前产生雌激素及孕激素，以维持妊娠的继续。黄体功能于妊娠 10 周后由胎盘取代。黄体在妊娠 3 ~ 4 个月时开始萎缩。

3. 输卵管 妊娠期输卵管伸长，但肌层并不增厚。黏膜上皮细胞变扁平，在基质中可见蜕膜细胞。有时黏膜呈蜕膜样改变。

4. 阴道 妊娠期阴道黏膜变软，充血水肿呈紫蓝色；皱襞增多，伸展性增加；阴道脱落细胞增加，分泌物增多常呈白色糊状。阴道上皮细胞含糖原增加，乳酸含量增多，不利于一般致病菌生长，有利于防止感染。

5. 外阴 妊娠期外阴部充血，皮肤增厚，大、小阴唇色素沉着，大阴唇内血管增多及结缔组织变松软，故伸展性增加。小阴唇皮脂腺分泌增多。

（二）乳房的变化

乳房于妊娠早期开始增大，充血明显。孕妇自觉乳房发胀或偶有刺痛，浅静脉明显可见。腺泡增生使乳腺增生并出现结节，乳头增大变黑，易勃起。乳晕变黑，乳晕外围的皮脂腺肥大形成散在的结节状小隆起，称蒙氏结节（Montgomery's tubercles）。

妊娠期间胎盘分泌大量雌激素刺激乳腺腺管发育，分泌大量孕激素刺激乳腺腺泡发育。乳腺发育完善还需垂体催乳激素、胎盘生乳素以及胰岛素、皮质醇、甲状腺激素等的参与。已知乳腺细胞膜有垂体催乳激素受体，细胞质内有雌激素受体和孕激素受体。妊娠期虽有大量的多种激素参与乳腺发育，作好泌乳准备。但妊娠期间并无乳汁分泌，与大量雌、孕激素抑制乳汁生成有关。于妊娠末期，尤其在接近分娩期挤压乳房时，可有数滴稀薄黄色液体溢出，称初乳（eolcotrum）。正式分泌乳汁需在分娩后。

（三）循环系统的变化

1. 心脏 妊娠后期因膈肌升高，心脏向左、向上、向前移位，更贴近胸壁，心尖搏动左移约 1 cm，心浊音界稍扩大。心脏移位使大血管轻度扭曲，加之血流量增加及血流速度加快，在多数孕妇的心尖区可听及 Ⅰ ~ Ⅱ 级柔和吹风样收缩期杂音，产后逐渐消失。心脏容量从妊娠早期至妊娠末期约增加 10%，心率于妊娠晚期每分钟增加 10 ~ 15 次；心排出量增加对维持胎儿生长发育极重要，心排出量约自妊娠 10 周开始增加，至妊娠 32 ~ 34 周达高

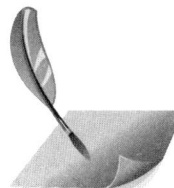

峰，左侧卧位测量心排出量较未孕时约增加30%，每次心排出量平均约为80 ml，此后持续此水平直至分娩。孕妇心排出量对活动的反应较未孕妇女明显。临产后，特别在第二产程期间，心排出量显著增加。

2. 血压 在妊娠早期及中期血压偏低，在妊娠24～26周后血压轻度升高。一般收缩压无变化。舒张压因外周血管扩张、血液稀释及胎盘形成动静脉短路而轻度降低，使脉压稍增大。孕妇体位影响血压，坐位高于仰卧位。

妊娠对上肢静脉压无影响。下肢脉压于妊娠20周开始，于仰卧位、坐位或站立时均明显升高，从妊娠前10 mmH$_2$O增至20～30 mmH$_2$O，系因妊娠后盆腔血液回流至下腔静脉的血量增加，增大的子宫压迫下腔静脉使血液回流受阻，侧卧位时能解除子宫的压迫，改善静脉回流。由于下肢、外阴及直肠静脉压增高，加之妊娠期静脉壁扩张，孕妇容易发生下肢、外阴静脉曲张和痔。孕妇若长时间处于仰卧位姿势，能引起回心血量减少，心排出量随之减少，使血压下降，称仰卧位低血压综合征。

（四）血液系统的改变

1. 血容量 循环血容量于妊娠6～8周开始增加，至妊娠32～34周达高峰，可增加30%～45%，平均约增加1500 ml，维持此水平直至分娩。血容量增加包括血浆及红细胞增加，血浆增加1000 ml，红细胞约增加500ml，出现血液稀释现象。

2. 血液成分

（1）红细胞 妊娠期骨髓不断产生红细胞，网织红细胞轻度增多。由于血液稀释，红细胞计数约为3.6×10^{12}/L，血红蛋白值约为110 g/L（非孕妇女约为130 g/L），血细胞比容从未孕时0.38～0.47降至0.31～0.34。孕妇储备铁约0.5 g，为适应红细胞增加和胎儿生长及孕妇各器官生理变化的需要容易缺铁，应在妊娠中、晚期补充铁剂，以防血红蛋白值过分降低。

（2）白细胞 从妊娠7～8周开始轻度增加，至妊娠30周达高峰，为（5～12）×10^9/L，有时可达15×10^9/L，主要为中性粒细胞增多，淋巴细胞增加不多，而单核细胞和嗜酸性粒细胞几乎无改变。

（3）凝血因子 妊娠期血液处于高凝状态，凝血因子Ⅱ、Ⅴ、Ⅶ、Ⅷ、Ⅸ、Ⅹ增加，仅凝血因子Ⅺ降低；血小板数无明显改变。妊娠晚期凝血酶原时间及部分孕妇凝血活酶时间轻度缩短；凝血时间无明显改变。血浆纤维蛋白原含量比非孕妇女增加40%～50%，于妊娠末期可达4～5 g/L（非孕妇女约为3 g/L）。

（4）改变红细胞表面负电荷，出现红细胞线串样反应，故红细胞沉降率加快，可高达100 mm/h。

（五）泌尿系统的变化

由于孕妇及胎儿代谢产物增多，肾负担过重。妊娠期肾略增大，肾血浆流量（renal plasma flow，RPF）及肾小球滤过率（glomerulay filtration rate，GFR）于妊娠早期均增加，以后在整个妊娠期间维持高水平，RPF比非孕时约增加35%，GFR约增加50%。孕妇仰卧位尿量增加，故夜尿量多于日尿量。代谢产物尿素、尿酸、肌酐等排泄增多，其血中浓度则低于非孕妇女。

由于GFR增加，肾小管对葡萄糖再吸收能力不能相应增加，约15%孕妇饭后可出现糖尿，应注意与真性糖尿病相鉴别。受孕激素影响，泌尿系统平滑肌张力降低。自妊娠中期

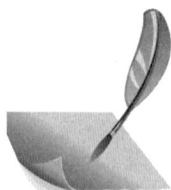

肾盂及输尿管轻度扩张，输尿管增粗及蠕动减弱，尿流缓慢，且右侧输尿管受右旋妊娠子宫压迫，加之输尿管有尿液逆流现象，故孕妇易患急性肾盂肾炎，以右侧多见。

（六）呼吸系统的变化

妊娠期间胸廓改变主要表现为肋膈角增宽、肋骨向外扩展，胸廓横径及前后径加宽使周径加大。孕妇于妊娠中期耗氧量增加 10% ~ 20%，而肺通气量约增加 40%，有过度通气现象，使动脉血氧分压增高达 92 mmHg，二氧化碳分压降至 32 mmHg，有利于供给孕妇本身及胎儿所需的氧，通过胎盘排出胎儿血中的二氧化碳。由于妊娠晚期子宫增大，膈肌活动幅度减少，胸廓活动加大，以胸式呼吸为主，气体交换保持不减。呼吸次数于妊娠期变化不大，每分钟不超过 20 次，但呼吸较深。所以肺功能的变化有：①肺活量无明显改变；②通气量每分钟约增加 40%，主要是潮气量约增加 39%；③残气量约减少 20%；④肺泡换气量约增加 65%；⑤上呼吸道（鼻、咽、气管）黏膜增厚，轻度充血水肿，使局部抵抗力减低，容易发生感染。

（七）消化系统的变化

受大量雌激素影响，牙龈肥厚，易患牙龈炎致牙龈出血。牙齿易松动及出现龋齿。妊娠期胃肠平滑肌张力降低，贲门括约肌松弛，胃内酸性内容物可反流至食管下部产生胃灼热感。胃酸及胃蛋白酶分泌量减少。胃排空时间延长，容易出现上腹部饱满感，故孕妇应防止饱餐。肠蠕动减弱，粪便在大肠停留时间延长出现便秘，常引起痔疮或使原有痔疮加重。肝不增大，肝功能无明显改变。胆囊排空时间延长，胆道平滑肌松弛，胆汁稍黏稠使胆汁淤积，因而妊娠期间容易诱发胆石病。

（八）皮肤的变化

妊娠期垂体分泌促黑素细胞激素增加，加之雌、孕激素大量增多，使黑色素增加，导致孕妇乳头、乳晕、腹白线、外阴等处出现色素沉着。颜面部并累及眶周、前额、上唇和鼻部，边缘较明显，呈蝶状褐色斑，习称妊娠黄褐斑，可于产后逐渐消退。随妊娠子宫的逐渐增大，加之肾上腺糖皮质激素于妊娠期分泌增多，该激素分解弹力纤维蛋白，使弹力纤维变性，加之孕妇腹壁皮肤张力加大，使皮肤的弹力纤维断裂，呈多量紫色或淡红色不规则平行的条纹状萎缩斑，称妊娠纹，见于初产妇。旧妊娠纹呈银白色，见于经产妇。

（九）内分泌系统的变化

1. 垂体　娠期腺垂体增生肥大明显。嗜酸细胞肥大、增多，称妊娠细胞。

（1）促性腺激素　在妊娠早期，由于妊娠黄体，继而又由于胎盘分泌大量雌激素及孕激素，对下丘脑及腺垂体的负反馈作用，使促性腺激素分泌减少，故妊娠期间卵巢内的卵泡不再发育成熟，也无排卵。

（2）催乳激素（PRL）　从妊娠 7 周开始增多，随妊娠进展逐渐增量，妊娠足月分娩前达高峰。催乳激素有促进乳腺发育的作用，为产后泌乳作准备。分娩后若不哺乳，于产后 3 周内降至非孕时水平，哺乳者则多在产后 80 ~ 100 日或更长时间才降至非孕时水平。

2. 肾上腺皮质

（1）皮质醇　为主要的糖皮质激素，因妊娠期雌激素大量增加，使中层束状带分泌的皮质醇增多 3 倍，进入血循环后，75% 与肝产生的皮质甾类结合球蛋白结合，15% 与白蛋白结合。血循环中皮质醇虽大量增加，但仅有 10% 为起活性作用的游离皮质醇，故孕妇无肾上腺皮质功能亢进表现。

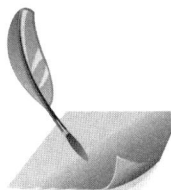

（2）醛固酮　为主要的盐皮质激素。使外层球状带分泌的醛固酮于妊娠期增加 4 倍，但仅有 30% ~40% 为起活性作用的游离醛固酮，故不致引起过多水、钠潴留。

3. 甲状腺　妊娠期由于腺体组织增生和血运丰富，甲状腺呈均匀增大，约比非孕时增大 65%。受大量雌激素影响，肝产生的甲状腺素结合球蛋白增加 2 ~3 倍。血循环中的甲状腺激素虽增多，但游离甲状腺激素并未增多，故孕妇通常无甲状腺功能亢进表现。孕妇与胎儿体内的促甲状腺激素（TSH）均能通过胎盘，而是各自负责自身甲状腺功能的调节。

（十）新陈代谢的变化

1. 基础代谢率　基础代谢率（basal metabolic rate，BMR）于妊娠早期稍下降，于妊娠中期逐渐增高，至妊娠晚期可增高 15% ~20%。

2. 体重　于妊娠 13 周前体重无明显变化。妊娠 13 周起体重平均每周增加 350 g，直至妊娠足月时体重平均约增加 12.5 kg，包括胎儿、胎盘、羊水、子宫、乳房、血液、组织间液及脂肪沉积等。

3. 糖类代谢　妊娠期胰岛功能旺盛，分泌胰岛素增多，使血循环中的胰岛素增加，故孕妇空腹血糖值稍低于非孕妇女，做糖耐量试验时血糖增高幅度大且恢复延迟。于妊娠期间注射胰岛素后降血糖效果不如非孕妇女，提示靶细胞有拮抗胰岛素功能或因胎盘产生胰岛素酶破坏胰岛素，故妊娠期间胰岛素需要量增多。

4. 脂肪代谢　妊娠期肠道吸收脂肪能力增强，血脂增高，脂肪能较多积存。妊娠期能量消耗多，糖原储备减少。若遇能量消耗过多时，体内动用大量脂肪使血中酮体增加，发生酮血症。孕妇尿液中出现酮体多见于妊娠剧吐时，或产妇因产程过长、能量过度消耗使糖原储备量相对减少时。

5. 蛋白质代谢　孕妇对蛋白质的需要量增加，呈正氮平衡状态。孕妇体内储备的氮（1 g 氮等于 6.25 g 蛋白质），除供给胎儿生长发育及子宫、乳房增大的需要外，还为分娩期消耗作准备。

6. 水代谢　妊娠期机体水分平均约增加 7 L，水、钠潴留与排泄形成适当比例而不引起水肿。但至妊娠末期组织间液可增加 1 ~2 L 而致水肿。

7. 矿物质代谢　胎儿生长发育需要大量钙、磷、铁。胎儿骨骼及胎盘的形成需要较多的钙，妊娠末期的胎儿体内含钙 25 g、磷 14 g，绝大部分是妊娠最后 2 个月内积累，至少应于妊娠最后 3 个月补充维生素 D 及钙，以提高血钙值。胎儿造血及酶合成需要较多的铁，孕妇储存铁量不足，需补充铁剂，否则会因血清铁值下降发生缺铁性贫血。

（十一）骨骼、关节及韧带的变化

骨质在妊娠期间一般无改变，仅在妊娠次数过多、过密又不注意补充维生素 D 及钙时，能引起骨质疏松症。部分孕妇自觉腰骶部及肢体疼痛不适，可能与松弛素（relaxin）使骨盆韧带及椎骨间的关节、韧带松弛有关。妊娠晚期孕妇重心向前移，为保持身体平衡，孕妇头部与肩部应向后仰，腰部向前挺，形成典型孕妇姿势。

扫码"学一学"

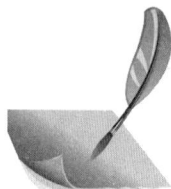

第二节　妊娠诊断

案例　患者，女，28 岁，未产妇。主述平素月经规律，28 天一次，每次持续 3 ~4 天。其末次月经是 2 月 11 日，距今已有 8 周，现患者感觉疲乏，乳房触痛明显。

问题：

1. 该妇女发生了什么？

2. 用什么方法确诊？

临床上为了掌握妊娠不同阶段的特点，将妊娠全过程分为三个时期。妊娠未达 14 周称为早期妊娠，第 $14 \sim 27^{+6}$ 为中期妊娠，第 28 周及其后称为晚期妊娠。

一、早期妊娠诊断

（一）病史和症状

1. 停经　生育期的妇女，既往月经规律，未避孕，如突然闭经，超过月经周期 10 天以上，应首先考虑受孕。如停经已达 8 周，妊娠的可能性更大。要注意停经不一定都是妊娠，精神、环境因素也能引起停经。此外，在哺乳期时月经恢复之前有可能再次怀孕，应注意鉴别。

2. 早孕反应　有半数左右的妇女，停经 6 周左右出现晨起恶心、呕吐、食欲不振、择食及困乏无力等症状，此称为早孕反应，反应多于妊娠 12 周左右自行消失。

3. 尿频　妊娠早期因增大子宫压迫膀胱，可引起尿频，持续至 12 周左右自然消失。

（二）体征

1. 妇科检查　妊娠 $6 \sim 8$ 周时，外阴颜色加深，阴道与宫颈变软，呈紫蓝色，宫体增大呈球形、较软。子宫峡部极软，似宫体和宫颈不相连，称黑加征。

2. 乳房变化　乳房增大，自觉轻度胀痛，乳头及乳晕着色，有深褐色蒙氏结节出现。

知识链接

早孕试验

测试女性是否怀孕的一种测试纸，称为早孕试纸。如果月经有规律，一般来讲，在月经来潮前的 $3 \sim 5$ 天可以测出是否怀孕。早孕试纸最小的有效浓度是 $25 IU/L$，只要大于这个浓度，早孕试纸便会显示阳性结果。但绝大部分女士不会在月经来潮前去测试有无怀孕，往往是在停经以后才会去检查。早孕试纸的结果常常是比较可靠的，但也存在着假阳性的可能。必要时可以测定血 HCG，以确定是否怀孕。

（三）辅助检查

1. 妊娠试验　妊娠后胚胎的绒毛滋养层细胞产生大量绒毛膜促性腺激素（HCG），该激素存在于孕妇体液中，通过检测血、尿标本中 HCG 含量，可辅助诊断。临床上常用试纸法测定尿中的 HCG，若在白色显示区上下呈现两条红色线为阳性，提示妊娠；在白色显示区上端呈现一条红色线为阴性。

2. 超声检查

（1）B 型超声法　最早在 5 周时，在增大的子宫轮廓中可见到圆形妊娠环，其内为液性暗区。液性暗区内可见胚芽或胎儿，同时可见胎心搏动或胎动。

（2）超声多普勒法　用超声多普勒在子宫位置可听到有节律的单一高调胎心率120 ~ 160 次/分，可确诊为早孕。最早可在孕 7 周测出。

3. 黄体酮试验　利用孕激素在体内突然撤退可引起子宫出血的原理，对既往月经规律、月经过期未来潮的可疑早孕妇女，可考虑每日肌注黄体酮 20 mg，连续 3 天。未孕者多在停药 $3 \sim 7$ 天后来月经。超过 7 天仍无月经者，则妊娠的可能性较大。

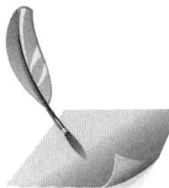

4. 基础体温测定　具有双相型体温曲线的妇女，停经后高温相持续 18 天不下降，早孕的可能性很大。如高温相持续 3 周以上，可能性更大。

5. 宫颈黏液检查　早孕时量少质稠，涂片干燥后镜检视野内全为成行排列的椭圆小体。

二、中、晚期妊娠诊断

（一）症状和体征

经过了早期妊娠，子宫明显增大，孕妇可感觉到胎动，能触及胎体，听到胎心音，很容易确诊。

1. 子宫增大　随着妊娠的发展子宫逐渐增大，孕妇也自觉腹部逐渐膨隆，并可根据子宫底高度判断妊娠月份。一般妊娠 16 周子宫底约达脐与耻骨联合中间，妊娠 24 周约在脐稍上，妊娠 36 周约近剑突，妊娠 40 周反稍降低（表 3 - 1，图 3 - 11）。

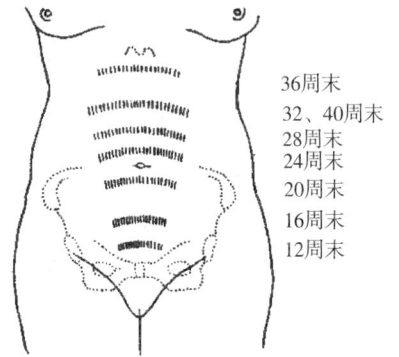

36周末
32、40周末
28周末
24周末
20周末
16周末
12周末

图 3 - 11　宫高与孕周的关系

表 3 - 1　不同妊娠周数的子宫底高度及子宫长度

妊娠周数	手测宫底高度	尺测耻上子宫长度（cm）
12 周末	耻骨联合上 2 ~ 3 横指	
16 周末	脐耻之间	
20 周末	脐下 1 横指	18（15.3 ~ 21.4）
24 周末	脐上 1 横指	24（22.0 ~ 25.1）
28 周末	脐上 3 横指	26（22.4 ~ 29.0）
32 周末	脐与剑突之间	29（25.3 ~ 32.0）
36 周末	剑突下 2 横指	32（29.8 ~ 34.5）
40 周末	脐与剑突之间或略高	33（30.0 ~ 35.3）

2. 胎动　妊娠 18 ~ 20 周孕妇可自觉胎儿在子宫内活动，称胎动，胎动 3 ~ 5 次/时。妊娠周数越大，胎动越活跃，至妊娠晚期会减少，检查时也可扪及。

3. 胎心音　妊娠 20 周左右用木制胎心听诊器可经孕妇腹壁听到胎心音，如钟表的"滴答"声，110 ~ 160 次/分，以在胎儿背部听诊最清楚，但需与子宫杂音、腹主动脉音相区别。子宫杂音为吹风样低响。腹主动脉音为"咚咚"样强音，与孕妇脉搏一致（图 3 - 12）。

4. 胎体　妊娠 20 周后，可经腹壁触到胎体，妊娠 24 周后更为清楚，经四步触诊法可区分圆而硬具有浮球感的胎头，宽而软形状不规则的胎臀，宽而平坦的胎背和小而不规则的四肢。

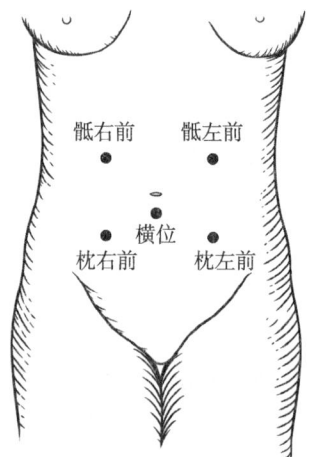

骶右前　骶左前

横位

枕右前　枕左前

图 3 - 12　常见的胎心听诊部位

5. 皮肤变化　在面部、乳头、乳晕及腹壁正中线有色素沉着。

（二）辅助检查

1. 超声检查　A 型示波法可探出胎心及胎动反射；B 型超声显像法可显示胎体、胎动、胎心搏动、胎头及胎盘等完整图像，可确诊为妊娠，观察胎儿有无畸形，并证实为活胎。

超声多普勒法可探到胎心音、胎动音、脐带血流音及胎盘血流音。

2. 胎儿心电图　通常在妊娠 12 周后，用间接法检测胎儿心电图，可显示较规律的图形，于妊娠 20 周后的成功率更高。

3. X 线摄片　妊娠 18 周后，X 线摄片可见到胎儿骨骼阴影，对多胎、畸形胎儿、死胎及可疑头盆不称的诊断有参考价值。因 X 线影响胎儿发育，一般已不做。

知识链接

孕妇进行 B 超检查对胎儿有害吗

超声波是一种震动波。人耳能听到的声波频率在 16～20000 Hz 之间；若声波频率在 2 万 Hz 以上，人耳就听不到了，称之为超声波。目前使用的超声波检查仪原理是基于人体内各器官、组织的密度不同，超声波进入人体后能产生不同的反射、折射、吸收、衰减，通过反射波在 B 型超声（简称 B 超）仪器上可显示人体内部器官影像，因此，B 超检查是一种物理检查方法。国内外各种 B 超仪器用于诊断的超声剂量，对胎儿和孕妇尚未发现有不良的影响。由于它安全、简便、无创，所以可以多次反复检查。

考点提示

1. 早期妊娠的症状有停经、早孕反应、尿频，其中停经是出现最早也最重要的症状。
2. 确诊是否妊娠的最重要的方法是 B 超。
3. 中、晚期妊娠的症状和体征有子宫增大。18～20 周可感觉到胎动，3～5 次/时，20 周时可经腹壁听到胎心音，正常胎心音为 110～160 次/分。

三、胎产式、胎先露及胎方位

胎儿在母体子宫内的姿势，称胎姿势。不同时期胎儿在宫腔内的姿势和位置不一样，因胎儿在宫腔内的位置不同，从而产生出不同的胎产式、胎先露及胎方位。妊娠晚期由于胎儿生长较快，羊水相对较少，胎儿在宫腔内的姿势和位置相对较稳定，此时应明确胎儿在宫腔中的位置，如有异常应及时给予纠正处理。

1. 胎产式　胎儿身体纵轴与母体纵轴之间的关系，称胎产式（图 3-13）。胎产式有纵产式和横产式。胎儿身体纵轴与母体纵轴平行者为纵产式，头在下者为头位，最常见；臀在下者为臀位，较少见；两轴垂直者为横产式，两轴交叉成锐角者称斜产式，胎儿横卧或

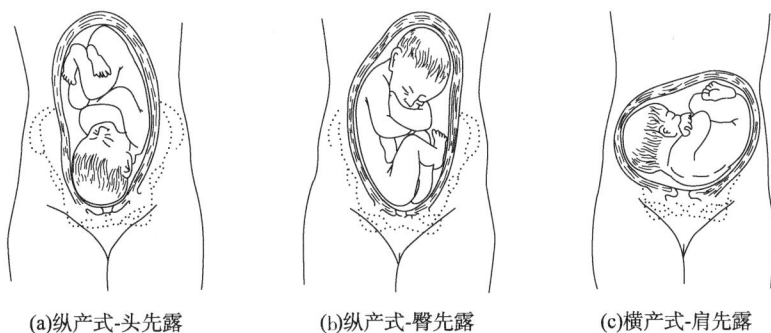

(a)纵产式-头先露　　　(b)纵产式-臀先露　　　(c)横产式-肩先露

图 3-13　胎产式

斜卧于骨盆入口以上者较少见。

2. 胎先露 分娩时胎儿最先进入骨盆的部分，称为先露部（图 3 - 14、图 3 - 15 和图 3 - 16）。头位的先露部可因胎头俯屈良好、俯曲不良及仰伸等不同情况，分为顶先露、额先露及面先露等，其中以顶先露最常见，额及面先露少见。臀位的先露部为骶，因胎儿下肢屈曲程度的不同可分为混合臀先露、单臀先露以及足或膝先露等。横位的先露部为肩，又称肩先露。

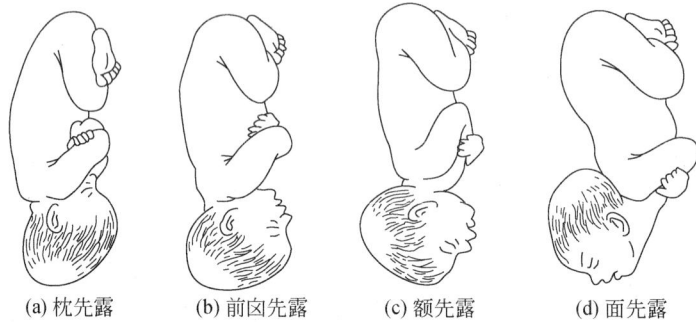

(a) 枕先露　　(b) 前囟先露　　(c) 额先露　　(d) 面先露

图 3 - 14　头先露的种类

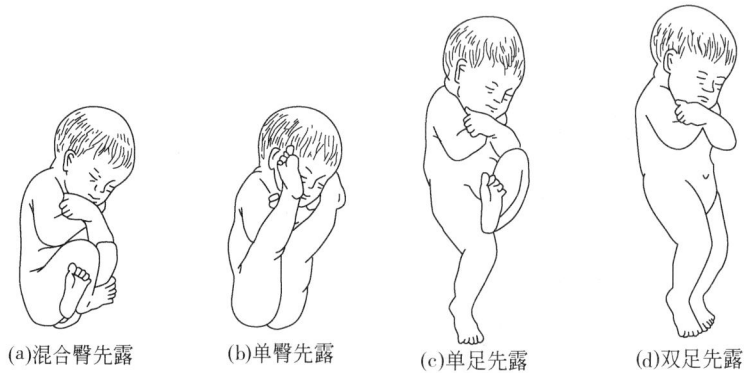

(a)混合臀先露　　(b)单臀先露　　(c)单足先露　　(d)双足先露

图 3 - 15　臀先露的种类

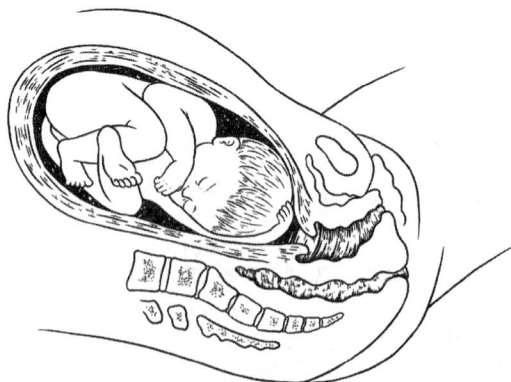

图 3 - 16　复合先露

3. 胎方位 胎儿先露部的指示点与母体骨盆的关系，称为胎方位，简称胎位。人为地将母体骨盆腔分为左前、右前、左后、右后、左横及右横六个部分。顶先露以枕骨为指示

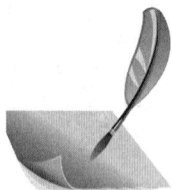

点，额及面先露以前囟和颏、臀先露以骶骨、肩先露则以肩胛骨为指示点。根据指示点与母体骨盆前、后、左、右、横的关系而有不同的胎方位。每种胎先露有六种胎方位，横位则为四种（表3-2）。

表3-2　胎产式、胎先露和胎方位的关系和种类

纵产式	头先露	枕先露（95.75～97.55%）：枕左前（LOA）、枕左横（LOT）、枕左后（LOP）、枕右前（ROA）、枕右横（ROT）、枕右后（ROP） 面先露（0.2%）：颏左前（LMA）、颏左横（LMT）、颏左后（LMP）、颏右前（RMA）、颏右横（RMT）、颏右前（RMP）
	臀先露	骶左前（LSA）、骶左横（LST）、骶左后（LSP） 骶右前（RSA）、骶右横（RST）、骶右后（RSP）
横产式	肩先露	肩左前（LScA）肩左后（LScP）肩右前（RScA）、肩右后（RScP）

考点提示

1. 胎儿纵轴和母体纵轴的关系称为胎产式。

2. 最先进入骨盆入口的胎儿部分称为胎先露。

3. 胎儿先露部指示点与母体骨盆的关系称为胎方位；肩先露的指示点是肩胛骨，臀先露的指示点是骶骨，头先露的指示点是枕骨或颏骨。正常胎位是枕前位。

第三节　妊娠期监护

案例　某初孕妇，22岁，现孕34周，喜仰卧位，今晨起床时突然出现头晕、视物模糊，突然摔倒在地，家属迅速送往医院。医院急诊测定生命体征平稳，意识清楚，心肺正常。

问题：

孕妇当时发生了什么？如何预防？

扫码"学一学"

定期产前检查的目的是明确孕妇和胎儿的健康状况，及早发现妊娠合并症和并发症及难产因素等，产前护理评估主要是通过产前检查来完成的。

产前检查包括初次检查和复诊。初次检查包括病史、全身检查、产科检查及辅助检查。产前检查时间应以确诊早孕时开始，除行妇科检查了解软产道及盆腔内生殖器官有无异常外，还应把检测血压作为基础检查，对有遗传病家族史或分娩史者行绒毛培养或抽取羊水进行染色体核型分析，以降低有先天性缺陷及遗传病儿的出生。定期检查可于妊娠20周开始，妊娠20～28周期间每4周检查1次，妊娠28～36周期间每2周检查1次，自妊娠36周起每周检查1次，共检查不少于9次。如有异常，应及时处理并酌情增加检查次数。

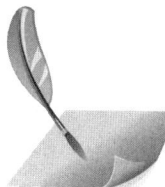

【护理评估】

一、初次检查

（一）健康史

1. 个人资料

（1）年龄与职业 年龄小于 18 周岁或大于 35 周岁的孕妇容易发生难产。尤其是 35 周岁以上的高龄初产妇，易并发妊高征、产力和产道的异常，应予以重视。从事有害于身体健康的职业，在孕期应避免接触有害物质。放射线能诱发基因突变，造成染色体的异常。接触铅、汞、苯及有机磷农药，一氧化碳中毒等，在妊娠早期均可造成流产或胎儿畸形。

（2）其他 孕妇受过何等教育，有无宗教信仰，婚姻状况、经济状况如何，现住址及联系方式等。

知识链接

什么是弓形虫病？

弓形虫病是一种人畜共患的传染病。它的病原体是一种寄生在猫、狗体内的原虫——弓形虫。孕妇若与家猫接触密切，原虫可能通过微小的皮肤破损侵入血液，经胎盘感染胎儿。受感染的胎儿容易发生流产、早产或死产，即使存活也有可能出现畸形。感染上弓形虫病的孕妇一般没有感觉，因此孕妇要避免与猫接触，如果被猫咬伤、抓伤，应立即去医院进行检查、治疗。

---

2. 既往史 有无高血压、糖尿病、心脏病、肝肾疾病、结核病等疾病，注意其发病时间及治疗情况，有无手术史等。

3. 月经史 询问月经初潮年龄、月经周期及经期持续时间。

4. 家族史 询问家族有无心脏病、高血压、糖尿病、双胎及结核病等病史。

5. 丈夫身体状况 了解孕妇的丈夫有无不良嗜好，是否吸烟、酗酒，有无家族遗传性疾病。

6. 婚育史 既往有无生育史及分娩方式，有无流产、难产、早产、死胎、死产及产后出血史等。

7. 本次妊娠经过 了解妊娠早期有无早孕反应及出现的时间，反应的程度如何，何时感觉到胎动，有无病毒感染及用药史，是否接触了有害物质，有无水肿、阴道出血、恶心、呕吐、心悸、气短、头晕、眼花、头痛及下肢水肿等症状。

8. 预产期的推算 月经规律，且末次月经清楚，计算方法是：末次月经第一日算起，月份加 9 或减 3，日期加 7（农历则加 15）。实际的分娩日期与推算的预产期可以相差 1~2 周。若孕妇记不清末次月经、月经周期不固定或于哺乳期月经未复潮而受孕者，可根据早孕反应出现和消失的时间、孕妇自觉胎动的时间、宫底高度及 B 超等来推断预产期。

（二）身体评估

1. 全身检查 注意观察身高、体态、精神及营养、发育情况，测体重及血压。身材矮小者常伴有骨盆狭窄。检查孕妇的心、肺、肝、脾功能有无异常及乳房发育状况。注意检查脊柱、下肢有无畸形，腹壁、下肢有无水肿。妊娠末期孕妇体重每周增加不超过 0.5 kg，超过者多有水肿或隐性水肿。必要时查血、血型及尿常规等，发现异常时应积极处理。

2. 产科检查 包括腹部检查（宫底高度、腹围、胎位、听胎心音）、骨盆测量、肛诊、

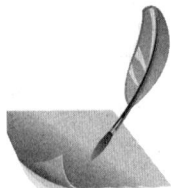

阴道检查和绘制妊娠图。

（1）腹部检查 了解胎儿大小、胎产式、胎先露及胎方位。孕妇排尿后仰卧于检查床上，头部稍垫高，暴露腹部，双腿略屈曲使腹肌放松，检查者站在孕妇的右侧。

1）视诊：注意腹部的大小和形状，有无妊娠纹、手术瘢痕及水肿等。腹部过大、宫底过高者，可能为双胎、羊水过多或巨大儿等；腹部过小、宫底过低者，可能为胎儿宫内发育迟缓、孕周推算错误等；腹部向两侧膨出、宫底位置较低者，肩先露的可能性较大；腹部向前突出（初产妇多见的尖腹）或腹部向下悬垂（经产妇多见的悬垂腹），应该想到可能伴有骨盆狭窄，需进一步检查。

2）触诊：测量宫底高度和腹围，检查子宫大小，胎先露及胎方位，先露部是否衔接。腹部触诊可分四步手法进行。

第一步：检查者面对孕妇头部，两手置于子宫底部，检查子宫底高度，估计胎儿大小与妊娠月份是否相符，同时分辨在子宫底部是胎头还是胎臀，如为胎头则圆而硬且有浮球感，如为胎臀则宽、软且形状不规则。

第二步：检查者仍面对孕妇头部，两手分别放于腹部两侧，一手固定，另一手轻轻深按，两手交替进行检查，判断胎背及胎儿四肢的位置。平坦饱满者为胎背，高低不平者为胎儿四肢。如胎儿的四肢有活动，则诊断更明确。胎背方向与先露部指示点有一定关系，从胎背方向可以间接判定胎方位。

第三步：检查者还是面对孕妇头部，将右手大拇指和其他四指分开，置于骨盆入口上方握住胎先露，向上下、左右推动，了解先露部的入盆情况，若先露部浮动者为未入盆，若先露部不能被推动，则胎头已衔接入盆。

第四步：检查者面对孕妇足端，两手置于先露部两侧，向下深压，进一步确定先露部及其入盆程度（图3－17），如遇胎先露已衔接，头、臀难以鉴别时，可做肛查、阴道检查、B型超声检查协助诊断。

若为横位，则腹部横宽，宫底较妊娠月份低，胎头位于腹部的一侧，胎臀在另一侧，耻骨联合上区空虚。

如检查后胎位不清者，可用B超确定。

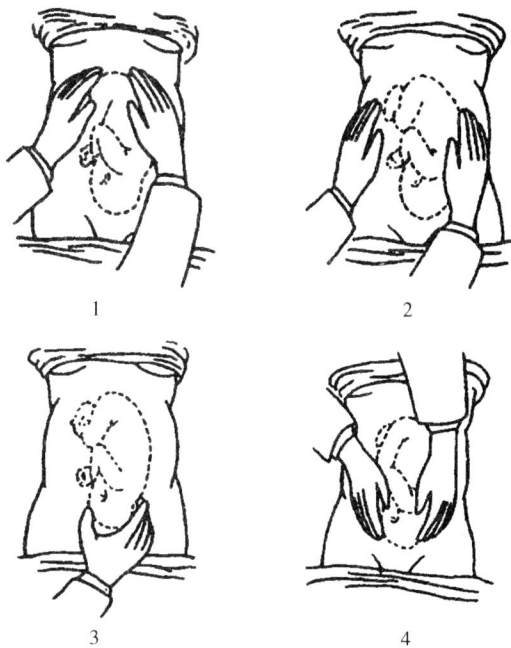

图3－17 腹部四步触诊手法

3）听诊：妊娠4～5个月开始在脐下正中线附近可听到胎心音，以后随胎儿的增长及胎位的不同，胎心音的部位也有所改变。胎心音在胎背近肩胛处听得最清楚，故头位的可在脐下两侧听取，臀位可在脐上两侧听取。横位可在脐周围听取。正常胎心率为110～160次/分。

（2）骨盆测量 骨盆是胎儿娩出时的通道，其大小和形态对分娩影响很大，狭小或畸形骨盆均可引起难产。初孕妇及有难产史的孕妇，在初次产前检查时，均应常规做骨盆测量检查。骨盆测量分为外测量和内测量。

扫码"看一看"

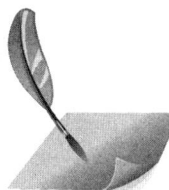

1）骨盆外测量：仅能间接反映骨盆腔大小，需测量下列各径线。

髂棘间径（IS）：孕妇仰卧，两腿伸直，用骨盆测量尺测两髂前上棘外缘间的距离，正常值为23~25 cm（图3-18）。

髂嵴间径（IC）：孕妇仰卧，两腿伸直，测两髂嵴外缘间的最宽距离，正常值为25~28 cm（图3-19）。

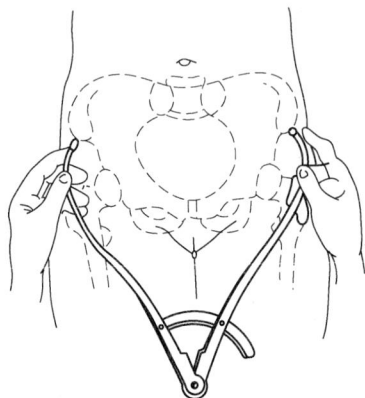

图3-18 髂棘间径测量法   图3-19 髂嵴间径测量法

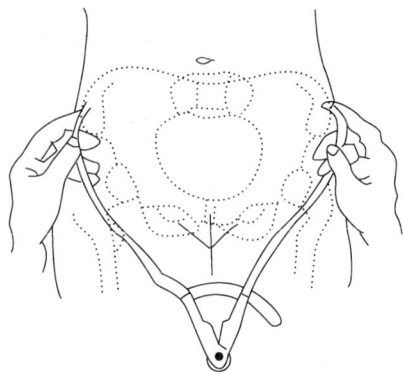

以上两径线可间接地推断骨盆入口横径的大小。

骶耻外径（EC）：产妇左侧卧，右（上）腿伸直，左（下）腿弯曲，测耻骨联合上缘中点到第5腰椎棘突下的距离，正常值18~20 cm（图3-20）。据此径线可间接推测骨盆入口前后径的大小，是骨盆外测量中的重要径线。

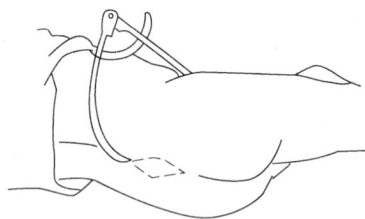

图3-20 骶耻外径测量法   图3-21 坐骨结节间径测量法

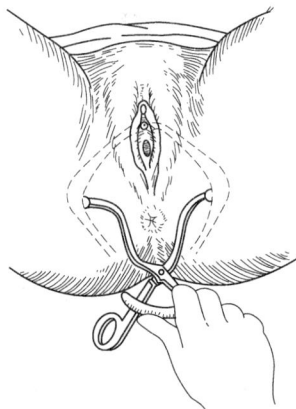

第5腰椎棘突下点的标志：孕妇的腰直挺后，在腰骶部可见一菱形窝，称米氏菱形窝。菱形的上角是第5腰椎棘突，两侧角则相当于两侧的髂后上棘点，下角为两侧臀肌的交叉点。在两侧髂后上棘联线中点上1~1.5 cm处，即为第5腰椎棘突下点。

坐骨结节间径（TO），又称出口横径：取仰卧位，两腿屈曲，双手抱膝，测量两侧坐骨结节内侧缘间的距离，正常值8.5~9.5 cm，平均9 cm。也可用检查者的手掌测量，若能容纳成人一横置手掌，即为正常。如出口横径小于8 cm，则需测量出口后矢状径，正常值为9 cm。出口横径与出口后矢状径之和大于15 cm，足月胎儿可利用后三角娩出（图3-21）。

耻骨弓角度：用两拇指指尖斜着对拢，放于耻骨联合下缘，左右两拇指平放在耻骨降支的上面，测两拇指之间的角度，即为耻骨弓角度，正常值约 90°，小于 80° 为不正常。其弯度与角度反映骨盆出口大小。

2）骨盆内测量：适用于骨盆外测量狭窄者，一般于妊娠 24～36 周进行。测量时孕妇取膀胱截石位，严格消毒外阴，检查者戴无菌手套，涂以润滑油，示指、中指放入阴道，测量的主要径线有如下几种。

对角径（或称骶耻内径）：为耻骨联合下缘至骶岬上缘中点的距离，正常值为 12.5～13 cm，此值减去 1.5～2 cm，即为骨盆入口前后径的长度，又称真结合径。测量时将伸入阴道的中指尖触到骶岬上缘中点使示指上缘紧贴耻骨联合下缘，以另一手示指正确标志此接触点，抽出阴道内的手指，测量中指尖至此接触点间的距离，即为对角径（图 3 - 22）。

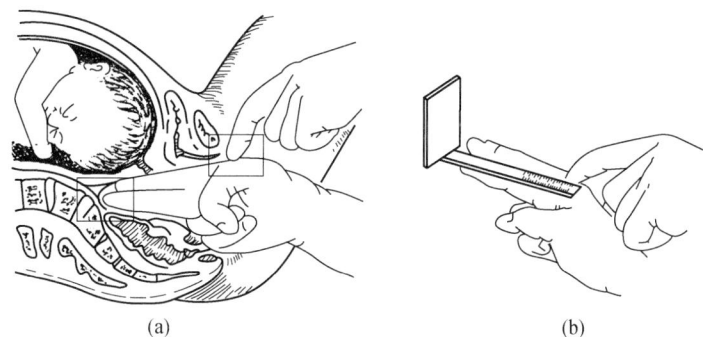

(a)　　　　　　　　　　　(b)

图 3 - 22　对角径测定

坐骨棘间径（BD）：测量两坐骨棘间的距离，正常值为 10 cm（图 3 - 23）。测量方法是将一手示指、中指放入阴道内，分别触及两侧坐骨棘，估计其间距离。也可用中骨盆测量器测量，但临床少用。内测量时还应注意骶骨弯度及坐骨切迹宽度。

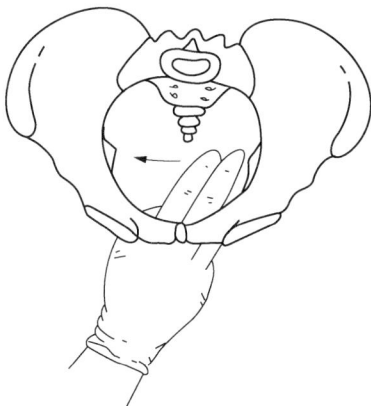

图 3 - 23　坐骨棘间径测定

（3）阴道检查　确诊早孕时就应做阴道检查，妊娠最后 1 个月及临产后，应避免不必要的阴道检查，以防感染。如确实需要，则需注意无菌操作。

（4）肛诊　通过肛门检查可了解胎儿的先露部、骶骨的弯曲度、坐骨棘及坐骨切迹的宽度，还有骶尾关节的活动度。

（5）绘制妊娠图　将每次的各项检查结果填至妊娠图中，绘成曲线，观察动态变化，

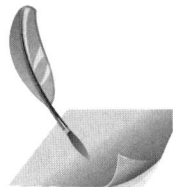

能及早发现孕妇和胎儿的异常情况，并能及时处理。检查的项目有血压、体重、宫高、腹围、胎位、胎心率等（图 3 – 24）。

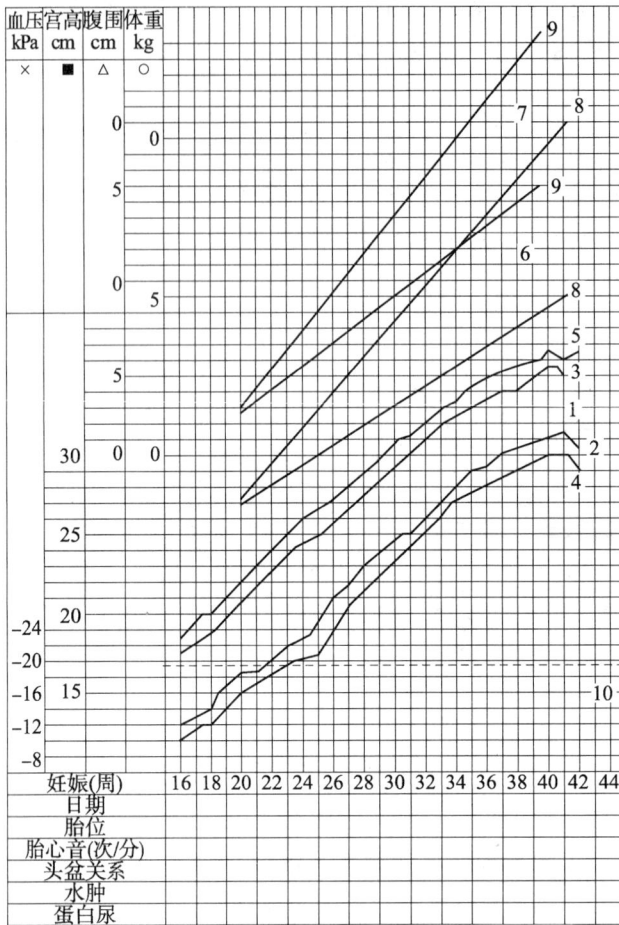

图 3 – 24　妊娠图

（三）辅助检查

除常规检查血、尿常规，血型和肝功能外，还应根据情况选择性地做一些检查。

1. 心电图检查　用于妊娠合并症如心脏病的检查等。

2. 超声检查　对胎位查不清、胎心音听不清者，或对双胎妊娠及胎儿有畸形等的诊断。

3. 羊水检查　对有异常妊娠史的孕妇，如死胎、死产、胎儿畸形等，可进行羊水的检查。

4. 血、尿雌三醇及胎盘生乳素测定　了解胎盘的功能。

（四）心理社会评估

1. 妊娠早期　评估孕妇对妊娠的态度及接受的程度。当孕妇感觉到胎儿在腹中活动时，多数孕妇会改变当初对妊娠的态度。孕妇接受妊娠的程度，还可以从孕妇能否遵循产前指导来评估。

2. 妊娠中、晚期　评估孕妇对妊娠有无不良的情绪反应，对角色的改变和分娩有无恐惧和焦虑心理。在妊娠中、晚期，随着子宫的增大，孕妇活动受限，有的甚至出现睡眠障碍等异常症状；随着预产期的到来，孕妇常因胎儿即将出生而感到愉快，又对分娩产生的痛苦而忧虑，担心分娩能否顺利进行，母子是否平安，胎儿是否有畸形，孩子的性别能否

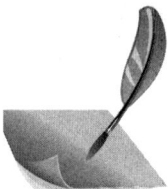

满足家人的愿望等。

3. 评估支持系统 尤其是丈夫对此次妊娠的态度。他会为妻子在怀孕过程中的身心变化而感到惊讶与迷惑，更时常要适应妻子怀孕时多变的情绪而不知所措。因此，评估准父亲对怀孕的感受和态度，才能有针对性地协助他承担父亲角色，继而成为孕妇强有力的支持者。

4. 此外还要评估孕妇的家庭经济情况、居住环境、宗教信仰，以及孕妇在家庭中的地位等。

（五）高危因素评估

重点评估孕妇是否存在下列高危因素：年龄＜18 岁或≥35 岁；残疾；遗传疾病史；既往有无流产、异位妊娠、早产、死产、死胎、难产、畸胎史；有无妊娠合并症，如心脏病、肾病、肝病、高血压、糖尿病等；有无妊娠并发症，如妊娠期高血压疾病、前置胎盘、胎盘早剥、羊水异常、胎儿生长受限、过期妊娠、母儿血型不合等。

二、复诊

为了解前次检查后有无出现其他不适，以便及早发现高危妊娠，及时给予纠正处理。复诊检查的内容有：询问前次检查到现在有无异常情况出现，如头晕、视物模糊、下肢水肿、阴道出血等；测体重、血压、宫高及腹围；复查胎位、听胎心，注意胎儿大小与孕周是否相符，必要时可做辅助检查，如 B 超、化验等；进行孕期卫生宣教，预约下次复诊时间。

考点提示

1. 产前检查从确定为早孕时开始，应在孕 12 周以内建立围生期保健，一般妊娠 28 周以前，每 4 周检查 1 次，孕 28 周以后每 2 周检查 1 次，孕 36 周后每周检查 1 次。

2. 预产期的推算：从末次月经第一天算起，月数减 3（或加 9），日数加 7（农历日数加 15）；妊娠晚期每周体重增加不应超过 0.5 kg；孕妇血压不超过 140/90 mmHg），或较基础血压升高≤30/15 mmHg。

3. 腹部四步触诊结合测量宫高、腹围可了解胎儿大小、胎先露及胎方位；胎心听诊在胎儿背部稍上方最响亮及母亲脐周围。

【护理诊断】

1. 孕妇

（1）营养失衡　低于机体需求，与早孕反应有关。

　　　　　　　高于机体的需求，与摄入过多有关。

（2）知识缺乏　妊娠期的保健知识缺乏。

（3）便秘　妊娠后肠蠕动减慢所致。

（4）水肿　与子宫压迫下腔静脉或水、钠潴留有关。

（5）焦虑　与妊娠、角色的改变有关。

（6）恐惧　与妊娠、害怕分娩时的痛苦有关。

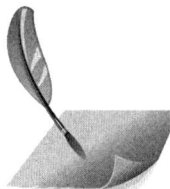

（7）睡眠型态紊乱　与增大的子宫、频繁的胎动有关。

（8）父母不称职　与缺乏抚养孩子的知识和技能，缺乏社会支持系统有关。

（9）自我形象紊乱　与妊娠引起体形改变有关。

2. 胎儿

（1）营养失衡　低于机体需求，与母体营养失调或胎盘功能障碍有关。

高于机体需求，与母体摄入过多或激素水平改变有关。

（2）有受伤的危险　与遗传、感染、中毒、胎盘功能障碍有关。

【护理措施】

（一）一般护理

应向孕妇说明产前检查的意义和重要性，每次做完检查要告知其检查结果并预约下次检查时间。

（二）心理护理

妊娠后随着胎儿的发育长大，子宫也逐渐增大，孕妇体形随之发生改变，这是正常的生理现象，产后体形将逐渐恢复。应给予孕妇正确指导，使孕妇消除由体形改变而产生的不良情绪。妊娠期间孕妇的生理和心理活动会直接影响胎儿在宫内的发育。情绪的变化可对胎儿产生影响，如孕妇经常因焦虑、恐惧、紧张、悲伤等而导致心境不佳，会影响胎儿脑部发育。过度的紧张、恐惧甚至可以造成胎儿大脑发育畸形。大量研究证明，受情绪困扰的孕妇易发生妊娠期、分娩期并发症。严重焦虑的孕妇往往伴有恶心、呕吐，易导致流产、早产、产程延长或难产。因此，孕妇应始终保持轻松、愉快的心情，要有一个良好的心态，为胎儿营造良好的生存环境。

（三）症状护理

见本单元第四节。

（四）健康指导

1. 异常症状的判断　孕妇出现下列症状应立即就诊：阴道流血，妊娠 3 个月后仍持续呕吐，寒战发热，腹部疼痛，头痛、视物模糊、胸闷、心悸、气短，阴道突然排液，胎动计数突然减少等。

2. 营养指导　孕妇必须增加营养的摄入，来满足自身及胎儿的双重需要。要了解孕妇过去、现在的膳食情况，既往有无胃肠道病史，有无甲亢或糖尿病等内分泌疾病病史；有无食物过敏史；妊娠后饮食习惯有无改变；早孕反应对饮食的影响程度等。

（1）帮助孕妇制订合理的饮食计划，以满足自身和胎儿的双重需要，并为分娩和哺乳做准备。

1）热量：妊娠早期热量的需要量增加不多，妊娠中、晚期热量需要量增加，每日约增加 200 kcal，需注意热量增加不必太高，以免胎儿过大，增加难产的概率，尤其是妊娠晚期孕妇活动减少。安排膳食三大营养素所占比例，一般碳水化合物占总热量 60% ~65%，脂肪占 20% ~25%，蛋白质占 15%。

2）蛋白质：我国营养学会建议，孕妇从妊娠开始应增加蛋白质的摄入量，孕早期每日增加 5 g，中期每日增加 10 g，妊娠晚期每日增加 15 g 为宜，且最好是优质蛋白。胎儿、胎盘及孕妇子宫、乳房等组织的增长，均需蛋白质。蛋白质需通过饮食获得，如蛋白质摄入

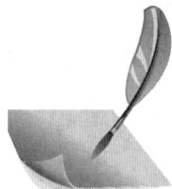

不足，不仅影响胎儿体格生长发育，而且影响胎儿的大脑发育，同时可使孕妇的贫血、妊娠期高血压疾病的发生率增加。

3）矿物质

铁：孕妇饮食当中的铁含量不足，易发生缺铁性贫血。因此孕妇应多食一些动物肝或血、瘦肉、豆类、蛋黄及各种绿叶蔬菜等含铁较多的食品。

钙和磷：胎儿在生长发育的过程中需要一定量的钙和磷，这就要求孕妇体内必须吸收和保留一定量的钙、磷（钙 200 mg，磷 100 mg）。钙在体内不易被吸收，因此要注意饮食搭配，多食豆类、瘦肉及海产品等。

碘：妊娠期孕妇和胎儿的新陈代谢较高，甲状腺功能旺盛，碘的需要量增加，要多食一些含碘多的食品，如海带、紫菜等。

4）维生素：妊娠期间孕妇对维生素的需要量也增加。各种维生素如维生素 A、维生素 C、B 族维生素及维生素 D 等，对孕妇及胎儿的发育是有利的，尤其是胎儿的骨骼和牙齿的发育。适当地补充维生素可防止流产、早产或胎儿畸形的发生。孕妇可从食物当中获取维生素，多食动物的肝、肾、鱼、肉、蛋、奶及新鲜的瓜果、蔬菜等，常到户外活动，接受阳光的照射。

（2）监测孕妇体重，防止体重增加过快，使胎儿发育过大，导致难产。

（3）注意饮食搭配，掌握正确的烹饪方法，防止营养的丢失。多食易消化食物，忌食辛辣食品、酒和浓茶等。慎重用药，特别是妊娠 12 周内用药更应谨慎。

3. 卫生指导

（1）孕妇要适当活动和休息　妊娠早期可做一些轻体力劳动，避免过度疲劳及重体力劳动，注意休息，所从事的工作可坚持到妊娠 28 周，以后适当减少工作量。如所从事的工作，对胎儿的发育有害，则应调换工种。妊娠期还应注意每天保证 8~10 h 的充足睡眠，因孕妇身心负荷加重，易于疲惫，休息时宜左侧卧位，以增加胎盘血液供应，促进胎儿的生长发育。卧室要保持空气的流通。

（2）衣着和个人卫生　孕妇衣着要宽松、舒适、柔软；鞋以平跟为宜。孕期应勤洗澡、勤换衣。妊娠最后 3 个月，不宜盆浴，以免引起感染。24 周后每天用肥皂水或温水擦洗乳头，然后涂上一层油脂，可预防哺乳时乳头皲裂。如乳头内陷，擦洗时可轻轻向外提捏数次，使之突出，以利日后哺乳。

4. 胎教　胎教是有目的、有计划地为胎儿生长发育实施的最佳措施。应该经常听听轻音乐、触摸胎体，这样有利于胎儿的发育，胎儿会有一种安全感。

胎教实施的注意事项如下。

（1）规律生活　保持良好心态，合理饮食，注意营养均衡。

（2）避免刺激　尽量不看惊险影视与书画，不介入紧张或有噪声的活动，多欣赏优美抒情的音乐与艺术作品，去风景秀丽的地方散步。

（3）控制情绪　孕妇要精神愉快，情绪稳定，善于自我克制。防止情绪的大起大落。在情绪不稳定时，要设法转移注意力，或自我按摩头部与太阳穴，使情绪逐步稳定下来。

总而言之，胎教的作用已被越来越多的人所认可。我们相信，随着人生的第一教育——胎教的广泛普及，最终能达到优生的目的。

5. 孕期自我监护　孕妇应学会计数胎心音和胎动，正常胎心音为 110~160 次/分，胎

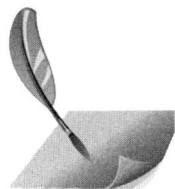

动为 3~5 次/时。孕妇每天应早中晚计数胎动 1 h，妊娠 28 周后，胎动计数 <10 次/2 小时或减少 50%，提示否则胎儿可能为宫内缺氧，应查找原因，对症处理。

6. 性生活指导 孕 12 周内和孕 32 周以后均应避免性生活，以防流产、早产和感染。

> **考点提示**
>
> 1. 休息：取左侧卧位以减轻增大的子宫对下腔静脉的压迫；禁忌吸烟、吸毒及饮酒，妊娠 12 周内和妊娠 32 周后避免性交，以防早产、胎膜早破及感染。
>
> 2. 指导自我监护：数胎动，从妊娠 30 周后开始直至临产，每日早、午、晚自行计数胎动 1 次，每次 1 小时，3 次相加总数乘 4 即为 12 小时胎动数。正常胎动每小时 3~5 次。若 12 小时少于 10 次或减少 50%，应考虑胎儿有宫内缺氧可能。

第四节　常见妊娠期症状护理

案例 患者，女，29 岁。孕早期时出现过恶心、呕吐、尿频、尿急等；现已怀孕 8 个月了。下肢水肿在膝关节处，小腿常在夜间抽搐，不能平卧，时有便秘、痔疮；情绪起伏较大。

问题：

1. 这些症状正常吗？

2. 应该怎样进行护理呢？

1. 消化道症状 孕早期可出现恶心、呕吐等消化道症状，即早孕反应。约有半数妇女在停经 6 周左右出现，于妊娠 12 周左右自行消失。反应重者给予维生素 B_6、苯巴比妥等；消化不良者给予酵母片 2~3 片及胃蛋白酶合剂 10 ml，每日 3 次口服；也可服用开胃健脾理气中药。

2. 尿频、尿急 常发生在孕早期和孕晚期，孕妇无需减少液体的摄入量来缓解症状，有尿意随时排空，此现象产后即消失。

3. 白带增多 于孕早期和孕晚期明显，应每日清洗外阴，保持外阴的清洁，穿透气性能好的内裤，并经常更换，增加舒适感。

4. 下肢肌肉痉挛 常发生于小腿腓肠肌部，妊娠后期多见，常于夜间发作。痉挛发作时，将腿伸直使腓肠肌紧张，并予局部按摩，痉挛常可迅速消失。也可服用钙片 2 片、鱼肝油丸 1 丸、维生素 E 5~10 mg，每日 3 次。

5. 便秘 妊娠期肠蠕动及肠张力减弱，且运动量减少，容易出现便秘。由于子宫及胎先露部的压迫，也会感到排便困难，应养成排便习惯，多吃含纤维素多的蔬菜、水果，必要时口服缓泻剂，或用开塞露、甘油栓，但禁用剧泻剂，以免引起流产或早产。

6. 下肢及外阴静脉曲张 静脉曲张可因妊娠次数增多而加重。妊娠后期应尽量避免长时间站立，下肢可绑弹性绷带，晚间睡眠时适当垫高下肢以利静脉回流。分娩时应防止外阴部曲张的静脉破裂。

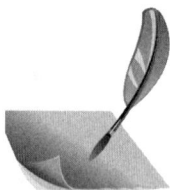

7. 腰背痛 妊娠期关节韧带松弛，子宫增大向前突出，重心向后移，腰椎向前突，背伸肌持续紧张，故有轻微腰背痛。腰背痛明显者，应及时查找原因并给予治疗。必要时卧床休息及服止痛药。

8. 贫血 孕妇妊娠晚期对铁的需要量增多，单靠饮食补充不够，应给予铁剂，如硫酸亚铁 0.3 g，每日 1～2 次口服，以防贫血。已发生贫血，应查明原因。以缺铁性贫血最常见。

9. 痔 于妊娠晚期多见或明显加重。因腹压增高，使痔静脉回流受阻、压力增高而致痔静脉曲张所致。应多吃蔬菜，少吃辛辣食物，必要时服缓泻剂纠正便秘。若内痔已脱出，可以手法还纳。痔疮症状于分娩后可减轻或自行消失。

10. 下肢水肿 孕妇于妊娠后期多有轻度下肢水肿，经休息后消退，属正常现象。若水肿明显，经休息后不消退，应考虑妊娠期高血压疾病及其他合并症，可针对病因治疗。此外，睡眠时取左侧卧位，下肢稍垫高，水肿多可减轻。

11. 失眠 必要时给予镇静安眠药物，如氯氮（利眠宁）10～20 mg 或地西泮 10 mg，睡前口服。

12. 仰卧位低血压综合征 妊娠晚期孕妇较长时间取仰卧位时，巨大的子宫压迫下腔静脉，使回心血量及心搏出量减少，出现低血压。改为侧卧位后，使下腔静脉血流通畅，血压随之恢复正常。

练习题

A₁ 型题

1. 正常卵子与精子会合的场所是
   A. 输卵管　　　　　B. 腹腔　　　　　C. 子宫腔
   D. 子宫颈　　　　　E. 阴道

2. 受精卵开始着床一般开始于受精的第
   A. 1～3 天　　　　B. 4～5 天　　　　C. 6～8 天
   D. 9～10 天　　　E. 11～12 天

3. 足月妊娠子宫容量增大至
   A. 2500 ml　　　　B. 3000 ml　　　　C. 3500 ml
   D. 4000 ml　　　　E. 5000 ml

4. 妊娠期血容量增加达高峰是在
   A. 24～26 周　　　B. 27～28 周　　　C. 29～30 周
   D. 32～34 周　　　E. 36～40 周

5. 在耻骨联合上能触到宫底时，妊娠为
   A. 6 周后　　　　　B. 8 周后　　　　C. 10 周后
   D. 12 周后　　　　E. 14 周后

6. 确诊妊娠最可靠的方法是
   A. 问诊　　　　　B. 内诊　　　　　C. 妊娠试验
   D. X 线检查　　　E. B 超检查

扫码"学一学"

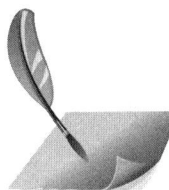

7. 下述哪项可确诊早孕
 A. 恶心、呕吐   B. 停经   C. 乳房增大
 D. 子宫增大   E. B 超显示胎心

8. 一般孕妇开始自觉胎动的时间是在妊娠的第
 A. 12~15 周   B. 16~20 周 C. 22~24 周
 D. 25~26 周   E. 27 周以后

9. 妊娠晚期每周体重增加不应超过
 A. 0.5 kg   B. 1 kg   C. 1.5 kg
 D. 1 kg   E. 2.5 kg

10. 关于孕期保健，下列叙述错误的是
 A. 妊娠期衣服应以宽松为宜   B. 妊娠中、晚期提倡坐位淋浴
 C. 散步是孕妇最好的运动方法   D. 妊娠期间应禁止性交
 E. 认真做好产前检查

11. 有关孕期卫生下述哪项不正确
 A. 孕期饮食应多样化   B. 孕早期，激素和抗生素应禁用或慎用
 C. 孕晚期应取仰卧位   D. 妊娠最后 2 个月避免盆浴
 E. 妊娠头 3 个月、后 2 个月禁止性交

12. 关于孕期卫生，哪项是错的
 A. 孕妇饮食应多样化
 B. 孕妇可随意用药
 C. 妊娠 8 个月后应避免重体力劳动
 D. 妊娠晚期应多取左侧卧位
 E. 妊娠最后 2 个月应避免盆浴、性交

A₂型题

13. 引产出一胎儿，身长 30 cm，皮肤呈皱缩状，根据以上情况判断此产妇妊娠月份是
 A. 3 个月   B. 4 个月   C. 5 个月
 D. 6 个月   E. 7 个月

14. 下列哪项不是胎盘的功能
 A. 气体交换   B. 供给营养   C. 排泄废物
 D. 防御功能   E. 沟通母子感情

15. 下述哪项不属于胎儿附属物
 A. 胎盘   B. 子宫肌壁   C. 羊水
 D. 脐带   E. 胎膜

16. 胎盘在妊娠后几周末形成
 A. 12 周   B. 14 周   C. 16 周
 D. 18 周   E. 20 周

17. 一位初孕 50 天的妇女，在"妇儿卫生保健咨询日"向护士咨询，孕期哪段时间应禁止性交，正确回答是在妊娠
 A. 2 个月内及最后 1 个月   B. 2 个月内及最后 2 个月

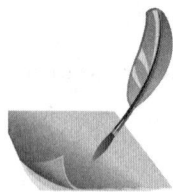

    C. 3 个月内及最后半个月   D. 3 个月内及最后 1 个月

    E. 3 个月内及最后 2 个月

18. 张女士，孕 30 周后行自我胎动计数，正常的是

    A. 1~2 次/时   B. 3~5 次/时   C. 6~8 次/时

    D. 9~12 次/时   E. 13~15 次/时

19. 汪女士，妊娠 28 周，产前检查均正常。咨询监护胎儿情况最简单的方法，应指导其采用

    A. 胎心听诊   B. 自我胎动计数   C. 测宫高、腹围

    D. B 超检查   E. 电子胎心监护

20. 某孕妇末次月经为 2010 年 5 月 8 日，其预产期是

    A. 2011 年 2 月 8 日   B. 2011 年 2 月 15 日   C. 2011 年 10 月 8 日

    D. 2011 年 5 月 15 日   E. 2011 年 3 月 8 日

21. 王某，初孕妇，孕 34 周。四步触诊结果，于子宫底部触到坚而硬的胎头，在耻骨联合上方触到较软面宽不规则的胎臀，胎背位于母体腹部右前方。胎心音于脐上右侧听到。该孕妇胎方位为

    A. 骶左前   B. 骶右前   C. 骶左后

    D. 骶右后   E. 骶左横

（文传芳）

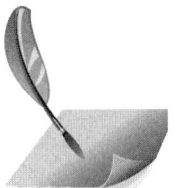

第四单元

正常分娩期妇女的护理

要点导航

学习要点

掌握 影响分娩的因素、临产的诊断及产程的分期；正常分娩各个时期的护理评估、护理问题、护理措施。

技能要点

1. 能熟练准备产包、对产妇进行外阴擦洗和消毒。

2. 能对各产程产妇和胎儿进行护理。

妊娠满 28 周及以后的胎儿及其附属物，从母体全部娩出的过程，称为分娩（delivery）。妊娠满 28 周至不满 37 足周（196~258 日）间分娩，称为早产（premature delivery）；妊娠满 37 周至不满 42 足周（259~293 日）间分娩，称为足月产（term delivery）；妊娠满 42 周（294 日）及以后分娩，称为过期产（postterm delivery）。

第一节　影响分娩的因素

案例 31 岁初产妇，因停经 39 周，阵发性腹痛 1 小时入院。查体：孕妇一般情况好，心肺未闻及异常，腹部隆起如足月妊娠大小，宫高 33 cm，腹围 96 cm，胎心 142 次/分，LOA，已入盆，宫缩 30~40 s/5~6 min，肛查宫口未开，头先露，骨盆外测量 23－25－19－9 cm。

问题：

该产妇能顺产吗？还应做哪些？

影响分娩的四个因素是产力、产道、胎儿及产妇的精神心理因素。当这些因素均正常并能相互适应时，分娩则顺利进行；反之，将发生分娩困难。近年来精神心理因素在分娩中的作用越来越受到人们的重视。

一、产力

将胎儿及其附属物从子宫内逼出的力量，称为产力。产力包括子宫收缩力（简称宫缩）、腹肌及膈肌收缩力（统称腹压）和肛提肌收缩力。

（一）子宫收缩

是临产后的主要产力，贯穿于分娩的全过程。临产后的宫缩能使宫颈管消失、宫颈口扩张、胎儿先露部下降。正常宫缩具有以下特点。

1. 节律性 临产后的正常宫缩是子宫体部不随意、有节律的阵发性收缩，因伴有疼痛，

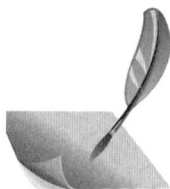

扫码"学一学"

亦称为阵痛。每次宫缩总是由弱渐强，维持一定时间，随后由强渐弱，直至消失进入间歇期，间歇期子宫肌肉松弛（图 4 - 1）。宫缩如此反复出现，直至分娩结束。临产开始时，每次宫缩持续约 30 s，间歇期 5 ~ 6 min。随着产程进展，宫缩持续时间逐渐延长，间歇期逐渐缩短。当宫口开全（10 cm）之后，宫缩持续时间可长达 60 s；间歇期可缩短至 1 ~ 2 min。宫缩强度随产程进展也逐渐增强，临产初期，宫缩时子宫腔内的压力为 25 ~ 30 mmHg，第一产程末可增至 40 ~ 60 mmHg，第二产程可高达 100 ~ 150 mmHg，间歇期子宫内压力为 6 ~ 12 mmHg。宫缩时，子宫肌壁内血管受压，子宫血流量减少；宫缩间歇期，子宫的血流量又恢复到原来的水平。

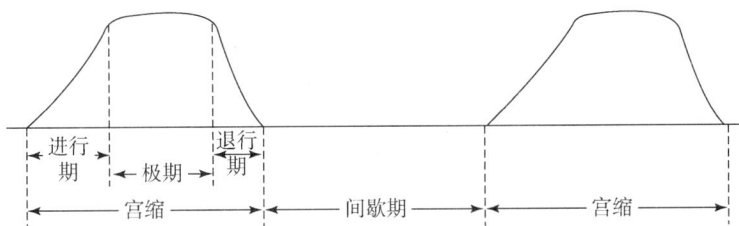

图 4 - 1　临产后正常宫缩节律性示意图

2. 对称性和极性　正常宫缩起自两侧子宫角部，以微波形式迅速而均匀地向子宫底中线集中，左右对称，此为子宫收缩的对称性（图 4 - 2）。然后以每秒 2 cm 的速度向子宫下段扩散，约 15 s 内协调地遍及整个子宫。宫缩以子宫底部最强最持久，向下逐渐减弱，子宫底部收缩力的强度约为子宫下段的 2 倍，此为子宫收缩的极性。

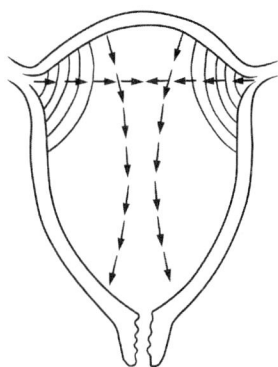

3. 缩复作用　宫缩时，子宫体部肌纤维缩短变宽，间歇期肌纤维放松，但不能完全恢复到原来的长度，而较原来略短，经过反复宫缩，肌纤维越来越短，这种现象称缩复作用。随着产程进展，缩复作用使子宫腔容积逐渐缩小，

图 4 - 2　子宫收缩的对称性

子宫下段被拉长，因而胎先露逐渐下降、宫颈管逐渐消失与宫口扩张。此外，缩复作用使产后子宫大小恢复至非妊娠状态。

（二）腹肌及膈肌收缩力

腹肌及膈肌收缩力是第二产程时胎儿娩出的重要辅助力量。当宫口开全后，宫缩时胎先露压迫盆底组织及直肠，反射性地引起排便动作，产妇主动屏气，喉头紧闭向下用力，腹直肌及膈肌收缩使腹内压增高，促使胎儿娩出。

（三）肛提肌收缩力

当宫口开全后，胎先露压迫盆底组织，引起肛提肌收缩，协助胎先露进行内旋转、仰伸，并促进胎儿、胎盘娩出。

二、产道

产道是胎儿娩出的通道，分骨产道与软产道两部分。

（一）骨产道

骨产道即真骨盆，由骶骨、两侧髂骨、耻骨、坐骨及其相连接的韧带组成。在分娩过程中变化较小。分娩过程中因产力和重力的作用，各骨之间有轻度的移位，使骨盆腔容积

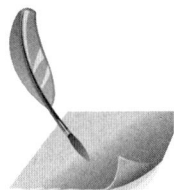

增大。为了便于分析分娩机制，通常将骨盆分为 3 个平面，它的形状、大小与分娩关系密切。分娩时，胎儿只有顺应于骨盆各平面的形状及大小时，才能沿产轴顺利娩出。

1. 骨盆各平面及其径线

（1）骨盆入口平面（pelvic inlet plane）　即真假骨盆的分界面，为横椭圆形，前方为耻骨联合上缘，两侧为髂耻缘，后方为骶岬上缘。共有 4 条径线（图 4 - 3）。

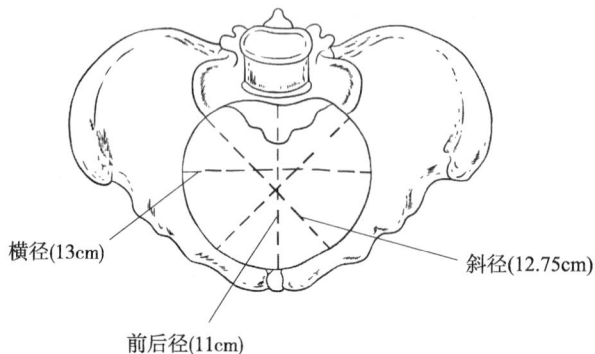

横径(13cm)　　　　斜径(12.75cm)

前后径(11cm)

1. 前后径 11 cm　2. 横径 13 cm　3. 斜径 12.75 cm

图 4 - 3　骨盆入口平面各径线

入口前后径：也称真结合径。耻骨联合上缘中点至骶岬前缘正中之间的距离，平均值约为 11 cm。由于耻骨联合有一定厚度，故实际胎儿通过的径线是耻骨联合内面自上缘向下 1 cm 出至骶岬前缘中点的距离，称产科结合径（obstetric conjugate）。此径线是胎头进入骨盆腔的最短径线，具有重要临床意义。临床上，通过测量从耻骨联合下缘至骶岬间的距离即对角径，再减 2.5 cm 间接得出。正常值为 10 cm。

入口横径：左右髂耻缘间的最大距离，平均值约为 13 cm。

入口斜径：左右各一。左骶髂关节至右髂耻隆突间的距离为左斜径；右骶髂关节至左髂耻隆突间的距离为右斜径，平均值约为 12.75 cm。由于乙状结肠位于左斜径上，胎头多取右斜径入盆。

前后径(11.5cm)

横径(10cm)

图 4 - 4　中骨盆平面各径线

（2）中骨盆平面（pelvic midplane）为骨盆最小平面，系由耻骨联合下缘，两侧坐骨棘及第 4、5 骶椎之间共同形成的平面。类似纵椭圆形，前后径长于横径。此平面在产科具有重要临床意义，有两条径线（图 4 - 4）。

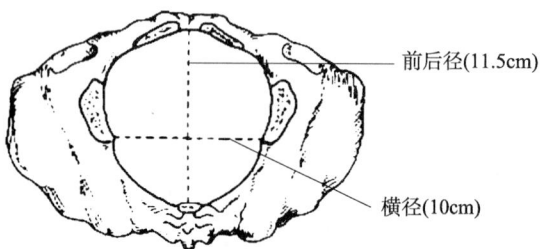

中骨盆前后径：耻骨联合下缘中点通过坐棘骨连线中点至第 4、5 骶椎中点间的距离，平均值约为 11.5 cm。

中骨盆横径：即坐骨棘间径。两坐骨棘间的距离，平均值约为 10 cm，是胎先露通过中骨盆的重要径线。

（3）骨盆出口平面（pelvic outlet plane）为骨盆腔下口，由两个在不同平面的三角形所组成，前三角的顶端为耻骨联合下缘，两侧为耻骨降支；后三角的顶端为骶尾关节，两侧为骶结韧带，坐骨结节间径为两个三角形共同的底。有 4 条径线（图 4 - 5）。

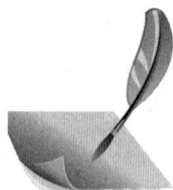

出口前后径：耻骨联合下缘至骶尾关节间的距离，平均值约为 11.5 cm。

出口横径：也称坐骨结节间径。两坐骨结节内缘间的距离，平均值约为 9 cm。

出口前矢状径：耻骨联合下缘中点至坐骨结节间径中点间的距离，即前三角形的高。平均值约为 6 cm。

1. 出口横径约 9 cm　2. 出口前矢状径 6 cm

3. 出口后矢状径 8.5 cm

图 4-5　骨盆出口各径线（斜面观）

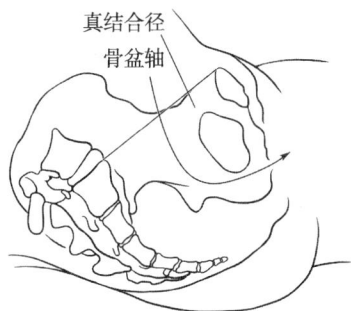

出口后矢状径：骶尾关节至坐骨结节间径中点间的距离，平均值约为 8.5 cm。若出口横径稍短，而出口后矢状径较长，两径之和 >15 cm 时，一般大小的胎头可充分利用后三角区，从阴道娩出。

目前认为，出口平面不仅指菱形出口平面，另外还包括骨质围绕的出口平面，即由耻骨联合下缘至骶尾关节，是通过坐骨棘间径或略低处的一个平面。此平面与骨盆平面的大小、形态极为相似，唯独其后部略低 1~2 cm，两者均以坐骨棘间径为横径，而骨质围绕的出口平面是骨盆的最狭窄面。

2. 骨盆轴与骨盆倾斜度

（1）骨盆轴（pelvic axis）　连接骨盆各假想平面中点的曲线称为骨盆轴（图 4-6）。直立时，此轴上段向下稍向后，中段向下，下段向下向前。分娩时，胎儿即沿此轴娩出，故又称为产轴。

（2）骨盆倾斜度（inclination of peivic）　指妇女直立时，骨盆入口平面与地平面所形成的角度，一般为 60°（图 4-7）。若倾斜度过大，则不利于胎头的衔接与下降。

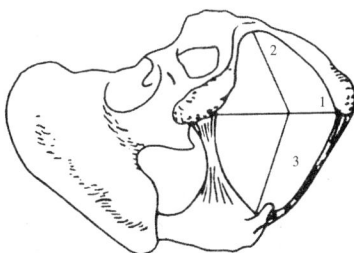

图 4-6　骨盆轴

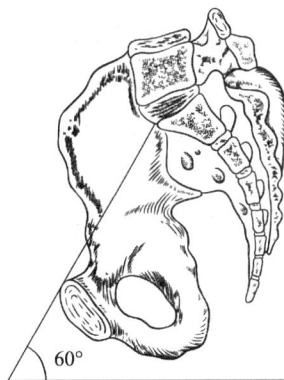

图 4-7　骨盆倾斜度

（二）软产道

是由子宫下段、宫颈、阴道、子宫及骨盆底软组织构成的弯曲管道。

1. 子宫下段的形成　子宫下段由子宫峡部形成。非妊娠时子宫峡部长约 1 cm，在妊娠 12 周后子宫峡部逐渐扩展成为子宫腔的一部分，至妊娠末期被拉长形成子宫下段。此时子宫下段仍保持很大的张力，维持子宫腔的闭锁状态，使妊娠得以继续。临产后规律宫缩进一步使其拉长至 7~10 cm，肌壁变薄成为软产道的一部分。由于子宫肌纤维的缩复作用，子宫上段肌壁越来越厚，子宫下段肌壁被牵拉越来越薄。由于子宫上下段的肌壁厚薄不同，在两者间的子宫内面形成一环状隆起，称为生理缩复环（physiologic retraction ring）（图 4-8）。

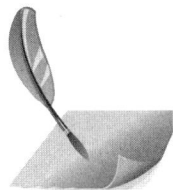

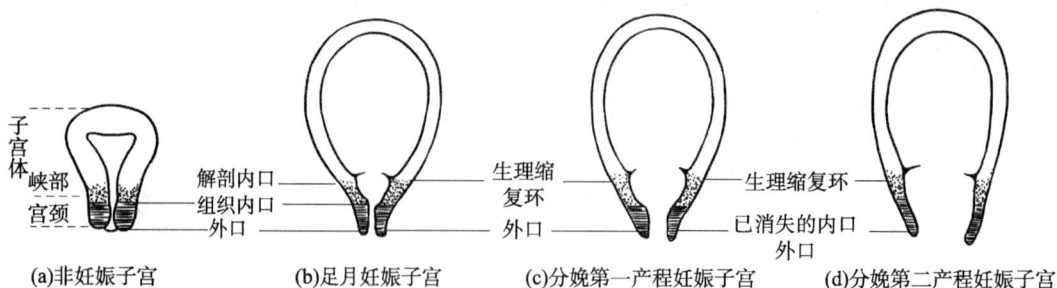

图 4－8　宫口扩张及子宫下段形成

2. 宫颈的变化

（1）宫颈管消失（effacement of cervix）　临产前宫颈管长 2~3 cm，初产妇较经产妇稍长。临产后的规律宫缩牵拉颈内口的子宫肌纤维及周围韧带，加之胎先露部支撑前羊水囊呈楔状，致使宫颈内口水平的肌纤维向上牵拉，使宫颈管形成漏斗形，此时宫颈外口变化不大，随后宫颈管逐渐短缩直至消失。初产妇多是先宫颈管短缩消失，后宫口扩张；经产妇多是宫颈管短缩消失与宫口扩张同时进行。故经产妇产程较初产妇短。

（2）宫口扩张　临产前，初产妇的宫颈外口仅容一指尖，经产妇能容一指。临产后，宫口扩张主要是子宫收缩及缩复向上牵拉的结果。胎先露部衔接使前羊水于宫缩时不能回流，加之子宫下段的蜕膜发育不良，胎膜容易与该处蜕膜分离而向宫颈管突出形成前羊水囊，协助扩张宫口。胎膜多在宫口近开全时自然破裂。破膜后，胎先露部直接压迫宫颈，扩张宫口的作用更明显。当宫口开全（10 cm）时，足月胎头方能通过。

3. 骨盆底、阴道及会阴的变化　前羊水囊及胎先露部先将阴道上部撑开，破膜后胎先露部下降直接压迫骨盆底，使软产道下段形成一个向前弯的长筒，前壁短后壁长，阴道外口开向前上方，阴道黏膜皱襞展平使腔道加宽。肛提肌向下及两侧扩展，肌束分开，肌纤维拉长，使 5 cm 厚的会阴体变成 2~4 cm，以利胎儿娩出。会阴体若在第二产程中伸展超过 6 cm，则会阴体过长，可影响胎头娩出，是会阴切开的指征。

考点提示

1. 胎儿分娩通过骨产道的过程将骨产道分为三个假象平面，即骨盆入口平面、中骨盆平面、骨盆出口平面。

2. 入口前后径：也称真结合径。耻骨联合上缘中点至骶岬前缘正中间的距离，平均值约为 11 cm。

3. 中骨盆横径：即坐骨棘间径。两坐骨棘间的距离，平均值约为 10 cm，是胎先露通过中骨盆的的重要径线。

4. 临产后规律宫缩使子宫下段拉长至 7~10 cm，肌壁变薄成为软产道的一部分。

三、胎儿

胎儿的大小、胎位、胎儿发育有无异常均与分娩能否顺利进行有关。

（一）胎儿大小

在分娩过程中，胎儿大小是决定分娩难易的重要因素之一。足月胎头是胎儿身体最大、可塑性最小、最难通过骨盆的部分。胎儿过大导致胎头径线过大，分娩时不易通过产道；胎儿过熟致颅骨过硬，胎头不易变形，也可引起相对头盆不称，造成难产。

1. 胎头颅骨 由顶骨、额骨、颞骨各2块及枕骨一块构成。在胎儿期各骨尚未愈合在一起，其间留有缝隙称颅缝，额骨与顶骨之间的颅缝称冠状缝，两侧顶骨之间的颅缝称矢状缝，顶骨与枕骨之间的颅缝称人字缝，颞骨与顶骨之间的颅缝称颞缝，两额骨之间的颅缝称额缝。两颅缝交界空隙较大处称囟门，位于胎头前部呈菱形的称前囟（大囟门），位于胎头后部呈三角形的称后囟（小囟门）（图4-9a）。颅缝与囟门的存在，使骨板有一定的活动余地，胎头有一定的可塑性。头颅通过产道时通过颅缝轻度重叠使其变形，胎头体积缩小，有利娩出。

2. 胎头径线 主要有：①双顶径：两顶骨隆突间的距离，足月胎儿平均值约为9.3 cm，是胎头最大横径，可通过B超测量此径来估计胎儿大小。②枕额径（前后径）：鼻根上方至枕骨隆突下方的距离，足月胎儿平均值约为11.3 cm，胎头常以此径衔接。③枕下前囟径（小斜径）：前囟中点至枕骨隆突下方的距离，足月胎儿的平均值约为9.5 cm，胎头俯屈后以此径通过产道。④枕颏径（大斜径）：颏骨下方中央至后囟顶部的距离，足月胎儿平均值约为13.3 cm（图4-9b）。

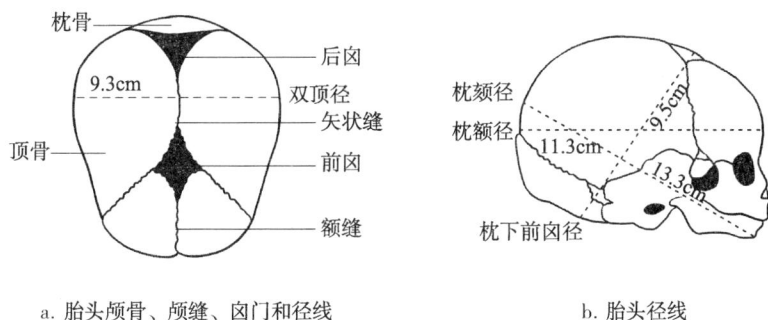

a. 胎头颅骨、颅缝、囟门和径线   b. 胎头径线

图4-9 胎头颅骨、颅缝、囟门及径线

（二）胎位

产道为一纵形管道。若为纵产式，胎体纵轴与骨盆轴相一致，胎儿容易通过产道。在正常分娩过程中，胎头以最小径线（枕下前囟径）通过骨盆各平面。若胎头俯屈不良或不能完成内旋转，则可造成分娩困难。臀位时，小儿软的胎臀先娩出，产道未充分扩张，当胎头娩出时颅骨又无变形机会，所以分娩较头位困难。两纵轴交叉成角度者称斜产式，属暂时的，在分娩过程中多数转为纵产式，偶尔转成横产式造成难产。横产式时，胎体纵轴与骨盆轴垂直，足月的活胎不能通过产道，对母儿威胁极大。

（三）胎儿畸形

胎儿某一部分发育异常使胎头或胎体过大，增加胎儿径线，通过产道常发生困难，造成胎儿难产。如脑积水、联体双胞胎等。

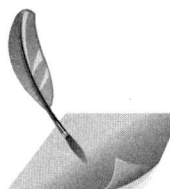

1. 足月胎头的囟门和颅缝均由软组织覆盖，分娩时受到产道挤压可缩小变形有利于娩出。

2. 胎头的主要径线有双顶径、枕额径、枕下前囟径、枕颏径，其中胎头双顶径约为 9.3 cm，大于 8.5 cm 即代表大脑发育成熟。

四、精神心理状态

近年来，产妇的精神心理状态在分娩过程中的作用越来越受到人们的重视，它能影响机体内部的平衡、适应力和健康。分娩对于产妇是一种较强烈的应激源，会引起一系列特征性的心理情绪反应。常见的情绪反应是焦虑和恐惧。产妇在很多情况下都可能产生焦虑和恐惧，如担心胎儿畸形、胎儿性别与自己期望的不一致、难产、怀疑自己对分娩的承受力、分娩疼痛、分娩中出血、分娩意外、产程延长、医院环境的刺激以及与家人分离的孤独感等。

焦虑和恐惧的心理状态使机体产生一系列变化并影响分娩的顺利进展。心率加快、呼吸急促、肺内气体交换不足，致使子宫缺氧而发生宫缩乏力、宫口扩张缓慢、胎先露部下降受阻，产程延长导致产妇体力消耗过多；同时，交感神经兴奋，释放儿茶酚胺，使血压升高，导致胎儿缺血缺氧而出现胎儿窘迫。焦虑时，去甲肾上腺素减少可使子宫收缩力减弱，而对疼痛的敏感性增加。

知识链接

导乐陪伴分娩，也称"精神助产法"。"导乐"即希腊语"Doula"，意思为女性看护者，是指一个有经验的妇女帮助另一个妇女。"导乐陪伴分娩"是指一个有生育经验和产科专业知识的妇女在产前、产时及产后陪伴产妇，特别是整个分娩过程中持续的给产妇以生理上、心理上、感情上的支持、帮助与鼓励，以其温柔的态度、热情的关心、丰富的经验，成为产妇及其亲属的帮手。使产妇在轻松、舒适、安全的环境下，不断得到支持和鼓舞，从而充满自信并充分发挥出自己的能力，配合产科工作者顺利完成分娩全过程。

大量资料证明，接受教育多，对分娩有正确认识和理解的产妇具有健康的心态，其焦虑、害怕、恐惧的程度较轻。同样，安静舒适的环境，先进的医疗护理设备，较好的支持系统，既往的成功经历等都会增强产妇的信心，使产妇能主动参与分娩。

第二节　分娩机制

分娩机制（mechanism of labor）是胎儿先露部在通过产道的过程中，为适应骨盆各平面不同的形态和大小，进行一系列适应性的转动，并以胎儿头颅最小径线通过母体产道的全过程。临床上枕先露占 95% 以上，又以枕左前位最多见，故以左枕前位分娩机制为例讲述。

（一）衔接（engagement）

胎头双顶径进入骨盆入口平面，胎头颅骨最低点接近或达到坐骨棘水平，称衔接（所

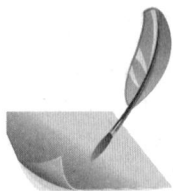

谓入盆）（图4-10）。正常情况下，胎头以半俯屈状态进入骨盆入口，以枕额径衔接，由于枕额径大于骨盆入口前后径，且左斜径后部被乙状结肠占据，因此胎头矢状缝多衔接于骨盆入口右斜径上，胎头枕骨在骨盆的左前方，故以左枕前衔接较多见。经产妇多在临产后胎头衔接。部分初产妇可在预产期前1~2周内胎头衔接，若初产妇临产后胎头仍未衔接，应警惕头盆不称。

图4-10 胎头衔接

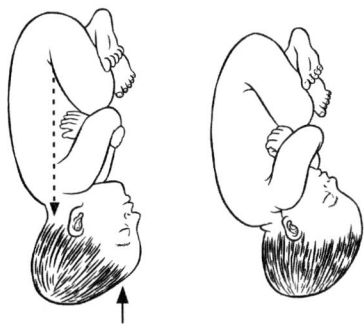

（二）下降（descent）

胎头沿骨盆轴前进的动作称下降。下降动作贯穿于分娩的全过程，伴随于其他动作。下降动作随宫缩呈间歇性。宫缩时胎头下降，间隙时胎头稍回缩。初产妇胎头下降速度较经产妇慢，临床上以胎头下降的速度作为判断产程进展的重要标志。促使胎头下降的因素有：①宫缩压力通过羊水传导，经胎轴传至胎头；②宫缩时宫底直接压迫胎臀；③胎体伸直延长；④腹肌收缩腹压增加。

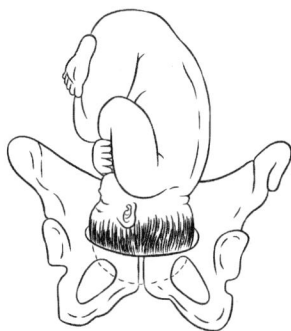

图4-11 胎头俯屈

（三）俯屈（flexion）

当胎头以枕额径进入骨盆并降至骨盆底时，处于半俯屈状态的胎头枕部遇宫颈、盆壁及盆底肌肉的阻力，借杠杆作用原理进一步俯屈，使下颏靠近胸部，变胎头衔接时的枕额径（平均11.3 cm）为枕下前囟径（平均9.5 cm），以最小径线适应产道，有利于胎头进一步下降（图4-11）。

（四）内旋转（internal rotation）

胎头为适应骨盆轴进行旋转，使其矢状缝与中骨盆及出口前后径相一致称为内旋转。内旋转使胎头适应中骨盆及出口前后径大于横径的特点，有利于胎头下降。枕先露时，胎头枕部是最低点，当到达骨盆底时，遇肛提肌收缩力将胎头枕部推向阻力较小、部位较宽的前方，此时胎头枕部向前向中线旋转45°时，后囟位于耻骨弓下方（图4-12）。胎头于第一产程末完成内旋转动作。

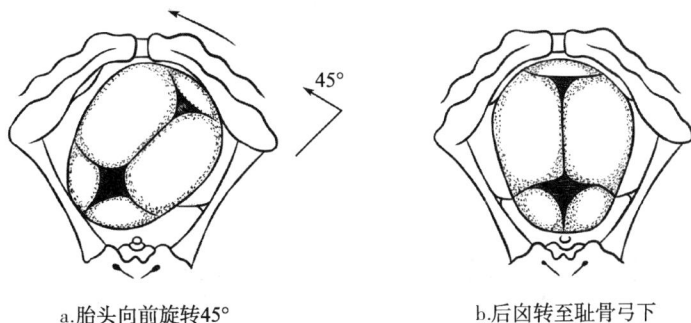

a.胎头向前旋转45°　　　　　　b.后囟转至耻骨弓下

图4-12 胎头内旋转

（五）仰伸（extension）

胎头完成内旋转后，下降到阴道外口时，宫缩和腹压继续迫使胎头下降，而肛提肌收缩力又将胎头向前向上推进，两种力量的共同作用使胎头沿骨盆轴下段向下向前的方向转为向上，胎头枕部达耻骨联合下缘时，以耻骨弓为支点，使胎头逐渐仰伸，相继娩出胎头

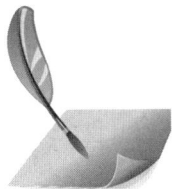

的顶、额、鼻、口、颏（图4－13）。当胎头仰伸的同时，胎儿双肩径沿左斜径进入骨盆入口。如遇肩难产，其前肩嵌顿于耻骨联合上方，胎儿双肩径不能进入骨盆入口。需采取一系列手法将双肩径旋转至骨盆斜径上，以松动前肩。

（六）复位（restitution）及外旋转（external rotation）

胎头娩出时，胎儿双肩径沿骨盆入口左斜径下降。为使胎头与胎肩恢复正常关系，胎头枕部向左旋转45°，称复位。正常情况下胎头均可自行复位，不需加干预，少数不能自行复位者助产者可轻微辅助。胎肩在骨盆腔

图4－13 胎头仰伸

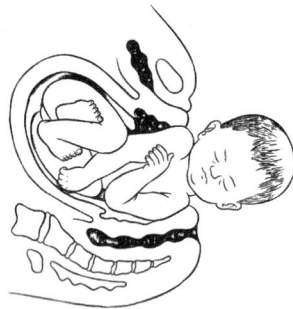

内继续下降，前（右）肩向前向中线旋转45°时，胎儿双肩径转成与出口前后径相一致的方向，胎头枕部需在外继续向左旋转45°，以保持胎头与胎肩的垂直关系，称外旋转（图4－14）。

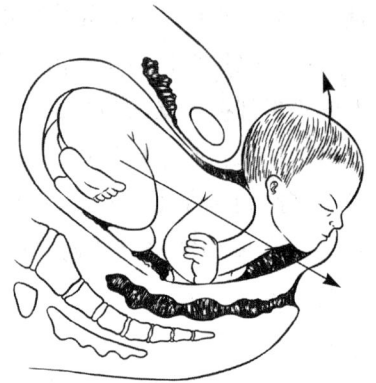

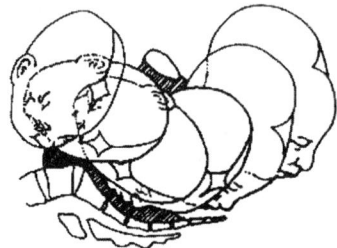

a. 胎头娩出　　　　　　　　　　　　　b. 胎头娩出过程

图4－14 胎头外旋转

（七）胎肩、胎体娩出

胎头完成外旋转后，胎儿前（右）肩在耻骨弓下先娩出，随即后（左）肩从会阴前缘娩出。胎儿双肩娩出后，胎身及胎儿四肢随之顺利娩出（图4－15）。必须指出：分娩机制各动作分别介绍，却是连续进行的，下降动作始终贯穿整个分娩过程中。

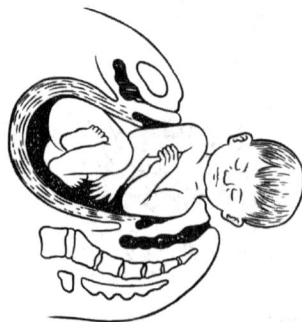

(a)胎儿前(右)肩娩出　　　　　　　　(b)胎儿后(左)肩娩出

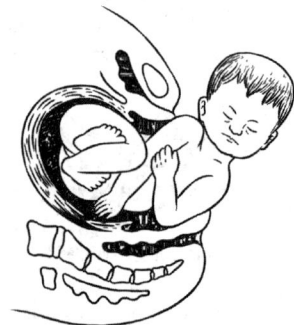

图4－15 胎肩娩出

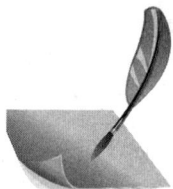

考点提示

1. 枕左前位分娩机制为衔接、下降、俯屈、内旋转、仰伸、复位、外旋转、胎肩胎体娩出。

2. 胎头俯屈是以最小径线枕下前囟径来适应产道。

扫码"学一学"

第三节　分娩期的护理管理

案例　孕妇刘女士，26岁。因停经38周，阵发性下腹胀痛3 h来医院就诊。10：00行阴道检查：头先露，位置在 −2，宫颈管已消失，质地软，空口开大 1 cm。

产妇入院后子宫收缩逐渐加强，14：00检查：宫缩30 ~ 40 s/3 ~ 4 min，宫口开大 5 cm，S − 1，LOA。18：00检查：宫缩40 ~ 50 s/3 min，宫口扩张8 cm，胎头 S + 1，LOA。19：00产妇有大便感。

问题：

1. 请问这时需要做什么？

2. 她的产程进展正常吗？

3. 下一步的护理措施是什么？

1. 先兆临产　分娩发动之前，往往出现一些预示孕妇不久将临产的症状，称先兆临产。

（1）假临产　分娩发动之前，孕妇常出现时间长短不等的"假临产"。假临产的特点是宫缩持续时间短且不恒定，间歇时间长且不规律，宫缩强度不增加，常在夜间出现而于清晨消失，宫缩只引起轻微胀痛且局限于下腹部，宫颈管不短缩，宫口扩张不明显，给予镇静剂（哌替啶）能抑制这种"假临产"。

（2）胎儿下降产妇轻松感　初产妇多有轻松感，感到上腹部较前舒适，进食量增多，呼吸较轻快，系胎先露部下降骨盆入口后，子宫底下降的缘故。因压迫膀胱，常伴有尿频症状。

（3）阴道血性分泌物　在分娩发动前24 ~ 48小时内，因宫颈内口附近的胎膜与该处的子宫壁分离，毛细血管破裂经阴道排出少量血液，与宫颈管内的黏液栓相混排出，称"见红"。它是分娩即将开始的一个比较可靠的征象。若阴道流血量较多，超过平时月经量，不应认为是先兆临产，而应想到妊娠晚期出血如前置胎盘或血管前置破裂。

2. 临产诊断　临产（in labor）的标志是有规律并且逐渐加强的子宫收缩，持续约30秒或以上，间歇3 ~ 5分钟，同时伴有宫颈管进行性消失、胎先露下降和宫口扩张。临床上确定临产开始时间比较困难，多数由孕妇回忆主诉确定临产开始时间，不易与假临产区别；必要时（潜伏期有延长趋势）可以肌内注射哌替啶（杜冷丁）100 mg进行鉴别，用药4小时后宫缩不能完全被抑制为临产，宫缩完全被抑制为假临产。

3. 产程分期　总产程（total stage of labor）即分娩全过程，临床上分为3个时期。

第一产程（first stage of labor）：又称宫颈扩张期，是指出现规律宫缩，到宫口开全。初

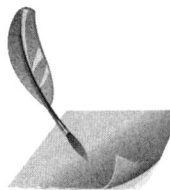

产妇宫口扩张较慢，需 11~12 小时；经产妇宫口扩张较快，需 6~8 小时。

第二产程（second stage of labor）：又称胎儿娩出期，是指从宫口开全到胎儿娩出。初产妇第二产程不超过 3 个小时（硬膜外阻滞下不超过 4 小时）；经产妇一般时间较短，数分钟即可完成，也有长达 1 小时甚至更长者，不超过 2 小时（硬膜外阻滞下不超过 3 小时）。

第三产程（third stage of labor）：又称胎盘娩出期，是从胎儿娩出到胎盘娩出。需 5~15 分钟，不超过 30 分钟。

现临床上已将产后 2 小时这段时期列为第四产程，主要为观察产后生命体征的变化、子宫收缩、阴道流血、会阴情况及膀胱充盈等，是一个较为重要的观察时期。

考点提示

1. 先兆临产的征兆：产妇有假临产、胎儿下降感、阴道血性分泌物。

2. 临产的标志是有规律并且逐渐加强的子宫收缩，同时伴有宫颈管进行性消失、胎先露下降和宫口扩张。

3. 总产程分为第一产程即规律宫缩到宫口开全、第二产程即宫口开全到胎儿娩出、第三产程即胎儿娩出到胎盘娩出。各产程时限。

第一产程妇女的护理

【临床表现】

1. 规律宫缩 分娩开始子宫收缩较弱，持续约 30 s 以上，间歇时间较长，每 5~6 分钟一次，随着产程的进展，宫缩逐渐加强，持续时间越来越长，宫口开全后可达到 60 秒，间歇时间越来越短，为 1~2 分钟。

2. 宫口扩张 临产后宫口会逐渐扩张，且先慢后快，宫口扩张分为潜伏期和活跃期。潜伏期是指从开始出现规律宫缩至宫口扩张 6 cm，此期扩张速度慢。初产妇不超过 20 小时，经产妇不超过 14 小时。胎头在潜伏期下降不明显。活跃期指宫颈口扩张 6 cm 至宫口开全，进入活跃期后宫口扩张速度加快。

3. 胎先露下降 胎先露下降程度被临床上作为判断产程进展最可靠的标志，也是估计分娩难易的指标之一。胎先露下降在潜伏期较缓慢，甚至没有明显下降，进入活跃期后下降较快，平均每小时下降 0.86 cm。当宫口开大 5 cm 左右，先露下降在 "0" 位，可作为估计产程进展顺利与否的一个重要指标。

4. 胎膜破裂 简称破膜（rupture of membranes），随着宫口逐渐开大，胎先露逐渐下降的过程中，将羊水阻隔成前后两部分，形成前羊水囊。胎先露继续下降，使前羊水囊压力逐渐增高，到达一定程度时，胎膜将自然破裂。多数在临产后活跃期胎膜破裂。

5. 分娩情绪 分娩时因为宫缩的疼痛和担心是否能顺利分娩，直接会影响分娩情绪，高兴的是快要有自己的孩子；紧张的是担心目前的状况是否属正常临产，孩子是否正常，疼痛到底要有多重多长。

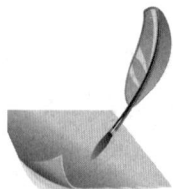

考点提示

1. 第一产程潜伏期宫口扩张较为缓慢，从临产后规律宫缩开始，至宫口扩张达 6 cm，初产妇不超过 20 小时，经产妇不超过 14 小时。

2. 胎膜破裂于近宫口开全时。

【护理评估】

(一) 健康史

根据孕妇的产检记录，全面了解孕妇的情况，应该包括孕妇信息、此次妊娠史、过去妊娠史、一般健康状况及家族史。

1. 孕妇信息　包括姓名、年龄、身高、体重、孕产次、末次月经和预产期。

2. 此次妊娠史　包括产前检查所有资料，各种辅助检查结果、妊娠期并发症的处理。阅读产前检查记录是非常重要的。

3. 过去妊娠史　包括妊娠的次数、是否有合并症、产程、分娩方式及新生儿出生状况（正常、足月或早产、先天畸形及其他并发症）。

4. 一般健康状况与家族史　询问药物过敏史，是否患其他科疾病，家族中是否有慢性疾病（心脏病、糖尿病、肾病）过敏、血液病、先天缺陷等。问诊时，应注意资料收集的真实性，询问病史方式得当，另外要注意保护患者的隐私。

(二) 身体评估

1. 一般情况　观察生命体征及评估全身情况（如皮肤的完整性、有无皮肤瘙痒、身体有无水肿等）。

2. 胎儿宫内情况　采用胎心听诊器、多普勒及胎儿监护仪，在宫缩间歇时听诊，听诊 1 min，正常胎心率为 110 ~ 160 次/分，平均约 140 次/分。此种监测胎心的方法较为简便，也是最常用的方法。胎儿监护监测胎心，每次至少记录 20 min。也可以采取持续胎心监护，可连续监测胎心，但不利于孕妇活动。观察胎心率的变异与宫缩及胎动的关系，有助于了解胎儿宫内情况。

3. 子宫收缩　通过触诊法或胎儿监护仪进行监测。触诊法即助产人员将手放于产妇的腹壁子宫体近宫底处，宫缩时子宫隆起变硬，间歇期放松变软。手法柔和，用力适当。连续至少监测 3 次宫缩，并记录宫缩强度、持续时间、间歇时间及是否规律。也可以用过胎儿监护仪全面了解宫缩的频率、持续时间、宫腔内压力。

4. 宫口扩张及先露的下降　通过严格消毒后阴道检查了解宫口扩张及胎先露下降的情况。宫口扩张以厘米或横指计算，每横指相当于 1.5 cm。先露下降的程度以颅骨最低点与坐骨棘平面的关系为标志。胎头颅骨最低点达到坐骨棘水平面时标记为 "0"，在坐骨棘平面上 1 cm 标记为 " − 1"，在坐骨棘平面下 1 cm 时标记为 " ＋1"，依此类推（图 4 - 16）。

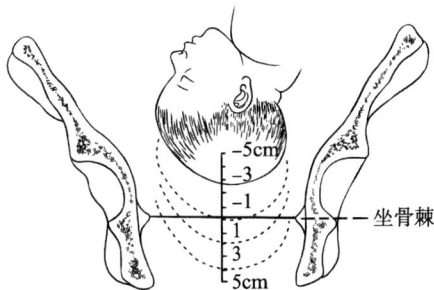

图 4 - 16　胎头高低的判断

5. 胎膜破裂及羊水情况 了解胎膜是否破裂，胎膜未破阴道检查会扪及有弹性的前羊水囊；胎膜已破，阴道检查直接触及胎先露，上推胎先露会有羊水流出。破膜后，应确定羊水的性状、颜色及量，并记录破膜时间。如不能判断流出液体为羊水，可以用 pH 试纸检测，pH > 7.0 时，破膜可能性大。难以判断胎膜是否破裂时也可以作羊齿状结晶检查。

（三）心理社会评估

产妇入院后，环境陌生加上宫缩疼痛的刺激，产妇容易紧张焦虑，她们对分娩的认识及疼痛的耐受因人而异，应详细询问产妇对疼痛的感受及处理方法，对分娩的疼痛有无心理准备，是否掌握常用的减痛措施（如拉玛泽呼吸减痛法等），注意观察产妇的面部表情，护理人员要了解疼痛的部位及程度，排除非生理性的宫缩疼痛。护理人员应关注此次妊娠夫妇共同的期望值。全面了解他们对分娩的准备、分娩的反应及希望得到一个怎样的分娩结局。评估产妇的支持系统，如家庭给予的支持、工作单位及社会给予的支持。另外对于产妇的年龄、产次、婚姻状况、社会经济地位、文化背景等都需列入评估范围。这一系列因素都会影响产妇对分娩的态度。

> **考点提示**
>
> 1. 先露下降的程度以颅骨最低点与坐骨棘平面的关系为标志。胎头颅骨最低点达到坐骨棘水平面时标记为"0"，在坐骨棘平面上 1 cm 标记为"-1"，在坐骨棘平面下 1 cm 时标记为"+1"，依此类推。

【护理问题】

1. 疼痛 与子宫收缩、宫口扩张有关。

2. 舒适改变 与子宫收缩、膀胱充盈、胎膜破裂、环境嘈杂有关。

3. 焦虑 与知识缺乏、未参加产前教育课程有关。

【护理措施】

1. 做好入院护理，促进有效地适应 产妇入院，既要面对很多的检查和问诊，又要面对陌生的环境、人和事物。工作人员应主动热情地向产妇及家属做自我介绍，介绍病房、产房环境，包括工作人员、产房常规、待产室、临产室及产房的设备、浴厕位置、可以提供的相关物品及帮助，以及待产过程可能遇到的事情，向产妇讲解有关开展促进自然分娩的各种措施以及医院及科室的医护力量，为产妇提供一个具有安全感的待产环境。结合产前检查记录，采集病史做好病例的书写，了解此次妊娠有无异常情况，并及时通知医生，做好相关的处理及完善相关检查。

2. 观察产程进展

（1）**生命体征的观察** 每 2 ~ 4 小时测量血压一次。宫缩时血压会升高 5 ~ 10 mmHg，间歇期复原。若发现异常，应及时采取护理措施并通知医生，必要时做相应处理。

（2）**子宫收缩** 每 0.5 ~ 1 小时观察一次宫缩，定时连续观察 3 次以上宫缩持续时间、强度、规律性以及间歇期时间，并予以记录。利用胎儿监护仪描记的宫缩曲线，可以看到宫缩强度、频率和每次宫缩持续时间，能较全面反应宫缩的客观指标。

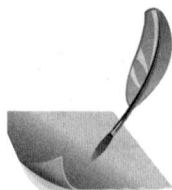

（3）胎心　用多普勒于宫缩间歇时每隔 1~2 小时听胎心 1 次。进入活跃期应 15~30 分钟听胎心音 1 次。用胎心监护仪描记的胎心曲线，可观察胎心率的变异及其与宫缩、胎动的关系。在不影响产妇自由活动的情况下建议持续胎心监护，以便随时能发现胎心改变，若宫缩后胎心率不能恢复，或胎心率 <110 次/分或 >160 次/分，均提示胎儿有缺氧可能，应边查找原因边进行处理，立即给产妇吸氧，改为左侧卧位，必要时遵医嘱用药。

（4）宫口扩张及先露部下降　第一产程潜伏期每 2~4 小时做一次阴道检查，活跃期 1~2 小时检查一次了解宫口扩张及先露的下降情况。2014 年中华医学会妇产科学分会产科学组发表了"新产程标准及处理的专家共识"，建议废弃 Friedman 产程图，采用表 4-1 辅助宫口扩张及下降的观察。以宫口扩张 6 cm 作为活跃期的标志，正常情况下，活跃期宫口扩张速度为 ≥1 cm/h。

若出现活跃期停滞或活跃期有延长趋势，需进行再次评估给予适当处理，如未破膜者给予人工破膜，并酌情行阴道检查及时查找原因，确定下一步处理方式（继续试产还是改为剖宫产结束产程）。

（5）阴道检查　临产后，应适时在宫缩时行阴道检查，次数不宜过多，临产初期每隔 4 小时查 1 次，根据产妇的情况及宫缩的频率，调整间隔时间进行检查。阴道检查可以了解宫颈软硬程度、厚薄、宫口扩张程度，是否已破膜、内骨盆的情况，胎方位以及胎头下降程度。方法：严格外阴消毒，检查者穿隔离衣，戴无菌手套，产妇取膀胱结石位，检查者站在产妇右侧，手指轻轻伸入阴道内，注意动作缓慢轻柔，以免产妇紧张疼痛。检查者了解尾骨活动度，再摸两侧坐骨棘是否突出，并确定胎头高度，摸清宫口四周边缘，估计宫口扩张的程度，能摸清楚胎方位的情况下应了解胎方位。宫口近开全时，仅能摸到一窄边，或只能摸到一侧的边。当宫口开全时，摸不到宫口边缘。未破膜者，在胎头前方可触及到有弹性的前羊膜囊。已破膜者能直接触到胎头，扪清颅缝及囟门的位置，确定胎方位。

表 4-1　初产妇与经产妇宫口扩张平均时间和第 95 百分位时间

类别	初产妇（h）	经产妇（h）
第一产程宫口扩张程度		
4~5 cm	1.3 (6.4)	1.4 (7.3)
5~6 cm	0.8 (3.2)	0.8 (3.4)
6~7 cm	0.6 (2.2)	0.5 (1.9)
7~8 cm	0.5 (1.6)	0.4 (1.3)
8~9 cm	0.5 (1.4)	0.3 (1.0)
9~10 cm	0.5 (1.8)	0.3 (0.9)
第二产程		
分娩镇痛（硬脊膜外阻滞）	1.1 (3.6)	0.4 (2.0)
未行分娩镇痛（硬脊膜外阻滞）	0.6 (2.8)	0.2 (1.3)

（6）破膜　胎膜多在活跃晚期即宫口近开全时破裂，前羊水流出。胎膜破裂，应抬高臀部卧床，立即听胎心，并观察羊水性状、颜色和流出量，记录破膜时间。如出现胎心异

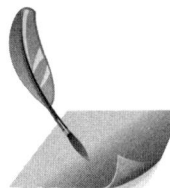

常应立即行阴道检查；出现脐带脱垂通知医生；破膜超过 12 小时以上，则需遵医嘱给予抗生素预防感染。

3. 增加产妇的舒适感

（1）提供休息与放松的环境　常规护理可能对产妇带来较多的不良干预，各种检查、频繁更换房间以及工作人员换班，可造成产妇的不安焦虑。因此，进入产程后，应为产妇提供一对一的导乐陪伴分娩，给予产妇一个温馨、舒适、安静的待产环境。

（2）鼓励产妇进食，进食不佳者补充液体和热量　临产过程中长时间的呼吸运动及流汗，使产妇有体力消耗及口唇干燥，此时可以利用两次宫缩间歇，鼓励产妇少量多次进食，进高热量易消化食物，并注意摄入足够的水分以保证精力和体力。

（3）活动和休息　临产后，无胎位异常及头盆不称的产妇可根据自身情况在室内适当活动，有助于产程进展。胎膜已破的产妇，只要胎头已衔接，与宫颈紧贴，可不过度限制体位，仍然可以自由体位待产。产程观察应尊重产妇的自我感觉，避免早期的仰卧位，早用力，协助产妇经常改变体位，借助分娩辅助器材以促进身体舒适和放松。

（4）清洁卫生　干净、平整的环境即卧具可以促进舒适，临产过程中，出汗、见红、羊水会弄湿产妇的衣服和床单、产垫，护理人员应帮助产妇擦汗，经常更换产垫和床单，大小便后行会阴冲洗可保持会阴部的清洁和干燥，以增进舒适并预防感染。

（5）排尿和排便　临产后，鼓励产妇每 2～4 小时排尿 1 次，以免膀胱充盈影响宫缩及胎头下降。排尿困难者，可给予导尿。

考点提示

1. 进入第一产程潜伏期每隔 1～2 小时听胎心一次，活跃期 15～30 分钟听胎心一次，在宫缩间歇期听；每 1～2 小时监测宫缩一次。每 4～6 小时监测生命体征。

2. 初产妇潜伏期 4 小时检查一次宫口扩张及胎先露下降情况，活跃期 2 小时检查一次，如产程进展较快可适当缩短检查时限。

3. 阴道检查及肛查应了解尾骨活动度，再摸两侧坐骨棘是否突出，并确定胎头高度，摸清宫口四周边缘，估计宫口扩张的程度，能摸清楚胎方位的情况下应了解胎方位。

4. 胎膜破裂后应该立即听胎心音、察羊水情况，并记录，做好外阴护理，破膜超过 12 小时应遵医嘱给予抗生素预防感染。

（6）减痛护理　指导产妇在宫缩时候如何进行深呼吸，调整呼吸的频率、节律及深度，有效缓解宫缩疼痛。通过交谈、看电视、听音乐转移注意力，也可以帮助产妇按摩腰骶部，允许家属陪伴，必要时给予药物性镇痛及硬膜外麻醉镇痛。

知识拓展

拉玛泽呼吸减痛法

拉玛泽呼吸法源于 1952 年，由产科医师拉玛泽（Lamaze）先生研究、发明并传播至法国、欧洲、南美洲、美国及亚洲各国。通过呼吸技巧训练的学习过程，有效地让产妇在分娩时将注意力集中在对自己的呼吸控制上，从而转移疼痛，适度放松肌肉，能够充满信心在产痛和分娩过程中保持镇定，达到加快产程并让婴儿顺利出生的目的。

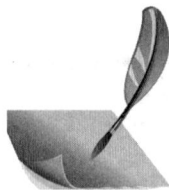

知识拓展

一、廓清式呼吸

即深呼吸，全身肌肉放松。

二、呼吸运动

用于宫缩时，采取胸式呼吸的方法，减少子宫压迫。

1. 潜伏期的呼吸——"胸式呼吸"，口令：

（1）收缩开始

（2）廓清式呼吸

（3）吸、二、三、四、呼、二、三、四（重复6~9次）

（4）廓清式呼吸

（5）收缩结束

2. 加速期的呼吸——"浅而慢的呼吸"，口令：

（1）收缩开始

（2）廓清式呼吸

（3）吸、二、三、四、呼、二、三、四

　　　吸、二、三、呼、二、三

　　　吸、二、呼、二

　　　吸、呼、吸、呼、吸、呼

　　　吸、二、呼、二

　　　吸、二、三、呼、二、三

　　　吸、二、三、四、呼、二、三、四

（4）廓清式呼吸

（5）收缩结束

3. 减速期的呼吸——"浅的呼吸"，口令：

（1）收缩开始

（2）廓清式呼吸

（3）嘻、嘻、嘻、嘻、嘘

　　　嘻、嘻、嘻、嘻、嘘（为浅呼吸，停留在喉部）

（4）廓清式呼吸

（5）收缩结束

4. 闭气运动　闭气运动时为第二产程，宫口全开10 cm，胎儿娩出，口令：

（1）收缩开始

（2）廓清式呼吸

（3）吸气、憋气、用力（从1数到10）

（5）吸气、憋气、用力（从1数到10）

（4）廓清式呼吸

（5）收缩结束

孕妇一个人练习时，可平躺在垫子上，双腿分开，抬高放在椅子或沙发上，双膝弯曲，臀部尽量靠近椅子。

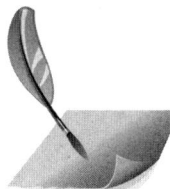

5. 哈气运动 哈气运动时胎头娩出到一定范围，此时孕妇不要用力。练习时闭气运动和哈气运动要穿插进行。

6. 吹蜡烛运动

方法：以吹蜡烛方式快速呼吸。

口令：不要用力——吹蜡烛。

第二产程妇女的护理

【临床表现】

1. 子宫收缩增强 进入第二产程时，宫口刚开全时，宫缩会稍有减弱，进入减速期，很快宫缩就会增强，持续 1 分钟或以上，间歇期仅为 1~2 分钟。

2. 胎先露下降及胎儿娩出 当胎先露部降至盆骨出口压迫骨盆底组织及直肠时，产妇有排便感，不自主的向下屏气，这表明第二产程已经进入盆底期。随着产程进展，会阴渐膨隆和变薄，肛门变圆松弛。宫缩时胎头露出于阴道口，露出部分逐渐增大。在宫缩间歇期，胎头又缩回阴道内，称为胎头拨露。胎头双顶径越过骨盆出口，宫缩间歇时胎头不再回缩，称为胎头着冠（图 4-17）。此后会阴高度扩张，产程继续进展，胎头的枕骨以耻骨弓下缘为支点，慢慢仰

图 4-17 胎头着冠

升，胎儿额骨，颜面部及下颌相继娩出。经过 1~2 次宫缩，胎头自行复位及外旋转，前肩和后肩娩出，胎体很快娩出，后羊水也随之涌出。经产妇的第二产程短，上述临床表现不易截然分开，有时仅需几次宫缩，即可完成分娩。

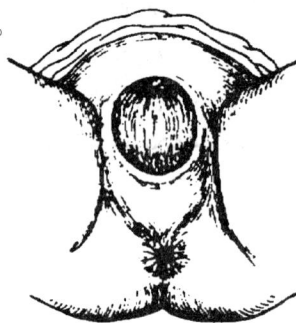

第二产程主要依靠宫缩及腹压将胎儿娩出，产妇常感到筋疲力尽，没有信心，怀疑自己分娩的能力，胎儿娩出后先兴奋，后较为安静。

考点提示

1. 第二产程的临床表现为子宫收缩逐渐增强，胎头下降到盆底，产妇便意感强，不自主向下屏气。

2. 第二产程会阴渐膨隆和变薄，肛门变圆松弛。宫缩时胎头露出于阴道口，露出部分逐渐增大。在宫缩间歇期，胎头又缩回阴道内，称为胎头拨露。

3. 胎头双顶径越过骨盆出口，宫缩间歇时胎头不再回缩，称为胎头着冠。

【护理评估】

在第二产程，护理人员需持续评估产妇和胎儿情况，此期产妇因累积的疲惫和身体活动明显增加，易出现脸部发红、出汗增多、肌肉乏力和震颤，应每 15 分钟测量产妇血压、脉搏和呼吸，同时评估产妇的膀胱充盈情况，以免阻碍胎头下降。注意评估胎心率和宫缩。

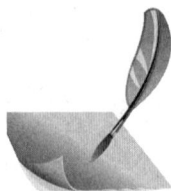

【护理诊断】

1. 有受伤的危险（会阴撕裂、新生儿产伤）　与会阴保护不当，接生手法不当有关。

2. 焦虑　与缺乏顺利分娩的信心和担心胎儿健康有关。

【护理措施】

1. 心理护理　助产士或护士陪伴在产妇床边，及时提供产程信息，给予安慰、支持鼓励，缓解产妇的紧张和恐惧，并协助其饮水、擦汗等生活护理。

2. 密切观察胎心率　此期宫缩频发，且持续时间长，强度更强，需密切观察胎儿有无急性缺氧，应密切监测听胎心变化，通常 5～10 分钟听一次，必要时连续胎心监护，若发现胎心率异常，应立即阴道检查，并及早结束分娩。

3. 指导产妇屏气用力　宫口开全后助产人员不应过早的指导产妇屏气用力，应等待胎头到达盆底、产妇有不自主屏气的时候，可以指导产妇正确运用腹压，过早用力会导致会阴水肿及浪费体力。采用膀胱截石位屏气的方法是让产妇双足蹬在产床支架上，并将产床置于头高臀低位，双手握住产床把手，一旦出现宫缩，先深吸气屏住，然后如解大便样像下用力屏气以增加腹压。宫缩间歇时，产妇全身肌肉放松，安静休息，恢复体力。宫缩再现时，再作同样的屏气动作，以加速产程进展。护理人员需反复地评估产妇用力的技巧及作用，若产妇做得好，护理人员应立即给予直接的反馈，告诉她用力正确。

4. 接产准备　初产妇宫口开全、经产妇宫口扩张 6 cm 且宫缩规则有力时，应将产妇送至产房做好接生准备工作。

会阴消毒程序：让产妇仰卧于产床上，两腿屈曲分开，露出外阴部，第一遍肥皂水擦洗，第一把无菌钳夹第一块肥皂水纱布。从阴阜（由上向下）→对侧大腿根→近侧大腿根→对侧大腿根上 1/2→近侧大腿根上 1/2→会阴体→对侧臀部→近侧臀部，弃之。第一把无菌钳夹第二块肥皂水纱布（用第二把无菌钳传递）。从对侧小阴唇→近侧小阴唇→对侧大阴唇→近侧大阴唇→会阴体→肛门，弃之。温开水冲洗：中间→对侧→近侧→中间。第二遍肥皂水擦洗，第一把无菌钳夹第三块肥皂水纱布（需传递），方法同第一遍肥皂水。第一把无菌钳夹第四块肥皂水纱布（需传递），方法同第一遍肥皂水。温开水冲洗：中间→对侧→近侧→中间（较第一次冲洗范围稍小）。第三遍碘伏擦洗，第二把无菌钳夹碘伏纱布一块：阴道前庭→对侧小阴唇→近侧小阴唇→对侧大阴唇→近侧大阴唇→阴阜→对侧大腿根→近侧大腿根→对侧大腿上 1/2→近侧大腿上 1/2→会阴体→对侧臀部→近侧臀部→肛门。接生者以无菌操作常规洗手后戴手套及穿手术衣，打开产包，铺好消毒巾准备接生。

5. 正确接生，避免产妇及新生儿损

（1）评估会阴情况　了解会阴裂伤的诱因，如会阴水肿、会阴较紧缺乏弹性、耻骨弓过低、胎儿较大、胎儿娩出过快等，都容易造成会阴撕裂，接产者应充分评估会阴条件，必要时作会阴切开。

（2）接生要领　最重要的环节是保护会阴，保护的同时，协助胎头俯屈，让胎头以最小径线（枕下前囟径）在宫缩间歇时缓慢地通过阴道口，这是预防会阴撕裂的关键。胎头娩出后让胎头自行复位外旋转，等待 1～2 次宫缩后胎肩会自行娩出，必要时助产人员可以协助，但切忌用力过猛，以免造成新生儿产伤。后肩娩出时要注意保护好会阴。

（3）接生步骤　接生者站在产妇右面，当胎头拨露使阴唇后联合紧张时，开始保护会

扫码"看一看"

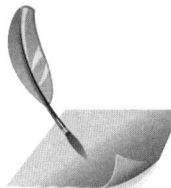

阴。具体的方法是：在会阴体上置一块消毒巾，接生者右肘支撑，右手拇指与其余四指分开，利用手掌大鱼际肌顶住会阴部。每当宫缩时应向前向上方托起，同时左手应轻轻下压胎头枕部，协助胎头俯屈和使胎头缓慢下降。宫缩间歇时，保护会阴的右手稍放松，以免压迫过久引起会阴水肿。当胎头枕部位于耻骨弓下方时，左手应轻柔的按分娩机制协助胎头仰伸。此时应嘱产妇松开双手张口哈气，解除腹压的作用，嘱产妇在宫缩间歇时稍向下屏气，使胎头缓慢娩出。胎头娩出后，右手仍应注意保护会阴，不要急于娩出胎肩，应先挤出胎儿口鼻腔的羊水，方法：以左手自鼻根向下颌挤压，挤出口鼻内的黏液和羊水，然后等待胎头复位和外旋转，使胎儿双肩径与骨盆出口前后径相一致。正常情况下胎肩可以自行免除，必要时可用左手轻压前肩，动作一定要轻柔，使前肩自耻骨弓下娩出，继之再托胎颈向上，使后肩从会阴前缘缓缓娩出，记录胎儿娩出时间（图4-18）。胎儿娩出后，正常情况下，等待脐动脉搏动消失后在距离脐带根部15～20 cm处，用两把血管钳钳夹，在两钳之间剪断脐带。胎儿娩出以后，在产妇臀下放一弯盘接血，以计算出血量。

考点提示

1. 第二产程密切监测胎心变化，5～10分钟听胎心一次。

2. 接生要领　最重要的环节是保护会阴，让胎头以最小径线（枕下前囟径）在宫缩间歇时缓慢地通过阴道口，这是预防会阴撕裂的关键。

3. 胎头娩出后让胎头自行复位外旋转，等待1～2次宫缩后胎肩会自行娩出，必要时助产人员可以协助，但切忌用力过猛，以免造成胎儿产伤。后肩娩出时要注意保护好会阴。

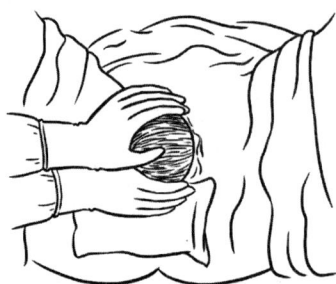（1）保护会阴，协助胎头俯屈　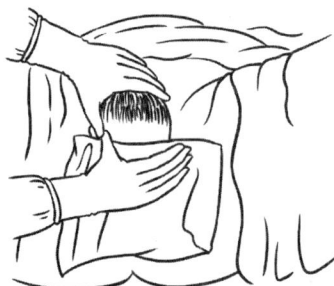（2）协助胎头仰伸

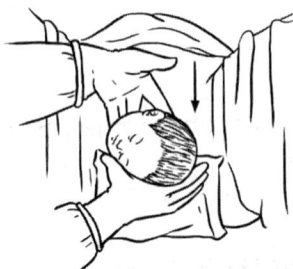（3）助前肩娩出　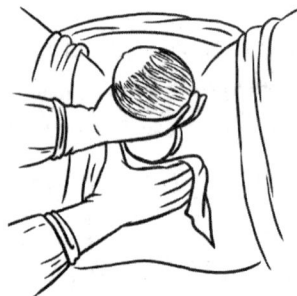（4）助后肩娩出

图4-18　接产步骤

知识拓展

母体体位与运动

很多技术是为了改善产妇的生物力学，包括产妇使用自己身体的技术，特殊体位或运动时给予产妇支持的支撑方法，按压技术或其他人提供的身体支持。半卧位和侧卧位有利于产妇休息，采取该体位时，胎儿所受重力恰好在母体中央。它有助于疲劳的产妇积聚体力，尤其是产妇已经长时间站立和步行后。如果产程进展快，该体位对抗重力作用能使产程变慢从而易于管理。直立体位可利用重力优势作用，促进胎先露紧压宫颈，提高宫缩质量，促进胎儿下降。上身前倾位能促进胎儿旋转，减轻腰骶部疼痛。不对称体位，即产妇朝向身体外侧抬高一条腿，它能够改变骨盆形状，促进胎儿旋转，减轻腰骶部疼痛。夸张截石位仅用于第二产程，但该体位不宜太久，最好在几次宫缩时间。仰卧位易造成仰卧位低血压，不宜长时间采取，该体位很少促进产程进展。

第三产程妇女的护理

【临床表现】

1. 子宫收缩 胎儿娩出后，子宫底下降至平脐，宫缩暂停，产妇感到较轻松，数分钟后宫缩又出现。

由于胎儿娩出后，子宫腔容积突然明显缩小而胎盘不能随之缩小，使胎盘与子宫壁发生错位而剥离。剥离面出血，形成胎盘后血肿。由于子宫继续收缩，使剥离面积增加，最后胎盘全部从子宫壁剥离而排出体外。

2. 胎盘剥离征象

（1）胎盘剥离后降至子宫下段，下段扩张，子宫体呈狭长形被推向上，子宫底升高到脐上。子宫底变硬呈球形（图4-19）。

知识链接

会阴阻滞麻醉

阴部神经主要支配阴道、会阴部和外阴，行阴部神经阻滞麻醉的标志为坐骨棘和骶棘韧带。采用长约10 cm的穿刺针，操作者用左手手指作向导。先将示指、中指伸入阴道，向外向后摸到坐骨棘，右手持针进针点为坐骨结节与肛门连线的中点，针尖先触到坐骨棘尖端，然后后退少许，转向坐骨棘尖端的内侧约1 cm处，再向前进1~1.5 cm，当穿过骶棘韧带时有一突破感，是穿刺成功的标志，回抽无回血，注入1%利多卡因10 ml，可以维持麻醉2小时。

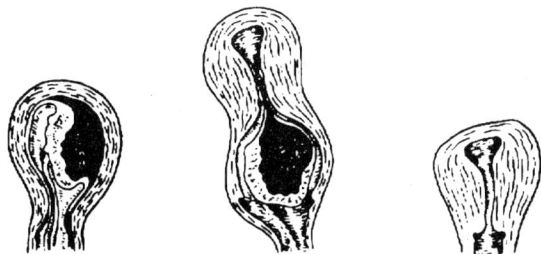

图4-19 胎盘剥离时子宫的形状

（2）剥离的胎盘降至子宫下段，阴道口外露的脐带自行延长。

（3）阴道有少量流血。

（4）用手掌尺侧在产妇耻骨联合上方轻压子宫下段时，子宫体上升而外露的脐带不再回缩。

3. 胎盘剥离和排出方式

（1）胎儿面娩出式　胎儿面先排出。其表现是胎盘从中央开始剥离，胎盘先排出，随后见少量阴道流血，这种娩出方式较多见。

（2）母体面娩出式　母体面先排出。其表现是胎盘从边缘开始剥离，血液沿剥离面流出，先有较多阴道流血，然后胎盘娩出，这种方式少见，如果在剥离过程中，阴道流血超过 100 ml 胎盘还未完全剥离，需行人工剥离。

胎儿娩出后，产妇感到轻松，心情比较平静。若新生儿有异常或性别不能如愿则会产生焦虑、烦躁或憎恨的情绪。

考点提示

1. 胎盘的剥离征象　①子宫底升高到脐上，子宫底变硬呈球形。②阴道口外露的脐带自行延长。③阴道有少量流血。④子宫体上升而外露的脐带不再回缩。

2. 胎盘的娩出方式分为母体面娩出和胎儿面娩出。

【护理评估】

（一）健康史

了解第一、二产程的经过，有无特殊及异常情况。

（二）身体状况

持续评估新生儿和母体的生理状况、健康情况，以及产妇对新生儿的情感反应。

1. 新生儿的生理状况　进行 Apgar 评分和身体外观评估，记录阳性体征。

2. 产妇生理状况　监测产妇的生命体征、胎盘剥离征象、剥离过程、产后出血量、子宫收缩情况、软产道裂伤情况。

3. 亲子间互动　观察产妇对新生儿的第一反应，以了解亲子关系，了解产妇对新生儿性别的反应。进行早吸吮、皮肤接触增进母子感情。

【护理诊断】

1. 组织灌入量不足　与产后出血有关。

2. 有母子依恋关系改变的危险　与子宫收缩痛、产后极度疲惫、会阴伤口疼痛或新生儿性别与期望不符有关。

【护理措施】

1. 产妇护理

（1）协助胎盘娩出　积极正确处理胎盘娩出可以减少产后出血的发生率。接生者在胎盘尚未完全剥离之前，切忌用手按揉、下压宫底或用力牵拉脐带，以免引起胎盘部分剥离

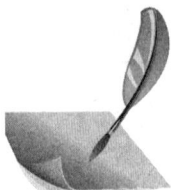

而出血或拉断脐带，甚至造成子宫内翻。当确认胎盘已完全剥离时，于宫缩时以左手握住宫底（拇指置于子宫前壁，其余四指放于子宫后壁）并轻按压，同时右手有控制的牵引脐带，协助胎盘娩出。当胎盘娩出至阴道口时，接生者用双手捧住胎盘，向一个方向旋转并缓慢向外牵拉，协助胎膜完全剥离排出（图 4-20）。当胎膜排出过程中发现胎膜部分断裂，可用卵圆钳夹住断裂上段的胎膜，再继续向原方向旋转牵引，直至将胎膜完全排出。胎盘、胎膜娩出以后，持续双手压迫和按摩子宫刺激其收缩以减少出血。同时注意观察并准确测量出血量。

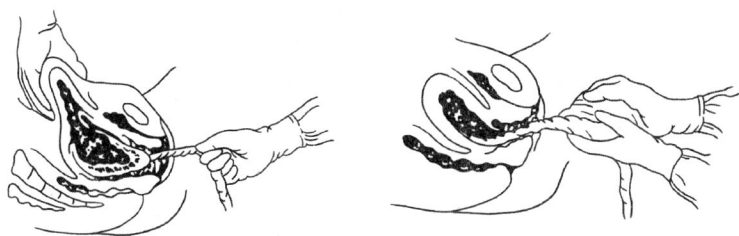

图 4-20　协助胎盘、胎膜娩出

（2）检查胎盘、胎膜是否完整　将胎盘铺平，先用纱布轻轻将血液蘸干，检查胎盘母体面的胎盘小叶有无缺损，然后提起胎盘，检查胎膜是否完整，再检查胎盘胎儿面边缘有无血管断裂，及时发现副胎盘。检查胎膜破口与胎盘边缘的距离，排除有无低置胎盘。

（3）检查软产道　胎盘娩出后，应仔细检查会阴、大小阴唇、尿道口周围、阴道及宫颈有无撕裂，若有撕裂应立即缝合。

（4）预防产后出血　应当在胎儿前肩娩出时或娩出后注射缩宫素 20U，正常分娩出血量多数不超过 300 ml，如胎盘未全剥离而出血多时，应行徒手剥离胎盘术。若胎儿已娩出 30 分钟，胎盘仍未排出，出血又不多时，应注意排空膀胱后徒手探查宫腔，如果胎盘边缘完全没有剥离，不能强行徒手剥离，应结合病史考虑有胎盘植入可能，先行床旁 B 超，排除胎盘植入后再行徒手剥离胎盘术。

（5）产后 2 小时　在产房观察 2 小时，注意子宫收缩、子宫底高度、阴道流血量、膀胱充盈情况、会阴、阴道有无血肿等，并测量生命体征。若阴道流血量不多，但子宫收缩不良、子宫底上升者，提示宫腔积血，应挤压子宫底排出积血，必要时徒手探查宫腔，并给予子宫收缩剂。如产妇自觉有阴道及肛门坠胀感，应行阴道检查及肛查，了解是否有阴道血肿存在，确诊后给予及时处理。产后观察 2 小时后，将产妇连同新生儿送至母婴同室。

（6）早吸吮及母婴皮肤接触　护理人员协助产妇与新生儿尽早开始互动，鼓励亲子间皮肤与皮肤的接触、目光交流，鼓励触摸和拥抱新生儿，帮助产妇和新生儿在产后 30 分钟内进行早吸吮。若新生儿因生理状况必须先做其他支持性措施时，护理人员应向产妇解释处理的方式，并且在情况稳定后，协助产妇与新生儿互动。

2. 新生儿护理

（1）新生儿复苏　胎儿娩出断脐后，应进行新生儿复苏，保暖、摆正体位、擦干全身、清理呼吸道的黏液和羊水，用新生儿吸痰管或洗耳球吸出新生儿咽部及鼻腔的黏液和羊水，以免发生吸入性肺炎，如有胎粪污染样羊水应采取胎粪吸引管吸引，评估新生儿有活力后，轻拍新生儿足底，新生儿大声啼哭，给予常规护理。

（2）阿普加评分（Apgar score）及其意义　新生儿阿普加评分法用于判断有无新生儿

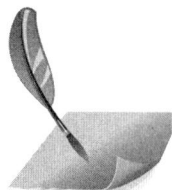

窒息及窒息的严重程度,是以出生后1分钟时的心率、呼吸、肌张力、喉反射及皮肤颜色5项体征为依据,每项0~2分。满分为10分。8~10分属正常新生儿;4~7分属轻度窒息,需进行相应处理;0~3分属重度窒息,需新生儿窒息复苏紧急抢救(表4-2)。

表4-2 新生儿阿普加评分表

体征	0	1分	2分
每分钟心率	0	<100次	≥100次
每分钟呼吸	0	浅、且不规则	佳
肌张力	松弛	四肢稍屈曲	四肢屈曲活动好
喉反射	无反射	有些动作	咳嗽、恶心
皮肤颜色	全身苍白	躯干红、四肢青紫	全身粉红

(3)身体外观的评估 护理人员需测量新生儿的身长和体重,并同时检查其身体外观各部位是否正常,确定新生儿是否有畸形存在(如兔唇、腭裂、尿道下裂、无肛门、手脚多指症或脑脊膜膨出等),若发现异常情况需通知儿科医生检查,告知家属并记录在新生儿出生记录表上。

(4)处理脐带 用两把止血钳钳夹脐带,两钳相距2~3 cm,在中间剪断。双重结扎法:在脐轮处用粗丝线结扎第一道,再在结扎线外2~3 cm处结扎第二道。必须扎紧防止脐出血,但应避免用力过猛造成脐带断裂。在第二道结扎线外0.5 cm处剪断脐带,挤出残余血液,用2%~5%的碘酒消毒脐带断面。药液切不可接触新生儿皮肤,以免发生皮肤灼伤。待脐带断面干后,以无菌纱包盖好。目前采用气门芯、脐带夹、血管钳、双重结扎脐带法等方法结扎脐带。

(5)保暖 新生儿出生时全身潮湿,水分蒸发易带走热量,加上新生儿体温调节功能尚未趋成熟,因此,新生儿出生后,应立即保暖。护理人员在产妇进入第二产程时,预先将新生儿辐射保温台打开并预热温度为31~32℃,新生儿娩出后即有一个舒适的环境,并在保温台上进行所有的常规处理。

(6)辨认 擦净新生儿足底胎脂,拓足印及母亲的拇指印于新生儿病历上,将标明新生儿性别、体重、出生时间、母亲姓名、住院号和床号的手圈系于新生儿右手腕。经详细体格检查后抱给母亲。

(7)眼睛护理 新生儿在出生后以抗生素类眼药水滴眼,其目的是预防新生儿在通过产道时受到淋病奈瑟菌感染而致淋病性结膜炎。

考点提示

1. 检查胎盘、胎膜是否完整 胎盘铺平,用纱布轻轻将血液沾干,检查胎盘母体面的胎盘小叶有无缺损,然后提起胎盘,检查胎膜是否完整,再检查胎盘胎儿面边缘有无血管断裂,及时发现副胎盘。

2. 新生儿阿普加评分法,是以出生后1 min时的心率、呼吸、肌张力、喉反射及皮肤颜色5项体征为依据,每项0~2分。满分为10分。8~10分属正常新生儿;4~7分属轻度窒息;0~3分属重度窒息。

扫码"练一练"

练习题

A₁ 型题

1. 分娩过程中的主要产力是指
   A. 子宫的收缩力　　　　B. 腹肌　　　　　　C. 膈肌
   D. 盆底肛提肌收缩力　　E. 腹肌收缩力

2. 子宫颈口开全是指
   A. 宫口开大 4 cm　　　　B. 宫口开大 10 cm　　　C. 宫口开大 8 cm
   D. 宫口开大 8 ~ 10 cm　　E. 宫口开大 9 cm

3. 子宫下段在妊娠后期可伸展为
   A. 6 ~ 7 cm　　　　　　B. 7 ~ 8 cm　　　　　　C. 7 ~ 10 cm
   D. 5 cm 以上　　　　　　E. 8 ~ 10 cm

4. 子宫生理缩复环位于
   A. 子宫上段　　　　　　B. 子宫上下段之间　　　C. 子宫下段
   D. 子宫底部　　　　　　E. 子宫颈

5. 临产后起主要作用的产力是
   A. 子宫收缩力　　　　　B. 腹肌收缩力　　　　　C. 肛提肌收缩力
   D. 圆韧带收缩力　　　　E. 膈肌收缩力

6. 临产后子宫收缩力最强的部位是子宫的
   A. 角部　　　　　　　　B. 底部　　　　　　　　C. 峡部
   D. 下段　　　　　　　　E. 颈部

7. 软产道的组成，正确的是
   A. 由子宫体、子宫颈及阴道组成的通道
   B. 由子宫体、子宫底、子宫颈及阴道组成的通道
   C. 由子宫体、子宫下段、子宫颈、阴道组成的通道
   D. 由子宫下段、子宫颈、阴道及骨盆底软组织组成的通道
   E. 由子宫颈、阴道及骨盆底软组织组成的通道

8. 先兆临产比较可靠的征象是
   A. 假临产　　　　　　　B. 见红　　　　　　　　C. 胎儿下降感
   D. 胎动活跃　　　　　　E. 规律性宫缩

9. 诊断临产开始的标志是
   A. 见红
   B. 胎膜破裂，羊水流出
   C. 已到预产期，孕妇感到腰酸、胎动多
   D. 规律而逐渐增强的宫缩，伴进行性宫颈管消失，宫颈扩张和胎先露下降
   E. 不规则宫缩伴见红

10. 第一产程进展的重要依据是
    A. 产妇一般情况　　　B. 宫颈扩张及胎头下降的情况　　C. 胎儿
    D. 胎位　　　　　　　E. 羊水有无胎粪污染

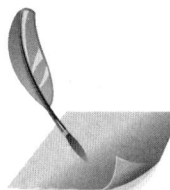

A₂ 型题

11. 患者女性，宫内妊娠 38 周，临产 2 h 入院，骨盆外测量，髂棘间径 24 cm，髂嵴间径 26 cm，出口横径 7.5 cm，消毒下行阴道检查，宫口开大 2 cm，坐骨棘较突，坐骨切迹 2 横指，请问下列诊断正确的是

    A. 入口狭窄   B. 中骨盆狭窄   C. 出口狭窄

    D. 漏斗骨盆   E. 头盆不称

12. 初产妇，24 岁。妊娠 38 周临产，2 h 前肛查宫口开 3 cm。现肛查宫口仍开 3 cm，检查：宫缩 7~8 min 一次，持续时间 30 s，胎膜未破。正确的处理措施是

    A. 静脉滴注缩宫素   B. 人工破膜   C. 会阴侧切

    D. 给予镇静剂   E. 产钳助产

A₃ 型题

（13~15 题共用题干）患者，29 岁，初产妇，孕 39 周。于昨天晚上无诱因发生阴道流血，少于月经量，伴有不规则轻微腹痛，未入院。今天中午孕妇感觉腹痛规律，每 5~6 min 一次，每次持续约 40 s，入院后检查宫口开大 4 cm，头先露 S0，胎膜未破。

13. 昨天晚上孕妇的情况属于

    A. 出现规律宫缩   B. 第一产程   C. 第二产程

    D. 先兆临产见红   E. 异常阴道流血

14. 该产妇目前的诊断是

    A. 第一产程活跃期   B. 第一产程潜伏期   C. 先兆临产

    D. 第二产程   E. 第三产程

15. 下列护理措施中，错误的是

    A. 鼓励产妇少量多次进食

    B. 指导产妇每 2~4 h 排尿一次

    C. 定时监测胎心，听胎心应在宫缩时进行

    D. 关心体贴产妇，设法减轻其疼痛

    E. 定时在宫缩时肛查，了解产程进展

（魏琳娜）

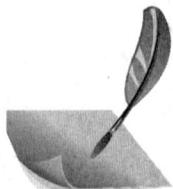

第五单元

正常产褥期妇女的护理 ◀●●

要点导航

学习要点

1. **掌握** 产褥期概念、产褥期的生理变化及对应的临床表现；产褥期产妇的护理措施；母乳喂养的优点方法及注意事项。

2. **熟悉** 正常新生儿的生理特点和护理措施。

技能要点

1. 能对产褥期产妇和新生儿进行相应的护理。

2. 能对产妇进行母乳喂养指导。

从胎盘娩出至产妇全身器官除乳腺外恢复至正常未孕状态所需的一段时期，称产褥期（puerperium），一般需 6 周。

第一节　产褥期母体生理变化及临床表现

案例 初产妇，从分娩后第 2 天起，持续 3 天体温在 37.5℃ 左右。子宫收缩好，无压痛，会阴伤口水肿疼痛、不红，恶露淡红色，无臭味，双乳硬结。

问题：

产妇的情况正常吗？

扫码"学一学"

一、产褥期妇女的生理变化

（一）生殖系统的变化

1. 子宫复旧 产褥期子宫变化最大。子宫从胎盘娩出逐渐恢复至未孕状态的过程，称为子宫复旧。子宫复旧包括子宫体和子宫颈的复旧。

（1）子宫体肌纤维缩复　子宫复旧不是肌细胞数目的减少，而是肌细胞体积的缩小，这是因肌细胞胞浆蛋白质被分解排出，胞浆减少所致。随着肌纤维的不断缩复，子宫体逐渐缩小。产后每天下降 1～2 cm，产后 1 周缩小至约妊娠 12 周大小，在耻骨联合上方可扪及；产后 10 日，子宫降至骨盆腔内，腹部检查触不到子宫底；产后 6 周子宫恢复到非妊娠的大小。子宫重量也逐渐减少，分娩后子宫重约 1000 g，产后 1 周时约为 500 g，产后 2 周时约为 300 g，产后 6 周时则为 50～60 g。

（2）子宫内膜再生　胎盘、胎膜从蜕膜海绵层分离娩出后，残存的蜕膜分化为两层，表层发生变性、坏死、脱落，形成恶露的一部分自阴道排出；接近肌层的子宫内膜基底层

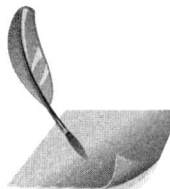

逐渐再生新的功能层，胎膜附着面内膜修复约需3周，胎盘附着处全部修复约需6周。

（3）宫颈复原及子宫下段变化　胎盘娩出后，子宫颈松软，子宫颈外口呈环状如袖口；产后1周，子宫颈内口关闭，宫颈管复原；产后4周时，子宫颈恢复至正常形态。由于子宫颈外口分娩时在3点及9点处发生轻度裂伤，使初产妇的子宫颈外口由产前的圆形（未产型）变为产后的"一"字型横裂（已产型）；产后子宫下段肌纤维缩复，逐渐恢复为非孕时的子宫峡部。

2. 阴道　分娩后阴道腔扩大，阴道壁松弛及肌张力低，黏膜皱襞减少甚至消失。以后，阴道腔逐渐缩小，阴道壁肌张力逐渐恢复，黏膜皱襞约于产后3周重新出现，6～8周阴道的弹性基本恢复，但不能完全恢复至未孕时的紧张度。

3. 外阴　分娩后的外阴轻度水肿，产后2～3日自行消退。会阴部血液循环丰富，若有轻度撕裂或会阴切口缝合术后，均能在3～5日愈合。处女膜因在分娩时撕裂形成痕迹，称处女膜痕。

4. 盆底组织　盆底肌及其筋膜在分娩时过度扩张导致弹性减弱，且常伴有纤维部分断裂。若产褥期能坚持康复运动如做产后体操，盆底肌有可能恢复至接近未孕状态。若盆底肌及其筋膜发生严重断裂造成骨盆底松弛，加之产褥期过早参加体力劳动可导致阴道壁膨出，甚至子宫脱垂等。

（二）乳房的变化

乳房的主要变化为泌乳。由于分娩后雌、孕激素水平急剧下降，抑制了催乳激素抑制因子的释放，在催乳激素的作用下，乳房腺细胞开始分泌乳汁。婴儿每次吸吮刺激乳头时，可以通过抑制下丘脑多巴胺及其他催乳激素抑制因子，致使催乳激素呈脉冲式释放，促进乳汁分泌。吸吮乳头还可反射性地引起神经垂体释放缩宫素，缩宫素具有使乳腺腺泡周围的肌上皮细胞收缩的功能，使乳汁从腺泡、小乳导管进入输乳导管和乳窦而喷出，进而排出乳汁，此过程又称为喷乳反射。乳汁产生的数量和产妇足够睡眠、充足营养、愉悦情绪和健康状况密切相关。

产后7日内分泌的乳汁，称为初乳，初乳色偏黄是由于含有较多β-胡萝卜素的缘故。7～14天称过渡乳，14天以后分泌的乳汁称的成熟乳。母乳中含有丰富的营养物质，尤其是初乳中含有大量抗体，有助于新生儿抵抗疾病的侵袭。母乳中含有丰富的蛋白质和脂肪，多种免疫物质、矿物质、维生素和酶，对新生儿的生长发育有重要的作用，是新生儿的最佳天然食物。

（三）循环系统及血液的变化

子宫胎盘血液循环终止且子宫缩复，大量血液从子宫涌入产妇体循环，加之妊娠期潴留的组织间液回吸收，产后72小时内产妇循环血量增加15%～25%，应注意预防心衰的发生。循环血量于产后2～3周恢复至未孕状态。

产褥早期血液仍处于高凝状态，有利于胎盘剥离创面形成血栓，减少产后出血量。血纤维蛋白原、凝血酶、凝血酶原于产后2～4周降至正常。血红蛋白水平于产后1周左右回升。白细胞总数于产褥早期仍较高，可达到$(25～30)×10^9/L$，中性粒细胞和血小板数增多，淋巴细胞稍减少，一般于产后1～2周恢复正常。红细胞沉降率于产后3～4周降至正常。

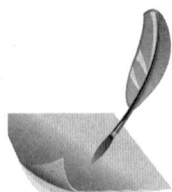

（四）消化系统

产妇因分娩时能量的消耗以及体液大量的流失，产后 1 ~ 2 日内常感口渴，喜进流食或半流食，但食欲差，以后逐渐好转。产妇胃液中盐酸分泌减少，需 1 ~ 2 周时间恢复。胃肠肌张力及蠕动力减弱，约需 2 周恢复。产妇因卧床时间长，缺乏运动，腹肌及盆底肌肉松弛，加之肠蠕动减弱，容易发生便秘和肠胀气。

（五）泌尿系统

妊娠期体内潴留大量的水分在产褥早期主要由肾排出，故产后最初 1 周内尿量增多。妊娠期发生的肾盂及输尿管生理性扩张，需产后 2 ~ 8 周恢复正常。分娩过程中因膀胱受压，导致黏膜水肿、充血及肌张力降低，会阴伤口疼痛，不习惯卧床排尿等原因，产妇容易发生尿潴留，尤其在产后最初 12 小时内。

（六）内分泌系统

妊娠期腺垂体、甲状腺、甲状旁腺、肾上腺均有不同程度增大，并发生一系列内分泌改变，于产褥期逐渐恢复至未孕状态。产后雌激素和孕激素水平急剧下降，至产后 1 周降至未孕水平；胎盘生乳素于产后 6 小时已测不出；垂体催乳素因哺乳于产后下降，但仍高于非孕时水平，吸吮乳汁时催乳素明显增高；不哺乳产妇的催乳素于产后 2 周降至非孕时水平。月经复潮及排卵时间受哺乳的影响，不哺乳产妇一般产后 6 ~ 10 周月经复潮，哺乳期产妇月经复潮时间延迟，有的在哺乳期月经一直不来，平均 4 ~ 6 个月恢复排卵。在产后恢复月经首次来潮前，卵巢将恢复排卵，故哺乳产妇月经虽未复潮，却有受孕的可能。

（七）腹壁

腹部皮肤受妊娠子宫增大影响，部分弹力纤维断裂、腹直肌呈不同程度分离，使产后腹壁明显松弛，其紧张度需产后 6 ~ 8 周恢复，妊娠期出现的下腹正中线色素沉着，在产褥期逐渐消退，初产妇腹部紫红色妊娠纹变为银白色（图 5 - 1）。

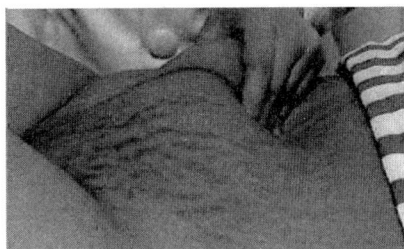

图 5 - 1　妊娠纹

（八）免疫系统

在产褥期，机体免疫系统功能逐渐恢复，NK 细胞和 LAK 细胞活性增加，有利于对疾病的防御。但需注意在产褥早期，免疫力仍较低，应预防感染。

考点提示

1. 产褥期是指从胎盘娩出至产妇全身器官除乳腺外恢复至正常未孕状态所需的一段时期，一般需 6 周。

2. 胎盘娩出后宫底在脐下 1 指，以后每天下降 1 ~ 2 cm，产后 7 天子宫缩小如孕 12 周大小，产后 10 天宫底降入盆腔，耻骨联合上扪不到宫底；胎盘附着处复旧需 6 周，胎膜附着处约需 3 周复旧；阴道黏膜皱襞需 3 周重现。

3. 产后乳汁的分泌主要依赖于哺乳时的吸吮刺激，7 天内分泌的乳汁叫初乳，7 ~ 14 天叫过渡乳，14 天以后分泌的乳汁叫成熟乳。

二、产褥期妇女的心理调适

产后，产妇需要从妊娠及分娩期的不适、疼痛、焦虑中恢复，需要接纳家庭成员及新家庭，这一过程称为心理调适。此时期的心理处于脆弱及不稳定状态，并且面临着潜意识是内在冲突以及初为人母所需的情绪调整等问题。随着而来的是家庭关系的改变，经济来源的需求，以及家庭、社会系统的需求。因此，产褥期心理调适的指导和支持是非常重要的。

（一）产褥期妇女的心理变化

经过分娩期的母亲，特别是初产妇将要经历不同的感受，如高涨的热情、希望、高兴、满足感、幸福感、乐观、压抑和焦虑。理想中的母亲角色与现实中的母亲角色往往会发生冲突；有的产妇会因胎儿娩出的生理性排空而感到心理上的空虚；可能因为婴儿的外貌及性别不能与理想中的孩子相吻合而感到失望；也因现实母亲的太多责任而感到恐惧；还可因为丈夫注意力转移至新生儿而感到失落。

（二）影响产褥期妇女心理变化的因素

许多因素能影响产后妇女的心理变化，如妊娠期心理状态、对分娩经过的承受能力、家庭和社会支持、职业状况、生产胎次、产妇并发症、夫妻感情、产妇有无慢性病、妊娠结局、伤口愈合情况、经济状况、与家庭成员之间的关系等均能够影响产褥期妇女的心理健康水平。

1. 产妇自身情况 产妇的年龄、文化程度、身体状况、自身性格、对妊娠分娩的认识及心理承受能力、对产后康复及育儿方面的规划等均可影响其心理，如产妇年轻，文化程度低对知识的接受能力差等，则会在母亲角色的转变上遇到很多困难，影响其心理适应。而相对年龄大、文化程度高的产妇，社会阅历丰富一些，心理承受能力强，则角色的适应就会好，应变冲突的能力强，心理适应能力就会快一些。

2. 社会支持 社会支持系统不但提供心理的支持，同时也提供物质帮助，和丈夫或亲友有良好互动关系的产妇，将得到家人、朋友更多的理解和帮助，有助于产妇的心理调适，更能胜任新生儿的照顾工作。

（三）产褥期妇女心理调适

产褥期妇女的心理调适主要表现在确立家长与孩子的关系，以利于更好地承担母亲角色的责任。美国心理学家 Rubin 把产褥期的心理调适分为 3 期。

1. 依赖期 产后 1~3 日。在这一时期，产妇的很多需要是通过别人来满足的，如对孩子的关心、喂奶、沐浴等。产妇多表现为用语言来表达对孩子的关心，较多的谈论自己的妊娠和分娩的感受。每一对夫妻对分娩有一个计划，如想阴道分娩，尽量少用药物等，如果实际的分娩与计划相距甚远，在产后就有一个失败的感觉。较好的妊娠和分娩的经历、满意的产后休息、丰富的营养和较早较多的与孩子间的目视及身体的接触将帮助产妇较快地进入第二期，在依赖期，丈夫及家人的关心和帮助，医务人员的关心和指导都是极为重要的。

2. 依赖——独立期 产后 3~14 日。产妇表现出较为独立的行为，改变依赖期中接受特别照顾和关心的状态，她学习和练习护理自己的孩子，亲自喂奶而不要帮助。但这一时期也容易产生压抑，可能因为分娩后的产妇感情脆弱、太多的母亲责任、由新生儿诞生而

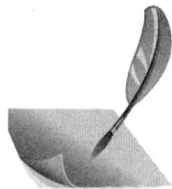

产生爱的被剥夺感，以及痛苦的妊娠和分娩过程，产妇的糖皮质激素和甲状腺素处于低水平等因素造成。由于这一压抑的感情和日常对新生儿的护理使得产妇极其疲劳，这种疲劳又可加重压抑，压抑的情感往往不通过语言而通过行为表达，如产妇哭泣、对周围漠不关心、停止该进行的活动等。及时护理和指导、帮助产妇能纠正这种压抑。加倍的关心产妇并让其家人也参与关心，提供婴儿喂养和护理知识，耐心指导并帮助产妇护理和喂养自己的孩子。鼓励产妇表达自己的心情并与其他产妇交流等均有助于提高产妇的自信心和自尊感、促进接纳孩子、接纳自己。

3. 独立期　产后 2 周~1 个月，这一时期，新家庭形成并运作，产妇和她的家庭逐渐变成一个系统，相互作用从而形成新的生活型态，夫妇两人甚至加上孩子共同分享欢乐和责任，恢复分娩前的家庭生活活动如夫妻生活。在这一期，产妇及其丈夫往往会承受许多压力，如兴趣与需要的背离、哺育孩子、承担家务、维持夫妻关系中各自角色的扮演等。

三、产褥期妇女的临床表现

1. 生命体征　产后的生命体征一般在正常范围。产后 24 小时内，体温略升高但不超过 38℃，可能与产程长致过度疲劳或机体脱水有关。产后 3~4 日可能会出现"泌乳热"，系乳房充血影响血液和淋巴回流，一般不超过 38℃。产后脉搏略缓慢，为 60~70 次/分，约于产后 1 周恢复正常，与子宫胎盘循环停止及卧床休息等因素有关。因产后腹压降低，膈肌下降，产妇由妊娠期的胸式呼吸变为胸腹式呼吸，呼吸深慢，14~16 次/分。血压在妊娠期平稳，无明显变化。妊娠期高血压疾病的产妇血压于产后明显降低。

2. 子宫复旧和宫缩痛　胎盘娩出后，子宫收缩呈圆形、质硬，宫底即可降至脐下一横指，产后一日因宫颈升至坐骨棘水平，宫底略上升至平脐，以后每日下降 1~2 cm。产后 10 日降至盆腔内。产后哺乳吸吮反射性地引起缩宫素分泌增加，故子宫下降速度较不哺乳者为快。产后子宫收缩引起的疼痛，称为宫缩痛，多在产后 1~2 日出现，持续 2~3 日自然消失，不需特殊用药；经产妇宫缩痛较初产妇明显，哺乳者较不哺乳者明显，宫缩痛一般可承受。

3. 褥汗　产后 1 周内，孕期潴留的水分通过皮肤排泄，在睡眠时明显，产妇醒来满头大汗，习称"褥汗"，不属病态。

4. 恶露　产后随子宫蜕膜的脱落，血液、坏死的蜕膜组织和白细胞等经阴道排出称恶露（lochia）。根据其颜色及性状分为 3 种，即血性恶露、浆液性恶露、白色恶露。正常恶露有血腥味，但无恶臭味，一般持续 4~6 周，总量可达 250~500 ml。若有胎盘、胎膜残留或感染，可使恶露时间延长，并有臭味。

（1）血性恶露（lochia rubra）　色鲜红，含大量的血液，量多，有时有小血块，有少量胎膜及坏死蜕膜组织。血性恶露持续 3~4 日，出血逐渐减少，浆液增加，转变为浆液恶露。

（2）浆液性恶露（lochia serosa）　因含多量浆液得名，色淡红，含少量血液，有较多的坏死蜕膜组织、宫颈黏液、阴道排液，并有细菌。浆液性恶露出现于产后 4 日，持续约 10 日。

（3）白色恶露（lochia alba）　色泽较白，黏稠，含大量白细胞、坏死蜕膜组织、表皮细胞和细菌。白色恶露出现于产后 14 日，持续约 3 周干净。

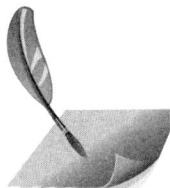

5. 会阴伤口 分娩时因会阴部撕裂或侧切缝合后，于产后 3 天内可出现局部水肿、疼痛，拆线后症状自然消失。若会阴伤口感染，应提前拆线、充分引流和行扩创处理，并定时换药。

6. 排尿困难及便秘 产后 2～3 天内产妇往往多尿，并且容易发生排尿困难，特别是产后第一次小便，容易发生尿潴留及尿路感染。产妇因卧床休息、食物中缺乏粗纤维以及肠蠕动减弱，常发生便秘。

7. 乳房胀痛 产后哺乳延迟或没有及时排空乳房，导致乳腺管不通而形成硬结，产妇出现乳房胀痛，触摸乳房时有坚硬感，并有明显触痛。

8. 乳头皲裂 初产妇因孕期乳房护理不良或哺乳方法不当，或过度在乳头上使用肥皂及干燥剂等，容易发生乳头皲裂。乳头皲裂时，表现为乳头红、裂开，有时有出血，哺乳时疼痛。

9. 体重减轻 产后由于胎儿、胎盘的娩出，羊水的流失及产时失血，产妇体重可减轻 6 kg 左右。产后第 1 周，因为子宫的复旧，恶露、汗液及尿液的大量排出，体重又下降 4 kg 左右。

10. 疲乏 分娩过程的用力、不适，产后医务人员的频繁观察，护理新生儿及哺乳导致产妇睡眠不足，使得产妇在产后的最初几天感到疲乏，表现为精神不振，自理能力降低以及不愿亲近孩子。

11. 产后压抑 产妇在产后 2～3 天内发生轻度或中度的情绪反应称为产后压抑。主要表现为易哭、易激惹、忧虑、不安，有时喜怒无常，一般 2～3 天后自然消失，有时可持续达 10 天。产后压抑的发生可能与产妇体内的雌、孕激素水平的急剧下降，产后的心理压力及疲劳等因素有关。

12. 下肢静脉血栓形成 少见。由于产后产妇的血液处于高凝状态，加之产后疲惫虚弱、切口疼痛致卧床时间较多，使得下肢血液循环缓慢，血液易淤积于静脉内，容易形成血栓。表现为下肢体表温度下降或感觉麻木，患肢有胀痛感。

四、处理要点

为产妇提供支持和帮助，促进舒适，预防并发症发生。

考点提示

1. 恶露是指产后随子宫蜕膜的脱落，经阴道排出的血液、坏死的蜕膜组织和白细胞的统称。分为血性恶露、浆液性恶露、白色恶露，血性恶露持续 3～4 天，主要为血液；浆液性恶露持续 10 天，主要为蜕膜组织。

2. 产后压抑是产后 2～3 天内发生轻度或中度的情绪反应，表现为易哭、易激惹、忧虑、不安，有时喜怒无常，一般 2～3 天后自然消失，有时可持续达 10 天。

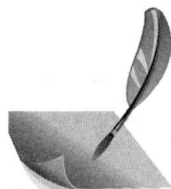

第二节　产褥期护理

案例　李某，经产妇，昨日经阴道顺产一正常男婴，目前诉乳房胀痛，下腹阵发性轻微疼痛。查乳房肿胀，无红肿，子宫硬，宫底在腹正中，脐下2指，阴道出血同月经量。辅助检查：血常规WBC8.4×10⁹/L，N0.68，Hb90 g/L。尿、便常规及肝、肾功能检查无异常。

问题：

1. 该产妇目前存在的护理问题是什么？

2. 该产妇的护理措施有哪些？

【护理评估】

（一）健康史

认真阅读产前记录（围生期保健本）、分娩记录、用药史，特别注意异常情况及其处理经过，如产时出血多、会阴撕裂、新生儿窒息等。

（二）身体状况

1. 一般情况

（1）体温　多在正常范围，一般不超过38℃（24小时内）。体温超过38℃应考虑感染的可能。

（2）脉搏　每分钟60～70次。脉搏过快应考虑发热、产后出血引起休克的早期症状。

（3）呼吸　每分钟14～16次。

（4）血压　平稳，和产前一致，妊娠期高血压疾病孕妇产后血压恢复正常或明显降低。

（5）宫缩痛　评估产妇反应程度。

（6）口渴、疲劳　表现为口唇干裂、言语无力等。

（7）尿潴留　产后应注意评估膀胱充盈及第一次排尿情况。因为充盈的膀胱可影响有效的子宫收缩，引起子宫收缩乏力，导致产后出血。第一次排尿后需评估尿量：如尿量少或感觉不尽，应再次评估膀胱的充盈情况，预防尿潴留。

（8）便秘　因为产前大便排出较多，产后卧床时间长，加之进食较少，产妇在产后1～2天多不排大便，但也要评估是否有产后便秘的症状。

（9）褥汗

2. 产科评估

（1）子宫　每日应在同一时间评估产妇的子宫底高度。评估前，嘱产妇排尿后平卧，双膝稍屈曲，腹部放松，解开会阴垫，注意遮挡及保暖。先按摩子宫使其收缩，再测耻骨联合上缘至子宫底的距离。正常子宫圆而硬，位于腹部中央。产后当天，子宫底平脐或脐下一横指，以后每天下降1～2 cm，产后10天在耻骨联合上方扪不到子宫底。子宫质地软应考虑是否有产后宫缩乏力；子宫偏向一侧应考虑是否有膀胱充盈。子宫不能如期复原常提示异常（图5－2）。

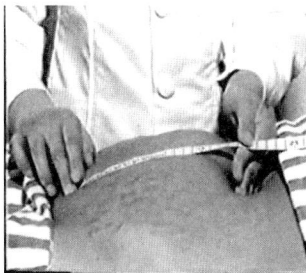

图5－2　子宫缩复的评估

（2）会阴　阴道分娩者产后会阴有轻度水肿，一般在产后 2~3 天自行消退。会阴部有缝线者，出现疼痛加重、局部红肿、硬结及分泌物应考虑会阴伤口感染。

（3）恶露　每天应观察恶露的量、颜色及气味。常在按压子宫底的同时观察恶露的情况。正常恶露有血腥味，但无臭味，持续 4~6 周干净，总量为 250~500 ml，个体差异较大。血性恶露持续 3~4 天，逐渐转为浆液性恶露，浆液性恶露持续约 10 天后转为白色恶露，白色恶露再持续约 3 周干净。如阴道流血量多或血块大于 1 cm，应怀疑子宫收缩乏力或胎盘残留导致的产后出血，最好用弯盆放于产妇臀下，以准确评估出血量。如阴道流血量不多，但子宫收缩不良、宫底上升者，提示宫腔内有积血；如产妇自觉肛门坠胀感，多有阴道后壁血肿；子宫收缩好，但有鲜红色恶露持续流出，多提示有软产道损伤；恶露有臭味，提示有宫腔感染的可能。

（4）乳房　评估有无乳头平坦、内陷；乳房的充盈度、有无乳胀、乳头皲裂、乳汁是否充足，如新生儿满足、安静，体重增长理想，婴儿尿布 24 小时湿 6 次以上，大便每天几次，说明乳量充足。

3. 辅助检查　产后常规体检，必要时进行血、尿常规检查，药物敏感试验等。如产后留置导尿管者需定期做尿常规检查，以了解有无泌尿道感染。

（三）心理社会评估

（1）产妇对分娩经历的感受　是舒适或痛苦，直接影响产后母亲角色的获得。

（2）产妇的自我形象　包括自己形体的恢复，孕期不适的恢复等，这些关系到是否接纳孩子。

（3）母亲的行为　评估母亲的行为是属于适应性的还是不适应性的，母亲能满足孩子的需要并表现出喜悦，积极有效地锻炼身体，学习护理孩子的知识和技能为适应性行为。相反，母亲不愿接触孩子，不愿自己喂养孩子，不护理孩子或表现出不悦、不愿交流、食欲差等为不适应性行为。

（4）对孩子行为的看法　评估母亲是否认为孩子吃得好、睡得好、又少哭就是好孩子，因而自己是一个好母亲；而经常哭、哺乳困难、常常需要换尿布的孩子是坏孩子，因而自己是一个坏母亲。母亲能正确理解孩子的行为将有利于建立良好的母子关系。

（5）家庭氛围　良好的家庭氛围，有助于家庭各成员角色的获得，有助于建立多种亲情关系。相反，各种冲突将不利于各种亲情关系的发展。

（6）影响因素　产妇的年龄、健康状况、社会支持系统、经济状况、性格特征、文化背景等因素影响产妇的产后心理适应。

（四）母乳喂养产妇的评估

1. 生理因素　评估产妇是否有影响母乳喂养的生理因素，如：①严重的心脏病、子痫、肝炎的急性期、艾滋病；②营养不良；③会阴或腹部切口疼痛；④使用某些药物，如麦角新碱、可待因、地西泮、巴比妥类等；⑤乳房的类型，有无乳房胀痛、乳头皲裂及乳腺炎。

2. 心理因素　评估产妇是否有影响母乳喂养的心理因素，如：①异常的妊娠史；②不良的分娩体验；③分娩及产后的疲劳；④失眠或睡眠不佳；⑤自尊紊乱；⑥缺乏信心；⑦焦虑；⑧压抑。

3. 社会因素　评估产妇是否有影响母乳喂养的社会因素，如：①得不到医护人员或丈夫及家人的关心、帮助；②工作负担过重或离家工作；③婚姻问题；④青少年母亲或单身

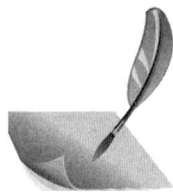

母亲；⑤母婴分离；⑥知识缺乏（营养知识、喂养知识）。通过观察其喂养动作，判断是否掌握了喂养技能。如喂养得当，喂奶时可听见吞咽声，母亲有泌乳的感觉，喂奶前乳房丰满，喂奶后乳房较柔软。

【护理诊断】

1. 有体液不足的危险　与分娩时体液丢失多而分娩后摄取不足，导致血液浓缩及产时失血有关。

2. 尿潴留　与产时损伤、活动减少及不习惯床上大小便有关。

3. 母乳喂养无效　与喂养技能不熟练有关。

【护理措施】

（一）一般护理

提供舒适、安静的环境，室内应有良好的通风，使空气清新。保持床单位的清洁、整齐、干净，指导产妇及时更换会阴垫、衣服。保证产妇有足够的营养和睡眠，护理活动应不打扰产妇的休息。

1. 生命体征　每天测体温、脉搏、呼吸及血压 2 次，如体温超过 38℃，应加强观察，查找原因，并向医生汇报。

2. 饮食　产后 1 小时可让产妇进流食或清淡半流饮食，以后可进普通饮食。食物应富有营养、足够热量和水分。若哺乳，应多进蛋白质和多吃汤汁食物，同时适当补充维生素和粗纤维食物。

3. 活动与休息　产后 24 小时内尽量卧床，可以高枕侧卧位；可在床上做轻微活动，如活动上肢和脚趾，产后 24 小时后可下床活动，以增强血液循环，促进伤口愈合，增强食欲，预防下肢静脉血栓形成，促进康复。由于产妇产后盆底肌肉松弛，应避免负重劳动或蹲位活动，以防子宫脱垂。

4. 大小便　保持大小便通畅。重视产后排尿，产后 2 小时要鼓励产妇及时排尿，如 4～6 小时未排尿，视为尿潴留。应解除产妇怕排尿引起疼痛的顾虑，鼓励产妇坐起排尿，听流水声，用热水熏洗外阴，用温开水冲洗阴道外口周围诱导排尿。下腹无伤口者可于腹正中放置热水袋，刺激膀胱肌收缩。也可用针灸方法促其排尿，必要时导尿。鼓励产妇早日下床活动及做产后操，多饮水，多吃蔬菜和含粗纤维素食物，以保持大便通畅。

（二）子宫复旧护理

产后 2 小时内极易发生因子宫复旧不良导致的产后出血，故产后应在产房即刻、30 分钟、1 小时、2 小时各观察一次子宫收缩、宫底高度、硬度，每次观察均应按压宫底，以免血块聚集宫腔影响子宫收缩，同时记录宫底高度、恶露的性质和量。以后每天在同一时间评估子宫复旧情况及恶露。如发现异常及时排空膀胱、按摩子宫（子宫部位），按医嘱给予子宫收缩剂；如恶露有异味，常提示有感染的可能，配合医生做好血及组织培养标本的收集和抗生素的应用。产后当天，禁止用热水袋外敷止痛，以免子宫肌肉松弛造成出血过多。

（三）会阴护理

每天 2 次用 1∶2000 苯扎溴铵（新洁而灭）溶液、1∶40 稀释络合碘溶液或 1∶5000 高锰酸钾溶液冲洗或擦洗会阴，擦洗的原则为由上到下，从内到外，会阴切口单独擦洗，

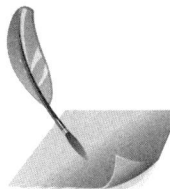

擦过肛门的棉球和镊子应弃之。大便后用水清洗会阴,保持会阴部清洁。会阴部有水肿者,可用 50% 硫酸镁湿热敷,产后 24 小时可用红外线照射外阴。会阴部有缝线者,应每天观察伤口周围有无渗血、血肿、红肿、硬结及分泌物,并嘱产妇向会阴伤口对侧侧卧。正常切口拆线时间一般为产后 3~5 天。有硬结者,用大黄、芒硝外敷或用 95% 乙醇湿热敷;如伤口感染,应提前拆线引流,并定时换药。切口疼痛剧烈或产妇有肛门坠胀感,应及时报告医生,以排除阴道壁及会阴部血肿。小血肿者,24 小时后可湿热敷或远红外线灯照射,大的血肿应配合医生切开处理。

(四)乳房护理

1. 一般护理 乳房应保持清洁、干燥,经常擦洗。分娩后第一次哺乳前,用温热水清洁乳房和乳头,注意切忌用乙醇、肥皂之类擦洗,以免引起局部皮肤干燥、皲裂。乳头处如有痂垢应先用油脂浸软后再用温水洗净。每次哺乳前柔和地按摩乳房,刺激泌乳反射。哺乳时应让新生儿吸空乳房,如乳汁充足孩子吸不完时,应用吸乳器将剩余的乳汁吸出,以免乳汁淤积影响乳汁分泌,并预防乳腺管阻塞及两侧乳房大小不一等情况。如吸吮不成功,则指导产妇挤出乳汁喂养。哺乳期使用棉质乳罩,大小适中,避免过松或过紧。

2. 平坦及凹陷乳头护理

(1)乳头伸展练习 将两拇指平行放在乳头两侧,慢慢地由乳头向两侧外方拉开,牵拉乳晕皮肤及皮下组织,使乳头向外突出。接着将两拇指分别放在乳头上侧和下侧,将乳头向上、向下纵形拉开。此练习重复多次,做满 15 分钟,每天 2 次。

(2)乳头牵拉练习 用一只手托乳房,另一只手的拇指和中、示指抓住乳头向外牵拉,重复 10~20 次,每天 2 次。

(3)配置乳头罩 从妊娠 7 个月起佩带,对乳头周围组织起到稳定作用。柔和的压力可使内陷的乳头外翻,乳头经中央小孔保持持续突起。

此外,可指导产妇改变多种喂奶的姿势和使用假乳套以利婴儿含住乳头,也可利用负压吸引的作用使乳头突出。在婴儿饥饿时可先吸吮平坦一侧,因此时婴儿吸吮力强,容易吸住乳头和大部分乳晕。

3. 乳房胀痛护理 产后 2~3 天内,因淋巴和静脉充盈,乳腺管不畅,乳房逐渐胀实、变硬,触之疼痛,可有轻度发热。一般于产后 1 周乳腺管畅通后自然消失。也可用以下方法预防或缓解。

(1)尽早哺乳 于产后 1 小时内开始哺乳,促进乳汁畅流。

(2)外敷乳房 哺乳前热敷乳房,可促使乳腺管畅通。在两次哺乳间冷敷乳房,可减少局部充血、肿胀。

(3)按摩乳房 哺乳前按摩乳房,方法为从乳房边缘向乳头中心按摩,可促进乳腺管畅通,减少疼痛(图 5-3、图 5-4)。

(4)配戴乳罩 乳房肿胀时,产妇穿戴合适的具有支托性的乳罩,可减轻乳房充盈时的沉重感。

(5)生面饼外敷 用生面饼外敷乳房,可促使乳腺管畅通,减少疼痛。

(6)服用药物 可口服维生素 B_6 或散结通乳的中药,常用方剂为柴胡(炒)、当归、王不留行、木通、漏芦各 15 g,水煎服。

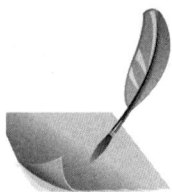

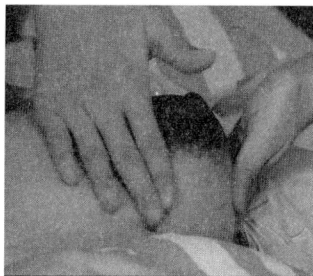

图 5 - 3　按摩乳房　　　　图 5 - 4　人工挤奶

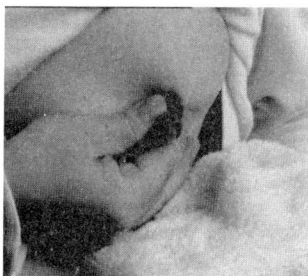

4. 乳腺炎护理　当产妇乳房出现局部红、肿、热、痛时，或有痛性结节，提示患有乳腺炎。轻度时，在哺乳前湿热敷乳房 3～5 分钟，并按摩乳房，轻轻拍打和抖动乳房，哺乳时先喂患侧乳房，因饥饿时婴儿的吸吮力强，有利于吸通乳腺管。每次哺乳时应充分吸空乳汁，在哺乳时同时按摩患侧乳房。同时增加哺乳的次数，每次哺乳至少 20 分钟。哺乳后充分休息，饮食要清淡。

5. 乳头皲裂护理　轻者可继续哺乳。哺乳时产妇取舒适的姿势，哺乳前湿热敷乳房，并挤出少量乳汁使乳晕变软容易被婴儿含吮。先在损伤轻的一侧乳房哺乳，以减轻对另一侧乳房的吸吮力。吸吮时让乳头和大部分乳晕含吮在婴儿口中，增加哺乳的次数，缩短每次哺乳的时间。哺乳后，挤出少许乳汁涂在乳头和乳晕上，短暂暴露使乳头干燥，因乳汁具有抑菌作用，且含丰富蛋白质，能起到修复表皮的作用。疼痛严重者可用吸乳器吸出乳汁喂给新生儿或用乳头罩间接哺乳，在皲裂处涂敷蓖麻油铋糊剂，于下次喂奶时洗净。

6. 催乳护理　对于出现乳汁分泌不足的产妇，应指导其正确的哺乳方法，按需哺乳、夜间哺乳，调节饮食，保证休息，同时鼓励产妇树立信心。此外，可选用以下方法催乳：①中药涌泉散或通乳丹加减，用猪蹄 2 只炖烂吃肉喝汤。②针刺合谷、外关、少泽、膻中等穴位。

7. 退乳护理　产妇因疾病或其他原因不能哺乳者，应尽早退奶。限进汤类饮食，不排空乳房，停止哺乳及挤奶，并束紧乳房。遵医嘱给予己烯雌酚退奶。此外，可用生麦芽 60～90 g，水煎服，每日 1 剂，连服 3～5 天，配合退奶。如乳房胀痛，用芒硝 250 g 分装于两个布袋内，敷于两侧乳房并包扎固定，湿硬后及时更换，直至乳房不胀为止。

（五）母乳喂养指导

见本单元第三节"母乳喂养"。

（六）促进适应

1. 促进精神放松　产妇分娩后，应提供一个舒适、温暖的环境进行休息。当产妇诉说分娩经历或不快时，要耐心倾听，对提出的问题给予积极、热情地回答。了解产妇对孩子及新家庭的想法。尊重风俗习惯，提供正确的产褥生活方式。

2. 母婴同室　在产妇获得充分休息的基础上，让产妇多抱孩子，使产妇更多地接触自己的孩子，逐渐参与护理孩子的日常生活中，培养母子感情。

3. 提供帮助　产后 3 天内，应主动为产妇及孩子提供日常生活护理，以避免产妇劳累。同时指导和鼓励丈夫及家人参与新生儿的护理活动，培养新家庭的观念。

4. 提供知识　提供自我护理及新生儿护理知识。给予产妇自我护理指导，如饮食、休息、活动的指导，常见问题如褥汗、乳房胀痛、宫缩痛等处理方法，减少产妇的困惑及无

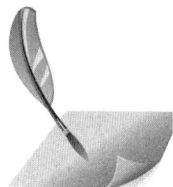

助感；提供新生儿喂养、沐浴指导，给予新生儿不适及常见问题的观察指导。

考点提示

1. 产后 2 小时要鼓励产妇及时排尿，如 4～6 小时未排尿，视为尿潴留。产后 24 小时内尽量卧床，以高枕侧卧位，产后 24 小时后可下床活动。

2. 会阴部有水肿者，可用 50% 硫酸镁湿热敷，产后 24 小时可用红外线照射外阴。正常切口拆线时间一般为产后 3～5 天；如伤口感染，应提前拆线引流，并定时换药。

【健康教育】

1. 一般指导 产妇居室应清洁通风，合理饮食保证充足的营养。注意休息，合理安排家务及婴儿护理，注意个人卫生和会阴部清洁，保持良好的心境，适应新的家庭生活方式。

2. 适当活动 经阴道分娩的产妇，产后 6～12 小时内即可起床轻微活动，于产后第 2 天可在室内随意走动。行会阴侧切或行剖宫产的产妇，可适当推迟活动时间。产后 2 周时开始做膝胸卧位，可预防或纠正子宫后倾。

3. 产褥期保健操 产褥期保健操（图 5-5）可促进腹壁、盆底肌肉张力的恢复，避免腹壁皮肤过度松弛，预防尿失禁、膀胱直肠膨出及子宫脱垂。根据产妇的情况，运动量由小到大，由弱到强循序渐进练习。一般在产后第 2 天开始，每 1～2 天增加 1 节，每节做 8～16 次。出院后继续做好保健操直至产后 6 周。

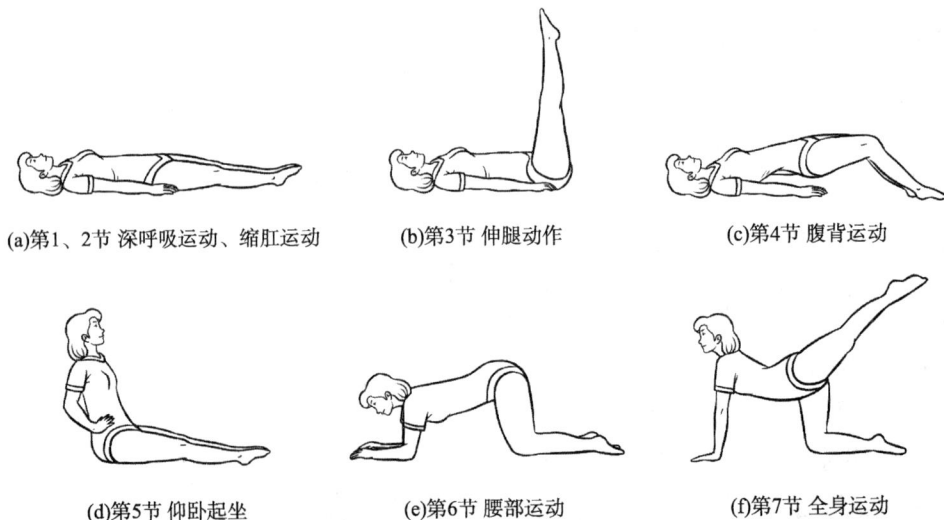

(a)第1、2节 深呼吸运动、缩肛运动　　(b)第3节 伸腿动作　　(c)第4节 腹背运动

(d)第5节 仰卧起坐　　(e)第6节 腰部运动　　(f)第7节 全身运动

图 5-5　产褥保健操

4. 计划生育指导 产后 42 天之内禁止性交。根据产后检查情况，恢复正常性生活，并指导产妇选择适当的避孕措施，顺产后 3 个月、剖宫产 6 个月后可安环，一般哺乳者宜选用工具避孕，不哺乳者可选用药物避孕。

5. 产后检查 包括产后访视及产后健康检查。

（1）产后访视　由社区医疗保健人员在产妇出院 3 天内、产后 14 天、产后 28 天分别做 3 次产后访视。内容包括：①了解产妇饮食、睡眠及大小便情况；②观察子宫复旧及恶露；③检查乳房，了解哺乳情况；④观察会阴伤口或剖宫产腹部伤口情况，发现异常给予及时指导。通过访视可了解产妇及新生儿健康状况。

（2）产后健康检查　告知产妇于产后42天带孩子一起来医院进行一次全面检查，以了解产妇全身情况，特别是生殖器官的恢复情况及新生儿发育情况，产后健康检查包括全身检查和妇科检查。全身检查主要是测血压、脉搏，查血、尿常规等；妇科检查主要了解盆腔内生殖器官是否已恢复到非孕状态。

考点提示

1. 产后2周时开始做膝胸卧位，可预防或纠正子宫后倾。

2. 产后42天禁止性生活。顺产后3个月、剖宫产6个月后可上环，一般哺乳者宜选用工具避孕，不哺乳者可选用药物避孕。

3. 在产妇出院3天内、产后14天、产后28天分别做3次产后访视。

第三节　母乳喂养

世界卫生组织已将保护、促进支持母乳喂养作为卫生工作的重要环节。母乳喂养对母婴有益。

扫码"学一学"

一、母乳喂养优点

（一）对婴儿

1. 提供营养及促进发育　母乳中所含营养物质最适合婴儿的消化吸收，生物利用率高，其质与量随婴儿生长和需要发生相应改变。

2. 提高免疫功能，抵御疾病　母乳中含有丰富的免疫蛋白和免疫细胞，前者如分泌型免疫球蛋白、乳铁蛋白、溶菌酶、纤维结合蛋白、双歧因子等；后者如巨噬细胞、淋巴细胞等。母乳喂养能明显降低婴儿腹泻、呼吸道和皮肤感染率。

3. 有利于牙齿的发育和保护　吸吮时的肌肉运动有助于面部正常发育，且可预防因奶瓶喂养引起的龋齿。

4. 其他　母乳喂养时，婴儿与母亲皮肤频繁接触、母婴间情感联系对建立和谐、健康的心理有重要作用。

扫码"看一看"

（二）对母亲有益

1. 有助于防止产后出血　吸吮刺激使催乳素产生的同时促进缩宫素的产生，缩宫素使子宫收缩，减少产后出血。

2. 哺乳期闭经　哺乳者的月经复潮及排卵延迟，母体内的蛋白质、铁和其他营养物质通过产后闭经得以储存，有利于产后恢复，有利于延长生育间隔。

3. 降低母亲患乳腺癌、卵巢癌的危险性。

此外，母乳温度适宜，喂养婴儿方便。母乳喂养有利于母婴的健康，是近年来国内外大力提倡的喂养婴儿的方法。因此，对于能够进行母乳喂养的产妇进行正确的喂养指导具有重要的意义。

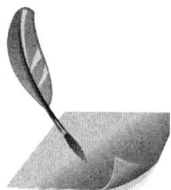

二、母乳喂养指导

(一) 一般护理指导

1. 营养 泌乳所需要的大量能量及新生儿生长发育需要的营养物质是通过产妇的饮食摄入来保证的。因此，产妇在产褥期及哺乳期所需要的能量和营养成分较未孕时高。产妇营养供给原则：①热量，每日应多摄取 2100 kJ（500 kcal），但总量不要超过 8370 ~ 9620 kJ/d（2000 ~ 2300 kcal/d）；②蛋白质，每天增加蛋白质 20 g；③脂肪，控制食物中总的脂肪摄入量，保持脂肪提供的热量不超过总热量的 25%，每天胆固醇的摄入量应低于 300 mg；④无机盐类，补充足够的钙、铁、硒、碘等必需的无机盐；⑤饮食中应有足够的蔬菜、水果及谷类；⑥锻炼，产妇营养过剩可造成产后肥胖，配合适当的锻炼以维持合理的体重。

2. 休息 充足的休息对保证乳汁分泌是十分重要的。嘱产妇学会与婴儿同步休息，生活要有规律。

3. 多关心、帮助产妇 使其精神愉快，并树立信心。

(二) 母乳喂养方法指导

每次喂奶前产妇应用香皂洗净双手，用温水擦洗乳房和乳头，母亲及婴儿均取一个舒适的姿势，最好坐在直背椅子上，如会阴伤口疼痛无法坐起哺乳，可取侧卧位，使母婴紧密相贴。

1. 哺乳时间 原则是按需哺乳。一般产后 30 分钟开始哺乳，此时乳房乳量虽少，但通过新生儿吸吮动作可刺激乳汁分泌。产后 1 周内是母体泌乳的过程，哺乳次数应频繁些，每 1 ~ 3 小时哺乳一次，开始每次吸吮时间 3 ~ 5 分钟，以后逐渐延长，但不要超过 15 ~ 20 分钟，以免使乳头皲裂而导致乳腺炎。

2. 哺乳方法 哺乳时，先挤压乳晕周围组织，挤出少量乳汁以刺激婴儿吸吮，然后把乳头和大部分乳晕放在婴儿口中，用一只手托扶乳房，防止乳房堵住婴儿鼻孔。哺乳结束时，用示指轻轻向下按压婴儿下颌，避免在口腔负压情况下拉出乳头而引起局部疼痛或皮肤损伤。哺乳后，挤出少许乳汁涂在乳头和乳晕上。

3. 注意事项 ①每次哺乳时都应该吸空一侧乳房后，再吸吮另一侧乳房。②每次哺乳后，应将婴儿抱起轻拍背部 1 ~ 2 分钟，排出胃内空气，以防吐奶。③哺乳后产妇佩戴合适棉制乳罩。④乳汁确实不足时，应及时补充按比例稀释的配方奶粉。⑤纯母乳喂养在 6 个月内，6 个月后必需添加辅食，哺乳期可延长至 2 年。

(三) 出院后喂养指导

强调母乳喂养的重要性，评估产妇母乳喂养知识和技能，对有关知识缺乏的产妇及时进行宣教；保证合理的睡眠和休息，保持精神愉快并注意乳房的卫生，特别是哺乳母亲上班期间应注意摄取足够的水分和营养；上班的母亲可于上班前挤出乳汁存放于冰箱内，婴儿需要时由他人哺喂，下班后及节假日坚持自己喂养；告知产妇及家属如遇到喂养问题时可选用的咨询方法。

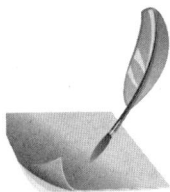

考点提示

1. 母乳喂养原则是按需频繁哺乳，一般产后 30 分钟开始哺乳。

2. 哺乳时，把乳头和大部分乳晕放在婴儿口中，形成正确的含接姿势。

第四节　正常新生儿护理

案例　出生后的第三天，产妇发现新生儿轻度黄染，体重由 3000 g 下降至 2850 g，大便呈墨绿色糊糊状。

问题：

请问正常吗？

足月新生儿系指孕龄满 37 周至不足 42 周，出生体重≥2500 g 的新生儿。新生儿期系指胎儿出生后断脐到满 28 天的一段时间。

【正常新生儿生理特点】

（一）体温

新生儿体温调节中枢发育不完善，基础代谢较低，皮下脂肪少，因此，其体温可受外环境温度的变化而波动。

（二）皮肤、黏膜

新生儿出生时体表覆盖一层白色乳酪状胎脂，它具有保护皮肤、减少散热的作用。新生儿皮肤薄嫩，易受损伤而发生感染。新生儿口腔黏膜血管丰富，两面颊部有较厚的脂肪层称颊脂体，可帮助吸吮；硬腭中线两旁有黄白色小点称上皮珠，齿龈上有白色韧性小颗粒称牙龈粟粒点，上皮珠和牙龈粟粒点是上皮细胞堆积或黏液腺分泌物蓄积形成，出生后数周自然消失，切勿挑破以防感染。

（三）呼吸

新生儿出生后约 10 秒发生呼吸运动；因新生儿肋间肌较弱，故主要以腹式呼吸为主；新生儿代谢快，需氧量多，呼吸浅而快，每分钟 40 ~ 60 次，2 天后降至每分钟 20 ~ 40 次；可有呼吸节律不齐。

（四）循环系统

新生儿出生最初几天，可在其心前区听到心脏杂音，与动脉导管未完全关闭有关；新生儿耗氧量大，故心率较快，睡眠时平均心率为 120 次/分，醒时可增至 140 ~ 160 次/分，且易受啼哭、吸乳等因素影响而发生波动，范围为 90 ~ 160 次/分。新生儿血流多集中分布于躯干及内脏，因此，可触及肝、脾，四肢容易发冷、发绀；新生儿红、白细胞计数较高，以后逐渐下降至婴儿正常值。

（五）消化系统

新生儿胃容量较小，肠道容量相对较大，胃肠蠕动较快以适应流质食物的消化；新生儿吞咽功能完善，食管无蠕动，胃贲门括约肌不发达，哺乳后易发生溢乳。消化道可分泌除胰淀粉酶外的其他消化酶，因此，新生儿消化蛋白质的能力较好，消化淀粉的能力相对较差。

新生儿出生后 24 小时内排出的大便叫胎粪，呈墨绿色黏稠状，内含胎儿脱落的上皮、羊水、消化液和肠黏膜上皮细胞等。

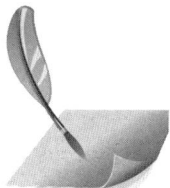

（六）泌尿系统

新生儿肾单位数量与成人相似，滤过能力、浓缩功能及调节功能较低，容易发生水、电解质紊乱；肾盂和输尿管较宽，弯曲度大，容易受压或扭转而发生尿潴留或泌尿道感染。

（七）神经系统

新生儿大脑皮层及椎体束未发育成熟，故新生儿动作慢而不协调，肌张力稍高，哭闹时可有肌强直；大脑皮层兴奋性低，睡眠时间长；眼肌活动不协调；对明暗有感觉，具有凝视和追视能力，有角膜反射及视、听反射；味觉、触觉、温度觉较灵敏，痛觉、嗅觉、听觉较迟钝；有吸吮、吞咽、觅食、握持、拥抱等先天性反射活动。

（八）免疫系统

新生儿在胎儿期从母体获得IgG，故出生后6个月内具有抵抗传染病的免疫力，如麻疹、风疹、白喉等；新生儿缺乏免疫球蛋白A（IgA），易患消化道、呼吸道感染；新生儿主动免疫发育不完善，巨噬细胞对抗原的识别能力差，免疫反应迟钝；新生儿自身产生的免疫球蛋白M（IgM）不足，缺少补体，对革兰阴性菌及真菌的杀灭能力差，易引起败血症。

（九）乳腺肿大及假月经

由于受胎盘分泌的雌、孕激素影响，新生儿出生后3~4天可出现乳腺肿胀，2~3周后自行消失。女婴出生后1周内，阴道可有白带及少量血性分泌物，持续1~2天后自然消失。

（十）生理性黄疸

新生儿出生后2~3天出现皮肤、巩膜发黄，持续4~10天后自然消退，称生理性黄疸。原因是由于新生儿出生后体内红细胞破坏增加，产生大量间接胆红素，而肝脏内葡萄糖醛酸转换酶活性不足，不能使间接胆红素全部结合成直接胆红素，排出体外，导致高胆红素血症。若出生24小时内出现黄疸则为病理性黄疸。

（十一）生理性体重减轻

出生后1~2天，由于摄入不足、排出胎粪和经皮肤及肺部排出的水分相对较多，可出现体重下降，属生理现象。下降范围一般不超过10%，4天后回升，7~10天恢复到出生时水平。

考点提示

1. 新生儿血流多集中分布于躯干及内脏，因此，可触及肝、脾，四肢容易发冷、发绀；新生儿出生后24小时内排出的大便叫胎粪，呈墨绿色黏稠状。新生儿在胎儿期从母体获得IgG，故出生后6个月内具有抗传染病的免疫力。

2. 新生儿有吸吮、吞咽、觅食、握持、拥抱等先天性反射活动；出生后2~3天出现皮肤、巩膜发黄，持续4~10天后自然消退的生理性黄疸；出生1~2天出现体重下降，下降范围一般不超过10%，4天后回升，7~10天恢复到出生时水平。

【护理评估】

一、出生时评估

用阿普加评分评估新生儿的心率、呼吸、肌张力、喉反射及皮肤颜色；评估身体外观

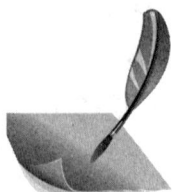

以判断有无畸形；评估身高和体重。

二、入母婴同室时评估

（一）健康史

了解家属的特殊病史，母亲既往妊娠史；本次妊娠的经过，胎儿生长发育及其监测结果；分娩经过，产程中胎儿情况，出生体重、性别、Apgar 评分及出生后检查结果等。检查出生记录是否完整，包括床号、住院号、母亲姓名、新生儿性别、出生时间，新生儿脚印、母亲手印是否清晰，并与新生儿身上的手圈核对。

（二）身体评估

评估时注意保暖，可让母亲在场以便指导。

1. 生命体征

（1）心率 通过心脏听诊获得。由于心脏容量小，每次搏血量较少，心率较快，可达 120 ~ 140 次/分。若心率持续增快或减慢，应提高警惕，怀疑是否有先天性心脏病。

（2）呼吸 于新生儿安静时测 1 分钟。正常为 40 ~ 60 次/分。产时母亲使用麻醉剂、镇静剂或新生儿产伤可使新生儿呼吸减慢；室内温度改变过快、早产儿可出现呼吸过快；持续性呼吸过快见于呼吸困难窘迫征、膈疝等。

（3）体温 一般测腋下体温。正常为 36 ~ 37.2℃，体温超过 37.5℃见于室温高、保暖过度或脱水；体温低于 36℃见于室温较低、早产儿或感染等。

2. 体重 一般在沐浴后测裸体体重。正常体重为 2500 g 至不足 4000 g，体重≥4000 g 见于父母身体高大、多胎经产妇、过期妊娠或孕妇有糖尿病等；体重≤2500 g 见于早产儿或足月小样儿。

3. 身高 测量头顶最高点至脚跟的距离，正常 45 ~ 55 cm。

4. 皮肤颜色 正常新生儿出生时皮肤有胎脂覆盖，皮肤呈粉红色；早产儿皮肤颜色深红色，皮肤苍白常见于心血管疾病、中枢神经系统损伤、失血等情况，评估是否有胎记。正常新生儿出生 1 日内不应有黄疸出现，也没有皮肤水肿。

5. 脐带 观察脐带残端有无出血或异常分泌物，如脐部红肿或分泌物有臭味，提示脐部感染。

6. 肛门、外生殖器 肛门外观有无闭锁；外生殖器有无异常，男婴睾丸是否已降至阴囊，女婴大阴唇有无完全遮住小阴唇。

7. 大小便 正常新生儿出生后不久即可排小便，出生 24 小时内排胎便，如 24 小时后未解大便，应检查是否消化道发育异常。

8. 肌张力、活动情况 新生儿正常时反应灵敏、哭声洪亮、肌张力正常。如中枢神经系统受损可表现为肌张力及哭声异常，嗜睡时，予以刺激引起啼哭后观察。

9. 各种反射 通过观察各种反射是否存在，可以了解新生儿神经系统的发育情况。持久存在的反射有觅食反射、吸吮反射、吞咽反射等，而拥抱、握持等反射随着小儿的发育逐渐减退，一般于出生后 3 ~ 4 个月消失。

三、日常评估

如入母婴同室时评估新生儿无异常，以后改为每 8 h 评估一次或每天评估一次，同时作好评估记录，如有异常应增加评估次数。评估内容包括如下几方面。

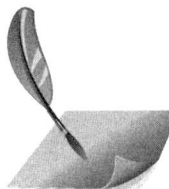

1. 生命体征 包括体温、脉搏、呼吸，一般不测量血压。

2. 皮肤 每日沐浴时进行，包括皮肤颜色、皮肤完整性、有无斑点、脓疱疮或黄疸，重视皮肤皱褶处。

3. 肌张力和活动情况。

4. 喂养和大小便情况 观察进食量，有无恶心、呕吐、溢乳等。新生儿哺乳后胎粪逐渐变为黄色，呈糊状，一般每日 3~5 次。大便性状可提示喂养情况，消化不良时排便次数增加，粪质与水分分开；喂糖过多时，大便呈泡沫状带酸味；配方奶粉喂养时大便成形有臭味；进食不足时，大便呈绿色，量少，次数多；肠道感染时，排便次数多，呈稀便或水样便或带黏液脓性并有腥臭味。

5. 体重 体重的观察是间接了解新生儿喂养及生长发育的重要指标。新生儿生理性体重下降不超过 10%。如超过应警惕喂养不足。正常新生儿在生理性体重下降停止后每天长 50 g 左右，若体重下降超过生理性下降范围，或回升过晚，或回复时间延长，应报告医生并检查原因。

6. 脐带 评估脐带颜色，分泌物色、质、量，干燥程度等。断脐后 4~6 小时内容易出血，故要注意观察是否有脐带渗血，与脐带结扎不紧、气门芯滑脱、排便时腹压增加等因素有关，若脐部（脐轮）红肿或分泌物有臭味，提示脐部感染。

【护理诊断】

1. 清理呼吸道无效 与分娩时吞入黏液、血液或羊水有关。

2. 低效性呼吸型态 与暂时性肺扩张改变、神经调节系统不成熟有关。

3. 体温调节无效 与环境温度过低、体温调节系统不成熟、缺乏体脂有关。

4. 有感染的危险 与母体外环境、自身免疫能力低下有关。

【护理措施】

（一）一般护理

1. 环境 房间宜向阳，光线充足、空气流通，室温保持在 20~24℃，相对湿度在 55%~65%；一张母亲床加一张婴儿床所占面积不少于 6m²。

2. 生命体征 定时测新生儿体温，体温过低者加强保暖，过高者采取降温措施。观察呼吸道通畅情况，保持新生儿取侧卧体位，预防窒息。

3. 安全措施

（1）新生儿出生后，将其右脚印及其母亲右拇指印印在病历上。

（2）新生儿手腕上系上写有母亲姓名、新生儿性别、住院号、出生日期的手圈。

（3）新生儿床应配有床围，床上不放危险物品，如锐角玩具、过烫的热水袋等。

4. 预防感染

（1）房间内应配有洗手设备或放置消毒溶液，以备医护人员或探视者接触新生儿前洗手或消毒双手用。

（2）医护人员必须身体健康，定期体检。如患有呼吸道、皮肤黏膜、肠道传染性疾病者，接触新生儿前应戴口罩、手套等。

（3）新生儿患有脓疱疮、脐部感染等传染性疾病时，应采取相应的消毒隔离措施。

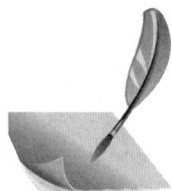

（4）新生儿应坚持每日沐浴，接触新生儿的物品应专用，衣物应柔软、清洁、每日更换。

（二）喂养护理

新生儿喂养方法有母乳喂养、人工喂养和混合喂养。

1. 母乳喂养

（1）母乳喂养的好处　详见第五单元第三节。

（2）母乳喂养方法　详见第五单元第三节。

（3）母乳喂养措施　①早接触、早吸吮。新生儿出生后立即裸体放在母亲胸前，使母子皮肤相接触。半小时内吸吮乳头。②母婴同室。让母亲与婴儿一天24小时在一起。③按需哺乳。哺乳的次数、间隔和持续时间由孩子的需要决定。④出院支持。出院后母亲有问题时可随时得到社区支持组织帮助。

2. 人工喂养　不宜母乳喂养者可选用人工喂养。

（1）奶品的种类　①牛奶是人工喂养的主要奶品。建议尽量使用配方奶粉（模拟母乳成分），牛奶主要成分为蛋白质、脂肪、糖等，其含量与人乳接近。但酪蛋白含量为人乳的3倍，矿物质和维生素的比例与人乳不同，因此易产生消化不良，不利于婴儿吸收；牛奶中缺乏抗体和酶。②羊奶营养价值与牛奶相近，但叶酸和铁的含量较少。③豆浆营养价值较牛奶和羊奶差（不主张使用）。

（2）奶量　足月新生儿出生第1天30~60 ml/（kg·d），第2天60~90 ml/（kg·d），第3天90~120 ml/（kg·d），以后每天增加10 ml/（kg·d），10天后为体重（g）的1/5。具体的奶量应根据新生儿的情况酌情增减。

（3）奶的配制　①奶粉配制，即配方奶粉严格按配方比例配置，水温冷却到45℃再加奶粉。②牛奶配制，即用鲜牛奶稀释成3:1浓度，加适量糖。

（4）人工喂养的护理　①牛奶配制前应检查奶的质量。②牛奶食用前应煮沸1~3分钟，使其蛋白质、脂肪颗粒变小，有利于吸收。③喂哺前测奶温，避免过烫或过冷。④一般每3~4小时喂哺一次，夜间可适当延长喂哺时间。室内温度高时，在两次喂哺之间加喂水。⑤喂完后，将婴儿竖起轻拍其背部，使其嗳气，防止溢奶。⑥如新生儿吸吮能力低、胃纳不佳或容易溢乳，可行少量多次喂哺。遇新生儿腹泻或其他不适时，应适当稀释奶浓度并减量。⑦婴儿食具应妥善保管，定时煮沸消毒，避免污染。

（三）日常护理

1. 沐浴　可以清洁皮肤、评估身体状况、促进舒适。其主要方法有淋浴、盆浴。医院以淋浴为主，家里以盆浴为主。沐浴时应注意如下几方面。

（1）温度　室温26~28℃，水温38~42℃，用手腕测试较暖即可。

（2）沐浴前不要喂奶，一般喂奶后1 h左右进行，新生儿出生后体温未稳定前不宜沐浴。

（3）预防交叉感染　每个婴儿用一套沐浴用品，所有婴儿沐浴后用消毒液浸泡浴池浴垫。

（4）防止损伤　动作轻而敏捷，淋浴过程中手始终接触和保护婴儿。

（5）新生儿在饥饿、烦躁时可不沐浴。

2. 脐部护理　保持脐部清洁干燥。每次淋浴后75%乙醇消毒脐带残端及脐轮周围。断

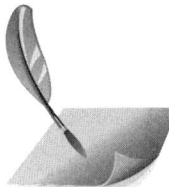

脐后 24 小时脐部干燥者采用暴露法，无需纱布覆盖，脐部脐带脱落处如有红色肉芽组织增生，可用 2.5% 硝酸银溶液烧灼，再用生理盐水棉签擦洗局部。如脐部有分泌物则用 75% 乙醇消毒后涂 1% 甲紫使其干燥。使用尿布时，注意勿超过脐部，以防尿和粪便污染脐部。

3. 皮肤护理　新生儿娩出后用温软毛巾擦净皮肤上的羊水、血迹，产后 6 小时后除去胎脂，剪去过长的指（趾）甲。

4. 臀部护理　尿布松紧适中，及时更换尿布。大便后用温水清洗臀部，揩干后涂上软膏如护臀霜，预防红臀、皮疹或溃疡。如发生红臀，坚持保持臀部皮肤干燥，可用红外线照射，每次 10 ~ 20 分钟，每天 2 ~ 3 次，发生皮肤糜烂可用植物油或鱼肝油纱布敷于患处。

（四）免疫接种

1. 乙肝疫苗　正常新生儿出生后 24 小时、1 个月、6 个月各注射基因工程乙肝疫苗 10 ~ 30 μg。

2. 卡介苗　正常新生儿出生后注射第 1 针，7 岁时加强注射一次。

新生儿出院后及时办理预防接种卡，按计划免疫程序及时接种各种疫苗。

练习题

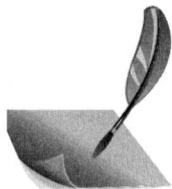

扫码"练一练"

A₁ 型题

1. 产后腹部检查时，如果在耻骨联合上方扪不到子宫底，此产妇大约在产后的

  A. 第 1 天   B. 第 2 ~ 3 天   C. 第 4 ~ 6 天

  D. 第 8 ~ 9 天   E. 第 10 ~ 14 天

2. 下列对于正常产褥期妇女的描述，正确的是

  A. 宫体恢复到未孕大小需要 4 周

  B. 宫颈外形于产后 3 日恢复到未孕状态

  C. 于产后 2 周宫颈完全恢复至正常状态

  D. 于产后 10 日，腹部检查扪不到宫底

  E. 于产后 4 周，除胎盘附着处外，宫腔表面均由新生的内膜修复

3. 产褥期禁止性生活的时间是产后

  A. 2 周   B. 4 周   C. 6 周

  D. 8 周   E. 10 周

4. 产褥期是指

  A. 从胎儿娩出到生殖器官恢复正常

  B. 从胎盘娩出到生殖器官恢复正常的一段时间

  C. 从第二产程到生殖器官恢复正常的一段时间

  D. 从胎儿娩出到全身（除乳腺）恢复正常的一段时间

  E. 从胎盘娩出到全身（除乳腺）恢复正常的一段时间

5. 正常新生儿生理特点下述哪项不对

  A. 新生儿以腹式呼吸为主

  B. 新生儿耗氧量高，故以增加心搏次数补偿不足

  C. 心率 120 ~ 140 次/分

D. 体温易受外界环境影响而波动

E. 新生儿黄疸大多 12 ~ 15 天消退

6. 有关预防新生儿红臀的措施，错误的是

　　A. 勤换尿布

　　B. 大便后用温水洗净臀部

　　C. 包裹不可过松、过紧

　　D. 垫塑料布防止床单潮湿

　　E. 尿布清洁、柔软

A₂ 型题

7. 初产妇，从分娩后第二天起，持续 3 天体温在 37.5℃ 左右，子宫收缩好，无压痛，会阴伤口红肿、疼痛，恶露淡红色，无臭味，双乳软，无硬结。发热的原因最可能是

　　A. 会阴伤口感染　　　　B. 乳腺炎　　　　　　　C. 产褥感染

　　D. 上呼吸道感染　　　　E. 乳头皲裂

8. 某产妇会阴侧切伤口，术后 5 天拆线，用高锰酸钾溶液坐浴，每天的坐浴安排是

　　A. 每晚一次　　　　　　B. 每晨一次　　　　　　C. 每日 2 ~ 3 次

　　D. 每日大便后　　　　　E. 每次小便后

9. 在产后立即指导哺乳的措施中，正确的做法是

　　A. 按需哺乳

　　B. 两次哺乳间可添加糖水

　　C. 乳房堵住新生儿没关系，她可自行处理

　　D. 哺乳毕立即换尿布

　　E. 若乳汁不够，加补奶粉

A₃ 型题

(10 ~ 11 题共用题干)

李某，经产妇，昨日经阴道顺产一正常男婴，目前诉说乳房胀痛，下腹阵发性轻微疼痛。查乳房胀痛，无红肿，子宫硬，宫底在腹正中，脐下 2 指，阴道出血同月经量。

10. 该孕妇乳房胀痛首选的护理措施是

　　A. 用吸奶器吸乳　　　　B. 生麦芽煎汤喝　　　　C. 少喝汤水

　　D. 让新生儿多吸吮　　　E. 皮硝敷乳房

11. 对该孕妇下腹疼痛问题，可以告知她

　　A. 是产后宫缩痛

　　B. 是不正常的子宫痛

　　C. 一般一周后消失

　　D. 需要用止痛药

　　E. 与使用缩宫素无关

(魏琳娜)

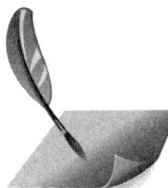

第六单元

妊娠期并发症妇女的护理

> **要点导航**
>
> **学习要点**
>
> 1. **掌握** 流产的概念及不同类型的临床表现、治疗和护理要点；异位妊娠的部位、临床表现和护理要点；前置胎盘的类型、临床表现和护理要点。妊娠期高血压疾病的基本病理改变，分类、临床特点。硫酸镁用药的毒性反应及用药注意事项，子痫患者的护理。早产、过期妊娠、羊水过多、羊水过少的定义。
>
> 2. **熟悉** 胎盘早剥的病因和临床类型、并发症及护理要点。
>
> 3. **了解** 妊娠期肝内胆汁淤积症、过期妊娠、羊水过多、羊水过少的护理要点。
>
> **技能要点**
>
> 1. 对妊娠期常见的疾病能进行护理评估，提出护理问题。
>
> 2. 对妊娠期常见的疾病能正确实施护理。

扫码"学一学"

第一节　流　产

案例 患者，女性，25 岁，平时月经规则。因停经 50 天，伴少量阴道流血 2 天就诊。查体：T36.5℃，P90 次/分，R19 次/分，BP100/72 mmHg。实验室检查：尿 HCG（＋）。妇科检查：阴道少量流血，宫颈口未扩张，子宫大小与妊娠月份相符。

问题：

1. 该患者的医疗诊断怎样？

2. 护理措施有哪些？

【疾病概述】

妊娠不足 28 周、胎儿体重在 1000 g 以下而终止者，称流产。流产发生在 12 周以前终止者称早期流产；发生在 12 周至不足 28 周终止者称晚期流产。流产又分为自然流产和人工流产，本节流产仅限于自然流产。自然流产发生率占全部妊娠的 10%～15%，其中早期流产占 80%以上。

一、病因

流产的原因很多，主要有以下几个方面。

1. 遗传基因缺陷 染色体异常是导致早期流产最常见的原因，多见于染色体数目的异常，其次为染色体结构的异常。

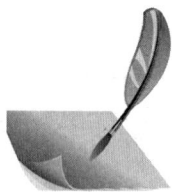

2. 母体方面的因素 如全身性疾病（高热、中毒）、生殖器官疾病（子宫畸形、宫腔肿瘤等）、内分泌功能失调（甲状腺功能低下、黄体功能不全）、强烈应激与不良习惯（妊娠期腹部手术或创伤、孕妇过量吸烟或酗酒、过度紧张及焦虑）等都可以导致流产。

3. 环境因素 妊娠期孕妇接触影响生殖器官功能的有毒物质（放射性物质、有机汞等化学物质）也可以导致流产。

4. 免疫功能异常 胚胎及胎儿属于同种异体移植物，母体及胚胎及胎儿的免疫耐受是胎儿在母体内得以生存的基础。若孕妇于妊娠期间对胎儿免疫耐受降低可致流产。

二、病理

流产发生时，常常是胚胎或胎儿先死亡，然后底蜕膜出血；或先是胎盘后出血形成胎盘后血肿，继而促进子宫收缩，排除胚胎或胎儿。在妊娠的最初8周，发育中胎盘与子宫蜕膜连接不紧密，流产时，妊娠产物易于从子宫壁剥离排除，出血一般不多；妊娠8~12周时，胎盘与子宫蜕膜紧密连接，流产时妊娠产物往往不能完全从子宫壁剥离排除，影响子宫收缩，出血较多；妊娠12周以后，由于胎盘已完全形成，流产时通常是先腹痛，然后排出胎儿、胎盘，出血较少。

三、临床表现

流产的主要症状是停经后阴道流血和下腹疼痛。因妊娠周数及流产过程的不同，临床表现也因人而异。

四、治疗要点

应根据流产的不同类型进行相应的处理。

1. 保胎 适用于先兆流产、习惯性流产。

（1）卧床休息，禁止性生活，必须阴道检查时应注意动作轻柔。

（2）给予必要的药物治疗，如苯巴比妥、维生素E等，对黄体功能不足者，予黄体酮肌注。

（3）给予心理安慰，告之配合治疗仍可继续妊娠，减轻焦虑，增强信心。

（4）密切观察病情，如腹痛加剧或阴道流血量多于月经量，表明病情加重，不宜继续保胎，须及时处理。

（5）对习惯性流产的保胎治疗，应超过原来流产发生时间约1个月。

2. 清宫 适用于难免流产、不全流产及稽留流产等。一旦确诊，应尽早使胚胎及胎盘组织完全排出。若是早期流产，应及早刮宫，并将刮出物送病理检查；若是晚期流产，因子宫较大，应在建立静脉通道、静脉滴注缩宫素的同时行吸宫术或刮宫术。如为稽留流产，术前应予以雌激素提高子宫平滑肌对缩宫素的敏感性，然后再清宫，以防止凝血功能障碍。术后应给予抗生素预防感染。

3. 抗感染 流产感染或出血时间长者，应予抗生素预防感染。

4. 查找病因 习惯性流产患者，需在下一次孕前，夫妻双方检查染色体，以排除遗传性疾病；作生殖器检查，以排除生殖器官畸形和有无感染等。

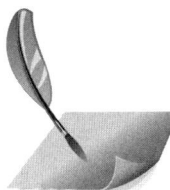

考点提示

1. 妊娠不足 28 周、胎儿体重在 1000 g 以下而终止者，称流产。

2. 流产分为先兆流产、难免流产、不全流产、完全流产。

3. 流产的三种特殊情况：稽留流产、复发性流产、流产合并感染。

4. 流产的主要症状是停经后阴道流血和下腹疼痛。

5. 晚期流产多见于宫颈口松弛、子宫肌瘤、子宫畸形等。

6. 流产不属于人工终止妊娠。

【护理评估】

一、病史

询问末次月经的时间，有无早孕反应及其出现时间，本次发病的时间，既往有无流产史及发生流产的孕周。

二、身体评估

（一）流产类型及症状和体征

询问阴道流血的量，是否持续流血，出血为鲜红色还是暗红色，是否伴有疼痛，疼痛的部位、性质及程度，有无妊娠产物排出等。观察全身情况，有无贫血，测量体温、脉搏、血压，评估有无面色苍白、脉搏细速、血压下降等休克症状。消毒后妇科检查，注意阴道内有无组织物排出或堵于宫颈口，有无血液自宫颈管流出，宫颈口是否扩张，子宫大小与妊娠月份是否相符，有无压痛。检查时注意动作轻柔，尤其是先兆流产的孕妇。不同流产类型临床表现如下。

1. 先兆流产 指妊娠 28 周以前，出现少量阴道流血，常为暗红色或血性白带，无妊娠物排除。继之，可出现下腹胀、隐痛或腰背痛。妇科检查：宫颈口未扩张，妊娠产物未排出，子宫大小与妊娠月份相符。尿妊娠试验显示阳性。通常经休息和治疗后，若出血停止或腹痛消失，则妊娠可继续进行；若阴道流血和腹痛加剧，则可能发展为难免流产。

2. 难免流产 指流产已不可避免，一般由先兆流产发展而来。此时，阴道流血量增多，腹痛加剧。妇科检查：宫颈口已扩张，有时可见胚胎组织或胎囊堵于宫颈口内；子宫大小与妊娠月份相符或略小。

3. 不全流产 指妊娠产物部分排出体外，尚有部分残留在宫腔内，均由难免流产发展而来。由于宫腔内有残留的妊娠产物，影响子宫收缩，因此，阴道流血持续不止，甚至可发生大出血而导致休克。妇科检查：宫颈口已扩张，有时可见胎盘组织堵于宫颈口或部分妊娠产物排在阴道内，子宫小于妊娠月份。尿妊娠试验阴性。

4. 完全流产 指妊娠产物已全部排出，阴道流血逐渐停止，腹痛逐渐消失。妇科检查：宫颈口已关闭，子宫接近正常大小。尿妊娠试验阴性。

流产的类型及病情发展如下。

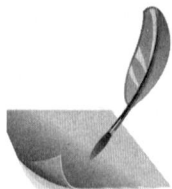

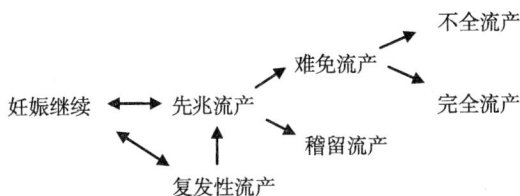

此外，流产还有3种特殊情况。

5. 稽留流产 指胚胎或胎儿已死亡，滞留宫腔内未能及时自然排出者。若发生在孕早期，则子宫不再增大反而缩小，早孕反应消失；若发生在孕中期，则腹部不见增大，胎动消失。妇科检查：宫颈口未开，子宫小于妊娠月份。未闻及胎心。

6. 复发性流产 指与同一性伴侣连续发生3次或3次以上的自然流产者。每次流产往往发生在同一妊娠月份，其临床经过与一般流产相同。早期流产多见于黄体功能不足、甲状腺功能低下、染色体异常等；晚期流产多见于宫颈口松弛、子宫肌瘤、子宫畸形等。

7. 流产合并感染 流产过程中，若阴道流血时间长，有组织残留于宫腔内或非法堕胎等，有可能引起宫腔感染，常为厌氧菌及需氧菌混合感染。严重时感染可扩展到盆腔、腹腔甚至全身，并发盆腔炎、腹膜炎、败血症及感染性休克等。

（二）辅助检查

做血常规检查，了解贫血情况、出凝血时间及有无感染；尿妊娠试验检查以协助判断流产类型；B超检查确定有无胎心或胎动；激素测定，以协助判断先兆流产的预后；查凝血功能、血型，防止DIC发生及做好输血准备。

三、心理社会评估

评估孕妇及家属对本次事件的看法、心理感受和情绪反应，评估家庭成员对孕妇的心理支持是否有力。孕妇可因为突然阴道流血或腹痛而心情紧张，因被诊断为先兆流产而担心妊娠是否能继续。孕妇因为流产的不可避免而产生悲哀或恐惧手术的情绪。

【护理诊断】

1. 有组织灌注量改变的危险 与出血有关。

2. 有感染的危险 与反复出血致机体抵抗力下降、宫腔内容物残留及宫腔手术有关。

3. 预感性悲哀 与可能失去胎儿有关。

4. 焦虑 与担心胎儿健康等因素有关。

5. 自理能力下降 与先兆流产保胎需绝对卧床休息、静脉输液有关。

【护理措施】

一、一般护理

1. 先兆流产时应绝对卧床休息，告之绝对卧床的重要性，禁止性生活，并协助完成日常生活护理。

2. 建议合理饮食，加强营养，防止发生贫血，增强机体抵抗力。

3. 会阴护理 注意会阴清洁，每日2次会阴擦洗，并嘱患者于每次大小便后及时清洗。勤换会阴垫和衣裤，防止上行感染。

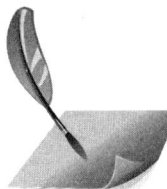

二、病情观察

1. 观察有无感染　测量体温，定期检查血常规，若体温异常或白细胞总数及分类异常升高，则提示有感染的可能。

2. 观察阴道流血量及腹痛情况，若妊娠不能继续，及时通知医生，及早处理。大量阴道出血时，应立即测量血压、脉搏，正确估计出血量。同时肌注缩宫素，促进子宫收缩，减少出血。建立静脉通道，立即抽血做交叉配血，作好输血的准备。

三、医护配合

1. 若为先兆流产，配合医生保胎治疗。

2. 若需终止妊娠，配合医生行清宫术或引产术，及时做好术前准备及术中、术后护理。术前应做好孕妇准备及手术器械等用物的准备，术中应密切观察生命体征，术后注意观察阴道出血量及子宫收缩情况，尤其是血压、体温的监测。取出的组织物一律送病理检查。

四、心理护理

建立良好的护患关系，鼓励孕妇进行开放性沟通，表达其内心感受，尤其是不良情绪的宣泄。提供引起流产的原因，减轻自责和不良情绪。家属及朋友给予心理支持，共同承担结果。

【健康教育】

使孕妇及家属对流产有正确的认识，指导下一次妊娠。早期妊娠时应注意避免性生活，勿做重体力劳动，防止流产发生。有习惯性流产者，应在早期采取积极措施进行干预。

> **考点提示**
>
> 1. 先兆流产保胎治疗；难免流产及时清宫；不全流产立即清宫；完全流产一般不做特殊处理，需观察；稽留流产谨慎清宫；复发性流产找病因，重预防，抗感染。
>
> 2. 子宫大于妊娠 3 个月大小，可静脉滴注缩宫素引产或用乳酸依沙吖啶引产，促使胎儿、胎盘娩出，必要时清宫，引产后需回奶。

扫码"学一学"

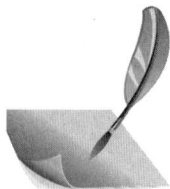

第二节　异位妊娠

案例　某女，停经 58 天，妊娠试验阳性，今晨突发腹痛而昏厥，阴道大量流血，查血压 67/42 mmHg，心率 132 次/分，左下腹明显压痛、反跳痛。阴道后穹隆穿刺抽出暗红色不凝固血液。

问题：

1. 该病例最可能的医疗诊断是什么？

2. 该患者入院拟急诊手术，术前应当如何护理？

【疾病概述】

正常妊娠时，受精卵着床于子宫体腔内膜。当受精卵在子宫体腔以外着床称为异位妊娠，习惯性称宫外孕。异位妊娠是妇产科常见的急腹症，发病率为 2%~3%，发病部位以输卵管妊娠最为多见，而卵巢妊娠、腹腔妊娠、宫颈妊娠及残角子宫妊娠较为少见。故本节重点叙述输卵管妊娠。而在输卵管妊娠中，发生部位又以壶腹部最多，约占 78%，其次为峡部，伞部、间质部少见（图 6-1）。

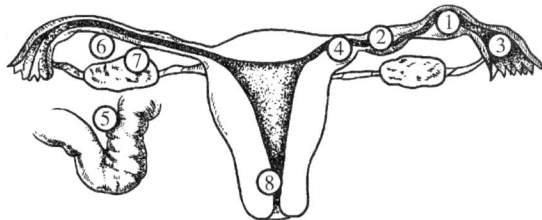

图 6-1　异位妊娠部位

一、病因

1. 输卵管炎症　输卵管黏膜炎症或输卵管周围炎症，使管腔变窄、扭曲，影响受精卵在输卵管内的运行，是引发输卵管妊娠的主要原因。

2. 输卵管发育不良或功能异常　输卵管过长、肌层发育不良、黏膜纤毛缺如，输卵管逆蠕动或功能异常，均可影响受精卵的运行，使受精卵在输卵管内运行过久。

3. 其他　内分泌失调、神经精神功能紊乱、受精卵游走、输卵管手术以及子宫内膜异位症等都可增加受精卵着床于输卵管的可能性。周围肿瘤如子宫肌瘤或卵巢肿瘤的压迫，使输卵管移位、管腔狭窄，影响受精卵的正常运行。另外，输卵管绝育术后再通、宫内节育器的放置等均可导致输卵管妊娠的发生。

二、病理

输卵管管腔小、管壁薄，缺乏黏膜下组织，当输卵管妊娠发展到一定程度时，即可引起下列结局。

1. 输卵管妊娠流产　多见于输卵管壶腹部妊娠，常发生在妊娠 8~12 周。由于脱膜形成不完整，发育中的囊胚常向管腔突出，最终突破包膜而出血。若整个胚囊与管壁分离（图 6-2），随输卵管逆蠕动排出落入腹腔，即形成输卵管完全流产，出血不多。如胚囊剥离不完整，仍有部分附着于管壁，即形成输卵管不全流产，常可发生大出血。

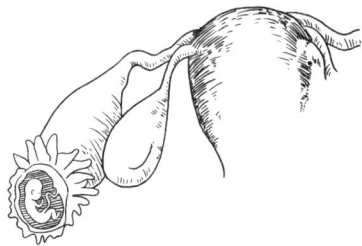

图 6-2　输卵管妊娠流产

2. 输卵管妊娠破裂　多见于输卵管峡部妊娠，常发生在妊娠 6 周左右。胚囊绒毛侵蚀管壁肌层、浆膜层，直至穿破管壁全层，形成输卵管妊娠破裂（图 6-3）。因输卵管肌层血管丰富，故可发生大量的腹腔内出血。壶腹部妊娠破裂多发生在妊娠 8~12 周。间质部因肌层较厚，其妊娠可维持到 3~4 个月才破裂。

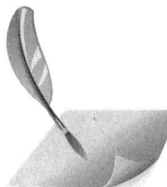

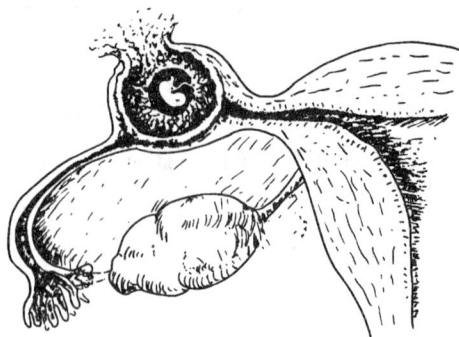

图 6 – 3　输卵管妊娠破裂

3. 陈旧性宫外孕　输卵管妊娠流产或破裂后，有时出血停止，胚囊吸收或机化，积聚在盆腔的血块机化变硬，与周围组织粘连成包块，形成陈旧性宫外孕。

4. 继发性腹腔妊娠　输卵管妊娠破裂或流产后，偶有胚囊从输卵管排出后仍存活，绒毛组织种植于原附着处或腹腔脏器、大网膜等处，继续生长发育，形成继发腹腔妊娠。

输卵管妊娠后，和正常妊娠一样，滋养细胞产生的 HCG 维持黄体生长，使甾体激素分泌增加。因此，月经停止来潮，子宫增大变软，子宫内膜呈蜕膜变化。胚胎一旦死亡，蜕膜即坏死脱落，呈碎片状排出，有时蜕膜剥离完整呈三角形蜕膜管型，称蜕膜管型或蜕膜碎片，有诊断价值。排出的组织见不到绒毛，组织学检查无滋养细胞。

三、临床表现

停经后出现腹痛、阴道流血、晕厥与休克，具体表现与受精卵着床在输卵管的不同部位和不同结局而异。

考点提示

1. 正常妊娠时，受精卵着床于子宫体腔内膜。当受精卵在子宫体腔以外着床称为异位妊娠，习称宫外孕。

2. 输卵管黏膜炎和输卵管周围炎是引起输卵管妊娠的常见原因。

3. 异位妊娠以输卵管妊娠最多见，发生部位以壶腹部最多。

4. 主要临床表现：停经，腹痛，阴道流血，晕厥与休克。

5. 异位妊娠可引起下列结局：输卵管妊娠流产、输卵管妊娠破裂、陈旧性宫外孕、继发腹腔妊娠。

四、治疗要点

以手术治疗为主，非手术治疗为辅。

（一）手术治疗

1. 输卵管切除术　一般采用全输卵管切除术，尤其适用于内出血量多、并发休克者。如孕妇有绝育要求者，可同时结扎对侧输卵管。

2. 保守性手术　即保留患侧输卵管，适用于年轻有生育要求，且对侧输卵管已有病变或切除者。根据异位妊娠发生部位和输卵管病变情况选择术式。若为伞部妊娠可挤压将妊娠产物挤出；壶腹部妊娠可切开输卵管取出胚胎再缝合；峡部妊娠可将病变节段切除及断端吻合。保守手术可经腹进行或经腹腔镜进行。

（二）非手术治疗

1. 化学药物治疗 适用于早期输卵管妊娠、未发生输卵管妊娠流产或破裂、无明显内出血且要求保留生育功能者。常用药物为甲氨蝶呤（MTX），可全身用药，常用剂量为 0.4 mg/（kg·d），肌注，5 日为一疗程。也可局部用药，在 B 超引导下穿刺将药物直接注入输卵管的妊娠囊内，也可在腹腔镜直视下穿刺输卵管的妊娠囊，吸出部分囊液后将药物注入其中。作用机制为抑制滋养细胞增生，破坏绒毛，使胚胎组织坏死、脱落、吸收。应用化学药物治疗，未必每例都成功，因此治疗期间应严密监护，并注意患者的病情变化和药物的毒副反应。

2. 中医治疗 治疗原则是活血化瘀，止血消症，既可免除手术创伤，保留患侧输卵管，又可治疗局部炎症和粘连，促进输卵管功能的恢复。主方为丹参、赤芍、桃仁，随症加减。应严格掌握中医治疗的指征，凡输卵管间质部妊娠、腹腔内大量出血、保守治疗效果不佳及胚胎继续生长者，不宜采用中药治疗，应尽早手术。

【护理评估】

一、病史

询问有无停经史，停经时间的长短，有无发生宫外孕的高危因素，如既往输卵管手术史、盆腔炎、宫外孕、放置节育环等。

二、身体评估

1. 症状 评估阴道出血量，注意：所见的血量不能用以估计实际出血量，必须结合血常规加以分析。询问孕妇出血时是否伴下腹部疼痛，有无头晕、四肢厥冷等症状出现。

（1）停经 除输卵管间质部妊娠停经史较长外，大都有 6～8 周的停经史。但有 20% 左右的孕妇主诉无停经史，可能是将不规则阴道流血误认为是月经来潮。

（2）腹痛 是输卵管妊娠孕妇就诊的最主要的症状。由于胚胎在输卵管内生长发育，使输卵管膨胀引起一侧腹部隐痛或酸胀感。当输卵管妊娠发生流产或破裂时，孕妇突然一侧下腹撕裂样疼痛，常伴有恶心、呕吐。若血液集聚在病变区，则表现为一侧下腹痛，若血液积聚在直肠子宫陷凹，则表现为肛门坠胀感；若血液流向全腹，则疼痛向全腹扩散，当血液刺激膈肌时，可引起肩胛部放射性疼痛。

（3）阴道流血 胚胎死亡后，常有不规则阴道流血，色深褐，量少，一般不超过月经量。流血时常伴有蜕膜管型或蜕膜碎片排出，当病灶消出后，流血可完全停止。

（4）晕厥与休克 腹腔内急性出血及剧烈腹痛，轻者可引起晕厥，重者出现休克，其严重程度与腹腔内出血速度成正比，但与阴道流血量不成比例。

（5）腹部包块 当输卵管妊娠流产或破裂所形成的血肿时间较久者，血液凝固与周围组织或器官可发生粘连形成包块，若包块较大或位置较高，可于腹部触及。

2. 体征

（1）一般情况 孕妇可呈贫血貌。大量出血者，可出现面色苍白、脉搏细速、血压下

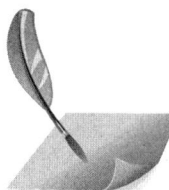

降等休克体征。体温一般正常，休克时略低，腹腔内出血吸收时可略高，但一般不超过38℃。

（2）腹部检查　下腹部有明显压痛、反跳痛、肌紧张，以患侧为著。出血多时，叩诊有移动性浊音。

（3）盆腔检查　阴道内见来自宫腔的少量血液。阴道后穹隆饱满，有触痛，将宫颈轻轻上抬或左右摇摆时引起剧烈疼痛，宫颈举痛或摇摆痛明显，是输卵管妊娠的主要体征之一。内出血多时，检查子宫有漂浮感。子宫的一侧或后方可触及边界不清、大小不一、压痛明显的包块。病变持续较久时，肿块机化变硬，边界逐渐清楚。

3. 辅助检查

（1）阴道后穹隆穿刺　适用于疑有腹腔内出血的孕妇，是一种简单而可靠的诊断方法。腹腔内出血最易集中于直肠子宫陷凹，即便出血量不多，也能经阴道后穹隆穿刺抽出血液。若抽出暗红色、不凝固血液，说明腹腔内有内出血。若为陈旧性宫外孕，可能抽出小血块或不凝固的陈旧血液。若未能抽出血液，可能是无内出血、出血量少、血肿位置高或直肠子宫陷凹有粘连，不能否定输卵管妊娠的存在。

（2）HCG测定　是早期诊断异位妊娠的重要方法。尿HCG测定方法简便、快速，适用于急诊患者，但灵敏度不高；血HCG测定灵敏度高、快速，异位妊娠阳性率一般可达80%~100%，但阴性者仍不能完全排除宫外孕。

（3）B超检查　阴道B超检查较腹部B超检查准确率高。宫腔内无妊娠产物，宫旁可见轮廓不清的液性或实性包块，若包块内见有胚囊或胎心搏动则可确诊。

（4）子宫内膜病理检查　仅适用于阴道流血量较多的孕妇，旨在排除宫内妊娠流产。将宫腔排出物或刮出物送病理检查，若仅见蜕膜而不见绒毛，有助于宫外孕的诊断。

（5）腹腔镜检查　有助于异位妊娠的诊断准确性，尤其适用于输卵管妊娠尚未破裂或流产的早期患者，可见一侧输卵管肿大，表面紫蓝色，腹腔内无出血或少量出血。大量腹腔内出血或伴有休克者，禁作腹腔镜检查。

三、心理社会评估

孕妇及家属对出血有无恐惧感，孕妇及家庭对此次妊娠的态度。有无失去胎儿的悲伤和自责，是否存在自尊紊乱、对未来的受孕能力表示担心等。

【护理诊断】

1. 潜在并发症　出血性休克。

2. 恐惧　与担心生命安危有关。

3. 预感性悲哀　与即将失去胎儿有关。

4. 自尊紊乱　与担心未来受孕能力有关。

【护理措施】

一、一般护理

1. 体位　平卧位或中凹位。

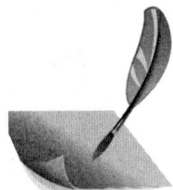

2. 观察生命体征　尤其生命体征不稳定者更应该加强观察，必要时每 10~15 分钟测量一次血压、脉搏、呼吸并记录。

3. 会阴护理　行会阴擦洗，防止上行感染，使用消毒会阴垫并勤换。

二、病情观察

注意腹痛情况，如腹痛的部位、性质及有无伴随症状。观察阴道流血的量、颜色、性状，严格计数卫生纸的用量并称重。

三、医护配合

1. 对尚未确诊的孕妇　应配合做阴道后穹隆穿刺、尿妊娠试验及 B 超检查，以协助诊断。

2. 保守治疗患者的护理

（1）嘱患者绝对卧床休息，减少活动，协助完成日常生活护理。

（2）密切观察生命体征和病情变化，若腹痛突然加重，或出现脸色苍白、脉搏加快等变化，应立即通知医生，做好抢救准备。

（3）饮食宜高营养、富含维生素的半流质饮食。

（4）保持大便通畅，避免运用腹压，以免诱发活动性出血。

（5）若有阴道排出物，必须送病理检查。

（6）经常巡视，了解其需要，使患者有安全感。

3. 手术治疗患者的护理　一旦决定手术，应在短时间内完成常规术前准备工作，如备皮、皮试、配血、留置尿管、更换病员服等。术后严密监测生命体征，尤其应注意阴道出血、腹腔内出血及子宫收缩情况。

4. 急性内出血患者的护理

（1）严密观察生命体征，每 10~15 分钟测量一次血压、脉搏、呼吸并记录。

（2）交叉配血试验，做好输血准备。

（3）保持静脉通畅，按医嘱输液、输血、补充血容量。

（4）吸氧。

（5）按医嘱准确及时给药。

（6）注意记录尿量，以协助判断组织灌注量。

（7）复查血常规，观察血红蛋白量及红细胞计数，判断贫血有无改善。

四、心理护理

进行心理护理以维护妇女的自尊，生育只是女性全部能力的一部分，而不是唯一的部分，且今后仍有受孕的可能，帮助其度过悲哀时期。允许家属陪伴，提供心理安慰。

【健康教育】

术后应注意休息，加强营养，纠正贫血，提高机体抵抗力。注意外阴清洁，禁性生活 1 个月。采取有效的避孕措施，制订家庭护理计划。

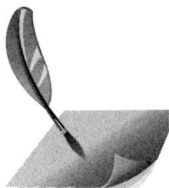

考点提示

1. 异位妊娠以手术治疗为主，行输卵管切除术或保守性手术。以非手术治疗为辅，中医治疗以活血化瘀，止血消症，或以化学药物治疗。

2. 保持大便通畅，避免运用腹压，以免诱发活动性出血。

3. 急性内出血患者的护理：严密观察生命体征并记录，做好输血准备。保持静脉通畅，按医嘱吸氧、给药、留置导尿等措施。

扫码"学一学"

第三节　前置胎盘

案例　患者，女性，35 岁，妊娠 36 周。因"无痛性反复阴道大量流血 4 小时"入院。查体：T37.2℃，P90 次/分，R20 次/分，BP85/50 mmHg。腹部检查：胎位为枕左前，胎心 130 次/分，无宫缩。

1. 该孕妇可能的医疗诊断？

2. 如需确诊，应进一步做何检查？

【疾病概述】

正常胎盘附着于子宫体部的后壁、前壁或侧壁。孕 28 周后若胎盘附着于子宫下段，甚至胎盘下缘达到或覆盖宫颈内口处，其位置低于胎儿先露部时，称为前置胎盘（placenta previa）。前置胎盘是妊娠晚期出血的最常见原因，是妊娠期的严重并发症，若处理不当可危及母儿生命。多见经产妇和多产妇。国内报道前置胎盘发病率为 0.24% ~ 1.57%。

一、病因

目前尚不明确，可能与下列因素有关。

1. 子宫内膜病变与损伤　如产褥感染、多产、剖宫产或多次刮宫、吸烟或滥用麻醉药物等因素引起的子宫内膜炎或子宫内膜损伤，使子宫蜕膜血管生长发育、营养不足，致使胎盘为摄取足够的营养而扩大面积，伸展到子宫下段，形成前置胎盘。

2. 胎盘面积过大　多胎妊娠形成过大面积的胎盘，伸展至子宫下段或覆盖子宫颈内口；或有副胎盘延伸至子宫下段。

3. 受精卵滋养层发育迟缓　当受精卵已到达子宫腔时，滋养层尚未发育到着床阶段，故受精卵继续下移，着床于子宫下段而形成前置胎盘。

二、分类

以胎盘边缘与子宫颈内口的关系，可将前置胎盘分为 4 种类型。

1. 完全性前置胎盘（complete placenta previa）　子宫颈内口全部为胎盘组织所覆盖，又称中央型前置胎盘。

2. 部分前置胎盘（partial placenta previa）　子宫颈内口部分为胎盘组织所覆盖。

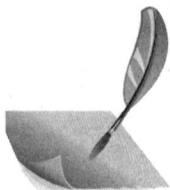

3. 边缘性前置胎盘（marginal placenta previa）　胎盘附着于子宫下段，边缘不超越子宫颈内口。

4. 低置胎盘（low lying placenta）　胎盘附着于子宫下段，边缘距离宫颈内口 <2 cm。

三、临床表现

（一）躯体方面

1. 症状　妊娠晚期或临产时，发生无诱因、无痛性反复阴道流血是前置胎盘的主要症状，偶有发生于妊娠 20 周左右者。阴道流血时间的早晚、反复发作的次数、流血量的多少与前置胎盘的类型有关。完全性前置胎盘初次出血的时间早，在妊娠 28 周左右，反复出现的次数频繁，量较多，有时一次大量阴道流血即可使患者陷入休克状态；边缘性前置胎盘初次出血发生较晚，多于妊娠 37～40 周或临产后，量也减少。部分性前置胎盘初次出血情况介于完全性前置胎盘和边缘性前置胎盘之间。引起出血的原因是由于妊娠晚期或临产时，子宫下段逐渐伸展拉长，宫颈管消失，宫口扩张，而附着于子宫下段或宫颈内口的胎盘不能相应地伸展，以致前置部分的胎盘自其附着处剥离，引起出血。由于反复多次或大量阴道流血，患者出现贫血，贫血程度与出血量成正比。

2. 体征　与出血量多少有关，如大量出血时，孕妇往往有休克征象。腹部检查：子宫与孕周相符，因胎盘前置，影响胎先露部入盆，故胎先露高浮，甚至胎位异常。

3. 辅助检查　B 超检查可以诊断前置胎盘并明确分型。产后检查胎盘、胎膜，前置部分的胎盘有紫黑色陈旧血块附着，若胎膜破口距胎盘边缘 <7 cm，则为部分性前置胎盘。

（二）心理社会方面

孕妇及家属往往表达对出血的恐惧，担心胎儿宫内的安危，担心孕妇的生命安全。

四、对母儿的影响

（一）对母体的影响

1. 产后出血　由于子宫下段肌肉菲薄收缩力差，局部血窦不易闭合，又因胎盘附着处血运丰富、子宫颈组织脆弱，分娩时易撕裂等，常发生产后出血。

2. 植入性胎盘　子宫下段的蜕膜发育不良，胎盘绒毛可植入到肌层，使胎盘剥离不全发生大出血。

3. 产褥感染　产妇抵抗力降低，加上胎盘剥离面靠近子宫颈口，细菌容易经阴道上行而发生产褥感染。

（二）对胎儿的影响

出血严重者能导致胎儿缺氧、宫内窘迫，甚至死亡；为挽救孕妇或胎儿生命而终止妊娠使早产率增加，早产儿生活能力低下。

五、处理原则

前置胎盘的治疗原则是：抑制宫缩、制止出血、纠正贫血和预防感染，适时终止妊娠。根据阴道流血量、有无休克、孕周、产次、胎位、胎儿是否存活、是否临产及前置胎盘类型等综合分析，制订具体方案。

（一）期待疗法

其目的是在保证孕妇安全的前提下使胎儿能达到或更接近足月，从而减少早产，提高

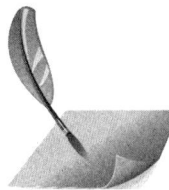

胎儿成活率。适用于妊娠不足 36 周或估计胎儿体重小于 2000 g、阴道流血量不多、孕妇全身情况良好、胎儿存活者。住院期间严密观察病情变化，绝对卧床休息，纠正贫血，避免阴道检查及肛查，必要时可应用镇静剂、宫缩抑制剂以延长孕龄。

（二）终止妊娠

适用于入院时出血性休克者，或期待疗法中发生大出血或出血虽少，但妊娠已近足月或已临产者，应采取积极措施选择最佳方式终止妊娠。其中剖宫产术能迅速结束分娩，既能提高胎儿存活率又能迅速减少或制止出血，是处理前置胎盘的主要手段。阴道分娩适用于边缘性前置胎盘、胎先露为头位、临产后产程进展顺利并估计能在短时间内结束分娩者。护理的目标在于保证孕妇能以最佳的状态接受手术及分娩的过程。

考点提示

1. 正常胎盘附着于子宫体部的后壁、前壁或侧壁。孕 28 周后若胎盘附着于子宫下段，甚至胎盘下缘达到或覆盖宫颈内口处，其位置低于胎儿先露部时，称为前置胎盘。

2. 前置胎盘分为 4 种类型，即完全性前置胎盘、部分前置胎盘、边缘性前置胎盘、低置胎盘。

3. 前置胎盘的主要症状包括妊娠晚期或临产时，发生无诱因、无痛性反复阴道流血。

【护理评估】

一、病史

除个人健康史外，在孕产史中尤其注意识别有无剖宫产术、人工流产术及子宫内膜炎等前置胎盘的易发因素；此外妊娠过程中特别是孕 28 周后，是否出现无痛性、无诱因、反复阴道流血症状，并详细记录具体经过及医疗处理情况。

二、身体评估

1. 症状 正确评估阴道出血量，计算卫生纸的用量并称重。

2. 体征 有无贫血，有无面色苍白、脉搏细数、血压下降等休克症状。腹部检查：子宫大小与孕周是否相符，胎先露是否入盆或仍高浮，有无胎位异常。

三、心理社会评估

评估孕妇及其家属的情绪反应、恐惧程度及处事能力。

四、辅助检查

1. 产科检查 子宫大小与停经月份一致，胎方位清楚，先露高浮，胎心可以正常，也可因孕妇失血过多致胎心异常或消失。前置胎盘位于子宫下段前壁时，可于耻骨联合上方听到胎盘血管杂音。临产后检查，宫缩为阵发性，间歇期子宫肌肉可以完全放松。

2. 超声波检查 B 超检查可以诊断前置胎盘并明确分型。B 超断层像可清楚看到子宫壁、胎头、宫颈和胎盘的位置，胎盘定位准确率达到 90% 以上，可反复检查，是目前最安全、有效的首选方法。

3. 阴道检查 目前不主张应用。只有在近预产期出血不多时，终止妊娠前为除外其他出血原因或明确诊断决定分娩方式前考虑使用。要求阴道检查操作必须在输血、输液和做好手术准备的情况下方可进行。诊断考虑为前置胎盘的患者，禁止肛查。

4. 产后检查胎盘及胎膜　胎盘的前置部位可见陈旧血块附着呈黑紫色或暗红色，如这些改变位于胎盘的边缘，而且胎膜破口处距胎盘边缘小于 7 cm，则为部分性前置胎盘；如行剖宫产术，术中可直接了解胎盘附着的部位并确立诊断。

【护理诊断】

1. 组织灌注量改变　与前置胎盘所致的大出血有关。

2. 潜在并发症　出血性休克。

3. 有感染的危险　与出血多、机体抵抗力下降有关。

4. 恐惧　与出血、担心胎儿安危有关。

5. 自理能力缺陷　与前置胎盘需绝对卧床休息有关。

【护理措施】

一、终止妊娠患者的护理

根据病情须立即接受终止妊娠的孕妇，立即安排孕妇去枕侧卧位，开放静脉，配血，做好输血准备。在抢救休克的同时，按腹部手术患者的护理进行术前准备，并做好母儿生命体征监护及抢救准备工作。

二、接受期待疗法患者的护理

（一）保证休息，减少刺激

孕妇需住院观察，绝对卧床休息，尤以左侧卧位为佳，并定时间断吸氧，每日 3 次，每次 1 小时，以提高胎儿血氧供应。此外，还需避免各种刺激，以减少出血机会。医护人员进行腹部检查时动作要轻柔，禁做阴道检查及肛查。

（二）纠正贫血

除口服硫酸亚铁、输血等措施外，还应加强饮食营养指导，建议孕妇多食高蛋白以及含铁丰富的食物，如动物肝、绿叶蔬菜以及豆类等。一方面有助于纠正贫血，另一方面还可增强机体抵抗力，同时也促进胎儿发育。

（三）监测生命体征，及时发现病情变化

严密观察孕妇并记录生命体征，阴道流血的量、色、流血时间及一般状况，监测胎儿宫内状况，按医嘱及时完成化验检查项目，并交叉配血备用。发现异常及时报告医师并配合处理。

（四）预防产后出血和感染

1. 产妇回病房休息时严密观察产妇的生命体征及阴道流血情况，发现异常及时报告医师处理，以减少或防止产后出血。

2. 及时更换会阴垫，以保证会阴垫清洁、干净。

3. 胎儿娩出后，及早使用宫缩剂，以预防产后出血；对新生儿严格按照高危儿护理。

【健康教育】

护士应加强对孕妇的管理和宣教。指导围孕期妇女避免吸烟、酗酒等不良行为，避免

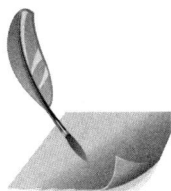

多次刮宫、引产或宫内感染，防止多产，减少子宫内膜损伤和子宫内膜炎。对妊娠期出血，无论量多少均应就医，做到及时诊断，正确处理。

考点提示

1. 前置胎盘的治疗原则是抑制宫缩、制止出血、纠正贫血和预防感染，适时终止妊娠。

2. 医护人员对前置胎盘患者禁做阴道检查及肛查。

3. 前置胎盘的期待疗法患者应绝对卧床休息，尤以左侧卧位为佳，并定时间断吸氧。

第四节　胎盘早剥

扫码"学一学"

案例　某孕妇，29 岁，孕 33 周。因跌倒后腹痛剧痛，伴少量阴道流血半小时入院。查体：T 37.4℃，P 122 次/分，R 22 次/分，BP 75/60 mmHg。腹部检查：子宫同孕 35 周大小，腹壁板状、压痛明显，胎位不清，胎心 100 次/分。

问题：

1. 该孕妇可能的医疗诊断是什么？

2. 治疗原则是什么？

3. 怎样护理？

【疾病概述】

妊娠 20 周后或分娩期，正常位置的胎盘在胎儿娩出前，部分或全部从子宫壁剥离，称为胎盘早期剥离（placental abruption），简称胎盘早剥。胎盘早剥是妊娠晚期的一种严重并发症，往往起病急、进展快，若处理不及时，可危及母儿生命。国内报道其发病率为 0.46%～2.1%。发病率的高低与分娩后是否仔细检查胎盘有关，轻型胎盘早剥于临产前无明显症状，此类病例易被忽略。

一、病因

病因目前尚不十分清楚，其发病可能与以下因素有关。

1. 血管病变　妊娠期高血压疾病、慢性高血压病和肾炎患者常并发胎盘早剥。其原因是当底蜕膜螺旋小动脉痉挛或硬化，引起远端毛细血管缺血坏死以致破裂出血，血液流至底蜕膜层形成血肿，导致胎盘自子宫壁剥离。

2. 机械性因素　如腹部受撞击、挤压、摔伤或行外倒转术纠正胎位，均可造成胎盘早剥。此外，羊水过多，破膜后短时间内大量羊水流出，或双胎妊娠的第一胎儿娩出过快，使子宫内压骤减，子宫突然收缩，导致胎盘自子宫壁剥离。另外，脐带过短或因脐带绕颈、绕体等相对较短时，分娩过程中胎儿下降牵拉脐带造成胎盘早剥。

3. 子宫静脉压突然升高　妊娠晚期或临产后，孕产妇长时间处于仰卧位时，可发生仰卧位低血压征。此时由于巨大的妊娠子宫压迫下腔静脉，回心血量减少，血压下降，而子宫静脉淤血，静脉压升高，导致蜕膜静脉床淤血或破裂，部分或全部胎盘自子宫壁剥离。

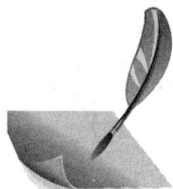

4. 其他　其他一些高危因素包括吸烟、营养不良、吸毒等时，孕妇有血栓形成倾向，当胎盘附着部分存在子宫肌瘤等异常时也可发生胎盘早剥。另外，有胎盘早剥史的孕妇再次发生胎盘早剥的危险性比无胎盘早剥史者高 10 倍。

二、病理变化

胎盘早剥分为显性剥离、隐性剥离和混合性剥离（图 6 - 4）。胎盘早剥的主要病理变化是底蜕膜出血，形成血肿，使胎盘自附着处剥离。如剥离面小，血液很快凝固，临床可无症状；如剥离面大，继续出血，形成胎盘后血肿。如果胎盘边缘仍附着于子宫壁上，或胎膜与子宫壁未剥离，血液不向外流而积聚在胎盘与子宫壁之间，为隐性出血或内出血。当胎盘后血肿使胎盘剥离面不断扩大，血液冲开胎盘面及胎膜宫颈向外流出，为显性出血或外出血。当内出血过多时，血液也可冲开胎盘边缘及胎膜，向宫颈口外流出，形成混合性出血。有时出血穿破羊膜流入羊水中，形成血性羊水。内出血严重时，血液向子宫肌层内浸润，引起肌纤维分离、断裂、变性，此时子宫表面出现紫蓝色瘀斑，尤其在胎盘附着出更明显，称为子宫胎盘卒中（uteroplacental apoplexy）又称库弗莱尔子宫（Couvelaire uterus）。

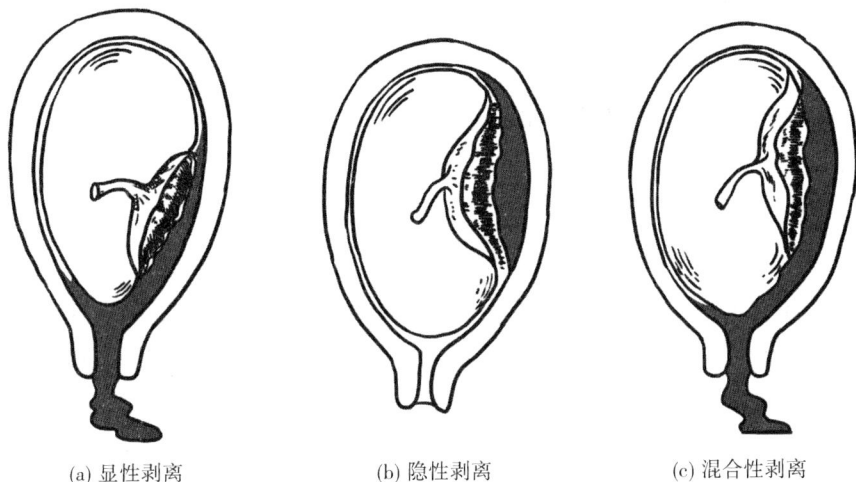

(a) 显性剥离　　　　(b) 隐性剥离　　　　(c) 混合性剥离

图 6 - 4　胎盘早剥类型

胎盘早剥时羊水可经剥离面进入开放的血管，从而引起羊水栓塞等症状。严重的胎盘早剥可能发生凝血功能障碍，主要是由于从剥离处的胎盘绒毛和蜕膜中释放大量的组织凝血活酶，进入母体血循环，激活凝血系统而发生弥漫性血管内凝血（DIC）。子宫胎盘卒中影响子宫胎盘收缩，可导致产后出血，尤其合并 DIC 时，更容易出现难以纠正的产后出血和急性肾衰竭。

三、临床表现及分类

（一）躯体方面

1. 症状及体征　根据病情严重程度，可将胎盘早剥分为以下三度。

Ⅰ度：多见于分娩期，胎盘剥离面积小，患者常无腹痛或腹痛轻微，贫血体征不明显。腹部检查见子宫软，大小与妊娠周数相符，胎位清楚，胎心率正常。产后检查见胎盘母体面有凝血块及压迹即可诊断。

Ⅱ度：胎盘剥离面为胎盘面积的 1/3 左右。主要症状为突然发生持续性腹痛、腰酸或

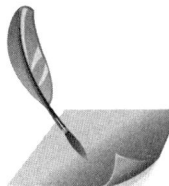

腰背痛，疼痛程度与胎盘后积血量成正比。无阴道流血或流血量不多，贫血程度与阴道流血量不相符。腹部检查见子宫大于妊娠周数，子宫底随胎盘后血肿增大而升高。胎盘附着处压痛明显，宫缩有间歇，胎位可扪及，胎儿存活。

Ⅲ度：胎盘剥离面通常超过胎盘的1/2，临床表现较Ⅱ度重。可出现恶心、呕吐，以及面色苍白、出汗、脉弱及血压下降等休克征象。且休克程度大多与阴道流血量不成正比。腹部检查见子宫硬如板状，于宫缩间歇时不能松弛，胎位扪不清，胎心消失。

2. 辅助检查

（1）产科检查　通过四步触诊检查判定胎方位、胎心情况、宫高变化、腹部压痛范围和程度等。

（2）B型超声检查　正常胎盘B型超声图像应紧贴子宫后壁、前壁或侧壁，若胎盘与子宫壁之间有血肿时，在胎盘后方出现液性低回声区，暗区常不止一个，并见胎盘增厚。若胎盘后血肿较大时，能见到胎盘胎儿面凸向羊膜腔，甚至能使子宫内的胎儿偏向对侧。若血液渗入羊水中，见羊水回声增强、增多，系羊水混浊所致。当胎盘边缘已与子宫壁分离时，未形成胎盘后血肿，见不到上述图像。故B型超声诊断胎盘早剥有一定局限性。重型胎盘早剥时常伴胎心、胎动消失。

（3）实验室检查　主要了解患者贫血程度和凝血功能。重型胎盘早剥患者应检查肾功能与二氧化碳结合力。若并发DIC时进行筛选试验（血小板计数、凝血酶原时间、纤维蛋白原测定），结果可疑者可做纤溶确诊试验（凝血酶实验、优球蛋白溶解试验、血浆鱼精蛋白副凝试验）。

（二）心理社会方面

胎盘早剥的发生往往比较突然，出乎孕妇及家属的意料，而且病情变化快。一旦确诊需立即处理，因此，孕妇和家属往往有措手不及感，无心理准备。加之有出血存在，孕妇及家属常表现出对孕妇自身及胎儿生命安危的担心，对大出血的恐惧。

四、对母儿的影响

胎盘早剥使母亲剖宫产率、贫血、产后出血率、DIC发生率均升高。出血引起胎儿急性缺氧，新生儿窒息率、早产率明显升高，围生儿死亡率可15倍于无胎盘早剥者。

考点提示

1. 妊娠20周后或分娩期，正常位置的胎盘在胎儿娩出前，部分或全部从子宫壁剥离，称为胎盘早期剥离。

2. 内出血严重时，血液向子宫肌层内浸润，引起肌纤维分离、断裂、变性，此时子宫表面出现紫蓝色瘀斑，尤其在胎盘附着处更明显，称为子宫胎盘卒中。

3. 胎盘早剥分三度。Ⅰ度：多见于分娩期。Ⅱ度：胎盘剥离面为胎盘面积的1/3左右。主要症状为突然发生持续性腹痛、腰酸或腰背痛，疼痛程度与胎盘后积血量成正比。Ⅲ度：胎盘剥离面通常超过胎盘的1/2，临床表现较Ⅱ度重，腹部检查见子宫硬如板状。

4. 胎盘早剥分为显性剥离、隐性剥离和混合性剥离。

五、处理原则

1. 纠正休克、及时终止妊娠是处理胎盘早剥的原则 患者入院时，情况危急、处于休克状态，应积极补充血容量，及时输入新鲜血液，尽快改善患者状况。

2. 胎盘早剥一旦确诊，必须及时终止妊娠 终止妊娠的方法根据胎次、早剥的严重程度、胎儿宫内状况及宫口开大等情况而定。此外，对并发症凝血功能障碍、产后出血及急性肾衰竭进行处理。

【护理评估】

一、病史

询问孕妇有无外伤史、有无妊娠期高血压疾病或高血压病史、胎盘早剥史、慢性肾炎史、仰卧位低血压综合征史及血管性疾病史等，进行全面评估。

二、身体评估

1. 症状 评估孕妇阴道流血的量、颜色；是否伴有腹痛，腹痛的性质、持续时间、严重程度，是否伴有恶心、呕吐。

2. 体征 评估孕妇贫血的程度，与外出血量是否相符。腹部检查：了解子宫质地；有无压痛，压痛的部位、程度；子宫大小与妊娠周数是否相符；胎心音是否正常，胎位情况等。观察有无面色苍白、出冷汗、脉搏细速、血压下降等休克体征。

3. 辅助检查 B超、血分析。

三、心理社会评估

评估时应了解孕妇及家属的心理状态，对大出血的情绪反应，有无恐惧心理，支持系统是否有力。

【护理诊断】

1. 体液及组织灌注不足 与失血过多、循环衰竭有关。

2. 潜在并发症 弥散性血管内凝血。

3. 恐惧 与胎盘早剥起病急、进展快、危及母儿生命有关。

4. 预感性悲哀 与死产、切除子宫有关。

5. 有感染的危险 与产后出血引起机体抵抗力下降有关。

【护理措施】

胎盘早剥是一种妊娠晚期严重危及母儿生命的并发症，积极预防非常重要。护士应使孕妇接受产前检查，预防和及时治疗妊娠期高血压疾病、慢性高血压、慢性肾病等；妊娠晚期避免仰卧位及腹部外伤；实行外倒转术时动作要轻柔；处理羊水过多或双胎时，避免子宫腔压力下降过快等。对于已诊断为胎盘早剥的患者，护理措施如下。

一、一般护理

绝对卧床休息，建议左侧卧位，以免影响胎儿血液供应。绝对卧床休息期间，护士应提供一切生活护理，满足基本需要。定时间断吸氧，以改善胎儿宫内血氧供应。加强会阴护理。

二、病情观察

（1）严密监测生命体征，并及时记录。

（2）观察阴道流血量、腹痛情况及伴随症状。重点注意宫底高度、子宫压痛、子宫壁的紧张度及在宫缩间歇期能否松弛。

（3）监测胎心、胎动情况，观察产程进展。

（4）疑有胎盘早剥，或破膜时见有血性羊水，应密切观察胎心、胎动情况，观察宫底高度，密切注意生命体征。

（5）在积极抗休克治疗的同时，配合作必要的辅助检查。

（6）尿量观察，重症胎盘早剥应观察尿量，防止发生肾衰竭，注意尿色，警惕DIC的发生。当出现少尿或无尿症状时，应考虑肾衰竭的可能。护士应高度重视上述症状，一旦发现，及时报告医生并配合处理。

三、医护配合

1. 准备　一经确诊为胎盘早剥，立即配合做好阴道分娩或即刻手术的准备工作，积极准备新生儿抢救器材。

2. 治疗配合　护士应开放静脉，积极补充血容量，及时输入新鲜血液，既能补充血容量，又可补充凝血因子。

3. 预防产后出血　胎盘早剥的产妇胎儿娩出后易发生产后出血，因此分娩后应及时给予宫缩剂，并配合按摩子宫，必要时按医嘱做切除子宫的准备。未发生出血者，产后仍应加强生命体征的观察，预防晚期产后出血的发生。

四、心理护理

允许孕产妇及家属表达心理感受，并给予心理方面的支持。讲解有关疾病的知识，鼓励提问并给予解释，解除由于出血而引起的恐惧，以期配合治疗。

【健康教育】

患者在产褥期应注意加强营养，纠正贫血。更换消毒会阴垫，保持会阴清洁，防止感染。根据孕妇身体情况给与母乳喂养指导。死产者及时给予退乳措施，可在分娩后24 h内尽早服用大剂量激素，少进汤类；水煎生麦芽当茶饮；针刺足临泣、悬钟等穴位等。

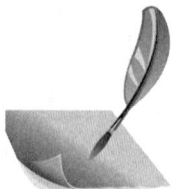

考点提示

1. 纠正休克、及时终止妊娠是处理胎盘早剥的原则。

2. 重症胎盘早剥应观察尿量，防止发生肾功能衰竭，注意尿色，警惕DIC的发生。

3. 死产者及时给予退乳措施。

4. 胎盘早剥的产妇胎儿娩出后防止发生产后出血：给予宫缩剂、按摩子宫，必要时做好切除子宫的准备。

第五节　妊娠期高血压疾病

案例　患者，女，33岁，孕2产0。停经33周，自觉头晕、头痛、视力下降4日来医院就诊。自述孕前血压为100/70 mmHg，妊娠期未按医嘱严格进行产前检查。入院查体：子宫大小与妊娠周数相符，测生命体征，体温36.9℃，呼吸18次/分，脉搏84次/分，血压155/110 mmHg，水肿延及患者大腿中部，呈凹陷性。取随意尿测得尿蛋白（＋＋）。

问题：

1. 患者可能的诊断是什么？

2. 目前首选的药物是什么？

3. 该患者首要护理措施是什么？

扫码"学一学"

【疾病概述】

妊娠期高血压疾病（hypertensive disorder complicating pregnancy）是妊娠期所特有的疾病。我国发病率为9.4%。多数病例表现为妊娠期一过性高血压、蛋白尿等症状，分娩后随之消失。该病多发生在妊娠20周以后，临床表现为高血压、蛋白尿和水肿，严重时出现抽搐、昏迷，甚至母婴死亡。该病严重影响母婴健康，是孕产妇和围生儿患病及死亡的主要原因。

一、病理生理变化

本病的基本病理生理变化是全身小血管痉挛，使全身各系统、各脏器的血液灌流减少，对母婴造成危害，甚至导致母婴死亡。

1. 脑　脑血管痉挛，通透性增加，引起脑组织缺氧、水肿、局部缺血，而出现头晕、头痛、呕吐，严重时发生抽搐、昏迷等症状；痉挛时间长时致血管内血栓形成，可使症状加重。颅内压增高可致脑疝甚至死亡。

2. 心血管　冠状血管痉挛，心肌缺血、间质水肿、点状出血与坏死。周围血管阻力的增加，加重心脏负荷，严重时导致心力衰竭。

3. 肾　肾血管痉挛，肾小球缺血、缺氧，血浆蛋白自肾小球漏出形成蛋白尿，蛋白尿的多少标志着妊娠期高血压疾病的严重程度。由于血管痉挛，肾血流量及肾小球滤过率下降，血浆尿酸及肌酐值升高，肾功能严重损害可致少尿及肾衰竭。病情严重时伴肾皮质坏死，肾功能损伤将无法逆转。

4. 肝　肝的特征性损伤是门静脉周围出血，严重时门静脉周围坏死。肝包膜下出血，可发生肝破裂。

5. 血液　由于全身小血管痉挛，血管壁渗透性增加，血液浓缩。妊娠期高血压疾病的重症患者可发生微血管病性溶血，主要表现为血小板减少，血小板 $< 100 \times 10^9/L$，肝酶升高、溶血（即HELLP综合征），反映凝血功能的严重损害及疾病的严重程度。

6. 子宫胎盘血流灌注　由于血管痉挛导致胎盘血液灌流下降，胎儿生长受限，胎儿窘迫。若胎盘床血管破裂可导致胎盘早剥，严重时母婴死亡。

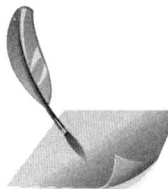

二、分类与临床表现

1. 妊娠期高血压疾病分类与临床表现 见表6-1，表6-2。

2. 子痫 子痫前期的孕妇发生抽搐不能用其他原因解释称子痫。子痫抽搐进展迅速，前驱症状短暂，表现为抽搐、面部充血、口吐白沫、深昏迷；随之深部肌肉僵硬，很快发展为典型的全身高张性阵挛惊厥、有节律的肌肉收缩和紧张，持续1~1.5 min，其间患者无呼吸运动；此后患者抽搐停止，呼吸恢复，但仍昏迷，最后意识恢复，但困惑、易激惹、烦躁。

子痫多发生在妊娠晚期和临产前，称产前子痫。少数发生在分娩过程中，称产时子痫。偶有在产后发生者，称产后子痫。

表6-1 妊娠期高血压疾病分类与临床表现

分 类	临 床 表 现
妊娠期高血压	妊娠期20周后出现高血压，收缩压≥140 mmHg和（或）舒张压≥90 mmHg，于产后12周内恢复正常，尿蛋白（-）；产后方可确诊
子痫前期	妊娠20周后出现收缩压≥140 mmHg和（或）舒张压≥90 mmHg伴尿蛋白≥0.3 g/24 h或随机尿蛋白≥（+）；或虽无尿蛋白但合并下列一项者：①肾功能受损：血肌酐>1.1 mg/dl或为正常值2倍以上；②肝功能异常：血清转氨酶为正常2倍以上；③血液系统异常：血小板<100×10⁹/L；④肺水肿；⑤新发生的中枢神经系统异常或视觉障碍。伴有严重表现的子痫前期为重度子痫前期（详见表6-2 重度子痫前期）
子痫	子痫前期孕妇抽搐，不能用其他原因解释
慢性高血压并发子痫前期	慢性高血压孕妇妊娠前无蛋白尿，妊娠20周后出现蛋白尿；或妊娠前有蛋白尿，妊娠后尿蛋白明显增加或血压进一步升高，或出现血小板<100×10⁹/L，或出现肝肾功能损害、肺水肿、中枢神经系统异常或视觉障碍等严重表现
妊娠合并慢性高血压	妊娠20周以前收缩压≥140 mmHg和（或）舒张压≥90 mmHg（排除滋养细胞疾病），妊娠期无明显加重；或妊娠20周以后首次诊断高血压持续至产后12周后

注：*妊娠期高血压疾病之水肿无特异性，因此不作为其诊断标准及分类依据。血压较基础血压升高30/15 mmHg，低于140/90 mmHg时，不作为诊断依据，但必须严密观察。大量蛋白尿≥5 g/24 h不作为评判子痫前期的标准，也不作为终止妊娠的指征，但应严密监护。

表6-2 重度子痫前期

子痫前期伴有下列任何一项者，即可诊断为重度子痫前期：

①收缩压≥160 mmHg，或舒张压≥110 mmHg（卧床休息，两次测量的间隔时间至少4 h）

②血小板<100×10⁹/L

③肝功能受损：血清转氨酶为正常2倍以上，严重持续右上腹部或上腹疼痛，不能用其他原因解释，或二者同时存在

④肾功能受损：血肌酐>1.1 mg/dl或无其他肾脏疾病时血肌酐浓度为正常值2倍以上

⑤肺水肿

⑥新发生的中枢神经系统异常或视觉障碍

三、治疗要点

（一）妊娠期高血压 可住院也可在家治疗。

1. 休息 保证充足的睡眠，取左侧卧位。对于精神紧张、焦虑或睡眠欠佳者可给予少

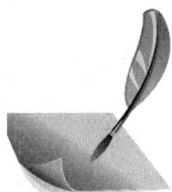

量镇静剂，如地西泮。

2. 饮食 保证充足的蛋白质、维生素的摄入，补充钙及铁、镁等微量元素。对于全身水肿者应适当限制盐的摄入。

3. 吸氧 间断吸氧可增加血氧含量，改善全身主要脏器和胎盘的氧供。

4. 密切监护母儿状态 注意询问孕妇是否出现头痛、视力改变等症状，每日测体重及血压，每2日复查尿蛋白。定期监测血液、胎儿发育及胎盘功能状况。

（二）子痫前期

应住院治疗。治疗原则为休息、解痉、镇静、降压、合理扩容和必要时利尿、密切监测母儿状态、适时终止妊娠。

1. 休息 同妊娠期高血压。

2. 解痉 首选药物硫酸镁。

（1）用药指征 ①控制子痫抽搐及防止再抽搐；②预防子痫前期发展为子痫；③子痫前期临产前用药预防产时抽搐。

（2）硫酸镁可采用静脉给药或肌内注射。静脉给药首次负荷剂量为25%硫酸镁20 ml加于10%葡萄糖注射液20 ml中，缓慢静脉推注（5~10分钟），继而25%硫酸镁60 ml加于5%葡萄糖注射液500 ml静脉滴注，注意控制滴速，以1~2 g/h为宜。肌内注射用法为25%硫酸镁20 ml加2%利多卡因2 ml，臀肌深部注射，每日1~2次。每日硫酸镁用药总量为25 g。

（3）毒性反应 正常孕妇血清镁离子浓度为0.75~1 mmol/L，有效治疗浓度为1.8~3.0 mmol/L，若血清镁离子浓度超过3.5 mmol/L即可发生镁离子中毒。中毒症状首先表现为膝反射减弱或消失，继之出现全身肌张力减退、呼吸抑制，严重者出现呼吸停止、心跳骤停，危及生命。

扫码"看一看"

知识链接

硫酸镁的作用机制：①镁离子抑制运动神经末梢释放乙酰胆碱，阻断神经肌肉接头间信息传导，使骨骼肌松弛；②刺激血管内皮细胞合成前列环素，抑制内皮素合成，降低机体对血管紧张素Ⅱ的反应，缓解血管痉挛状态；③镁离子阻断谷氨酸通道阻止钙离子内流，解除血管痉挛，减少血管内皮损伤；④提高孕妇及胎儿血红蛋白亲和力，改善氧代谢。

（4）注意事项 硫酸镁用药前及用药过程中应注意：定时检查膝腱反射是否减弱或消失；呼吸不少于16次/分；尿量不少于25 ml/h或不少于600 ml/24 h；治疗时需备钙剂，一旦出现中毒反应，立即停药，缓慢静脉注射10%葡萄糖酸钙10 ml。肾功能不全时应减量或停用硫酸镁。

3. 镇静 适当镇静可消除患者的焦虑和精神紧张，达到降低血压，缓解症状和预防子痫发作的作用。常用的镇静药物有地西泮、冬眠药物等。

4. 降压 降压药物适用于血压≥160/110 mmHg或舒张压≥110 mmHg或平均动脉压≥140 mmHg者，及原发性高血压、妊娠前高血压已用降压药者。选用的药物应对胎儿无毒副作用，不影响心输出量、肾血流量及子宫胎盘灌注量，不引起血压急剧下降或下降过低。常用药物有肼屈嗪、拉贝洛尔、硝苯地平、尼莫地平、甲基多巴等。

5. 扩容 一般不主张扩容治疗，仅用于严重的低蛋白血症、贫血患者。常用扩容剂有：

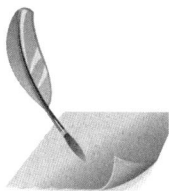

人血白蛋白、血浆、全血等。

6. 利尿 仅用于全身水肿、急性心力衰竭、肺水肿、脑水肿的孕妇。常用药物有：呋塞米、甘露醇等。

（三）子痫的治疗

处理原则为迅速控制抽搐，控制血压，纠正缺氧和酸中毒，密切观察病情变化，抽搐控制后及时终止妊娠。

> **考点提示**
>
> 1. 子痫前期患者的临床表现为高血压、蛋白尿。
> 2. 子痫前期患者解痉治疗首选硫酸镁。
> 3. 硫酸镁中毒反应首先表现为膝反射减弱或消失，然后全身肌张力减退，呼吸抑制，心跳骤停。用药时应首先检查膝反射是否存在。

四、终止妊娠的时机

①妊娠期高血压、子痫前期：可期待治疗至37周终止妊娠。②重度子痫前期：妊娠<24周经治疗病情不稳定者建议终止妊娠；妊娠24～28周者根据母儿情况、医疗水平决定是否期待治疗；妊娠28～34周者，若病情不稳定，经积极治疗24～48 h后病情仍加重，促胎肺成熟后终止妊娠，病情稳定者可继续期待治疗（建议转至早产儿救治能力较强的医疗机构）；妊娠≥34周者考虑终止妊娠。③子痫患者：抽搐控制后即可考虑终止妊娠。

【护理评估】

一、健康史

询问既往有无高血压病史及家族史，妊娠后血压变化情况，是否伴有蛋白尿、水肿等；是否存在高危因素；有无头痛、视力改变、上腹部不适等症状。

二、身体状况

（一）症状

评估每周体重增加情况，有无头痛、恶心、呕吐、视力改变、上腹部不适等自觉症状；评估孕妇血压、有无蛋白尿及尿蛋白的多少等。

（二）体征

观察有无水肿及水肿范围。水肿特点是多由踝部开始，逐渐延及小腿、大腿、会阴部、腹部，为凹陷性水肿，经休息不消失。若水肿局限于膝以下为"＋"；延及大腿为"＋＋"；水肿延及外阴和腹壁为"＋＋＋"；全身水肿或伴腹水为"＋＋＋＋"。定期监测体重，防止隐性水肿的发生。

（三）辅助检查

1. 血液检查 包括全血细胞计数、血红蛋白含量、血细胞比容、全血黏度、血电解质

> **知识链接**
>
> 妊娠期高血压疾病的病因不明，流行病学调查发现如下高危因素：初产妇、孕妇年龄过小或年龄大于35岁、多胎妊娠、妊娠期高血压病史及家族史、慢性高血压、慢性肾炎、糖尿病、肥胖、营养不良、低社会经济状况，与妊娠期高血压疾病发病风险增加密切相关。

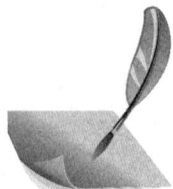

及凝血功能检查。

2. 尿液检查　应测定尿比重、尿常规，检查有无蛋白尿，必要时可作 24 小时尿蛋白定量、定性分析。尿蛋白检查在重度子痫前期孕妇应每日 1 次。

3. 眼底检查　视网膜小动脉的痉挛程度反映全身小血管痉挛程度，是反映本病严重程度的一项重要标志。观察眼底小动脉可以直接评估体内主要器官的小动脉痉挛程度，严重时可发生视网膜脱离。患者可出现视物模糊或失明。

4. 肝、肾功能检查　肝细胞功能受损可致 ALT、AST 升高。肾功能受损时，血清肌酐、尿素氮、尿酸升高。

5. 其他　视患者病情，可做心电图、超声心动图、胎盘功能和胎儿成熟度等检查。

三、心理社会评估

部分孕妇缺乏对本病知识的了解，不定期产前检查知病情发展。评估孕妇及家属对疾病认识程度、应对机制，治疗时是否合作。病情发展或危重时，孕妇及家属是否紧张、恐惧，担心孕妇安危及胎儿健康。

【护理诊断】

1. 组织灌注量改变　与全身小动脉痉挛有关。

2. 体液过多　与各种因素引起水、钠潴留有关。

3. 有母儿受伤的危险　与硫酸镁治疗或子痫抽搐、胎盘血流量减少致胎儿宫内缺氧有关。

4. 焦虑　与担心疾病对母儿的影响有关。

5. 知识缺乏　缺乏妊娠期高血压疾病的相关知识。

6. 潜在并发症　胎盘早剥、DIC 等。

【护理措施】

一、心理护理

妊娠期指导孕妇保持心情愉快，有助于抑制妊娠期高血压疾病的发展。告知孕妇疾病的发展过程及治疗的重要性，部分症状及体征在产后会逐渐减轻甚至消失，解除其思想顾虑，增强信心，积极配合治疗。

二、一般护理

1. 休息　嘱孕妇多卧床休息，以左侧卧位为宜，可减轻增大右旋的子宫对腹主动脉、下腔静脉的压迫，增加回心血量，维持有效的子宫胎盘血液循环。每日休息不少于 10 小时。

2. 饮食　指导孕妇进食富含蛋白质、维生素、铁、钙及锌等微量元素的食物，减少脂肪的摄入，全身水肿者应限制食盐。

3. 增加产前检查的次数　重视血压监测。子痫前期的患者须住院治疗，保持病室内安静、整洁。

三、病情观察

1. 密切观察患者血压变化，尤其是舒张压的变化，以判断病情的变化。

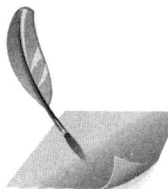

2. 定时送检尿常规及 24 小时尿蛋白定量检查，了解肾小动脉痉挛造成肾小管细胞缺氧及功能受损的程度。

3. 每日或隔日测体重。

4. 定期进行眼底检查，通过视网膜小动脉痉挛程度评估全身小动脉的痉挛程度。

5. 重视孕妇的自觉症状。询问孕妇有无头痛、恶心、呕吐、胸闷、视力下降、上腹部不适等症状。一旦自觉症状出现或加重，表示病情进展，要及时处理。

6. 注意并发症的发生。重症孕妇须注意有无胎盘早剥、DIC、脑出血、肺水肿、急性肾衰竭等并发症的发生。

7. 监测胎儿情况。听胎心，计数胎动，加强胎儿宫内监护。必要时间断吸氧，给予 10% 葡萄糖液加维生素 C 静脉注射，增强胎儿对缺氧的耐受能力。

四、注意观察药物不良反应

1. 硫酸镁　在使用硫酸镁治疗时，应注意观察膝反射是否存在，注意患者呼吸、尿量等情况。注意硫酸镁的用药总量和滴速，防止发生硫酸镁中毒，同时应备有 10% 葡萄糖酸钙 10 ml 作为解毒剂。

2. 镇静剂　地西泮有较强的镇静、抗惊厥、肌肉松弛作用，对胎儿及新生儿的影响较小。使用冬眠药物时，应注意氯丙嗪可致肾及子宫胎盘血供减少，导致胎儿缺氧，应注意监测胎心；嘱孕妇绝对卧床休息，以防直立性低血压而突然跌倒致意外发生。哌替啶可抑制呼吸中枢，估计 6 小时内结束分娩者不宜使用。

3. 降压药　应用降压药物时，应严密监测血压。根据血压监测来调节降压药物的滴速，预防因血压大幅度升降引起脑出血或胎盘早剥。注意观察有无头痛、心悸、心率加快等降压药物副作用。

五、产科护理

1. 分娩期　第一产程应密切观察产程进展，监测胎儿胎心及子宫收缩情况，保持产妇安静和充分休息。第二产程以会阴侧切开、胎头吸引或低位产钳助产缩短产程。第三产程应注意检查胎盘、胎膜是否及时完整娩出，预防产后出血。禁用麦角新碱。

2. 产褥期　分娩后 24～48 小时仍应注意防止发生产后子痫，安排安静的休息环境，每 4 小时测量一次血压。注意观察子宫收缩情况和阴道流血量，加强会阴护理，防止感染发生。

六、子痫患者的护理

1. 子痫　孕妇应安排单间、暗室，避免声、光刺激。医护人员的治疗及护理操作尽可能集中实施，减少对孕妇的刺激。保持病室内空气流通，必要时给予吸氧。

2. 安全护理　床旁备好抢救物品如开口器、拉舌钳、压舌板等，防止抽搐过程中发生舌咬伤或舌根后坠阻塞呼吸道。准备吸痰管及电动吸痰器，随时清除口、鼻腔的痰液及呕吐物。床边加床档，防坠床损伤。有假牙者需取出，防止脱落、误吞。昏迷患者应禁食、禁水，取头低侧卧位，保持呼吸道通畅。

3. 病情观察　专人看护，密切观察病情，每 2 小时测量并记录血压、脉搏和呼吸。留置尿管，记录 24 小时出入量。及时、正确地送检血、尿常规及各项特殊检查。监测胎心变

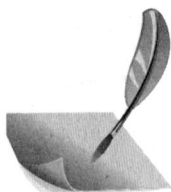

化，观察有无药物不良反应，重视患者自觉症状，及早发现心力衰竭、脑出血、肾衰竭等并发症，报告医生，配合医生积极处理。

4. 抽搐发作时 立即缓慢静脉推注硫酸镁，必要时应用有效镇静药物。遵医嘱甘露醇快速静脉滴注降低颅内压。

> **考点提示**
>
> 子痫患者的护理，单间、暗室，避免声、光刺激，尽量减少对孕妇的刺激，保持孕妇呼吸道通畅。注意病情的观察。患者昏迷时应禁食、禁水。一旦抽搐发作，立即缓慢静脉推注硫酸镁。

【健康教育】

1. 加强产前检查，做好孕期保健 强调定期产前检查的重要性，注意观察孕妇血压及体重的变化，注意有无水肿及头晕、胸闷、视力改变、上腹部不适等自觉症状。

2. 指导孕妇合理饮食与休息 孕妇饮食应均衡，富含优质蛋白质、维生素、铁等，减少脂肪和过量食盐的摄入。有本病高危因素者，补充钙剂可预防疾病的发生、发展。休息时宜取左侧卧位。

3. 重视高危因素，治疗原发疾病。

第六节　妊娠期肝内胆汁淤积症

案例 患者，女，28岁。孕1产0，停经33周，自诉皮肤瘙痒5日来医院就诊。5天前，患者出现手掌皮肤瘙痒，后逐渐加重。入院查体：子宫大小与妊娠周数相符，皮肤无红疹、红斑，见少许抓痕，皮肤、巩膜未见明显黄疸。

问题：

1. 患者可能的诊断是什么？

2. 该患者首要护理措施是什么？

扫码"学一学"

【疾病概述】

妊娠期肝内胆汁淤积症（intrahepatic cholestasis of pregnancy，ICP）是妊娠中、晚期特有的并发症，主要危害胎儿，使围生儿发病率和死亡率增高。临床上以皮肤瘙痒和黄疸为特征，具有复发性，本次分娩后可迅速消失，再次妊娠或口服雌激素避孕药时常会复发。发病率为0.8%～12.0%，有地域和种族差异，我国重庆、上海等地区的发病率较高，国外以智利和瑞典发病率高。

一、病因

目前病因尚不清楚，可能与女性激素、遗传及环境等因素有关。

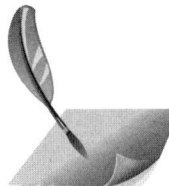

二、临床表现

首发症状为孕晚期发生无皮肤损伤的瘙痒，80% 患者在妊娠 30 周后出现。部分患者在瘙痒发生数日至数周内出现轻度黄疸。四肢皮肤可见抓痕，严重瘙痒时可引起失眠和疲劳、恶心、呕吐、食欲减退等。

三、对母儿影响

1. 对孕妇影响 患者维生素 K 吸收减少，致凝血功能障碍，导致产后出血；也可发生糖、脂肪代谢紊乱。

2. 对胎儿、新生儿影响 胆酸的毒性作用使围生儿发病率和死亡率明显升高。可发生胎膜早破、胎儿宫内窘迫、早产、羊水胎粪污染、胎儿生长受限、新生儿颅内出血及神经系统后遗症状等。

四、治疗要点

治疗目的是缓解瘙痒症状，恢复肝功能，降低血胆酸水平，监护胎儿宫内状况，及时发现胎儿缺氧并采取相应措施，改善妊娠结局。

1. 一般处理 适当卧床休息，取左侧卧位，吸氧，定期复查肝功能、血胆酸了解病情。

2. 药物治疗 减轻孕妇临床症状，改善围生儿预后。常用药物有：脱去氧胆酸是治疗 ICP 的一线药物；地塞米松可用于有早产风险的患者；熊去氧胆酸、苯巴比妥可改善瘙痒症状。

3. 产科处理 轻度 ICP（血清总胆汁酸 $10 \sim 39 \ \mu mol/L$，除瘙痒外无其他明显症状）终止妊娠的时机在 $38 \sim 39$ 周；重度 ICP（血清总胆汁酸 $\geq 40 \ \mu mol/L$，症状严重且伴有其他如多胎妊娠、复发性 ICP、妊娠期高血压疾病等）在 $34 \sim 37$ 周终止妊娠，但应结合治疗效果、胎儿情况及是否有其他合并症综合评估。根据分度、有无产科或其他剖宫产指征、既往有无 ICP 病史及是否存在相关的死胎死产病史等决定终止妊娠的方式，以剖宫产为宜。

考点提示

1. 妊娠期肝内胆汁淤积症的主要临床特点是皮肤瘙痒和黄疸。

2. 妊娠期肝内胆汁淤积症的治疗目的是缓解瘙痒症状，恢复肝功能，降低血胆酸水平，监护胎儿宫内状况，及时发现胎儿缺氧并采取相应措施，改善妊娠结局。

【护理评估】

一、健康史

仔细询问患者瘙痒及黄疸发生的时间及严重程度，患病以后有无其他伴随症状。询问患者既往有无 ICP 病史或家族史。

二、身体状况

（一）症状

1. 瘙痒 几乎所有患者首发症状为孕晚期发生无皮肤损伤的瘙痒，80% 患者在妊娠 30

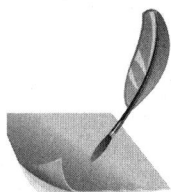

周后出现。瘙痒程度不一，常为持续性，白昼轻，夜间加重。瘙痒一般先从手掌和脚掌开始，后渐向肢体近端延伸甚至发展到面部，极少侵及黏膜。

2. 其他症状　严重瘙痒时可引起失眠和疲劳、恶心、呕吐、食欲减退及脂肪痢。

（二）体征

四肢皮肤可见抓痕，20%～50% 患者在瘙痒发生数日至数周内出现轻度黄疸，部分患者黄疸与瘙痒同时发生，于分娩后数日内消退。同时伴尿色加深等高胆红素血症表现。ICP 孕妇有黄疸者羊水粪染、新生儿窒息及围生儿死亡率均显著增加。

（三）辅助检查

1. 血清胆酸测定　血清胆酸升高是 ICP 最主要的特异性实验室证据，其水平越高，病情越重，出现瘙痒时间越早。测定母血胆酸是早期诊断 ICP 最敏感的方法。

2. 肝功能测定　大多数 ICP 患者的 AST、ALT 轻至中度升高，为正常水平的 2～10 倍，ALT 较 AST 更敏感。

三、心理社会评估

了解孕妇及家属的反应，了解家属对孕妇的支持程度。孕妇是否担心胎儿和分娩时的安全及新生儿是否有生命危险，评估孕产妇及家人对此事的反应。

【护理诊断】

1. 知识缺乏　缺乏肝内胆汁淤积症的相关知识。

2. 有胎儿受损的危险　与胆酸的毒性作用有关。

3. 有皮肤完整性受损的危险　与 ICP 引起的皮肤瘙痒有关。

4. 焦虑　与担心身体状况、胎儿及新生儿预后有关。

【护理措施】

一、一般护理

定期到高危门诊做产前检查，孕 32 周后每周行 NST 检查，嘱孕妇卧床休息，取左侧卧位。摄取高蛋白、高碳水化合物、高维生素的食物，少食油腻、刺激性强的食物。

二、皮肤护理

保持皮肤清洁，淋浴为宜，禁用刺激性强的洗浴液。指导患者穿棉质内衣裤，勤洗勤换。全身瘙痒时不可搔抓及用刺激性药物涂擦，可遵医嘱用炉甘石洗剂涂擦或服用少量镇静剂以减轻瘙痒。全身瘙痒致入睡困难的患者帮助其掌握入睡技巧，如全身放松术、音乐催眠术等。

三、病情观察

观察患者全身皮肤和巩膜黄染的程度，有无抓痕。了解患者皮肤瘙痒的范围及程度。观察患者的饮食情况，有无恶心、呕吐、食欲减退等症状。注意询问患者用药后的疗效及有无药物不良反应。

四、心理护理

持续性瘙痒干扰孕妇睡眠，孕妇易产生焦虑、烦躁、紧张情绪，应做好解释工作。向

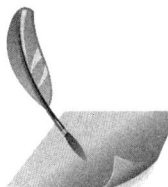

患者及家属解释疾病相关知识，告知孕妇及家属，此病不传染，即使出现黄疸及肝功能异常亦不会传染给胎儿和亲友。如发生胎儿及新生儿死亡，应鼓励产妇面对现实，接受现实。

五、产科护理

1. 妊娠期　指导患者加强自我监护。教会患者计数胎动，并强调其重要性。注意产前宣教，让患者了解若出现先兆早产如腹痛、阴道流血时要及时就诊。从妊娠 34 周开始每周行 NST 实验，以便及早发现胎儿缺氧征象。

2. 分娩期　第一产程注意观察产程进展，勤听胎心，有异常及时通知医生。第二产程，做好预防和抢救新生儿窒息的准备。第三产程，应积极预防产后出血。

3. 产褥期　产后留产妇观察 2 小时，注意宫缩情况、宫底高度、阴道流血量及膀胱充盈情况，鼓励尽早哺乳。出血多时输血，按医嘱给予抗感染药物。不宜哺乳者，禁用雌激素回奶。产后禁用避孕药避孕，可采用避孕套及放置宫内节育器避孕。

4. 新生儿均按高危儿护理　仔细观察并记录新生儿的体温、面色、呼吸、心率、大小便及精神状态等情况，有异常及时报告医生。

考点提示

1. 妊娠期肝内胆汁淤积症的皮肤瘙痒先从手掌和脚掌开始。

2. 妊娠期肝内胆汁淤积症的皮肤护理应注意保持皮肤清洁，禁用刺激性强的洗浴液。指导患者穿棉质内衣裤。全身瘙痒时不可搔抓及用刺激性药物涂擦。

【健康教育】

1. 加强产前检查，做好孕期保健。

2. 指导孕妇计数胎动，强调其重要性。

第七节　早　产

扫码"学一学"

案例　某孕妇，孕 34 周，孕 2 产 0。出现腹痛伴阴道少量流血 4 小时急诊入院。入院后检查，腹痛 4 ~ 5 分钟出现 1 次，每次 30 s。胎心 146 次/分，宫口开大 3 cm。诊断为早产临产。

问题：

1. 简述早产临产的诊断依据。

2. 简述目前的处理及护理措施。

【疾病概述】

早产（premature delivery）是指妊娠满 28 周至不足 37 周（196 ~ 258 日）间分娩者。此时娩出的新生儿成为早产儿，出生体重为 1000 ~ 2499 g。早产儿各器官发育尚不成熟，出生孕周越小，体重越轻，其预后越差。国内早产占分娩总数的 5% ~ 15%，约 15% 早产儿

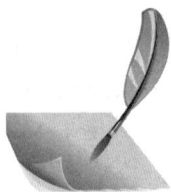

于新生儿期死亡。

一、病因

诱发早产的常见病因如下。

1. 胎膜早破、绒毛膜羊膜炎 最常见，30%～40%早产与此有关。

2. 下生殖道及泌尿道感染 如 B 组溶血性链球菌、沙眼衣原体、支原体感染，急性肾盂肾炎等。

3. 妊娠合并症与并发症 妊娠期高血压疾病、妊娠期肝内胆汁淤积症、妊娠合并心脏病、病毒性肝炎、急性阑尾炎、慢性肾炎、严重贫血等。

4. 子宫及胎盘因素 子宫畸形、子宫过度膨胀、子宫颈内口松弛，前置胎盘、胎盘早剥、胎盘功能减退等。

5. 其他因素 每日吸烟≥10 支、酗酒、长途旅行、情绪剧烈波动、重体力劳动、腹部撞击、性交等刺激。

二、临床表现

早产的主要临床表现是子宫收缩。最初为不规则宫缩，常伴有阴道少量流血或血性分泌物，后可发展为规律子宫收缩。其过程与足月临产相似。可分为先兆早产和早产临产两个阶段。

> **知识链接**
>
> 应用肾上腺皮质激素后24 小时至 7 日内，能促使胎儿肺成熟，降低新生儿呼吸窘迫综合征发病率，可减少新生儿脑室周围白质软化和坏死性小肠炎发生。可在分娩前 7 日内肌内注射地塞米松 6 mg，12 小时一次，共 4 次。紧急时，也可经静脉或羊膜腔内注入地塞米松 10 mg。

三、治疗要点

治疗原则：若胎膜未破，胎儿存活、无胎儿窘迫，无严重妊娠合并症及并发症时，应设法抑制子宫收缩，尽可能延长孕周。若胎膜已破，早产不可避免时，应设法提高早产儿的存活率。

1. 一般治疗 卧床休息，取左侧卧位，吸氧，增加胎儿氧供。

2. 药物治疗 可给予硫酸镁等宫缩抑制剂抑制子宫收缩，破膜超过 12 小时未分娩者可预防性使用抗生素。妊娠 35 周前的早产，可给予肾上腺糖皮质激素促进胎儿肺成熟。

3. 分娩处理 大部分早产儿可经阴道分娩，临产后慎用吗啡、哌替啶等可抑制新生儿呼吸中枢的药物。第二产程可做会阴切开，预防早产儿颅内出血。

> **考点提示**
>
> 1. 早产是指妊娠满 28 周至不足 37 周（196～258 日）间分娩者。
> 2. 胎膜早破、绒毛膜羊膜炎是诱发早产最常见的病因。

【护理评估】

一、健康史

仔细询问孕妇有无诱发早产的常见原因，如胎膜早破、下生殖道感染、妊娠期高血压疾病、严重贫血、重度营养不良、创伤及性交等病史，既往有无流产、早产病史，有无吸

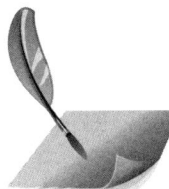

烟、酗酒等不良嗜好。

二、身体评估

早产的主要临床表现是子宫收缩。最初为不规则宫缩，常伴有阴道少量流血或血性分泌物，后可发展为规律子宫收缩。

1. 先兆早产 妊娠满 28 周至不足 37 周，出现至少 10 分钟一次的规律子宫收缩，伴宫颈管缩短，可诊断先兆早产。

2. 早产临产 妊娠满 28 周至不足 37 周，出现规律子宫收缩≥4 次/20 分钟，持续时间≥30 秒，伴宫颈管缩短≥75%，宫颈扩张 2 cm 以上，诊断为早产临产。其过程与足月临产相似。

3. 辅助检查 B 超可了解胎方位，测量胎儿双顶径、股骨长度，帮助判断胎龄及胎儿体重。

三、心理社会评估

早产症状的出现，打乱了孕妇原有的生活规律和计划，孕妇及家属担心早产会影响胎儿出生后的生存和健康，孕妇表现出恐惧、焦虑，甚至自责。

【护理诊断】

1. 焦虑 与担心早产儿的安危与健康有关。

2. 有围生儿受伤的危险 与早产儿各器官发育不完全有关。

3. 活动受限 与卧床保胎有关。

【护理措施】

一、一般护理

卧床休息，取左侧卧位，可减少自发性宫缩，增加子宫胎盘的血流量。保持室内空气流通，温度、湿度适宜。多食新鲜蔬菜及水果，防止便秘。对精神过度紧张影响休息者，可口服地西泮 2.5 mg，每天 3 次。

二、密切观察病情

注意孕妇的主诉，观察孕妇有无腹痛、阴道流血及阴道排液。观察孕妇用药后的疗效和宫缩的相关情况，注意硫酸镁的中毒反应及用药注意事项。监测孕妇的生命体征，如体温升高，考虑感染可能，应及时报告医生。密切监测胎动、胎心，了解有无胎儿窘迫。

三、分娩期护理

产程过程中给产妇吸氧，可防止胎儿缺氧及颅内出血。停用宫缩抑制剂，尽量缩短第二产程，做好抢救新生儿窒息的准备。

四、早产儿护理

密切观察早产儿的生命体征，保持呼吸道通畅，注意保暖，遵医嘱应用抗生素预防感染，肌内注射维生素 K 预防新生儿颅内出血。适当推迟哺乳及沐浴，加强新生儿日常护理。

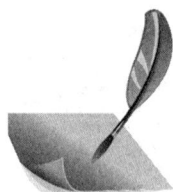

五、心理护理

为孕妇及家属提供心理支持，尽量满足孕产妇的生活需求，跟产妇讨论有关早产儿的护理问题，减轻焦虑、恐惧，帮助产妇建立喂养早产儿的自信，以良好心态承担早产儿母亲的角色。

> **考点提示**
>
> 1. 早产临产的诊断，妊娠满28周至不足37周，出现规律子宫收缩≥4次/20分钟，持续时间≥30秒，伴宫颈管缩短≥75%，宫颈扩张2 cm以上。
> 2. 早产的护理。

【健康教育】

预防早产是降低围生儿死亡率的重要措施之一。

1. 定期产前检查，指导孕期保健，对可能引起早产的因素如泌尿、生殖道感染，以及性生活问题等，应充分重视并积极避免早产发生。

2. 切实加强对高危妊娠的管理，积极治疗妊娠合并症及并发症，预防胎膜早破及感染。

3. 宫颈内口松弛者，可于妊娠14～18周行宫颈内口环扎术。

第八节　过期妊娠

案例　一孕妇，妊娠43⁺⁴周尚未分娩，自觉胎动明显减少而就诊。自述计数胎动12小时仅8次。查体：子宫大小与妊娠周数相符，宫颈软，缩宫素激惹试验（OCT）出现频繁的胎心晚期减速。孕妇随意尿雌三醇与肌酐比值为9。

问题：

1. 现在的最佳处理措施是什么？

2. 该患者目前的护理措施是什么？

扫码"学一学"

【疾病概述】

平时月经周期规则，妊娠达到或者超过42周（≥294天）尚未分娩者，称为过期妊娠（postterm pregnancy）。其发生率占妊娠总数的3%～5%。过期妊娠随妊娠周数的增加使胎儿窘迫、巨大儿、难产、新生儿窒息、围生儿死亡等不良结局发生率增高。

> **考点提示**
>
> 过期妊娠是指平时月经周期规则，妊娠达到或者超过42周（≥294天）尚未分娩者。

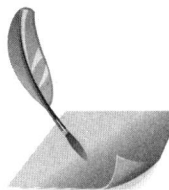

一、病因

过期妊娠可能与下列因素有关。

1. 雌、孕激素比例失调 内源性前列腺素和雌二醇分泌不足而孕酮水平高，占优势的孕激素抑制前列腺素和缩宫素作用，延迟分娩发动，导致过期妊娠。

2. 头盆不称 头盆不称或胎位异常时，胎先露不能紧贴子宫下段及宫颈内口，使反射性子宫收缩减少，易发生过期妊娠。

3. 胎儿畸形

4. 遗传因素 某家族或个体常反复发生过期妊娠，提示可能与遗传有关。

二、临床表现

孕妇平时月经周期规则，妊娠达到或超过 42 周。如末次月经无法确定，可根据早孕反应出现时间、首次胎动时间等进行推算。

三、治疗要点

根据胎盘功能、胎儿大小、宫颈成熟度综合分析，选择恰当的分娩方式。

知识链接

过期妊娠胎儿生长模式可能有以下几种。

1. 正常生长：胎盘功能正常，胎儿继续生长，成为巨大胎儿。导致经阴道分娩困难，使新生儿病发生率相应增加。

2. 成熟障碍：胎盘功能减退和胎盘血流灌注不足，胎儿不易再继续生长发育。可分为 3 期。①第 I 期为过度成熟，表现为胎脂消失，皮下脂肪减少，皮肤干燥多皱褶，头发浓密，指（趾）甲长，身体瘦长，容貌似"小老人"。②第 II 期为胎儿缺氧，肛门括约肌松弛，有胎粪排出，羊水及胎儿皮肤粪染，羊膜和脐带绿染，围生儿发病率及围生儿死亡率最高。③第 III 期为胎儿全身广泛着色，指（趾）甲和皮肤呈黄色（粪染），脐带和胎膜呈黄绿色。此期胎儿已经历和渡过 II 期危险阶段，其预后反较 II 期好。

3. 宫内发育迟缓小样儿可与过期妊娠并存，后者更增加胎儿的危险性。

（一）产科处理

1. 产前处理 已确诊过期妊娠，应终止妊娠。入院时有手术指征者，如出现胎儿窘迫征象、头盆不称、巨大儿、高龄产妇、羊水少及粪染、孕妇存在妊娠合并症及并发症者，急诊剖宫产手术终止妊娠；若无手术指征者，给予缩宫素静脉滴注引产；引产失败应予以剖宫产。做好抢救新生儿窒息的准备。

2. 产时处理 连续监测胎儿宫内安危，注意羊水性状，及早发现胎儿窘迫，并及时处理。密切观察产程进展，宫缩和胎先露下降情况，可行阴道助产手术。

（二）新生儿处理

及时发现并处理新生儿窒息，纠正脱水、低血容量及酸中毒等并发症。

【护理评估】

一、健康史

询问孕妇的末次月经日期，既往月经周期是否规则，核实预产期。了解孕妇计数胎动

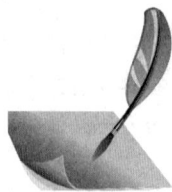

的情况，宫高及腹围大小，是否破膜，羊水流出的量及颜色、性状等情况。

二、身体评估

孕妇平时月经周期规则，妊娠达到或超过42周。

1. 围生儿　胎儿成熟障碍、胎儿窘迫、胎粪吸入综合征、过熟综合征、巨大儿、新生儿窒息等围生儿发病率及病死率均增高。

2. 孕妇　可出现羊水过少、胎儿窘迫，而头盆不称、产程延长、难产等使手术产率及母体产伤明显增加。

3. 辅助检查

（1）胎动计数　孕妇自我监护胎儿宫内安危最简便可靠的方法。正常胎动每小时3～5次，≥30次/12小时为正常，如果胎动计数≤10次/12小时或逐日下降50%不恢复，提示胎儿宫内缺氧。

（2）尿雌激素与肌酐（E/C）比值　孕妇随意尿E/C比值，若>15为正常值，10～15为警戒值，<10为危险值，提示胎盘功能减退。

（3）胎儿电子监护仪监测　NST为无反应型者需做OCT，反复出现胎心晚期减速，提示胎盘功能减退，胎儿宫内缺氧。

（4）B型超声检查　B超可监测胎儿大小、胎方位、羊水量等，协助了解胎盘功能。

（5）羊膜镜检查　观察羊水颜色，了解有无羊水胎粪污染。

三、心理社会评估

孕妇自知妊娠过期，一方面盼望胎儿的降生，一方面又担心胎儿的健康。孕妇及家属在期待终止妊娠的过程中，情绪紧张、焦虑，担心分娩过程及母儿安危。

【护理诊断】

1. 焦虑　与担心母儿安危有关。

2. 有母儿受伤的危险　与巨大儿造成难产有关。

3. 潜在并发症　胎儿窘迫、胎位异常、产程延长等。

【护理措施】

一、一般护理

孕妇取左侧卧位，间断吸氧。教会孕妇自测胎动计数，出现异常及时通知医护人员。连续监测胎心，了解有无胎儿宫内缺氧；观察是否破膜，一旦破膜，注意羊水流出的量、颜色及性状。

二、产科护理

遵医嘱正确使用缩宫素引产，专人看护，调整滴速至有效宫缩。产程过程中密切观察孕妇宫缩及胎先露下降情况，勤听胎心，及早发现胎儿窘迫，并协助医生及时处理。有手术指征需行剖宫产的协助做好术前准备。

三、加强新生儿护理

按高危儿护理。胎儿娩出前做好抢救新生儿准备，胎儿娩出后立即用吸痰管吸出口腔

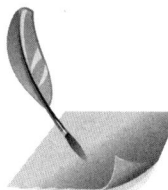

及气管内容物，减少胎粪吸入综合征的发生。胎儿有酸中毒的应及时纠正。

四、心理护理

向孕妇及家属介绍过期妊娠的相关知识，让其了解继续妊娠的危害。协助产妇了解产程进展的情况，缓解产妇的紧张及焦虑情绪。鼓励产妇，增强信心，有效地促进产程的进展。

【健康教育】

1. 加强孕期卫生宣教，使孕妇及家属认识过期妊娠的危害性。

2. 强调定期产前检查的重要性，适时结束分娩。

3. 预防过期妊娠并积极处理。孕妇从妊娠39周起，每天用湿热的软布敷乳房，并轻轻按摩，可刺激脑垂体分泌缩宫素，降低过期妊娠的发生率。如果妊娠超过42周仍无分娩先兆，应积极检查，判定妊娠是否过期。

扫码"学一学"

第九节　羊水过多

案例　患者，女，孕32周。自觉子宫快速增大1周，呼吸困难3天入院。产科检查：子宫明显大于孕周，触诊胎位不清，胎心遥远。B超检查羊水指数 > 18 cm，诊断羊水过多。

问题：

1. 羊水异常见于哪几种类型，怎样判断？

2. 制订羊水异常的护理计划。

【疾病概述】

正常妊娠时，羊水量随着妊娠周数的增加而增加，妊娠最后 2 ~ 4 周，羊水量开始逐渐减少，妊娠足月时羊水量为 800 ~ 1000 ml。凡在妊娠期内羊水量超过 2000 ml 者，称为羊水过多（polyhydramnios）。

一、病因

约 1/3 羊水过多的原因不明，称为特发性羊水过多。2/3 羊水过多可能与胎儿畸形、多胎妊娠及妊娠并发症、合并症有关。

1. 胎儿畸形　羊水过多孕妇中约 25% 合并胎儿畸形，其中以中枢神经系统和消化道畸形最常见。中枢神经系统畸形多见于无脑儿、脊柱裂等神经管缺陷。消化道畸形以食管及十二指肠闭锁最常见。

2. 多胎妊娠　双胎妊娠羊水过多的发生率约为单胎妊娠的 10 倍。以单卵双胎居多，2个胎儿间血循环相通，优势胎儿循环血量多，尿量增加致羊水过多。

3. 孕妇患妊娠合并症或并发症　糖尿病孕妇的胎儿血糖高，由于渗透性利尿及胎盘、

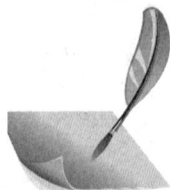

胎膜渗出增多，使羊水过多。妊娠期高血压疾病、急性病毒性肝炎、母儿血型不合、重度贫血时，均易发生羊水过多。

二、临床表现

1. 急性羊水过多　羊水量在数日内急剧增多，称为急性羊水过多。较少见，多发生在妊娠 20～24 周。羊水快速增多，子宫在数日内明显增大，产生一系列压迫症状。

2. 慢性羊水过多　羊水量在较长时间内缓慢增多，称为慢性羊水过多。较多见，多发生于妊娠晚期，数周内羊水缓慢增多，症状进展缓慢，多能适应，孕妇无明显不适或仅出现轻微压迫症状。

三、治疗要点

处理取决于胎儿有无畸形、孕周及孕妇自觉症状的严重程度。

考点提示

凡在妊娠期内羊水量超过 2000 ml 者，称为羊水过多。

1. 羊水过多合并胎儿畸形、染色体异常，一经确诊，应立即终止妊娠。

2. 羊水过多合并正常胎儿，孕周小于 37 周、胎肺不成熟者，应尽量延长孕周。自觉症状轻者注意休息，低盐饮食，必要时给予镇静剂。自觉症状重时可经腹羊膜腔穿刺放羊水，缓解孕妇压迫症状。

3. 积极治疗妊娠期合并症及并发症，如糖尿病、妊娠期高血压疾病等。

4. 分娩期处理　严密观察产程，警惕脐带脱垂、胎盘早期剥离发生，预防产后出血。

【护理评估】

一、健康史

评估孕妇有无糖尿病、妊娠期高血压疾病、多胎妊娠、巨大儿或母儿血型不合等病因病史。询问羊水量增多的时间及增快的速度，了解孕妇的自觉症状。

二、身体评估

（一）症状

1. 急性羊水过多　评估孕妇有无腹部胀痛、行动不便、呼吸困难、不能平卧等症状，了解体重增长情况，胎动是否明显，胎心情况，宫高及腹围大小等。

2. 慢性羊水过多　由于羊水量增加缓慢，症状较缓和，孕妇多能适应。孕妇可出现胸闷、气急等症状，但能忍受。自诉体重增长过快，不易感觉到胎动。

（二）体征

腹部检查时，增大的子宫明显大于正常孕周，腹壁皮肤紧绷发亮，严重者皮肤变薄，皮下静脉清晰可见。腹壁张力大，触诊时胎位不清，有液体震荡感，胎心遥远或听不清。常伴有下肢、外阴部水肿及静脉曲张。

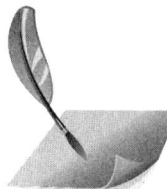

B 型超声诊断羊水过多的标准有两个。

1. 测量羊水最大暗区垂直深度（羊水池）（AFV）　　>7 cm 诊断为羊水过多。

2. 计算羊水指数（AFI）　将孕妇腹部经过脐横线与腹白线作为标志线，分为 4 个区，4 个区羊水最大暗区垂直深度之和，即为羊水指数。国内资料，羊水指数 >18 cm 诊断为羊水过多。经比较，AFI 明显优于 AFV。

（三）辅助检查

1. B 型超声检查　是羊水过多的重要辅助检查方法。B 超可了解羊水量、多胎妊娠、胎儿情况及有无脑积水、无脑儿等胎儿畸形。

2. 羊水甲胎蛋白（AFP）含量测定　当母血、羊水中 AFP 含量明显增高时，提示胎儿畸形。无脑儿、脊柱裂等神经管缺陷、上消化道闭锁等羊水 AFP 呈进行性增加。

3. 其他　行葡萄糖耐量试验以排除妊娠期糖尿病，检查孕妇 Rh、ABO 血型，排除母儿血型不合。

三、心理社会评估

羊水过多常与母体疾病有关，使孕妇产生负疚感。约 25% 羊水过多合并胎儿畸形，孕妇及家属担心胎儿发育情况。羊水增多使孕妇压迫症状重，孕妇出现焦虑、恐惧，害怕妊娠不能足月。

【护理诊断】

1. 有胎儿受伤的危险　与羊水过多致胎膜早破、脐带脱垂有关。

2. 舒适改变　与羊水过多引起腹部胀痛、呼吸困难、下肢及外阴水肿、不能平卧等有关。

3. 恐惧　与胎膜早破致早产、胎儿可能畸形有关。

【护理措施】

一、一般护理

嘱孕妇卧床休息，左侧卧位，改善胎盘血液供应，避免胎儿宫内缺氧。若有呼吸困难、心悸、下肢水肿等症状，取半卧位，改善呼吸状况，可抬高下肢，增加孕妇的舒适感。低盐饮食，多食新鲜蔬菜、水果，防止便秘，避免增加腹压的活动，以防发生胎膜早破。

二、治疗配合

急性羊水过多患者症状重时，可经腹羊膜腔穿刺放羊水以缓解症状。协助医生穿刺放羊水应注意严格无菌操作，防止感染。穿刺时，B 超监测下定位，避开胎盘部位，放羊水时，速度不宜过快，每小时约 500 ml，一次放羊水量不超过 1500 ml。放液过程中注意观察孕妇的生命体征变化，监测胎心，预防胎盘早剥的发生。必要时 3 ~ 4 周后可再次放羊水。

三、分娩的准备

临产后，可行人工破膜，警惕脐带脱垂和胎盘早剥的发生。破膜后宫缩乏力，可静脉

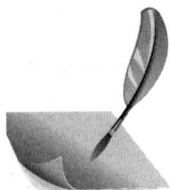

滴注低浓度缩宫素，滴注过程中密切观察宫缩及胎心情况。因妊娠期子宫过度膨胀，易致产后宫缩乏力，注意预防产后出血。

四、心理护理

加强与孕妇的交流，提供情绪上的支持，帮助其积极参与治疗和自我保健护理，缓解压迫症状。当孕妇由于胎儿畸形引产后，护士应帮助孕妇及家属正确看待此次妊娠失败，减轻他们对下次妊娠的担心和恐惧。

考点提示

经腹羊膜腔穿刺放羊水时，速度不宜过快，每小时约 500 ml，一次放羊水量不超过 1500 ml。放液过程中注意观察孕妇的生命体征变化，监测胎心。

【健康教育】

1. 加强孕期卫生宣教，积极治疗糖尿病等原发疾病，预防羊水过多的发生。
2. 定期产前检查，及早发现羊水过多。

第十节　羊水过少

案例　患者，女，27 岁，孕 3 产 0，孕 31 周。自觉胎动时腹痛明显急诊入院。产科检查：子宫明显小于停经周数，胎儿扪及清楚。听诊胎心音 110 次/分。

问题：

1. 最可能的诊断是什么？
2. 目前首要的护理措施是什么？

扫码"学一学"

【疾病概述】

妊娠晚期羊水量少于 300 ml 者，称为羊水过少（oligohydramnios）。若羊水量少于 50 ml，胎儿窘迫的发生率达 50% 以上，严重影响围生儿的预后，应予以重视。

一、病因

羊水过少与羊水产生减少或羊水吸收、外漏增加有关。

1. 胎儿畸形　以胎儿泌尿系统畸形为主，如胎儿肾发育不全、输尿管或尿道梗阻引起少尿或无尿，致羊水过少。

2. 胎盘功能减退　过期妊娠、胎儿生长受限、妊娠期高血压疾病、胎盘退行性变，均可导致胎盘功能异常，宫内慢性缺氧，为保障脑和心脏的供血，使肾血流量下降。

3. 羊膜病变　某些原因不明的羊水过少可能与羊膜本身病变有关。

4. 孕妇疾病　孕妇脱水、血容量不足或孕妇服用某些药物（如利尿剂、吲哚美辛）等，也可引起羊水过少。

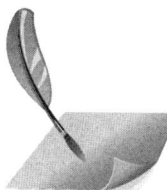

二、临床表现

羊水过少症状多不典型。子宫小于正常的妊娠周数,合并胎儿生长受限时更明显。子宫敏感,临产后阵痛明显。

三、治疗要点

根据胎儿有无畸形和孕周大小选择治疗方案。

1. 羊水过少合并胎儿畸形,一经确诊,尽早终止妊娠。可选经腹羊膜腔穿刺注入利凡诺引产。

2. 羊水过少合并正常胎儿,如妊娠已足月,应立即终止妊娠。若合并胎盘功能不良、胎儿窘迫或羊水胎粪污染严重,短时间不能结束分娩者,应行剖宫产术。如妊娠未足月,胎肺不成熟,可增加羊水量行期待治疗,经羊膜腔灌注液体可解除脐带受压,延长孕周。

> **考点提示**
> 　　羊水过少是指妊娠晚期羊水量少于 300 ml 者。

【护理评估】

一、健康史

询问孕妇是否合并妊娠期高血压疾病、过期妊娠、慢性肾炎等;有无胎儿畸形,如先天性肾缺如、肾功能不全、泌尿道畸形等;有无胎儿宫内发育迟缓。

二、身体评估

1. 症状　孕妇于胎动时自觉腹痛,胎盘功能不良时,胎动减少。腹部增大不明显,体重增加较少。

2. 体征　腹部检查:宫高、腹围较正常孕周偏小;触诊时子宫敏感,易激惹,临产后阵痛剧烈,宫缩不协调,产程延长。人工破膜后见羊水量少,多有胎粪污染。

3. 辅助检查　B超检查可以显示羊水量,如最大羊水暗区≤1 cm,表示羊水过少。胎儿电子监护,NST无反应型,出现胎心变异减速和晚期减速。

三、心理社会评估

羊水过少常因胎儿畸形或母体疾病,孕妇及家属担心胎儿畸形和新生儿安危。

【护理诊断】

1. 有胎儿受伤的危险　与羊水过少有关。

2. 预感性悲哀　与羊水过少致胎儿宫内窘迫甚至死亡有关。

3. 焦虑　与担心胎儿畸形、母儿安危有关。

【护理措施】

一、一般护理

注意休息,左侧卧位,改善胎盘血液供应;吸氧;要求孕妇自我监测胎动计数。

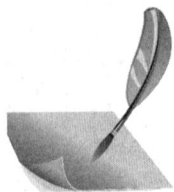

二、心理护理

向孕妇及家属解释羊水过少的相关知识，提供情绪上的支持，帮助其积极参与治疗和自我保健护理，说明保持心情愉快、配合治疗对胎儿发育的好处。

三、病情观察

定期测量宫高、腹围及体重。勤听胎心，了解宫内胎儿情况。可做 NST 进行胎盘功能检查及胎儿储备功能检查。及早发现异常，及时处理。一旦决定剖宫产，应积极配合做好术前准备，如备皮、配血、留置尿管等。

四、羊膜腔灌注液体的护理配合

为延长孕周，可经羊膜腔灌注液体。要求严格无菌操作，B 超定位后行羊膜腔穿刺，以每分钟 $10 \sim 15$ ml 速度输入 37℃ 的 0.9% 氯化钠注射液 $200 \sim 300$ ml。穿刺术后遵医嘱使用宫缩抑制剂预防流产或早产。

五、做好新生儿抢救准备

准备好吸痰器、气管插管及氧气等，随时配合抢救新生儿。

【健康教育】

加强卫生宣教，强调产前检查的重要性，做好产前筛查工作。产后注意休息，保持情绪稳定，合并胎儿畸形者应到优生门诊进一步咨询。

第十一节 多胎妊娠

扫码"学一学"

案例 某孕妇，28 岁。妊娠 28 周，自诉呼吸困难、食欲下降、进食减少 1 周。检查：子宫明显大于正常孕周，下肢水肿（＋＋＋）。腹部四步触诊法触及多个肢体，在腹壁闻及频率相差 10 次/分以上的两个胎心音。诊断为双胎妊娠。

问题：

1. 拟定该孕妇的护理措施是什么？

2. 怎样对该孕妇进行妊娠期的健康指导？

【疾病概述】

一次妊娠同时有两个或两个以上胎儿时称为多胎妊娠（multiple pregnancy），以双胎妊娠多见。Hellin 推算出自然状态下，多胎妊娠的发生公式为 $1 : 80^{n-1}$（n 为一次妊娠的胎儿数）。多胎妊娠使妊娠期高血压疾病、羊水过多等孕产期并发症增多，围生儿死亡率增高，属高危妊娠范畴。本节主要讨论双胎妊娠。

一、双胎类型及特点

1. 双卵双胎 两个卵子分别受精形成的双胎妊娠称为双卵双胎，约占双胎妊娠的70%。其发生与应用促排卵药物、遗传及医源影响有关。由于是两个卵子分别形成的受精

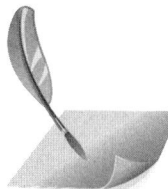

卵，其遗传基因不完全相同，两个胎儿的性别、血型、容貌可相同或不相同。双卵双胎各自形成自己的胎盘和胎囊，两者血液互不相通，有时胎盘紧贴在一起似融合，但两个胎囊之间仍隔有两层羊膜和一层绒毛膜。

2. 单卵双胎 一个受精卵分裂而形成的双胎妊娠称为单卵双胎，约占双胎妊娠的30%。形成原因不明，不受种族、遗传和医源的影响。一个受精卵分裂形成的两个胎儿，遗传基因相同，故两个胎儿的性别、血型及容貌均相同。单卵双胎的每个胎儿均有1根脐带，其胎盘和胎囊则根据受精卵分裂时间而有差异（图6-5）。

知识链接

单卵双胎的胎盘和胎膜按受精卵复制时间的不同而异。

1. 双羊膜囊双绒毛膜单卵双胎　分裂发生在桑葚期（早期囊胚），即在受精后3日内，形成两个独立的受精卵，两个羊膜囊，两个绒毛膜，形成各自的胎盘。常被误认为双卵双胎［图6-5（1）］。

2. 双羊膜囊单绒毛膜单卵双胎　分裂发生在受精后第4~8日（胚泡期），已分化出滋养细胞，羊膜囊未形成，胎盘一个，两个羊膜囊之间仅有两层羊膜，此类占单卵双胎的2/3［图6-5（2）］。

3. 单羊膜囊单绒毛膜单卵双胎　分裂发生在受精后第9~13日，羊膜囊已形成，两个胎儿共用一个胎盘，共存于一个羊膜腔内此类型。此类型围生儿死亡率较高［图6-5（3）］。

4. 联体双胎　分裂发生在受精后第13日后，原始胚盘已形成，机体不能完全分裂为两个，导致不同程度、不同形式的联体儿，较罕见。

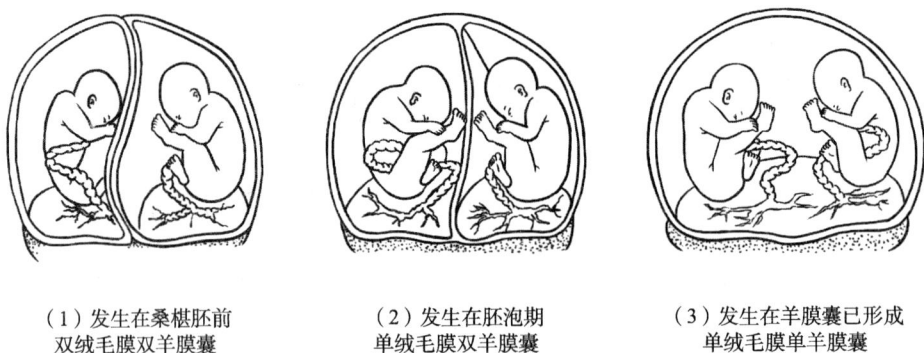

（1）发生在桑椹胚前　　（2）发生在胚泡期　　（3）发生在羊膜囊已形成
双绒毛膜双羊膜囊　　　单绒毛膜双羊膜囊　　　单绒毛膜单羊膜囊

图6-5　受精卵在不同阶段形成单卵双胎的胎膜类型

二、临床表现

妊娠期早孕反应较单胎妊娠重，子宫增大大于停经周数，妊娠中晚期可触及多个小肢体。双胎妊娠妊娠期易并发妊娠期高血压疾病、妊娠期肝内胆汁淤积症、羊水过多、前置胎盘、胎位异常、胎膜早破、贫血、胎儿畸形、胎儿生长受限、双胎输血综合征等。分娩期易出现早产、宫缩乏力、产程延长、胎盘早剥、胎头交锁及胎头碰撞、产后出血等。产褥期易发产褥感染。围生儿死亡率增高。

三、治疗要点

1. 妊娠期 注意休息，补充足够营养，特别是铁、叶酸及钙的补充，注意预防贫血、妊娠期高血压疾病、早产、羊水过多等疾病的发生。监护胎儿生长发育情况，及时发现联体儿、胎儿畸形等异常。

2. 分娩期 多数双胎妊娠能经阴道分娩。

（1）第一产程 产妇保持良好体力，补充热量及水分。在产程中注意观察产程进展和胎心改变，如发现有宫缩乏力、产程延长或胎儿窘迫，应及时处理。

（2）第二产程 可行会阴后侧切开，第一胎儿娩出后，应立即断脐，夹紧胎盘侧脐带，防止第二胎儿失血，助手在腹部固定第二胎儿保持纵产式，并监测胎心，通常15～20分钟后，第二个胎儿自然娩出。如等待15分钟仍无宫缩，可人工破膜或静脉滴注缩宫素促进宫缩。如发现有脐带脱垂或胎盘早剥时，立即产钳助产，迅速娩出胎儿。

（3）第三产程 第二个胎儿娩出后应立即肌注或静滴缩宫素，预防产后出血的发生。

3. 产褥期 产后腹部放置沙袋，防止腹压骤降引起休克。注意观察宫缩情况及阴道流血量。

【护理评估】

一、健康史

询问家族中有无多胎妊娠史；孕前是否使用促排卵药如氯米芬诱发排卵；了解孕妇的年龄、胎次，双胎发生率随着孕妇年龄增大而增加。

二、身体评估

1. 症状 妊娠期早孕反应较重，子宫增大大于孕周。因子宫增大明显，横膈抬高，可引起呼吸困难；胃部受压，食欲下降、摄入减少。孕妇易感到疲劳，腰背部疼痛症状较单胎妊娠明显。孕妇自诉多处有胎动，而非固定于某一处。

2. 体征 宫底高度大于正常孕周，腹部可触及两个胎头、多个肢体，胎动的部位不固定。在腹部的不同部位可听到两个速率不一的胎心音，相差＞10次/分。过度增大的子宫压迫下腔静脉，引起下肢水肿、静脉曲张等。

3. 辅助检查 B型超声检查在妊娠6～7周时可见两个妊娠囊，孕9周时可见两个原始心管搏动。B超还可筛查胎儿结构畸形，确定两个胎儿的胎位。

三、心理社会评估

双胎妊娠的孕妇在孕期必须适应两次角色转变，首先是被告知双胎妊娠时表现出的喜悦心情；另一方面，知道双胎妊娠属于高危妊娠，常发生妊娠及分娩期并发症，孕妇担心母儿安危，出现焦虑、恐惧。评估孕妇及家属对双胎妊娠的反应，了解孕妇及家属对两个孩子造成的家庭负担的适应情况。

【护理诊断】

1. 舒适改变 与呼吸困难、食欲下降、下肢水肿、腰背痛等有关。

2. 有胎儿受伤的危险 与双胎妊娠引起早产、手术产、胎儿畸形有关。

3. 焦虑 与担心母儿健康与安危有关。

4. 潜在并发症 早产、脐带脱垂、胎盘早剥等。

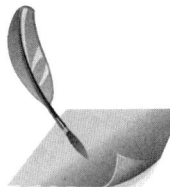

【护理措施】

一、一般护理

1. 加强营养，注意补充铁、钙、叶酸等，防治贫血和妊娠期高血压疾病的发生。多食新鲜蔬菜和水果，防止便秘。

2. 注意休息，取左侧卧位，增加子宫、胎盘的血供。休息时可抬高下肢，减轻水肿及静脉曲张。防止跌伤意外。

二、妊娠期护理

1. 增加产前检查的次数，监测孕妇宫高、腹围和体重的增长情况。

2. 监护母儿状态，积极预防各种妊娠并发症和合并症。

3. 出现先兆流产或早产者，遵医嘱卧床休息，服用保胎药物，并监测阴道流血、腹痛或阴道流液的情况，注意胎心及胎动。

三、分娩期护理

1. 分娩前应想到有发生难产的可能，需做好手术助产、抢救新生儿窒息的相关准备。

2. 严密观察产程进展和胎心率变化，如发现有宫缩乏力、产程延长或胎儿窘迫时，及时报告医生并协助医生进行处理及护理。

3. 双胎娩出时，要分别记录时间，标示身份。

四、产褥期护理

1. 为预防产后出血的发生，可在第二胎儿娩出后应立即肌内注射或静脉滴注缩宫素。产妇在产房观察 2 小时，注意宫缩及阴道流血的情况。

2. 腹部放置沙袋或用腹带裹紧腹部，防止腹压骤降引起休克。遵医嘱合理使用抗生素，预防感染。加强会阴护理，每天擦洗会阴 2 次，观察伤口愈合情况。

3. 双胎妊娠如为早产，产后应加强对早产儿的观察和护理。

五、心理护理

帮助双胎妊娠的孕妇完成两次角色转变。告知双胎妊娠虽属于高危妊娠，但孕妇不必过分担心母儿的安危，说明保持心情愉快，积极配合治疗的重要性。指导产妇和家属做好照顾双胞胎的心理及环境准备，准备双份新生儿用物。促使孕妇学会合理安排时间，掌握喂养、观察新生儿的常识，减轻父母照顾新生儿时的过度疲劳和不能胜任感。

【健康教育】

加强卫生宣教，使人们明确：多胎妊娠属于高危妊娠，妊娠期、分娩期并发症多，围生儿死亡率高，在妊娠期应重视产前检查。加强孕期保健，减少妊娠期、分娩期的并发症。告诫人们人为干预"制造"多胎是不可取的。

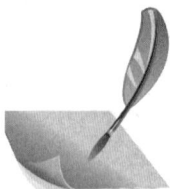

第七单元

妊娠合并症妇女的护理 ◀ ●●

要点导航

学习要点

1. **掌握**　心脏病、糖尿病、肝炎、贫血的临床表现和其患者妊娠、分娩、产褥期的处理要点；妊娠合并心脏病、糖尿病、肝炎、贫血的护理评估及护理措施。

2. **熟悉**　妊娠、分娩、产褥与心脏病、糖尿病、肝炎、贫血的相互影响。

技能要点

能初步提出妊娠合并心脏病、糖尿病、肝炎、贫血现存的主要护理问题，并能及时的给予对应的护理。

第一节　妊娠合并心脏病

案例　患者，女性，28 岁。风湿性心脏病、二尖瓣狭窄病史 3 年，平时不用药，登三楼无明显不适。孕 5 个月起活动时常有轻度心慌、气促。现孕 38 周，因心悸、咳嗽、夜间不能平卧，心功能三级而急诊入院。患者及家属焦虑不安。

问题：

1. 该患者目前的情况应怎么处理？

2. 该患者主要护理问题是什么？

3. 护理措施有哪些？

扫码"学一学"

【疾病概述】

妊娠合并心脏病是严重的妊娠合并症，其发病率各国报道不一，为 1%～2%，我国 1992 年报道本病发病率为 1.06%，死亡率为 0.73%。在我国孕产妇死因顺位中，妊娠合并心脏病高居第 2 位；而种类则主要以先天性心脏病、风湿性心脏病为主。

一、妊娠、分娩、产褥与心脏病的相互影响

（一）妊娠、分娩、产褥对心脏病的影响

1. 妊娠期　妊娠期血容量增加，心排出量增加，心率加快，心肌耗氧量加大，显著加重了心脏负担。血容量增加始于妊娠第 6 周，至 32～34 周达高峰，较妊娠前增加 30%～45%，从而引起心率加快及心排出量增加。妊娠早期是以心排出量增加为主，妊娠晚期需增加心率以适应血容量增多。至分娩前 1～2 个月，心率平均每分钟约增加 10 次，使心脏

扫码"看一看"

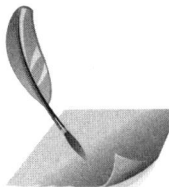

负担加重。此外，妊娠晚期子宫增大、膈肌上升使心脏向左向上移位，心脏的大血管扭曲，机械性地增加心脏负担，更易使心脏病孕妇发生心力衰竭。

2. 分娩期 分娩期为心脏负担最重的时期。在第一产程，子宫收缩能增加周围循环阻力，血压稍升高，幅度为 5 ~ 10 mmHg。每次宫缩将有 250 ~ 500 ml 血液从子宫中被挤出进入周围血液循环，静脉压升高。第二产程时，除子宫收缩外，产妇屏气用力，腹壁肌及骨骼肌同时收缩，使周围循环阻力及肺循环阻力均增加；同时加腹压能使内脏血液涌向心脏。先天性心脏病患者如果原有血液自左向右分流，可因肺循环阻力增加，右心房压力增高而转变为血液自右向左分流，出现发绀。第三产程胎儿胎盘娩出后，子宫突然缩小，胎盘循环停止，子宫血窦内大量血液突然进入全身循环；同时腹压骤减，血液向内脏倾流，回心血量急剧减少，功能不良的心脏易在此时发生心力衰竭。

3. 产褥期 产后 3 日内仍是心脏负担较重的时期。除子宫缩复使一部分血液进入体循环以外，孕期组织间潴留的液体也开始回到体循环，此时的血容量暂时性增加，仍要警惕心力衰竭的发生。

综上可见，妊娠 32 ~ 34 周、分娩期及产后 3 日内均是心脏病孕产妇发生心力衰竭的最危险时期，临床上应给予密切监护。

（二）妊娠合并心脏病对胎儿的影响

不宜妊娠的心脏病患者一旦妊娠，或妊娠后心功能恶化者，流产、早产、死胎、胎儿生长受限、胎儿窘迫及新生儿窒息的发生率均明显增高。心脏病孕妇心功能良好者，胎儿相对安全，剖宫产机会多。某些治疗心脏病药物对胎儿也存在潜在的毒性反应，如地高辛可以自由通过胎盘到达胎儿体内。一部分先天性心脏病与遗传因素有关，国外报道，双亲中任何一方患有先天性心脏病，其后代先心病及其他畸形的发生机会较对照组增加 5 倍，如室间隔缺损、肥厚性心肌病、马方综合征等均有较高的遗传性。

二、临床表现

1. 出现心功能异常的有关症状 如劳力性呼吸困难、经常性夜间端坐呼吸、咯血、经常性胸闷胸痛等。

2. 其他 发绀、杵状指（趾），持续颈静脉怒张；心脏听诊有舒张期杂音或粗糙的全收缩期 II 级以上杂音。

3. 心脏病心功能分级 纽约心脏病协会将心脏病心功能分为 4 级。

I 级：一般体力活动不受限制。

II 级：一般体力活动稍受限制，活动后心悸、轻度气短，休息时无症状。

III 级：一般体力活动显著受限制，休息时无不适，轻微日常工作即感不适、心悸、呼吸困难，或既往有心力衰竭史者。

IV 级：不能进行任何活动，休息时仍有心悸、呼吸困难等心力衰竭表现。

三、治疗要点

心脏病孕产妇的主要死亡原因是心力衰竭和严重感染。对于有心脏病的育龄妇女，一定要求做到孕前咨询，以明确心脏病的类型、程度、心功能状态，并确定能否妊娠。允许妊娠者一定要从早孕期开始，定期进行产前检查。未经系统产前检查的心脏病孕妇心力衰竭发生率和孕产妇死亡率，较经产前检查者高 10 倍。

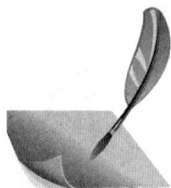

知识链接

　　心脏病心功能的Ⅰ级、Ⅱ级、Ⅲ级、Ⅳ级分法是按体力活动来进行划分的；而体力活动的能力受平时训练、体力强弱、感觉敏锐度影响，主观感觉和客观检查不一定一致，甚至有时差距很大。故1994年又增加了根据客观检查（心电图、负荷实验、X线、超声心动图等）来评估心脏病的严重程度。

　　A级：无心血管病的客观依据

　　B级：客观检查表明属于轻度心血管病患者

　　C级：客观检查表明属于中度心血管病患者

　　D级：客观检查表明属于重度心血管病患者

　　其中轻、中、重度没有做出明确规定，由医师根据临床检查来判断，将患者的两种分级并列，如心功能Ⅱ级C。

　　（一）未孕期

　　1. 可以妊娠　心脏病变较轻、心功能Ⅰ～Ⅱ级，既往无心衰史，亦无其他并发症者，妊娠后经密切监护、适当治疗多能耐受妊娠和分娩。

　　2. 不宜妊娠　心脏病变较重、心功能Ⅲ级或Ⅲ级以上、既往有心衰史、有肺动脉高压、发绀型先心病、严重心律失常、活动风湿热、心脏病并发细菌性心内膜炎者，孕期极易发生心衰，不宜妊娠。若已妊娠，应在妊娠早期行治疗性人工流产。

　　（二）妊娠期

　　1. 加强产前检查　妊娠前20周，每2周检查一次，妊娠20周后每周检查一次。为防止患者过度劳累或交叉感染，也可家庭访视。重点监测孕妇的心功能和胎儿的生长发育。询问患者的心率、呼吸、端坐呼吸、夜间阵发性呼吸困难；以及胎动、宫高、胎心音。

　　2. 防治心力衰竭　注意休息、营养，防治诱因。

　　3. 及早发现早期心衰。

　　4. 心力衰竭的治疗　与未孕基本相同。宜选用作用和排泄快的制剂，如地高辛，防止蓄积。晚期妊娠心衰者，应控制心衰后进行产科处理。

　　（三）分娩期

　　分娩方式的选择：到妊娠晚期应提前选择好适宜的分娩方式。

　　1. 阴道分娩　心功能Ⅰ～Ⅱ级，胎儿不大，胎位正常，宫颈条件良好者，可考虑在严密监护下经阴道分娩。

知识链接

　　1. 妊娠合并心脏病的种类是以先天性心脏病为第一位的。

　　2. 妊娠32～34周及以后、分娩期及产后3日内是心脏病孕产妇发生心力衰竭的最危险时期。

　　3. Ⅰ、Ⅱ级心功能的患者可以怀孕，Ⅲ、Ⅳ级不能怀孕。不能怀孕而已怀孕者，应在12周以前终止妊娠。

　　2. 剖宫产　胎儿偏大，产道条件不佳及心功能在Ⅲ级及Ⅲ级以上者，均应择期剖宫产。剖宫产可减少产妇因长时间宫缩所引起的血流动力学改变，减轻心脏负担。由于手术及麻醉技术的提高，术中监护措施的完善及高效广谱抗生素的应用，剖宫产已比较安全，故应放宽剖宫产指征。以选择连续硬膜外阻滞麻醉为好，麻醉剂中不应加肾上腺素，麻醉平面

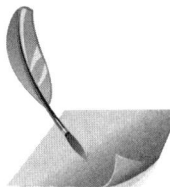

不宜过高。为防止仰卧位低血压综合征，可采取左侧卧位 15°，上半身抬高 30°。术中、术后应严格限制输液量。不宜再妊娠者，应同时行输卵管结扎术。

（四）产褥期

产褥期 3 日内尤其 24 小时内仍是发生心衰的危险时期，产妇须充分休息并密切监护。应用广谱抗生素预防感染，直至产后 1 周左右无感染征象时停药。心功能在 Ⅲ 级以上者，不宜哺乳。不宜再妊娠者，可在产后 1 周行绝育术。

【护理评估】

一、健康史

询问妊娠前有无心悸、气短、心力衰竭病史；或曾有风湿热的病史；或体检、X 线、心电图检查曾被诊断为器质性心脏病；在何种劳力强度下出现心悸、心慌、胸闷等。

二、身体评估

1. 症状 心悸、心慌、胸闷、夜间阵发性呼吸困难。若已经发生早期心力衰竭，则会出现：①轻微活动后即出现胸闷、心悸、气短；②休息时心率每分钟超过 110 次，呼吸每分钟超过 20 次；③夜间常因胸闷而坐起呼吸，或到窗口呼吸新鲜空气；④肺底部出现少量持续性湿啰音，咳嗽后不消失。

若已经发生心力衰竭，则会出现①左心衰：咳嗽、咯血、端坐呼吸、劳力性呼吸困难、肺部湿啰音和心脏舒张期杂音、心律不齐；②右心衰：下肢水肿、颈静脉怒张，肝、脾肿大，消化道淤血等。

2. 体征

（1）心脏病方面 发绀、杵状指（趾），持续颈静脉怒张；心脏听诊有舒张期杂音或粗糙的全收缩期杂音。

（2）孕产妇和胎儿方面 孕期重点评估胎儿胎动、胎心、宫高、腹围，孕妇体重和血压等；分娩期须重点评估宫缩和产程进展、胎心；产褥期则评估子宫复旧、恶露，母乳喂养、出入量，新生儿的体重、身长和头围、呼吸等。

3. 辅助检查

（1）心电图 注意有无心房颤动、心房扑动、Ⅲ度房室传导阻滞、ST 段及 T 波异常改变等。

（2）X 线胸片或二维超声心动图检查 显示显著的心界扩大及心脏心腔大小的变化、心脏各瓣膜的结构和开关情况。

（3）胎儿电子监护 评估胎儿的健康和宫内储备能力。

（4）B 超 评估胎儿的生长发育，有无畸形；胎盘功能和羊水等。

考点提示

1. 早期心力衰竭的临床表现是在休息状态下心率 >110 次/分，呼吸 >20 次/分，夜间阵发性呼吸困难、双肺底细湿啰音。

2. 心力衰竭尤其是左心衰的身体评估为咯粉红色泡沫痰，端坐呼吸、劳力性呼吸困难，肺部湿啰音。

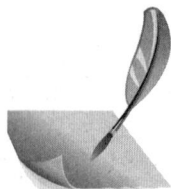

三、心理社会评估

随着妊娠的进展，心脏的负担加重，加之担忧胎儿的健康状况，孕产妇和家属产生恐惧；而分娩和产褥期的心理则视分娩的过程和胎儿、新生儿的健康而定。

【护理诊断】

1. 潜在并发症　心力衰竭。

2. 自理缺陷　与心功能不全有关。

3. 恐惧　与担忧自身、胎儿、新生儿的安危有关。

4. 有感染的危险　与心脏病导致机体缺氧、抵抗力下降有关。

【护理措施】

一、未孕时

加强孕前咨询。根据心脏病的种类、病变严重程度、心功能分级、手术矫正情况综合判断患者耐受妊娠的能力，决定是否妊娠。

二、妊娠期

（一）预防心力衰竭

1. 休息体位　左侧卧位、半卧位或高枕左侧卧位，有利于减轻心脏负担和增加胎儿的血液供应。充分休息，每天保证足够的休息时间，如每天至少保证睡眠 10 小时，中午休息 2 小时。

2. 注意营养　要限制为增加胎儿营养而过量摄入食物，引起体重过度增加，导致心脏负担过重；也要防止营养不良如贫血、低蛋白血症引起的心功能负担增加。孕期体重每周增加 350 ~ 500 g，整个孕期为 10 ~ 12 kg。保证合理的蛋白质、铁和矿物质、纤维素的补充，食盐每日一般为 4 ~ 5 g，多食蔬菜和水果，防止便秘而增加心脏的负担。

3. 防治引起心衰的诱因　预防上呼吸道感染，纠正贫血、心律失常等。避免或减少到公共场合机会，防止交叉感染；随季节和天气的变化而适时增减衣物，防止伤风感冒。若有感染征象，应及时有效的选用抗生素。

（二）加强产前监护，及早发现早期心衰和胎儿的生长发育异常

1. 定期产前检查或家庭访视　妊娠前 20 周 2 周检查一次，孕 20 周后 1 周一次，并根据需要增加检查次数。心功能在Ⅲ级或以上者，应立即入院治疗，Ⅰ级 ~ Ⅱ级者可以继续妊娠，但也应在 36 ~ 38 周入院待产。

2. 密切监测心功能　询问患者有无心悸、心慌、胸闷、夜间阵发性呼吸困难、咯粉红色的泡沫痰；检查静息状态下的心率和呼吸，肺底部的细湿啰音。

3. 监测胎儿的发育状态　胎动、胎心音、宫高和腹围等。

4. 教会患者和家属自我监护　教会患者和家属监测心率、呼吸、血压和体温；注意休息的体位和防止便秘，若有异常，应尽早联系医院。

（三）急性心力衰竭的紧急处理

1. 体位　患者取坐位，双腿下垂，一定情况下也可采取四肢轮扎，以减少静脉回流。

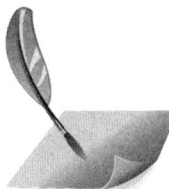

2. 吸氧 立即高流量氧气吸入。

3. 遵医嘱用药

（1）强心 洋地黄类药物，须注意缓慢静脉给药，观察药物的副作用。

（2）利尿 呋塞米 20～40 mg，2 分钟内推完，10 分钟起效。观察尿量和电解质。

（3）扩张血管。

（4）镇静。

（5）抗感染。

（四）减轻患者和家属的焦虑、恐惧

耐心听取患者和家属的各种顾虑和担忧，给予同情和理解，并与他们讨论和分析，予以指导，使之主动配合治疗和护理。

三、分娩期护理措施

1. 体位 产妇取左侧卧位 15°，上半身抬高 30°，遵医嘱给氧。开放静脉通道，保持静脉通畅，以备急救时给药。

2. 第一产程

（1）严密观察产程进程和胎儿状况 严密观察子宫收缩、宫口开大和胎先露下降；每隔 15 分钟测血压、脉搏、呼吸、心率以评估产妇的心功能，随时发现早期心衰。每 30 分钟监测胎儿的安危状况，或使用胎心监护仪连续监护。

（2）遵医嘱给予镇静和强心药物，注意药物的使用方法和注意事项。

（3）严格无菌操作，产程开始后即给予抗生素持续至产后 1 周，防止感染诱发心力衰竭。

3. 第二产程

（1）体位 半卧位，下肢尽量低于心脏水平，给氧吸入。

（2）减轻产妇的体力消耗 叫产妇不要屏气用力，协助医生使用助产术（胎头吸引术或产钳术）以缩短第二产程，减轻心脏负担。

（3）胎儿娩出后，立即在产妇腹部加压 1～2 kg 沙袋，持续 24 小时，以防腹压骤降，周围血液涌向内脏而引起心源性休克。

（4）做好新生儿抢救工作。

4. 第三产程

（1）及时协助胎盘娩出，仔细检查胎盘、胎膜的完整性。

（2）预防产后出血 按摩子宫，同时静脉或肌内注射缩宫素 10～20U，禁用麦角新碱，以防静脉压升高诱发心衰。

（3）严密观察血压、脉搏、呼吸、心率，注意早期发现心衰；观察阴道出血和子宫的高度和硬度；注意输液输血的速度，以防止心衰。

四、产褥期护理措施

1. 产后 3 天内，尤其是 24 小时内，密切观察生命体征，识别早期心衰。

2. **体位** 半卧位或左侧卧位。产后 1 周，尤其是前 3 天须卧床休息，保证足够的休息和睡眠。如无心衰，1 周后可下床活动，至少观察 2 周，病情稳定后方可出院。

3. **防止便秘** 饮食宜清淡，多食纤维素，防止便秘而引起心衰。

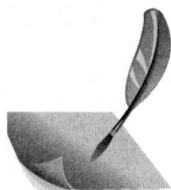

4. 防止感染 注意外阴清洁卫生，防止感冒。

5. 心功能 I ~ II 级者，可以哺乳，III ~ IV 级者不能哺乳，可用生麦芽或芒硝退奶，禁用雌激素。

6. 不宜再妊娠者，心功能良好者可在产后 1 周手术；心力衰竭者应控制心衰后再行绝育术。

7. 帮助产妇护理新生儿，做好产妇自我护理及指导。

> **考点提示**
>
> 1. 妊娠合并心脏病的妇女休息时应以左侧卧位或半卧位为主；在妊娠和产褥期要加强休息、增加营养、防止便秘、预防感染，以免加重心脏负担。
>
> 2. 产程开始给予抗生素预防感染至产后 1 周；缩短第二产程，给予阴道助产；胎儿娩出后，应用 1 kg 沙袋置于腹部，防止腹压骤降诱发循环衰竭，产后禁用麦角新碱，以防静脉压升高。

第二节 妊娠合并糖尿病

案例 某孕妇，28 岁。孕 32 周检查发现血糖 14 mmol/L，诊断为妊娠合并糖尿病。患者及家属不以为然。

问题：

1. 该患者目前的处理要点是什么？

2. 该患者主要护理问题是什么？

3. 目前的护理措施有哪些？

扫码"学一学"

【疾病概述】

糖尿病是由于胰岛素分泌不足引起的糖、蛋白质、脂类代谢紊乱，以慢性血糖水平增高为特征的疾病，严重时可引起心、血管、肾和眼底神经病变。妊娠合并糖尿病包括妊娠期糖尿病（GDM）和孕前糖尿病合并妊娠两种。前者是指妊娠后才发生或首次发现糖尿病，占 90%，而后者是妊娠前已经有糖尿病者，占 10%。妊娠合并糖尿病属于高危妊娠，母婴并发症多，围生期母儿患病率和死亡率高。国外发病率为 1‰ ~ 6‰，国内报道为 1‰ ~ 3‰，须引起足够的重视。

一、妊娠、分娩、产褥与糖尿病的相互影响

（一）妊娠、分娩、产褥对糖尿病的影响

1. 妊娠期 胰岛素相对不足，且易发生酮症酸中毒。

（1）妊娠期血容量增加、血液稀释、胰岛素相对不足。

（2）胎盘分泌的激素（胎盘生乳素、雌激素、孕激素等）在周围组织中具有抗胰岛素作用，使母体对胰岛素的需要量较非孕时增加近一倍。

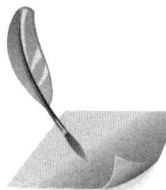

（3）妊娠期间，随妊娠进展，空腹血糖开始下降，胎盘生乳素还具有脂解作用，使身体周围的脂肪分解成碳水化合物及脂肪酸，故妊娠期糖尿病比较容易发生酮症酸中毒。

2. 分娩期 宫缩消耗大量糖原，以及产妇进食减少，容易出现低血糖，进而容易发展为酮症酸中毒。

3. 产褥期 由于胎盘排出以及全身内分泌激素逐渐恢复到非妊娠期水平，使胰岛素的需要量相应减少，若不及时调整用量，极易发生低血糖。

（二）糖尿病对妊娠、分娩的影响

1. 对孕妇的影响

（1）孕早期自然流产率增加 主要见于孕前已患有糖尿病而血糖未及时控制好的患者。孕前或妊娠早期的高血糖会影响胚胎的正常发育，导致胎儿的畸形，严重者胎儿停止发育，最终发生流产。

（2）易患妊娠期高血压疾病 其发病率较非糖尿病孕妇高4~8倍，因糖尿病患者多有小血管内皮细胞增厚及管腔变窄，子痫、胎盘早剥、脑血管意外发生率也高。

（3）易患感染 糖尿病时白细胞有多种功能缺陷，其趋化性、吞噬作用、杀菌作用均显著降低，糖尿病孕妇极易在妊娠期及分娩期发生泌尿生殖系统感染，甚至发展为败血症。

（4）羊水过多 发病率较非糖尿病孕妇增加10倍，原因不明，可能与羊水中糖量过高刺激羊膜分泌增加有关，从而使胎膜早破及早产发病率增高。

（5）子宫收缩乏力 由于胰岛素缺乏，葡萄糖利用不足，能量不够，使子宫收缩乏力，常发生产程延长及产后出血。

（6）易发生酮症酸中毒 主要原因是高血糖或胰岛素相对缺乏，导致体内血糖不能被利用，体内脂肪分解增加，酮体产生增加；少数是因为孕早期恶心、呕吐致进食减少，而胰岛素的用量未减少，引起饥饿性的酮症酸中毒。发生在孕早期可致胚胎畸形，中晚期易致胎儿窘迫及死亡。

2. 糖尿病对胎儿的影响

（1）巨大儿发生率高 达25%~42%，由于孕妇血糖可以通过胎盘转运，而胰岛素不能通过胎盘，使胎儿长期处于高血糖状态，刺激胎儿胰岛细胞增生，产生大量胰岛素，活化氨基酸转移系统，促进蛋白、脂肪合成和抑制脂肪分解作用，导致巨大胎儿。

（2）畸形胎儿发生率升高 发生率为6%~8%，为正常孕妇的3倍。发生机制不清，可能与早孕时的高血糖有关，也可能与治疗糖尿病药物有关。

（3）早产发生率高 为10%~25%，多因糖尿病常伴有严重血管病、胎儿窘迫、羊水过多须提前终止妊娠。

（4）胎儿生长受限 约为21%，多见于严重的糖尿病并发肾、视网膜血管病变者。

3. 对新生儿的影响

（1）新生儿低血糖 新生儿低血糖主要由于母体血糖供应中断而发生。新生儿出生后仍存在高胰岛素血症，故新生儿易患低血糖，甚至危及生命。

（2）新生儿呼吸窘迫综合征 由于肺泡表面活性物质产生不足，胎儿肺成熟延迟。

（3）死胎及新生儿死亡率高 糖尿病常伴有严重血管病变或产科并发症，影响胎盘血供，引起死胎、死产。糖尿病时由于手术产多，早产多，或因病情严重提前终止妊娠，均

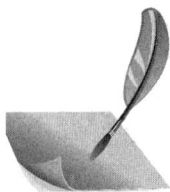

可影响新生儿成活率。

二、临床表现

1. 三多 典型者有多食、多饮、多尿。

2. 体重增加过快，或体重达到 90 kg 以上。

3. 曾有巨大儿、早产流产史、畸胎、死胎、死产和新生儿不明原因的死亡史，本次妊娠胎儿同样的生长过快、羊水过多。

4. 反复发生外阴阴道假丝酵母菌病，皮肤易生疖和痈。

三、治疗要点

1. 未孕时 糖尿病患者已有严重的心血管病史、肾功能减退或眼底有增生性视网膜炎者应避孕，不宜妊娠；若已妊娠应及早人工终止妊娠。对器质性病变较轻，或病情控制较好者，可继续妊娠。

2. 妊娠期 可以妊娠者，可以通过饮食、活动、药物来控制血糖，使用的药物仅能是胰岛素。使血糖控制在空腹 5.3mol/L，孕期应加强监护孕妇的胎儿的监护，可等待至 39 周住院待产。

3. 分娩期

（1）终止妊娠的指征 ①严重妊娠期高血压疾病，特别是发生子痫者；②酮症酸中毒；③严重肝、肾损害；④恶性、进展性、增生性视网膜病变；⑤动脉硬化性心脏病；⑥胎儿生长受限；⑦严重感染；⑧孕妇营养不良；⑨胎儿畸形或羊水过多。终止妊娠前应加强糖尿病的治疗。

（2）分娩方式的选择 有巨大儿、胎盘功能不良、糖尿病病情重、胎位异常或其他产科指征者，应行剖宫产。阴道分娩应注意胎心率，若有胎儿窘迫或产程进展缓慢，应行剖宫产。术前 3 小时需停用胰岛素，以防新生儿发生低血糖。

4. 产褥期 分娩后由于胎盘排出，抗胰岛素的激素迅速下降，故产后 24 小时内的胰岛素用量应减至原用量的一半，第 2 日以后约为 2/3 原用量；应用广谱抗生素预防创口感染，拆线时间稍延长。

考点提示

1. 妊娠合并糖尿病包括妊娠前已有糖尿病和妊娠期糖尿病；在妊娠期、分娩期和产褥期孕产妇均容易患上酮症酸中毒；在分娩期和产褥期孕产妇还容易低血糖。

2. 妊娠合并糖尿病孕妇易发流产、妊娠期高血压疾病、羊水过多、感染、宫缩乏力；而胎儿和新生儿易发生巨大儿、生长受限、畸形儿、新生儿低血糖和呼吸窘迫综合征。

3. 妊娠合并糖尿病者是单纯糖尿病者可以妊娠，合并有肾病、高血压、眼底病灶不宜妊娠；糖尿病者妊娠后，可以通过饮食、活动、药物来控制血糖，使用的药物仅能是胰岛素。

4. 分娩前和产后糖尿病患者的胰岛素用量均要减少，以防止低血糖。

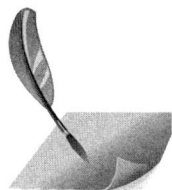

【护理评估】

一、健康史

询问患者孕前是否有糖尿病史及糖尿病家族史、不明原因的反复流产、死胎、畸胎、新生儿死亡和巨大儿史；有无反复的外阴、阴道假丝酵母菌病；本次妊娠是否有胎儿偏大、羊水过多，妊娠期高血压疾病和肾、心脏、视网膜等病变；用药与否和疾病控制情况。糖尿病合并妊娠的分类见表 7 - 1。

表 7 - 1 糖尿病合并妊娠的分类

分类	发病年龄（岁）	病程（年）	血管合并症或其他
A 级	任何年龄	妊娠前	无
B 级	>20	<10	无
C 级	10～19	10～19	无
D 级	<10	≥20	合并单纯性视网膜病
F 级	任何	任何	糖尿病肾病
R 级	任何	任何	有增生性视网膜病变或玻璃体出血
H 级	任何	任何	冠状动脉粥样硬化性心脏病
T 级	任何	任何	有肾移植史

二、身体评估

1. 症状 三多（多食、多饮、多尿）；并发外阴阴道炎，则有外阴瘙痒、白带增多；也可因高血糖导致眼房水和晶体渗透压改变，引起眼屈光改变而出现视物模糊；若有酮症酸中毒，则有恶心、呕吐、视物模糊、呼吸快且有烂苹果味等；若出现低血糖则有心悸、出冷汗、面色苍白、饥饿感等。

2. 体征 体重增长过快、肥胖；若有产科并发症，如妊娠期高血压疾病、肾病、感染、流产、巨大儿、羊水过多等，则会出现相应的体征。妊娠期还应对胎儿宫高、腹围、胎动、胎心、胎心电子监护进行评估，确定有无巨大儿或生长受限、畸形。分娩期还应对产程进行监测，如子宫收缩、宫口大小、胎先露位置、胎心和母体生命体征等。产褥期重点评估有无低血糖或高血糖，有无产后出血和感染；新生儿有无低血糖、呼吸窘迫综合征和畸形等。

3. 辅助检查

（1）孕前糖尿病合并妊娠　孕前未进行过血糖检查的孕妇，第一次产前检查时检测血糖，达到以下任何一项标准为糖尿病合并妊娠：①空腹血糖（fasting plasma glucose，FPG）≥7.0 mmol/L。②糖化血红蛋白≥6.5%，非常规筛查。③任意血糖≥11.1 mmol/L 且伴有典型的高血糖或危象症状。

（2）GDM 诊断　在排除孕前糖尿病合并妊娠后，于妊娠 24～28 周进行葡萄糖耐量试验（oral glucose tolerance test，OGTT）。实验前连续 3 日正常活动、正常饮食（每日进食碳水化合物不少于 150 g）。禁食至少 8 小时后，将 75 g 葡萄糖液体 300mL 于 5 分钟内服完，分别抽取空腹、服后 1 小时、服后 2 小时静脉血送检（从开始服用葡萄糖水计时）。诊断标准：空腹、服后 1 小时、服后 2 小时血糖值分别为 5.1 mmol/L、10.0 mmol/L、8.5 mmol/L。

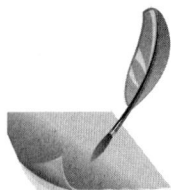

任何一点血糖值达到或超过上述标准即可诊断为 GDM。

（3）其他 进行肝肾功能、24 小时尿蛋白定量、尿酮体及眼底等相关检查。

三、心理社会评估

应评估患者及家属对疾病的了解程度和认知度，有无焦虑、恐惧心理，社会及家庭的支持系统是否完善等。

【护理诊断】

1. 营养失调 低于或高于机体需要量：与血糖代谢异常有关。

2. 知识缺乏 缺乏妊娠合并糖尿病的知识。

3. 有胎儿受伤的危险 与血糖控制不好的畸形、巨大儿、早产等有关。

4. 有感染的危险 与白细胞多功能缺陷有关。

【护理措施】

一、妊娠期

（一）加强孕期母儿监护

妊娠早期应每周产前检查一次至第 10 周，孕中期为每 2 周一次，32 周后每周查一次。20 周后须及时增加胰岛素的用量。

1. 孕妇监护

（1）血糖和糖化血红蛋白 GDM 餐前血糖 ≤5.3 mmol/L，餐后 2 小时 ≤6.7 mmol/L，夜间不低于 3.3 mmol/L，糖化血红蛋白（HbA1c）＜5.5% 是控制较理想的。如出现低血糖，可喝糖水或静脉注射 5% 葡萄糖 40～60 ml，并通知医生。

（2）尿常规、尿蛋白、尿糖、尿酮体。

（3）肾功能和眼底检查 每月一次，预防并发症。

2. 胎儿监测

（1）胎动计数 孕 28 周后，指导孕妇掌握自我监护胎动的方法，若 12 小时胎动数 ＜10 次，或者胎动数减少或超过原胎动数 50% 而不能恢复者，则代表胎儿窘迫。

（2）定期 B 超检查 确定畸形、巨大儿、羊水量、胎盘成熟度等。

（3）胎盘功能测定 监测孕妇尿、血雌三醇含量，血胎盘生乳素含量。

（4）无应激试验 孕 32 周开始，每周一次无应激试验，36 周后每周 2 次，了解胎儿的宫内储备能力。

（二）控制饮食

部分 GDM 孕妇通过饮食疗法即可使血糖控制在正常范围。孕早期需要的热量与非孕期相同，孕中期后热量每周增加 3～8%，其中碳水化合物 40%～50%，蛋白质 20%～30%，脂肪 30%～40%，一般建议将热量分配至三餐和三次点心中，早餐和早点摄取 25%，午餐和午点占 30%，晚餐 30%，睡前 15%，睡前点心包括蛋白质和糖类，预防夜间低血糖，使餐后 1 小时的血糖控制在 ＜8 mmol/L；并应补充维生素、钙及铁，适当限制食盐的摄入量。若控制饮食能达到上述血糖水平而孕妇又无饥饿感为理想，否则需增加药物治疗。

（三）适度运动

孕妇适度的运动可提高胰岛素的敏感性，改善血糖和脂代谢紊乱，避免体重增加过快。

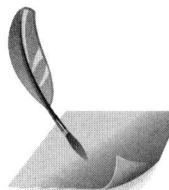

运动以有氧运动最好，如散步、中速步行，每日最少 1 次，于餐后 1 小时进行，持续 20 ～ 40 分钟。通过饮食和运动使孕期的体重增加控制在 10 ～ 12 kg 最为理想。

（四）药物治疗

禁止使用磺脲类降糖药，因其能通过胎盘，引起胎儿胰岛分泌过多，导致胎儿低血糖死亡或引起畸形。通常应用胰岛素，剂量应根据血糖值确定。若出现酮症酸中毒，现主张应用小剂量胰岛素治疗法，首次剂量 0.1U/（kg·h）静脉滴注，直到酸中毒纠正（血 pH > 7.34，尿酮体转阴）。若小剂量治疗 2 小时血糖仍无改变，可增大剂量。

（五）提供心理支持

当糖尿病孕妇熟悉糖尿病对母儿的危害后，可能产生焦虑和恐惧、自尊低下等负情绪，护理人员应提供交流的机会，鼓励其讨论面临的问题和心理感受，进行心理指导，促进身心健康。

二、分娩期护理

1. 阴道分娩或剖宫产过程中，应定时监测血糖、尿糖和尿酮体，使血糖不低于 5.6 mmol/L，以防发生低血糖，也可按每 4 g 糖加 1U 胰岛素比例给予补液。代谢紊乱如尿酮体阳性、酸中毒、低血钾等应及时纠正。

2. 阴道分娩者，产程中应密切监测宫缩、胎心变化，避免产程延长，应在 12 小时内结束分娩，产程 > 16 小时易发生酮症酸中毒。

三、产褥期护理

1. 分娩后由于胎盘排出，抗胰岛素的激素迅速下降，故产后 24 小时内的胰岛素用量应减至原用量的一半，第 2 日以后约为 2/3 原用量。

2. 产后应继续注意电解质平衡，预防产后出血，应用广谱抗生素预防创口感染，拆线时间稍延长。

四、新生儿护理

1. 新生儿处理 糖尿病产妇娩出的新生儿抵抗力弱，均应按早产儿处理。

2. 注意低血糖、低血钙、高胆红素血症 由于产后血糖来源中断，新生儿本身又有胰岛 B 细胞增生，极易发生低血糖。因此，新生儿娩出后 30 分钟开始定时滴服 25% 葡萄糖液，多数新生儿在生后 6 小时内血糖恢复至正常值。若出生时一般状态较差，应根据血糖值给予 25% 葡萄糖液 40 ～ 60 ml 静脉滴注。

考点提示

在使用胰岛素和分娩期、产褥期时要防止低血糖，观察有无低血糖反应，如疲乏、出冷汗、脉速、恶心、呕吐、饥饿感。一般糖尿病孕妇需提前 1 ～ 2 周终止妊娠，且需使用地塞米松促进胎儿肺成熟，对糖尿病孕妇的新生儿应按早产儿护理；产后新生儿取脐带血测量血糖，30 分钟后喂服或静脉滴注 25% 葡萄糖。

【健康教育】

1. 教会患者和家属糖尿病的知识和技能。

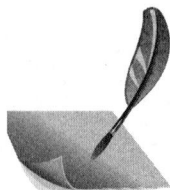

2. 产后患者应长期避孕，以安全套或手术结扎，不宜使用避孕药和宫内节育器。

3. 指导产妇定期接受产科和内科复查，即使产后血糖正常者，也应每 3 年复查血糖一次。

第三节　妊娠合并病毒性肝炎

扫码"学一学"

案例　28 岁孕妇，无自觉不适症状。孕期常规检查发现 ALT 30U/L、HBsAg（＋）、HBeAg（＋）。

问题：

1. 该患者目前的处理原则是什么？

2. 该患者主要护理问题是什么？

3. 目前的护理措施有哪些？

【疾病概述】

妊娠合并病毒性肝炎严重威胁孕产妇生命安全，据全国监测资料报道，本病占孕产妇间接死因的第 2 位，仅次于妊娠合并心脏病。按病原分为甲、乙、丙、丁、戊型 5 种肝炎，以乙型肝炎多见。

一、妊娠、分娩与病毒性肝炎的相互影响

（一）妊娠、分娩对病毒性肝炎的影响

妊娠加重了肝负担，易感染病毒性肝炎，也易使原有的肝炎病情加重，重症肝炎的发生率较非孕时明显增加，与以下因素有关。

1. 妊娠期新陈代谢明显增加，营养消耗增多，肝内糖原储备降低，不利于疾病恢复。

2. 妊娠期产生多量雌激素需在肝内灭活，并妨碍肝对脂肪的转运和胆汁的排泄。

3. 胎儿代谢产物需在母体肝内解毒。

4. 并发妊娠期高血压疾病时常使肝细胞受损，易发生急性肝坏死。

5. 分娩时体力消耗、缺氧、酸性代谢物质产生增加，加重肝损害。

（二）病毒性肝炎对妊娠的影响

1. 对母体的影响

（1）妊娠早期可使早孕反应加重，妊娠晚期易患妊娠期高血压疾病，这与肝炎时肝脏对醛固酮的灭活能力下降有关。

（2）分娩时，因肝功能受损、凝血因子合成功能减退，产后出血率增高。若为重症肝炎，常并发 DIC，出现全身出血倾向，直接威胁母婴生命。有资料报道病毒性肝炎孕妇病死率为 18.3%，明显高于非孕期肝炎对照组的 5.6%，其中重症肝炎 14 例，发生于妊娠晚期的 8 例中死亡 7 例。国内另一资料报道病死率为 17% ~ 8.1%。

2. 对胎儿的影响　妊娠早期患病毒性肝炎，胎儿畸形发病率约高 2 倍。流产、早产、死胎、死产和新生儿死亡率明显增高。有资料报道，肝功能异常孕产妇的围生儿死亡率高达 46‰。

（三）母婴传播

其传播情况因病毒类型不同而有所不同。

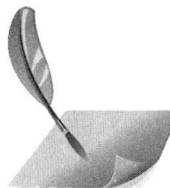

1. 甲型肝炎病毒（HAV） 为嗜肝 RNA 病毒，主要经粪 - 口途径传播。HAV 不会经胎盘感染胎儿，仅在分娩期前后产妇患 HAV 病毒血症时，对胎儿有威胁。

2. 乙型肝炎病毒（HBV） 为嗜肝 DNA 病毒。外层含表面抗原（HBsAg），内层含核心抗原（HBcAg）及核心相关抗原（HBeAg 即 e 抗原）。HBV 的母婴传播方式为重要传播途径，包括：①子宫内经胎盘传播；②分娩时经软产道接触母血及羊水传播；③产后接触母亲唾液或母乳传播。

3. 丙型肝炎病毒（HCV） 属 RNA 病毒，存在母婴传播。HCV 感染后易导致慢性肝炎，最后发展为肝硬化和肝癌。

4. 丁型肝炎病（HDV） 是一种缺陷性负链 RNA 病毒。需同时有乙肝病毒感染，此点为必备条件。母婴传播较少见，可与 HBV 同时感染或在乙型肝炎基础上重叠感染。

5. 戊型肝炎病毒（HEV） 为 RNA 病毒。其传播途径及临床表现类似甲型肝炎，但孕妇易感且易为重症，死亡率较高。国内某省戊肝流行期间，重症病例中孕妇为非孕妇的 6 倍。戊肝患者总的病死率为 5.2%，其中孕妇占 70% ~80%。

二、临床表现

1. 消化系统症状 食欲减退、恶心、呕吐、腹胀、肝区痛等，不能用妊娠反应或其他原因加以解释；继而出现乏力、畏寒、发热，部分患者有皮肤、巩膜黄染，尿色深黄。

2. 体征 可触及肝大，肝区有叩击痛。妊娠晚期受增大子宫影响，肝极少被触及，如能触及应想到异常。

3. 重症肝炎 多见于妊娠晚期，起病急，突起畏寒、发热，皮肤、巩膜黄染迅速，尿色深黄，频繁呕吐、腹水、有肝臭，肝进行性缩小，急性肾衰竭，出现肝性昏迷。

三、治疗要点

肝炎患者原则上不宜妊娠，急性肝炎患者应于痊愈后半年，最好 2 年后再怀孕。一旦妊娠后应重点保护肝功能，增加休息、营养，禁止使用增加肝负担的药物。对有黄疸者，应限制蛋白质的摄入，防止便秘，输注能量合剂，以防肝性昏迷。分娩期应准备新鲜血液，待宫口开全后行助产术缩短产程，防止母婴传播和产后出血。产褥期则应选择对肝无损害的抗生素预防感染。

考点提示

1. 妊娠合并肝炎的孕妇在妊娠期易患妊娠剧吐、妊娠期高血压疾病、大出血、重症肝炎；而胎儿易患肝炎、畸形、流产和早产、死胎等。乙型肝炎传播给胎儿的途径是宫内感染、产道中羊水或血液、乳汁或密切接触。

2. 肝炎主要的表现为肝区疼痛和黄疸、肝大。

3. 肝炎患者原则上不宜妊娠。一旦妊娠不宜服用对肝有损害的药物，注意休息和营养，分娩期则应配用鲜血，尽量经阴道助产分娩；产后具有传染性的肝炎患者应用生麦芽或芒硝退奶。

【护理评估】

一、健康史

评估与肝炎患者的密切接触史、输血和血液制品史、家族史等，曾经的用药史。重症肝炎患者诱因史。

二、身体评估

（一）消化系统症状和体征

乏力、纳差、厌油、肝区疼痛、黄疸的严重度；触诊肝的大小和压痛、腹水等；评估有无肝性昏迷症状，如嗜睡、烦躁、意识不清、昏迷。

（二）产科症状和体征

1. 妊娠期应评估胎儿的生长发育　宫高、腹围、胎动、胎心音、胎儿的安危度。

2. 分娩期应评估宫缩、宫颈管长短、宫口大小和胎先露位置、破膜以及有无出血倾向。

3. 产褥期应评估出血的多少、凝固与否、子宫底的高度和硬度，生命体征、全身有无出血状况。

4. 观察新生儿有无黄疸、畸形，体重等。

（三）辅助检查

1. 肝功能检查　血清中丙氨酸氨基转移酶（ALT）增高到正常数值的 10 倍以上有肝功能损害的临床意义。

2. 血清病原学检测和意义

（1）甲型病毒性肝炎　急性期患者血清中抗 HAV – IgM 阳性者有诊断意义。

（2）乙型病毒性肝炎　乙型肝炎病毒血清病原学检测及意义见表 7 – 2。

表 7 – 2　乙型肝炎病毒血清病原学检测及意义

项　　目	血清学标志物及意义
HBsAg	HBV 感染的特异性标志，见于慢性肝炎、病毒携带者
抗 HBs	感染过 HBV，但已有免疫力，也是评价乙肝疫苗接种效果的指标之一
HBeAg	肝细胞内有 HBV 复制，具有传染性
HBeAb	血清中病毒颗粒减少或消失，传染性低
HBc IgM	表示 HBV 在体内复制，肝炎急性期
抗 HBc IgG	肝炎恢复期或慢性感染
HBV – DNA	病毒复制情况和水平，还可作为疗效的检测指标

（3）丙型病毒性肝炎　血清中查出 HCV 抗体即可诊断。

（4）丁型病毒性肝炎　急性期 HDV – IgM 出现阳性，一般持续 2 ~ 4 周。

（5）戊型病毒性肝炎　急性期内可查出高滴度 HEV – IgM，恢复期内的滴度则较低。

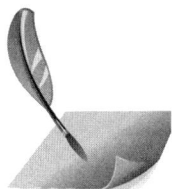

随着分子生物学技术的日趋发展，聚合酶链反应（PCR）等技术逐渐广泛应用于临床。检测病毒 DNA 或 RNA 片段是诊断病毒性肝炎准确而有效的手段。阳性者视为体内有病毒复制。

3. 凝血功能检查 血小板计数、出血时间、凝血酶原时间、纤维蛋白原含量。

4. 胎盘功能 B 超、孕妇血或尿中 HPL、雌三醇量的测定。

三、心理社会评估

评估患者及家属对疾病的认知度和家庭社会的支持系统是否完善；对胎儿被感染或有畸形者，让孕妇产生焦虑和自卑的心理，应重点给予关注。

【护理诊断】

1. 知识缺乏 缺乏病毒性肝炎的感染途径、传播方式、自我保健、母儿危害等知识。

2. 自尊低下 与婴儿可能受感染有关。

3. 潜在并发症：出血、肝性昏迷。

考点提示

　　HBeAg、HBcIgM、HBV – DNA 代表肝细胞内有 HBV 复制，具有传染性，HBeAb 代表血清中病毒颗粒减少或消失，传染性低。

【护理措施】

一、未妊娠时

病毒性肝炎预防的方法因病毒类型而异，但总的原则是以切断传播途径为重点的综合预防措施。注意休息，加强营养；注意个人卫生和饮食卫生；夫妇一方中有肝炎者应使用避孕套以免交叉感染。密切接触甲型肝炎患者的孕妇，在接触 7 日内肌内注射丙种球蛋白 3 ml，密切接触乙型肝炎患者的孕妇，应先注射乙肝免疫球蛋白；减少医源性感染是预防丙型肝炎的重要环节。

二、妊娠期

妊娠早期患急性肝炎，若为轻症，应积极治疗，可以继续妊娠，慢性活动性肝炎患者妊娠后对母儿双方的危害较大，应适当治疗，待病情好转行人工流产。妊娠中、晚期应尽量避免终止妊娠，避免手术和药物对胎儿肝的影响。加强胎儿监护，防治妊娠期高血压疾病。

1. 注意休息 每日保证 9 小时睡眠和适当的午睡，避免体力劳动。

2. 加强营养 注意补充高糖、高维生素、高纤维素、低脂饮食，防治便秘。多食优质蛋白、新鲜水果和蔬菜。

3. 遵医嘱使用中西药药物治疗 积极进行保肝治疗。

4. 防治交叉感染 为肝炎患者提供专室就诊，所用器械及时使用过氧乙酸消毒；孕妇

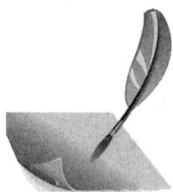

在家也应做好隔离，注意食具、内衣、排泄物的消毒处理。

5. 阻断乙肝病毒的母婴传播　乙肝病毒表面抗原阳性的孕妇，于妊娠28周起每4周肌内注射1次乙肝免疫球蛋白（HBIG）200IU，直至分娩。

6. 加强孕期监护　严格观察乙肝孕妇有无急性期表现，如厌油、恶心、肝区疼痛、黄疸、有无出血；观察尿量、尿色和精神状况等。监测胎儿大小、有无畸形等。

7. 对重症肝炎患者　要限制蛋白质的摄入，保持大便通畅，严禁肥皂水灌肠，可用醋灌肠；密切观察产妇的精神状况、出血倾向、血压、尿量，防止肝性昏迷和肝肾综合征、DIC。

三、分娩期

1. 隔离　将产妇置于隔离待产房和产房，提供舒适的待产环境，满足产妇的生活需要，尽量减少产妇的紧张情绪和恐惧心理。所用的器械、用物、产妇的排泄物和血液等全部隔离消毒。

2. 防治出血　分娩前1周开始肌注维生素K_1，每日20～40 mg，配新鲜血液备用。密切观察产妇的口、鼻、皮肤、黏膜有无出血倾向。

3. 防止滞产以免肝性昏迷　宫口开全后可行胎头吸引术助产，以缩短第二产程。胎肩娩出后立即静注缩宫素以减少产后出血。对重症肝炎，经积极控制24 h后迅速终止妊娠。因母儿耐受能力较差，过度的体力消耗可加重肝负担，分娩方式以剖宫产为宜。

4. 防止产程中肝炎母婴垂直传播　防止产道损伤、新生儿产伤、羊水吸入等，减少垂直传播的机会。

四、产褥期

1. 应用对肝损害较小的广谱抗生素控制感染，是防止肝炎病情恶化的关键。给予头孢菌素类或氨苄西林等。

2. 严密观察病情及肝功能变化，予以对症治疗，防止演变为慢性肝炎。观察子宫收缩和阴道流血情况，加强伤口和会阴的护理。

3. 指导母乳喂养　母亲甲型肝炎急性期禁止哺乳；新生儿经过主动免疫和被动免疫后，无论母亲HBsAg是否阳性均可进行母乳喂养，无需检测乳汁中有无HBV-DNA。母亲病情严重不宜哺乳者，尽早采用生麦芽、芒硝回乳，不宜使用对肝脏功能有损害的雌激素等药物。

4. 保护新生儿　采用乙肝疫苗、乙肝高效价免疫球蛋白联合免疫方案可以显著降低母婴传播的风险，但仍有10%～15%的婴儿免疫失败。

（1）被动免疫　新生儿出生后12小时内肌内注射乙肝免疫球蛋白100～200IU（越早越好），获得被动免疫。

（2）主动免疫　新生儿出生后12小时内于注射免疫球蛋白的不同部位再注射乙肝疫苗10～20 μg（根据不同疫苗类型），1个月、6个月再次注射乙肝疫苗10 μg。婴儿于7～12月龄随访免疫效果。

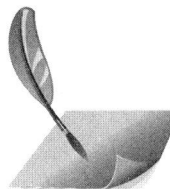

1. 乙型病毒表面抗原阳性的孕妇，于妊娠28周起每4周肌内注射1次乙肝免疫球蛋白（HBIG）200IU，直至分娩。注意保肝和防治肝性昏迷，出现重症肝炎者应防止便秘和禁用肥皂水灌肠。

2. 分娩期应注意使用隔离产房，用维生素 K_1 预防产时、产后出血，产程中尽量减少产道损伤造成的出血和羊水与胎儿接触的时间，以免感染胎儿。

3. HBsAg 阳性而 HBeAg 阴性者产妇可以哺乳，而 HBeAg 阳性者不宜哺乳，应予回奶。新生儿的乙型肝炎有效预防办法是注射 HBIG。

扫码"学一学"

第四节　妊娠合并贫血

案例　孕妇，32岁，孕1产0。现妊娠33周，近10天自觉头晕、乏力、心悸及食欲减退。查体：面色苍白，心率100次/分，胎位、胎心及骨盆测量均正常，血红蛋白80 g/L，红细胞压积0.25。

问题：

1. 该患者目前的处理原则是什么？

2. 该患者主要护理问题是什么？

3. 目前的护理措施有哪些？

妊娠合并贫血是妊娠期最常见的合并症。由于妊娠期血容量增加，且血浆增加多于红细胞增加，致使血液稀释，称为稀释性贫血。WHO 对妊娠期贫血的诊断标准为：孕妇血红蛋白 <110 g/L 及血细胞比容 <0.33。根据血红蛋白的水平分为四度：轻度贫血（100～109 g/L）、中度贫血（70～99 g/L）、重度贫血（40～69 g/L）、极重度贫血（<40 g/L）。WHO 资料表明，50% 以上孕妇合并贫血，以缺铁性贫血最常见，占95%，巨幼细胞贫血较少见。

缺铁性贫血

【疾病概述】

由于胎儿生长发育及妊娠期血容量增加对铁的需要量增加，尤其在妊娠后半期，孕妇对铁摄取不足或吸收不良，易发生缺铁性贫血，严重贫血可造成围生儿及孕产妇的死亡，应予以高度重视。

一、妊娠期缺铁的发生机制

妊娠妇女对铁的需要量明显增加，胎儿生长发育需铁 250～350 mg，母体血容量增加需铁 650～750 mg，故妊娠共需铁 1000 mg 左右。每日饮食中含铁 10～15 mg，吸收利用率仅 10%，为 1～1.5 mg，而此时孕妇每日需铁至少 4 mg。至妊娠后半期铁的最大吸收率可达 40%，仍不能满足需求，若不给予铁剂治疗，很容易耗尽体内的储存铁造成贫血。

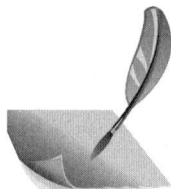

二、贫血对妊娠的影响

1. 对孕妇的影响 轻度贫血影响不大，重度贫血（红细胞计数 $< 1.5 \times 10^{12}$/L、血红蛋白 < 60 g/L、血细胞比容 < 0.13）时，心肌缺氧导致贫血性心脏病，胎盘缺氧易发生妊娠期高血压疾病；严重贫血对失血耐受性降低，易发生失血性休克；由于贫血降低产妇抵抗力，易并发产褥感染，危及生命。

2. 对胎儿的影响 孕妇骨髓和胎儿是铁的主要受体组织，在竞争摄取孕妇血清铁的过程中，胎儿组织占优势，而铁通过胎盘又是单向运输，不能由胎儿向孕妇方向逆转运。因此，一般情况下，胎儿缺铁程度不会太严重。但当孕妇患重症贫血，血红蛋白 < 70g/L 时，会因胎盘供氧和营养不足，引起胎儿发育迟缓、胎儿窘迫、早产或死胎。

三、治疗要点

1. 补充铁剂 血红蛋白 < 100 g/L，应口服硫酸亚铁 0.3 g，每日 3 次，同时服用维生素 C 300 mg，10% 稀盐酸 0.5 ~ 3 ml 以促进铁的吸收。也可选用 10% 枸橼酸铁铵 10 ~ 20ml，每日 3 次口服，同时服稀盐酸。不能口服铁剂时可用右旋糖酐铁 50 mg 深部肌注，若无副反应，可增至 100 mg，每日 1 次肌注。

2. 输血 当血红蛋白 < 70 g/L、接近预产期或短期内需行剖宫产术者，应少量多次输血，警惕发生急性左心衰竭。有条件的医院可行成分输血（输浓缩红细胞）。

3. 处理并发症 ①临产后备血，酌情给维生素 K_1、卡巴克络、维生素 C 等。②严密监护产程，防止产程延长，阴道助产以缩短第二产程。③当胎儿前肩娩出后，肌注或静注宫缩剂（缩宫素 10U 或麦角新碱 0.2 mg），以防产后出血，出血多时应及时输血。④产程中严格无菌操作，产后给广谱抗生素预防感染。

考点提示

1. 妊娠合并贫血的标准为红细胞计数 $< 3.5 \times 10^{12}$/L、血红蛋白 < 110 g/L，血细胞比容 < 0.33。

2. 当孕妇患重症贫血，血红蛋白 < 70 g/L 时，会因胎盘供氧和营养不足，引起胎儿发育迟缓、胎儿窘迫、早产或死胎。故血红蛋白 < 70 g/L 时应少量多次输血，警惕发生急性左心衰竭。

3. 妊娠合并缺铁性贫血的治疗要点是补充铁剂、输血、处理并发症。

【护理评估】

一、健康史

既往有无月经过多等慢性失血性疾病史；或长期偏食、孕早期呕吐、胃肠功能紊乱导致的营养不良等病史。

二、身体评估

1. 孕产妇症状和体征 依据孕妇的贫血程度（轻度、中度、重度、极重度），轻度贫血无自觉症状，重度可有乏力、头晕、心悸、气短、食欲不振、腹胀、腹泻、皮肤、黏膜

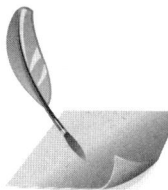

苍白，皮肤、毛发干燥，指甲脆薄，以及口腔炎、舌炎等；若并发心脏病、妊娠期高血压疾病，则出现相应的表现；在分娩期还可能有供血不足导致宫缩乏力、产程延长；在产褥期出现产后出血和感染等。

2. 胎儿生长发育和体征 通过宫高、腹围、胎动、胎心等监测了解有无胎儿生长受限、胎儿窘迫、死胎、早产、死产等。

3. 辅助检查

（1）外周血象 为小细胞低色素性贫血；血红蛋白 $< 110\ g/L$，红细胞 $< 3.5 \times 10^{12}/L$，血细胞比容 < 0.33，而白细胞计数及血小板计数均在正常范围。

（2）血清铁浓度 能灵敏反映缺铁状况，正常成年妇女血清铁为 $7 \sim 27\ \mu mol/L$，若孕妇血清铁 $< 6.5\ \mu mol/L$，可诊断为缺铁性贫血。

（3）诊断困难时应作骨髓穿刺，骨髓象为红细胞系统增生，中幼红细胞增多，晚幼红细胞相对减少，铁颗粒减少。

三、心理社会评估

评估孕妇对贫血的了解程度，对妊娠合并贫血的注意事项的了解程度和药物的用法、作用及副作用的了解程度；评估家庭及社会的支持系统是否完善。

考点提示

1. 缺铁性贫血主要为小细胞低色素性贫血，孕妇血清铁 $< 6.5\ \mu mol/L$，可诊断为缺铁性贫血；骨髓象为红细胞系统增生，中幼红细胞增多，晚幼红细胞相对减少，铁颗粒减少。

2. 缺铁性贫血重度可有乏力、头晕、心悸、气短、食欲不振、腹胀、腹泻，皮肤、黏膜苍白，皮肤、毛发干燥，指甲脆薄，以及口腔炎、舌炎。

【护理诊断】

1. 活动无耐力 与贫血引起的疲倦有关。

2. 有受伤的危险 与贫血引起头晕、视物模糊等症状有关。

3. 知识缺乏 缺乏保健知识和服用铁剂的知识。

4. 有感染的危险 与贫血导致机体抵抗力低下有关。

5. 潜在并发症 胎儿窘迫、早产等。

【护理措施】

一、未妊娠时

妊娠前应积极治疗慢性失血性疾病，改变长期偏食等不良饮食习惯，适度增加营养，必要时补充铁剂。

二、妊娠期

1. 增加营养 建议孕妇摄取高铁、高蛋白、富含维生素 C 的食物，如动物肝和血、瘦

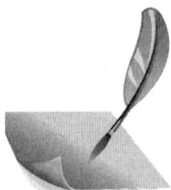

肉、蛋类、豆类、菠菜、甘蓝及深色蔬菜。纠正偏食和挑食的不良习惯。

2. 指导孕妇正确服用铁剂 铁剂应在饭后或餐中服用，以减少恶心、呕吐等胃部不适感；服用后，粪便会变成黑色，因铁剂可与肠道内的硫化氢作用形成黑色。

3. 监测母儿情况 孕妇贫血状况有无改善，胎儿生长发育是否正常。

三、分娩期

1. 临产前 遵医嘱给予维生素K_1、卡巴克络、维生素C，做好输血准备。

2. 第一产程 陪伴分娩，为产妇提供心理和精神支持；做好生活护理，减少产妇的体力消耗；遵医嘱给予抗生素预防感染；密切观察产程进展和胎儿状况，必要时可胎心监护和给氧。

3. 第二产程 协助医生给予助产术缩短产程。

4. 第三产程 协助助产士在胎肩娩出时即给予肌注或静脉注射宫缩剂，以加强宫缩减少出血。

四、产褥期

密切观察子宫收缩和阴道出血，继续补充铁剂以纠正贫血，继续给予抗生素预防和控制感染。贫血严重者不宜哺乳，应采用芒硝外敷乳房或生麦芽煎剂口服。

【健康教育】

1. 妊娠前积极治疗失血性疾病如月经过多等，以增加铁的贮备。

2. 孕期加强营养，鼓励进食含铁丰富的食物，如猪肝、鸡血、豆类等。

3. 妊娠4个月起常规补充铁剂，每日口服硫酸亚铁0.3 g，同时补充维生素C，有利于铁的吸收。

4. 在产前检查时，每个孕妇必须检查血常规，尤其在妊娠后期应重复检查。做到早期诊断，及时治疗。

考点提示

1. 指导孕妇正确服用铁剂：铁剂应在饭后或餐中服用，以减少恶心、呕吐等胃部不适感；服用后，粪便会变成黑色。

2. 妊娠4个月起常规补充铁剂，每日口服硫酸亚铁0.3 g，同时补充维生素C，有利于铁的吸收。

巨幼细胞贫血

【疾病概述】

巨幼细胞贫血为叶酸和（或）维生素B_{12}缺乏，其外周血呈大红细胞、骨髓内出现巨幼红细胞系列。国外报道其发病率为0.5%~2.6%，国内报道为0.7%。

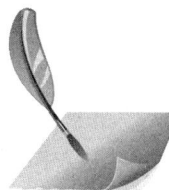

一、妊娠期叶酸缺乏的原因

叶酸与维生素 B_{12} 都是 DNA 合成过程中的重要辅酶。当叶酸和（或）维生素 B_{12} 缺乏时，可使 DNA 合成抑制，导致红细胞核发育停滞，细胞浆中 RNA 大量聚集，RNA 与 DNA 比例失调，使红细胞体积增大，而红细胞核发育处于幼稚状态，形成巨幼红细胞。由于巨幼红细胞寿命短而发生贫血。妊娠期造成叶酸缺乏的原因如下。

1. 需要量增加 正常成年妇女每日需叶酸量为 50～100 μg，而孕妇每日需 300～400 μg 叶酸，多胎孕妇需要量更多。

2. 吸收减少 孕妇胃酸分泌减少，肠蠕动减弱，影响叶酸吸收，若新鲜蔬菜及动物蛋白摄入不足，叶酸更易缺乏。

3. 排泄增加 孕妇肾血流量增加，叶酸在肾内廓清加速，肾小管再吸收减少，叶酸从尿中排泄增多。

二、妊娠期维生素 B_{12} 缺乏的原因

妊娠期维生素 B_{12} 缺乏少见，主要是因胃黏膜壁细胞分泌内因子减少，导致维生素 B_{12} 吸收障碍，加之胎儿大量需要，导致维生素 B_{12} 缺乏而引起巨幼细胞贫血。

三、巨幼细胞贫血对孕妇和胎儿的影响

严重贫血时，孕妇贫血性心脏病、妊娠期高血压疾病、胎盘早剥、早产、产褥感染等的发病率明显增高。对胎儿影响主要有畸形胎儿（以神经管缺损最常见）、胎儿宫内发育迟缓、死胎等。

四、临床表现

叶酸和（或）维生素 B_{12} 缺乏的临床症状、骨髓象及血象的改变均相似，但维生素 B_{12} 缺乏可有神经系统症状，而叶酸缺乏无神经系统症状，可有神经管畸形。

五、治疗要点

补充叶酸和维生素 B_{12}。重度贫血者，给予少量多次输血。分娩时注意避免产程延长，防止出血和感染。

考点提示

1. 叶酸缺乏引起的巨幼细胞贫血可伴有神经管畸形，而维生素 B_{12} 缺乏导致的巨幼细胞贫血则有胃肠和神经系统症状。

2. 巨幼细胞贫血的治疗是补充叶酸和维生素 B_{12}，重度贫血者给予少量多次输血。

【护理评估】

一、健康史

评估是否有胃肠疾病史、饮食不当史、代谢障碍史。

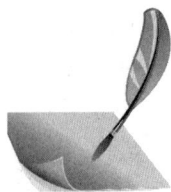

二、身体评估

1. 症状和体征 本病多发生于妊娠后半期，贫血程度严重者常感乏力、头晕、头痛、心悸、气短；可伴有消化系统症状：消化不良、呕吐、腹泻等。周围神经变性导致肢端麻木、针刺、冰冷等感觉异常，以及行走困难等神经系统症状。体征为贫血貌，皮肤、黏膜苍白，舌炎、舌乳头萎缩、水肿、脾大、表情淡漠等。

2. 胎儿宫内状况 通过宫高、腹围、胎动、胎心等监测了解胎儿生长发育、安危情况、有无神经管畸形等。

3. 辅助检查

（1）外周血象 为大细胞正常血红蛋白性贫血，红细胞平均体积（MCV）>100fl，红细胞平均血红蛋白（MCH）>32pg，中性粒细胞分叶过多现象，网织红细胞减少，即可得出诊断。

（2）骨髓血片 呈巨幼红细胞增多，红细胞体积较大，核染色质疏松。

（3）血清叶酸值<6.8 nmol/L、红细胞叶酸值<227 nmol/L 提示叶酸缺乏。

（4）孕妇血清维生素 B_{12} 值<90pg，提示维生素 B_{12} 缺乏。

三、心理社会评估

评估孕妇对贫血的了解程度，对妊娠合并贫血的注意事项的了解程度和药物的用法、作用及副作用的了解程度；评估家庭及社会的支持系统是否完善。

考点提示

1. 维生素 B_{12} 缺乏可有神经系统症状和消化系统症状；叶酸缺乏仅可能伴有神经管畸形。

2. 血清叶酸值<6.8 nmol/L、红细胞叶酸值<227 nmol/L 提示叶酸缺乏；血清维生素 B_{12} 值<90pg，提示维生素 B_{12} 缺乏。

【护理诊断】

1. 活动无耐力 与贫血引起的疲倦有关。

2. 并发症 孕妇跌倒、感染、休克、胎儿窘迫、早产等。

3. 知识缺乏 缺乏保健知识和叶酸、维生素 B_{12} 的用药知识。

【护理措施】

1. 加强孕期营养指导，多食新鲜蔬菜、水果、瓜豆类、肉类、动物肝及肾等食物。对有高危因素的孕妇，应从妊娠3个月开始，每日口服叶酸 0.5～1 mg，连服 8～12 周。

2. 对于已经确诊的巨幼细胞贫血，应每日给予叶酸 5 mg 口服或叶酸 10～30 mg，每日1次肌注，直至症状消失、贫血纠正。若治疗效果不显著，应检查有无缺铁，可同时补给铁剂。

3. 维生素 B_{12} 100～200 μg 肌注，每日1次，共2周，以后改为每周2次，直至血红蛋

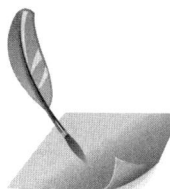

白恢复正常。有神经系统症状者，单独用叶酸有可能使神经系统症状加重，应引起注意。

4. 血红蛋白 < 70 g/L 时，可少量间断输新鲜血或浓缩红细胞。

5. 分娩时避免产程延长，预防产后出血，预防感染。

考点提示

1. 对有高危因素的孕妇，应从妊娠 3 个月开始，每日口服叶酸 0.5 ~ 1 mg，连服 8 ~ 12 周。已经确诊者每日给予叶酸 5 mg 口服，或叶酸 10 ~ 30 mg，每日 1 次肌注。

2. 维生素 B_{12} 100 ~ 200 μg 肌注，每日 1 次，共 2 周，以后改为每周 2 次，直至血红蛋白恢复正常。

练习题

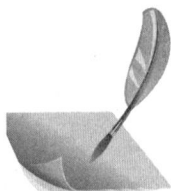

扫码"练一练"

A₁型题

1. 妊娠合并心脏病孕妇，最易发生心力衰竭的时间是
   A. 妊娠 20 ~ 24 周　　　B. 妊娠 28 ~ 30 周　　　C. 妊娠 32 ~ 34 周
   D. 妊娠 36 ~ 38 周　　　E. 妊娠 38 周以上

2. 对妊娠合并心脏患者，下列哪项护理是错的
   A. 每日至少睡眠 10 h　　　　　　　　B. 给予低盐易消化无刺激饮食
   C. 便秘者给予灌肠　　　　　　　　　D. 心功能Ⅲ级以上者，记出入液量
   E. 防止受凉

3. 妊娠合并心脏病，错误的是
   A. 心功能Ⅰ~Ⅱ级，产科条件良好，可考虑严密监护下经阴道分娩
   B. 心功能Ⅲ~Ⅳ级者，应择期剖宫产
   C. 经阴道分娩，应尽量缩短第二产程
   D. 分娩期如未发生心力衰竭，产后肯定不会发生心衰竭
   E. 血容量在妊娠 32 ~ 34 周达高峰

4. 妊娠合并心脏病孕妇的分娩期处理，不正确的是
   A. 使用抗生素预防感染　　　　　　　B. 严密观察产妇的生命体征
   C. 产后出血时，立即静脉注射麦角新碱　　D. 不要让产妇屏气用力
   E. 产程进展不顺利时，立即采用剖宫产术终止妊娠

5. 妊娠合并糖尿病患者孕期对糖尿病的影响最易发生以下哪种情况
   A. 酮症酸中毒　　　　B. 低血糖症　　　　C. 低血钾症
   D. 视网膜脱落　　　　E. 皮疹

6. 胎盘娩出后，对于妊娠合并糖尿病的产妇，胰岛素的用量应
   A. 及时下调　　　　B. 维持原量　　　　C. 增加 1 倍
   D. 增加 2 倍　　　　E. 增加 3 倍

7. 下列关于肝炎对妊娠造成的影响不正确的是

  A. 受孕率低   B. 早期妊娠反应加重

  C. 晚期妊娠期高血压疾病发生率增加   D. DIC 发生率增加

  E. 产后出血发生率增加

8. 妊娠合并病毒性肝炎，临近产期有出血倾向可用

  A. 缩宫素   B. 维生素 K   C. 维生素 C

  D. 安络血   E. 维生素 D

9. 妊娠合并急性病毒性肝炎的护理措施，哪项不妥

  A. 严格隔离，杜绝交叉感染   B. 出入病房应用消毒水洗手

  C. 患者呕吐物、排泄物均应严格消毒处理   D. 患者的新生儿不必与患者隔离

  E. 新生儿应注射乙肝疫苗

10. 某孕妇合并乙型肝炎，为了防止发生产后出血，下列护理措施错误的是

  A. 产前肌内注射维生素 K   B. 产前准备好抢救物品

  C. 产时缩短第二产程   D. 产时密切观察，避免滞产

  E. 胎儿娩出后不能使用缩宫素，因为损害肝

11. 妊娠合并贫血时若严重，会因胎盘供氧和营养不足而导致胎儿的变化，以下哪项最不可能

  A. 胎儿发育迟缓   B. 胎儿宫内窘迫   C. 早产

  D. 死胎   E. 巨大胎儿

12. 妊娠合并贫血时产后应用什么药防止产后出血

  A. 子宫收缩剂   B. 止血剂   C. 抗生素

  D. 硫酸镁   E. 硫酸亚铁

A₂ 型题

13. 某产妇，31 岁。第 1 胎，妊娠合并心脏病，孕 38 周，临产后心功能 Ⅱ 级，在护理措施中，正确的是

  A. 取左侧卧位   B. 可在室内作适当活动

  C. 常规静脉输液补充营养   D. 协助医师缩短第二产程

  E. 产后常规注射宫缩剂

14. 某产妇，31 岁。第 1 胎，妊娠合并心脏病，对该产妇产后的护理中，哪项是错误的

  A. 产后 24 h 绝对卧床休息   B. 严密观察心功能情况

  C. 心功能 Ⅰ ~ Ⅱ 级者可哺乳，但应避免过度劳累

  D. 产后住院期与正常分娩者相同

  E. 心功能 Ⅲ ~ Ⅳ 级者应劝其绝育

15. 某初产妇，31 岁，妊娠 38 周。第 1 胎，妊娠合并心脏病已临产，心率 100 次/分，心功能三级，骨盆测量正常。宫口开大 5 cm，正枕前位，先露 S＋1。下列分娩的方式哪项最适宜

  A. 严密观察产程，等待自然分娩   B. 待宫口开全后行阴道助产

  C. 适当加腹压缩短第二产程   D. 行剖宫产结束分娩

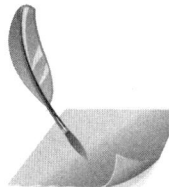

E. 静脉滴注缩宫素加速产程

16. 某初产妇，妊娠合并心脏病，妊娠足月自然临产，心功能 II 级，经产钳助产分娩。骨盆测量正常。为预防心衰，应采取的措施是

    A. 肌内注射麦角新碱促进子宫收缩   B. 肌内注射缩宫素促进子宫收缩

    C. 排空膀胱以免防碍子宫收缩   D. 产妇腹部放置沙袋

    E. 静脉滴注洋地黄类药预防心衰

17. 一 35 岁初孕妇，孕 16 周，第一次来医院进行产前检查，咨询可否进行妊娠期糖尿病筛查。请问应于妊娠多少周进行葡萄糖耐量试验检查

    A. 妊娠 20 周之前   B. 妊娠 24～28 周   C. 早孕期间

    D. 妊娠 30 周后   E. 临产前

18. 一 37 岁初孕妇，孕期检查时发现合并糖尿病，在医务人员的精心治疗和护理下，于孕 40 周顺利分娩，请问在对新生儿护理中，如何预防新生儿低血糖的发生

    A. 出生后即哺乳

    B. 出生后取脐血测血糖，30 min 后定时喂 25% 葡萄糖液

    C. 加强胎儿监护

    D. 新生儿进重症监护室

    E. 补充胰岛素

19. 某孕妇，28 岁，孕期检查发现血糖 14 mmol/L，诊断为妊娠合并糖尿病，患者最可能存在的护理问题是

    A. 活动无耐力   B. 自理能力缺陷   C. 营养失调

    D. 体液过多   E. 气体交换受损

20. 某孕妇，妊娠 27 周，在产前检查中发现她的血红蛋白偏低，需要补充铁剂，正确的服药时间是

    A. 餐前半小时   B. 餐后 20 分钟   C. 空腹时

    D. 睡前   E. 晨起后

21. 某孕妇，26 岁，产检时发现血红蛋白 80 g/L，血细胞比容 0.20，红细胞计数 32×10^{12}/L，诊断为妊娠期贫血。护士应告诉孕妇在口服铁剂时应同时服用

    A. 维生素 A   B. 维生素 B_{12} C. 维生素 C

    D. 维生素 D   E. 维生素 E

22. 一孕妇，29 岁，既往体健，近一年来发现 HBsAg 阳性，但无任何症状，肝功能正常。经过 10 月怀胎，足月顺利分娩一 4500 g 男婴，为阻断母婴传播，对此新生儿最适宜的预防方法是

    A. 乙肝疫苗   B. 丙种球蛋白

    C. 乙肝疫苗＋丙种球蛋白   D. 高效价乙肝免疫球蛋白

    E. 乙肝疫苗＋高效价乙肝免疫球蛋白

23. 切断的传播途径是

    A. 注射途径   B. 母婴传播   C. 消化道传播

    D. 血液、体液传播   E. 日常生活密切接触

24. 一孕妇，29 岁，既往体健，近一年来发现 HBsAg 阳性，但无任何症状，肝功能正

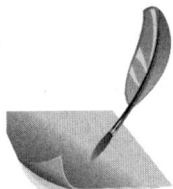

常。此孕妇目前病情所处状态是

    A. 无症状 HBsAg 携带者　　　　　　　B. 轻度慢性乙型肝炎

    C. 中度慢性乙型肝炎　　　　　　　　　D. HBV 既往感染

    E. 急性无黄疸型乙型肝炎

A₃ 型题

(25 ~ 27 题共用题干)

孕妇，34 岁，初次怀孕，孕 16 周出现心悸、气短，经检查发现心功能属于 Ⅱ 级。经过增加产前检查次数，严密监测孕期经过等，目前孕 37 周，自然临产。

25. 该产妇在分娩期应注意的问题中，描述错误的是

    A. 常规吸氧　　　　　　　　　　　　　B. 胎盘娩出后，腹部放置 10 kg

沙袋

    C. 注意保暖　　　　　　　　　　　　　D. 注意补充营养

    E. 采取产钳助产

26. 该产妇的体位最好是

    A. 平卧位　　　　　　　B. 右侧卧位　　　　　　　C. 左侧卧位

    D. 半卧位　　　　　　　E. 随意卧位

27. 该产妇的产褥期护理，正确的是

    A. 产后的第 1 天，最容易发生心衰

    B. 为了早期母子感情的建立，不要让别人帮忙

    C. 积极下床活动，防止便秘

    D. 为避免菌群失调，不能使用抗生素治疗

    E. 住院观察 2 周

(28 ~ 29 题共用题干)

患者 27 岁，妊娠 7 个月，产前检查尿糖 (+ +)，血液标本检查空腹血糖为 7.5 mmol/l，餐后血糖 16.4 mmol/l，诊断为妊娠糖尿病

28. 该患者不适宜的治疗是

    A. 饮食控制　　　　　　B. 降糖药物治疗　　　　　C. 加强胎儿监护

    D. 运动治疗　　　　　　E. 胰岛素治疗

29. 患者在胰岛素治疗的过程中出现了乏力、出冷汗、头晕、心悸等，最可能出现了什么情况

    A. 酮症酸中毒　　　　　B. 低血糖症　　　　　　　C. 高血糖反应

    D. 妊娠期高血压疾病　　E. 急性左心衰

(何　燕)

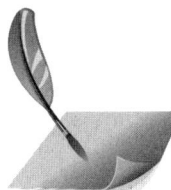

扫码"学一学"

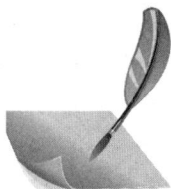

扫码"看一看"

第八单元

高危妊娠

要点导航

学习要点

熟悉 高危妊娠的定义和范围；高危妊娠的护理评估；高危妊娠的护理措施。

技能要点

1. 能识别高危妊娠。

2. 能评估胎儿的生长发育和胎盘的功能。

【疾病概述】

高危妊娠是指妊娠期有某种并发症或致病因素或合并症可能危害孕妇、胎儿及新生儿，或者导致难产者。具有高危妊娠因素的孕妇称为高危孕妇，高危孕妇和围生儿的死亡率明显高于一般妊娠，只有加强高危孕妇的监测和管理，了解胎儿的安危，及早发现高危妊娠并及时处理，才有可能减少先天性缺陷儿出生，降低围生儿死亡率。

一、范围

高危妊娠的范围相当广泛，几乎包括了所有的病理产科。

1. 孕妇年龄 <18 岁或 >35 岁。

2. 有异常妊娠史者 如自然流产、异位妊娠、早产、死胎、死产、难产、新生儿死亡史、新生儿溶血、新生儿畸形和先天性和（或）遗传性疾病。

3. 妊娠并发症 流产、妊娠期高血压疾病、前置胎盘、胎盘早剥、羊水过多或过少、胎儿生长受限、过期妊娠、多胎、母儿血型不合、妊娠期胆汁淤积综合征等。

4. 妊娠合并症 心脏病、糖尿病、高血压、肾病、肝炎、贫血等。

5. 可能会发生异常分娩者 胎位异常、骨盆狭窄、软产道异常、盆腔肿瘤等。

6. 妊娠期不良接触史 大量射线、化学物质，或服用过对胎儿有影响的药物、大量吸烟、饮酒、吸毒者。

二、处理要点

1. 一般处理 注意休息和增加营养。

2. 针对病因处理。

3. 产科处理 间歇吸氧，每次 30 分钟，每天 3 次。提高胎儿对缺氧的耐受性，如 10% 葡萄糖 500 ml 加维生素 C 2 g 静脉滴注，每日 1 次，5~7 日为 1 个疗程。预防早产和选择适当的时机、方式终止妊娠，并做好新生儿的抢救准备。

【护理评估】

一、健康史

1. 凡年龄 <18 岁或 >35 岁分娩的危险因素增加，且年龄 35 岁以上的妇女分娩的新生儿遗传缺陷的发生率高。

2. 凡是有下列生育史的孕妇要引起重视

（1）2 次或 2 次以上的自然流产史，本次妊娠前夫妇应做细胞学检查。

（2）不明原因的死产或新生儿死亡史。

（3）前次分娩早产儿或低体重儿或巨大儿。

（4）有子痫前期或子痫病史者。

（5）以往病史证明有家族性疾病或畸形。

（6）手术产史（产钳、胎头吸引、剖宫产）。

（7）妊娠合并子宫肌瘤或卵巢囊肿、生殖道畸形。

（8）原发不孕者经治疗后妊娠者。

3. 有下列疾病要详细询问

（1）原发性高血压。

（2）心脏病，尤其是青紫性心脏病。

（3）各种内分泌疾病 如甲状腺疾病、糖尿病等。

（4）贫血。

（5）肝炎。

（6）慢性肾炎。

4. 孕妇是否患过结核、佝偻病及伤及骨盆或脊柱的外伤。

5. 孕妇早期妊娠时是否用过某些对胎儿有害的药物，是否有过病毒感染，是否接触过射线。

6. 本次妊娠胎动有无异常；有无腹痛、阴道流血；有无头晕、头痛、抽搐；有无胎膜早破。

二、身体状况

1. 体重 <40 kg 或 >85 kg 者危险性增加；身高 <140 cm 者易发生胎儿生长受限、均小骨盆，脊柱畸形和下肢跛行者需防止骨盆畸形。

2. 血压 ≥140/90 mmHg 或与基础血压相比升高 30/15 mmHg 为异常。

3. 心脏听诊有无异常杂音和心律失常，肝区、肾区有无叩痛。

4. 子宫大小与停经周数是否符合，过大者有无羊水过多或双胎，过小者是否胎儿生长受限。

5. 胎位有无异常。

6. 胎心有无异常。

7. 骨盆各径线值有无异常。

（三）辅助检查

1. 实验室检查 血常规、尿常规、肝功能、肾功能、血糖、尿糖、血小板计数和出、

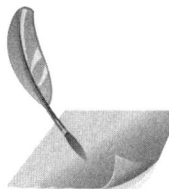

凝血时间。

2. 胎儿监测

（1）胎儿生长发育监测　①确定胎龄。根据末次月经、早孕反应出现的时间、胎动开始的时间等来推算。②估计胎儿的重量。胎儿体重估算公式为：宫高（cm）×腹围（cm）+200 g。③B 型超声检查。最早可在妊娠 5 周见到胎囊，8 周时探测到胎心搏动。从妊娠 22 周起，胎头双顶径每周增加 0.22 cm。还可以了解胎儿有无畸形和胎盘功能的分级。

（2）胎儿成熟度的监测　①B 型超声检查。胎头双顶径≥8.5 cm，提示胎儿大脑成熟。②羊水检查。卵磷脂/鞘磷脂比值（L/S）≥2，提示胎儿肺成熟；羊水中肌酐值≥176.8 μmol/L（2 mg/dl），提示胎儿肾成熟。

3. 胎盘功能检查

（1）胎动计数　妊娠 30 周后，每日早上、中午、晚上各数 1 小时的胎动，将 3 次胎动数相加乘以 4 即得 12 小时的胎动数，如 >30 次为正常，<10 次/12 小时提示胎儿窘迫。

（2）测定孕妇尿中雌三醇值　收集孕妇 24 小时尿液做雌三醇的测定。正常值为 >15 mg/24 h 尿，10～15 mg/24 h 尿为警戒值，<10 mg/24 h 尿为危险值。若妊娠晚期连续多次测得尿雌三醇 <10 mg/24 h，或突然下降 50% 以上，表示胎盘功能低下。

（3）孕妇随意尿雌激素/肌酐（E/C）测定　因妊娠期孕妇尿中肌酐在 24 小时内的排出量波动小，比较恒定，故 E/C 可反映雌三醇的含量。收集孕妇晨间随意尿可以了解胎盘的功能。E/C >15 为正常值，10～15 为警戒值，<10 为危险值。

（4）孕妇血清胎盘生乳素（HPL）测定　采用放射免疫法。足月时应为 4～11 mg/L，如 <4 mg/L，或突然下降 50%，表示胎盘功能低下。

4. 胎心电子监护

（1）胎心率（FHR）的监测　监护仪记录的胎心率有两种变化：基线胎心率（BFHR）和周期性胎心率（PFHE）。BFHR 是在宫缩或在无宫缩间歇期记录的胎心率。正常足月胎儿的 FHR 呈小而快的有节律的周期性变化，主要在 110～160 次/分之间波动，>160 次/分或 <110 次/分，历时 10 分钟，则为心动过速或心动过缓。BFHR 变异一般在 6～25 次/分之间，若基线变平或变异消失，则表示胎儿的储备能力消失。

（2）PFHE 是指与子宫收缩有关的胎心率变化，包括加速和减速。①加速。子宫收缩后 FHR 逐渐上升，增加的范围为 15～20 次/分，很少超过 35～40 次/分。加速的原因可能是胎儿躯干或脐静脉暂时受压。②减速。随宫缩出现的短暂性胎心率减慢。早期减速：胎心率减速与宫缩同步，子宫收缩后即恢复正常，正常减速的速度 <50 次/分，时间短，恢复快，可能与胎头受压有关（图 8-1）。变异减速：胎心减速和宫缩之间无恒定的关系。宫缩开始后胎心率不一定减慢，且心率下降的幅度大（超过 70 次/分），持续时间不定，恢复快。可能与子宫收缩时脐带受压兴奋迷走神经有关（图 8-2）。晚期减速：子宫收缩开始一段时间后（宫缩高峰后）出现胎心率减慢，下降慢，减慢的幅度 <50 次/分，持续时间长，恢复慢，可能是胎盘功能不良、胎儿缺氧的表现（图 8-3）。

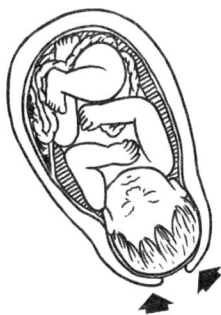

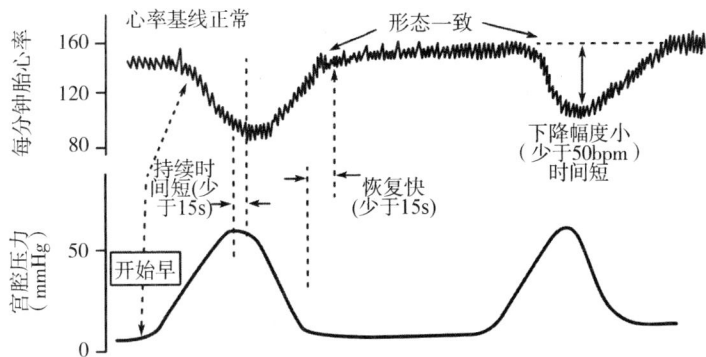

图 8-1　早期减速

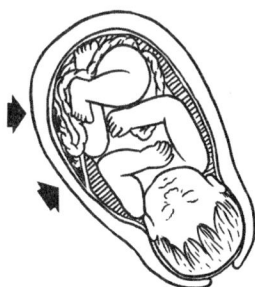

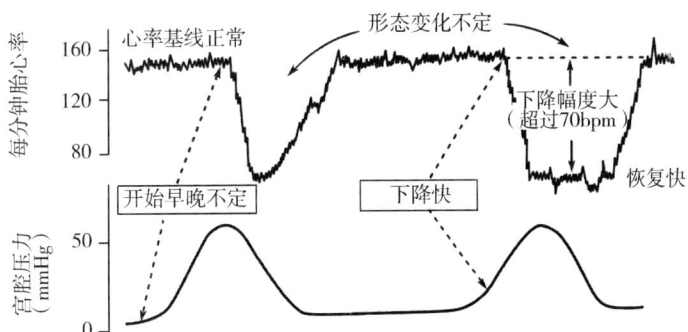

图 8-2　变异减速

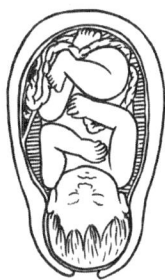

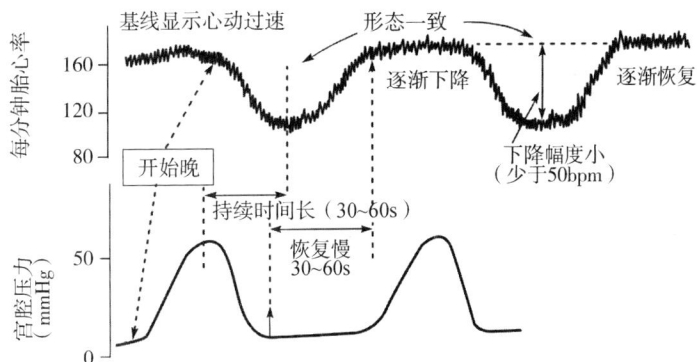

图 8-3　晚期减速

（3）胎儿宫内储备能力的预测

1）无应激试验（NST）：通过本试验观察胎动时胎心率的变化。连续监测 20 分钟，如果有 2 次以上的胎动伴胎心率增加 15 次/分，持续时间 > 15 秒为正常，称为反应型（图 8-4）；如胎动和胎心少于前述值，则为无反应型（图 8-5）。

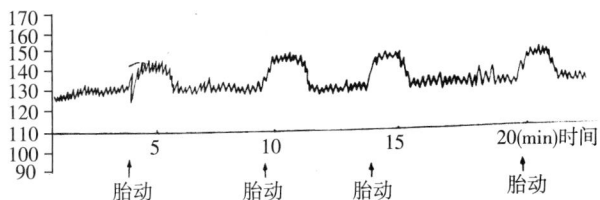

图 8-4　NST 反应型

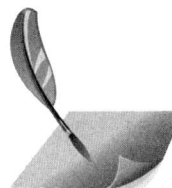

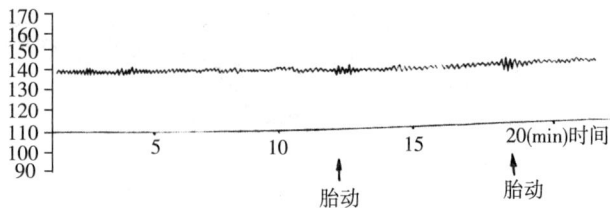

图 8 - 5 NST 无反应型

2）缩宫素激惹试验（OCT）：用缩宫素诱导子宫收缩并用胎心监护仪记录胎心率的变化。如果多次出现晚期减速、胎心率基线变异减少、胎动后无胎心率增快即为 OCT 实验阳性；反之则为阴性。

三、心理社会状况

孕妇因担心流产、胎儿畸形、胎儿死亡、早产等出现焦虑、恐惧；因担心自己的健康和维持妊娠相矛盾而感到无助或烦躁不安；或因不可避免的流产、死胎而悲哀沮丧。

考点提示

1. 胎头双顶径≥8.5 cm，提示胎儿大脑成熟；卵磷脂/鞘磷脂比值（L/S）≥2，提示胎儿肺成熟。

2. 孕妇随意尿雌激素/肌酐（E/C）<10 为危险值，Ⅲ级胎盘说明胎盘功能减退。

3. 凡是胎心持续<110 次/分或>160 次/分，或基线变平或变异消失、晚期减速、NST 无反应型、OCT 试验阳性者，说明胎儿窘迫。

【护理诊断】

1. 有胎儿受伤的危险性 与孕妇存在高危因素有关。

2. 功能障碍性悲哀 与现实或预感到将丧失胎儿有关。

【护理措施】

一、心理护理

评估孕妇的心理状态。提供有利于孕妇倾诉和休息的环境，鼓励孕妇诉说心里的不适；采用适当的沟通交流技巧，取得孕妇和家属的信任；采取必要的手段转移和减轻孕妇的焦虑和恐惧。

二、一般护理

增加营养保证胎儿生长发育所需。尊重孕妇的饮食嗜好，对孕妇的饮食搭配提出合理建议。对胎儿生长受限者应给与孕妇高蛋白、高能量食物，注意补充维生素和铁、钙、碘，对糖尿病患者则应控制饮食。注意休息，保证每天足够的睡眠时间，休息时以左侧卧位为佳。

三、病情观察

对高危孕妇做好观察和记录。观察孕妇的一般状况，如生命体征、体重增加、活动耐

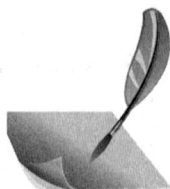

受力；有无腹痛、阴道流血、头晕、头痛、抽搐，胎动变化和子宫底增长的速度等，及时报告医生并记录。分娩时严密观察胎心率和羊水的量、色、性状。

四、遵医嘱检查和治疗配合

认真执行医嘱并配合处理。对合并糖尿病的孕妇做好血糖测定，留置血液和尿液标本；对前置胎盘者应做好输血、输液准备。如有可能影响胎儿生长受限的高危因素，可给孕妇间断吸氧，提供能量和营养物质增加胎儿对缺氧的耐受性；适时终止妊娠，并做好新生儿的抢救准备。

练习题

1. 不属于高危妊娠的范围的是

   A. 有剖宫产史　　　　　B. 双胎妊娠　　　　　C. 扁桃体炎手术史

   D. 过期妊娠　　　　　　E. 胎盘功能不全

2. 雌三醇测定的目的是了解

   A. 胎儿宫内发育情况　　B. 胎儿胎盘功能　　　　C. 胎儿肝成熟情况

   D. 胎儿皮肤成熟情况　　E. 胎儿肾成熟情况

3. 测孕妇血压时，提示异常的指标是

   A. 较基础血压高 22/15 mmHg　　　　　B. 较基础血压高 30/15 mmHg

   C. 与基础血压一样　　　　　　　　　　D. 140/90 mmHg

   E. 90/60 mmHg

4. 如用电子胎心监护仪测胎心率，提示胎儿缺氧的指标是

   A. 胎心率的波动范围在 10~25 次/分　　B. 变异的频率≥6 次/分

   C. 早期减速　　　　　　　　　　　　　D. 变异减速

   E. 晚期减速

（叶　静）

扫码"练一练"

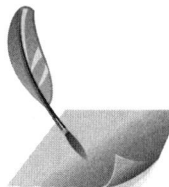

第九单元

异常分娩妇女的护理

影响分娩的主要因素为产力、产道、胎儿及精神因素，这些因素在分娩过程中相互影响。

任何一个或一个以上的因素发生异常以及四个因素间相互不能适应，而使分娩进展受到阻碍，称异常分娩（abnormallabor），又称难产（dystocia）。产力是分娩的动力，但受胎儿、产道和产妇精神心理因素的制约。分娩是个动态变化的过程，只有有效的产力，才能使宫口扩张及胎先露部下降。产妇精神心理因素可以直接影响产力，过度紧张的产妇往往在分娩早期出现产力异常即原发性宫缩乏力；头盆不称和胎位异常的产妇常出现产力异常即继发性宫缩乏力。当出现异常分娩时，要仔细分析四个因素的关系，及时处理，以保障母儿安全。

第一节 产力异常

扫码"学一学"

案例 患者，女性，28岁。孕1产0，孕40周，临产16小时。检查：胎方位枕左前，胎心音142次/分，宫口扩大5 cm，无明显头盆不称，胎膜未破。诊断：子宫协调性宫缩乏力，决定加强宫缩促进产程进展。

问题：

1. 该产妇目前主要的护理问题是什么？

2. 该产妇的护理措施有哪些？

3. 如要用缩宫素加强子宫收缩，应怎样使用？

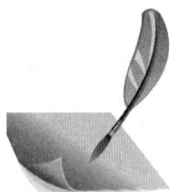

【疾病概述】

难产中可变因素最大的是产力，产力是分娩的动力，包括子宫收缩力、腹肌和膈肌收缩力以及肛提肌收缩力，其中以子宫收缩力为主。在分娩过程中，子宫收缩的节律性、对称性及极性不正常或强度、频率有改变，称为子宫收缩力异常，简称产力异常。子宫收缩力异常临床上分为子宫收缩乏力（简称宫缩乏力）和子宫收缩过强（简称宫缩过强）两类，每类又分为协调性子宫收缩和不协调性子宫收缩。

一、原因

1. 子宫收缩乏力多由几种因素引起，常见的原因

（1）头盆不称或胎位异常　胎儿先露部下降受阻，不能紧贴子宫下段及宫颈内口，因而不能引起反射性子宫收缩，是导致继发性宫缩乏力的最常见原因。

（2）子宫因素　子宫发育不良、子宫畸形（如双角子宫等）、子宫壁过度膨胀（如双胎妊娠、巨大胎儿、羊水过多等）、经产妇子宫肌纤维变性、结缔组织增生或子宫肌瘤等，均能引起宫缩乏力。

（3）精神因素　初产妇（尤其 35 岁以上高龄初产妇），精神过度紧张使大脑皮层功能紊乱，睡眠减少，临产后进食不足以及过多地消耗体力，均可导致宫缩乏力。

（4）内分泌失调　临产后，产妇体内雌激素、缩宫素、前列腺素、乙酰胆碱等分泌不足，孕激素下降缓慢，电解质（钾、钠、钙、镁）异常，均可影响子宫肌纤维收缩能力。目前认为，子宫平滑肌细胞内 Ca^{2+} 浓度降低、肌浆蛋白轻链激酶及 ATP 酶不足，均可影响肌细胞收缩，导致宫缩乏力。

（5）药物影响　临产后使用大剂量镇静剂与镇痛剂，如吗啡、氯丙嗪、哌替啶、苯巴比妥钠等。可以使宫缩受到抑制。

（6）其他　于第一产程后期过早使用腹压；膀胱、直肠过度充盈；前置胎盘影响胎先露部下降等，均可导致继发性宫缩乏力。

2. 子宫收缩过强的常见原因

（1）经产妇软产道阻力小。

（2）缩宫素使用不当，如使用剂量过大，引起强直性宫缩。

（3）产妇的精神过度紧张、产程延长、极度疲劳、胎膜早破及粗暴地、多次宫腔内操作等，均可引起子宫壁某部分肌肉呈痉挛性不协调性宫缩过强。

二、分类

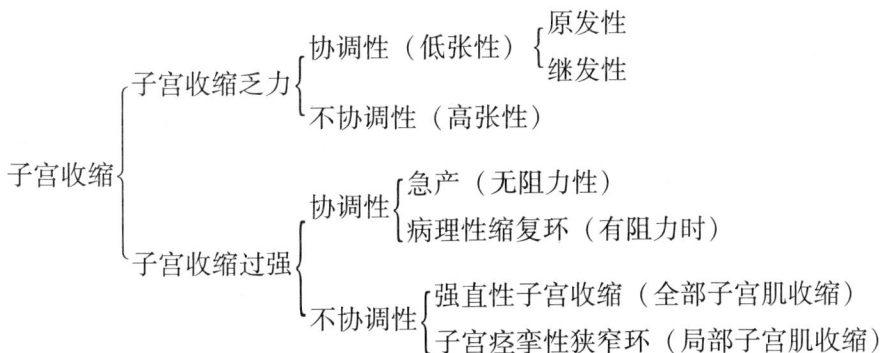

三、临床表现

1. 子宫收缩乏力　临床上子宫收缩乏力分为协调性和不协调性两种，根据发生的时期又分为原发性和继发性两种。原发性宫缩乏力是指产程开始就出现宫缩乏力，宫口不能如期扩张，胎先露部不能如期下降，导致产程延长；继发性宫缩乏力是指产程开始时子宫收缩正常，只是在产程较晚阶段（多在活跃期后期或第二产程），子宫收缩转弱，产程进展缓慢甚至停滞。

（1）协调性子宫收缩乏力（低张性宫缩乏力）　表现为子宫收缩具有正常的节律性、对称性和极性，但收缩力弱，持续时间短。常见于中骨盆与骨盆出口平面狭窄、持续性枕横位或枕后位等头盆不称时。此种宫缩乏力对胎儿影响不大。

（2）不协调性宫缩乏力（高张性宫缩乏力）　表现为子宫收缩不协调，子宫收缩的极性倒置，这种宫缩不能使宫口扩张，不能使胎先露部下降，属无效宫缩。此种宫缩乏力多属原发性宫缩乏力，故需与假临产鉴别。

2. 子宫收缩过强

（1）协调性子宫收缩过强　特点：子宫收缩的三特性（节律性、对称性、极性）保持，仅收缩过强、过频；若产道无阻力，宫口迅速开全，短时间内分娩，总产程＜3 h 称急产；若伴有头盆不称、胎位异常或瘢痕子宫，可能发生子宫破裂。

（2）不协调性子宫收缩过强　①强直性子宫收缩。孕妇持续腹痛，在脐下或平脐处可见一环状凹陷，即病理缩复环，随宫缩而上升。②子宫痉挛性狭窄环。在胎体狭窄部可见狭窄环，不随宫缩上升（图 9-1）。

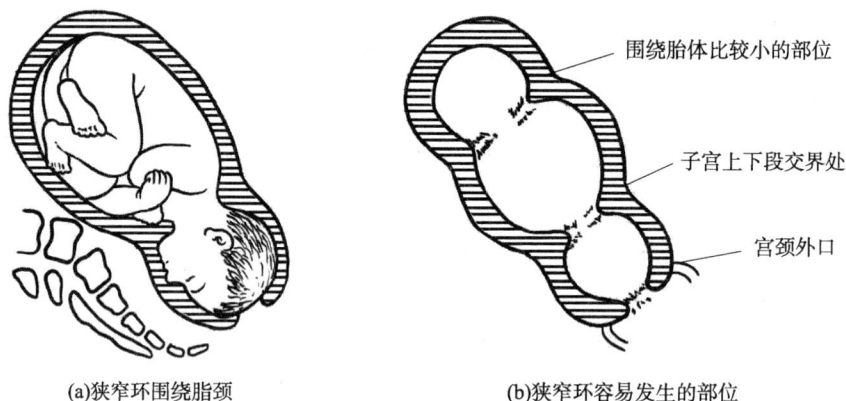

（a)狭窄环围绕胎颈　　　　　　（b)狭窄环容易发生的部位

图 9-1　子宫痉挛性狭窄环

四、对母儿影响

1. 子宫收缩乏力

（1）对产妇的影响　由于产程延长，产妇休息不好，进食少，精神与体力消耗过大。可出现疲乏无力、肠胀气、排尿困难等，影响子宫收缩，严重时可引起脱水、酸中毒、低钾血症。由于第二产程延长，膀胱被压迫于胎先露部（特别是胎头）与耻骨联合之间，可导致组织缺血、水肿、坏死，形成膀胱阴道瘘或尿道阴道瘘。胎膜早破及多次肛查或阴道检查增加感染机会。产后宫缩乏力影响胎盘剥离、娩出和子宫壁的血窦关闭，容易引起产后出血。手术产率高，产褥期并发症也增多。

（2）对胎儿的影响　协调性宫缩乏力容易造成胎头在盆腔内旋转异常，使产程延长，增加手术机会，胎儿产伤增多；不协调性宫缩乏力不能使子宫壁完全放松，对胎盘-胎儿循环影响大，胎儿在子宫内缺氧，容易发生胎儿窘迫。胎膜早破者造成脐带受压或脱垂，发生胎儿窘迫甚至胎死宫内。

2. 子宫收缩过强

（1）对产妇的影响　宫缩过强过频，产程过快，可致初产妇宫颈、阴道以及会阴撕裂伤。因急产未严格消毒者可致产褥感染。胎儿娩出后子宫肌纤维缩复不良，易发生胎盘滞留或产后出血。

（2）对胎儿及新生儿的影响　宫缩过强、过频影响子宫胎盘血液循环，胎儿在宫内缺氧，易发生胎儿窘迫、新生儿窒息甚至死亡。胎儿娩出过快，胎头在产道内受到的压力突然解除，可致新生儿颅内出血。急产未严格消毒，新生儿易发生感染。若坠地可致骨折、外伤。

五、治疗要点

1. 子宫收缩乏力

（1）协调性宫缩乏力　查找原因，加强宫缩，加速产程进展；或适时剖宫产结束分娩。

（2）不协调性宫缩乏力　处理原则是调整为协调性子宫收缩。

2. 子宫收缩过强

（1）协调性子宫收缩过强　有急产史的孕妇，应提前住院待产。若急产来不及消毒及新生儿坠地者，新生儿应肌内维生素 K_1 10 mg 预防颅内出血。新生儿注射破伤风抗毒素。新生儿和产妇应给予抗生素预防感染。

（2）不协调性子宫收缩过强　①强直性子宫收缩。应及时抑制宫缩。②子宫痉挛性狭窄环。停止一切操作，适时结束分娩。

【护理评估】

一、健康史

详细询问病史，认真阅读产前检查记录，如产妇身高、骨盆测量值、胎儿大小，了解有无妊娠合并症。

二、身体状况

（一）症状与体征

1. 子宫收缩乏力

（1）协调性子宫收缩乏力（低张性宫缩乏力）　子宫收缩具有正常的节律性、对称性和极性，但收缩力弱，宫腔内压力低于 15 mmHg，持续时间短，间歇期长且不规律，宫缩 <2 次/10 分。故此时腹部阵痛较轻微，但由于产程时间长，产妇易发休息不好，进食少，可出现疲乏无力、肠胀气、排尿困难等；当宫缩高峰时，宫体隆起不明显，用手指压宫底部肌壁仍可出现凹陷。

（2）不协调性宫缩乏力（高张性宫缩乏力）　表现为子宫收缩的极性倒置，宫缩的兴奋点不是起自两侧子宫角部，而是来自子宫下段的一处或多处，子宫收缩波由下向上扩散，收缩波小而不规律，频率高，节律不协调；宫腔内压力可达 20 mmHg，但宫缩时宫底部不强，中段或下段强，宫缩间歇期子宫壁也不完全松弛。故此表现为腹痛剧烈呈持续性，宫缩时宫底不硬，中下段硬，或子宫硬软不规则，胎心紊乱。

（3）产程异常　①潜伏期延长：从临产规律宫缩开始至活跃期起点（4～6 cm）称为

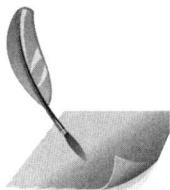

潜伏期。初产妇>20小时，经产妇>14小时称为潜伏期延长。②活跃期异常：包括活跃期延长和活跃期停滞。活跃期延长：从活跃期起点（4~6 cm）至宫颈口开全称为活跃期。活跃期宫颈口扩张速度<0.5 cm/h称为活跃期延长。活跃期停滞：当破膜且宫颈口扩张≥6 cm后，若宫缩正常，宫颈口停止扩张≥4小时；若宫缩欠佳，宫颈口停止扩张≥6小时称为活跃期停滞。③第二产程异常：包括胎头下降延缓、胎头下降停滞和第二产程延长。胎头下降延缓：第二产程初产妇胎头先露下降速度<1 cm/h，经产妇<2 cm/h，称为胎头下降延缓。胎头下降停滞：第二产程胎头先露停留在原处不下降>1小时，称为胎头下降停滞。第二产程延长：初产妇>3小时，经产妇>2小时（硬膜外麻醉镇痛分娩时，初产妇>4小时，经产妇>3小时），产程无进展（胎头下降和旋转），称为第二产程延长。

2. 子宫收缩过强

（1）协调性子宫收缩过强　子宫收缩的三特性（节律性、对称性、极性）保持，仅收缩过强、过频；若产道无阻力，宫口迅速开全，短时间内分娩，总产程<3 h称急产。故此表现为腹痛较为明显，产程短，产妇和医护来不及准备而出现消毒不及、产道损伤、产后出血和感染、胎儿感染和产伤。

（2）不协调性子宫收缩过强　①强直性子宫收缩。通常不是子宫肌组织功能异常，多为外界因素所造成，如产道梗阻、不恰当的使用缩宫素、胎盘早剥血液浸润子宫肌层等。孕妇持续腹痛，拒按腹部、烦躁不安；胎位触诊不清，胎心听不清；甚至在脐下或平脐处见一环状凹陷，即病理缩复环；亦可见肉眼血尿等。②子宫痉挛性狭窄环指子宫壁局部肌肉呈痉挛性不协调性子宫收缩形成的环状狭窄，持续不放松。狭窄环可发生在在宫颈、宫体任何部位，多在子宫上下段交界处，也可在胎体某一狭窄部，以胎儿颈部、腰部常见。孕妇持续性腹痛，烦躁，宫颈扩张缓慢，胎先露部下降停滞，胎心时快时慢。阴道检查时在宫腔内触及较硬而无弹性的狭窄环，此环与病理缩复环不同，不随宫缩上升。

（二）辅助检查

1. 胎心监护　胎儿电子监护仪监测宫缩强度及胎心率变化情况。

2. 实验室检查　尿液检查可出现尿酮体阳性；血液生化检查可出现钾、钠、氯、钙等电解质的改变。

三、心理社会评估

孕妇及家属往往对分娩高度焦虑、恐惧，对疼痛不能忍受，以及担心胎儿的安全，经阴道分娩失去信心，产生无助、忧郁感。

考点提示

1. 协调性子宫收缩乏力　是指临产后子宫收缩持续时间短、间隔时间长、强度弱，即使宫缩达高峰时，按压子宫壁仍不感坚硬，产程进展缓慢。不协调性子宫收缩乏力是节律不协调，宫缩间歇时宫壁仍不能放松，宫缩的兴奋点在子宫角部以下各处，呈极性倒置。

2. 子宫收缩过强　协调性宫缩过强总产程不超过3 h者，称为急产，多见于经产妇。不协调性宫缩过强包括强直性子宫收缩和子宫痉挛性狭窄环。强直性子宫收缩：可出现先兆子宫破裂的征象；子宫痉挛性狭窄环：常见于子宫底与子宫下段交界处，也可围绕胎体的狭窄部位。

【护理诊断】

1. 焦虑　与担心自身及胎儿安全有关。

2. 疲乏　与孕妇体力消耗、产程延长有关。

3. 有感染的风险　与产程延长、胎膜破裂时间较长及肛查和阴道检查有关。

4. 有母儿受伤的危险。

5. 潜在并发症产后出血。

【护理措施】

一、一般护理

1. 提供心理支持、信息支持，减少焦虑　鼓励陪伴分娩，护理人员应保持亲切、关怀、平静及理解的态度，鼓励产妇及家属表达他们的担心及感受。提供有关异常分娩的原因和对胎儿及母亲的影响，解释目前产程进展及治疗护理程序。

2. 预防异常分娩的发生　分娩时鼓励产妇多进食，必要时可从静脉补充营养。注意检查有无头盆不称，及时排空直肠和膀胱，必要时可行肥皂水灌肠和导尿。

3. 提供减轻疼痛的支持性措施　鼓励深呼吸，用背部按摩、腹部划线式按摩，必要时给予镇静止痛剂，产时听音乐，有条件的镇痛分娩方式。

二、病情观察

加强产时监护　注意有无头盆不称，密切观察宫缩、胎心率及孕妇的生命体征变化，及早发现宫缩异常，减少产妇衰竭及胎儿窘迫的机会，对使用缩宫素的产妇，要持续观察宫缩、宫口扩张及先露下降的情况，了解产程进展。如子宫收缩过强，要严密观察子宫的轮廓，特别观察有无子宫破裂的先兆征象，必要时行电子胎心监护仪监测。

三、治疗护理

1. 协调性子宫收缩乏力　加强子宫收缩、缩短第二产程、预防产后出血。

（1）第一产程

1）改善全身情况：消除精神紧张，保证充足的睡眠；鼓励多进食，注意营养与水分的补充。不能进食者静脉补充营养，静脉滴注10%葡萄糖液500～1000 ml内加维生素C 2 g。如伴有酸中毒时应补充5%碳酸氢钠，低钾血症时应给予氯化钾缓慢静脉滴注。产妇过度疲劳，缓慢静脉推注地西泮10 mg或哌替啶100 mg肌注，经过一段时间充分休息，可使子宫收缩力转强。对初产妇宫口开大不足4 cm、胎膜未破者，可给予温肥皂水灌肠，促进肠蠕动，排除粪便及积气，刺激子宫收缩。排尿困难者，先行诱导法，无效时及时导尿，因排空膀胱能增宽产道，且有促进宫缩的作用。破膜12小时以上应给予抗生素预防感染。

2）加强子宫收缩　经上述一般处理2～4小时子宫收缩力仍弱，确诊为协调性宫缩乏力，产程无明显进展，排除头盆不称、胎位异常、骨盆狭窄，无胎儿窘迫，无瘢痕子宫史，可选用下列方法加强宫缩。①人工破膜。宫口扩张≥3 cm、无头盆不称、胎头已衔接者，可行人工破膜。破膜后，胎头直接紧贴子宫下段及宫颈内口，引起反射性子宫收缩。加速产程进展。现有学者主张胎头未衔接、无明显头盆不称者也可行人工破膜，认为破膜后可促进胎头下降入盆。破膜前必须检查有无脐带先露，破膜应在宫缩间隙、下次宫缩将要开

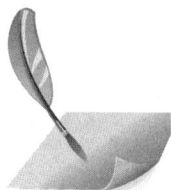

始前进行。破膜后术者手指应停留在阴道内，经过 1~2 次宫缩待胎头入盆后，术者再将手指取出。②地西泮静脉推注。地西泮能使宫颈平滑肌松弛，软化宫颈，促进宫口扩张。适用于宫口扩张缓慢及宫颈水肿时。常用剂量为 10 mg，间隔 4~6 小时可重复应用，与缩宫素联合应用效果更佳。③缩宫素静脉滴注。适用于协调性宫缩乏力、宫口扩张 3 cm、胎心好、胎位正常、头盆相称者。将缩宫素 2.5U 加于 5% 葡萄糖液 500 ml 内，使每滴糖葡萄液含缩宫素 0.33mU，从 8 滴/分即 2.5mU/min 开始，根据宫缩强弱进行调整，通常不超过 10~15mU/min（30 滴/分），维持宫缩时宫腔内压力达 50~60 mmHg。宫缩间隔 2~3 分钟，持续 40~60 秒。对于不敏感者，可酌情增加缩宫素剂量。缩宫素滴注过程中应有专人监护，要严密观察胎心、血压、宫缩、宫口扩张及先露下降情况。若每 10 分钟宫缩超过 5 次宫缩持续时间 1 分钟或胎心率发生变化，应立即停用。经上述处理，若产程仍无进展或出现胎儿窘迫征象时，应及时行剖宫产术。

（2）第二产程　若无头盆不称，如出现宫缩乏力时也应加强宫缩，给予缩宫素静脉滴注促进产程进展。若胎头双顶径已通过坐骨棘平面，等待自然分娩，或行会阴后斜切开以胎头吸引术或产钳术助产；若胎头仍未衔接或伴有胎儿窘迫征象，应行剖宫产术。

（3）第三产程　积极预防产后出血，当胎儿前肩娩出时，可静脉推注麦角新碱 0.2 mg 或静脉推注缩宫素 10U，并同时给予缩宫素 10~20U 静脉滴注，使宫缩增强。促使胎盘剥离与娩出及子宫血窦关闭。若产程长、破膜时间长，应给予抗生素预防感染。

2. 不协调性宫缩乏力　处理原则是调节子宫收缩，恢复其极性。给予强镇静；哌替啶 100 mg 肌注或地西泮 10 mg 肌注，使产妇充分休息。若经上述处理，不协调性宫缩未能得到纠正，或伴有胎儿窘迫征象，或伴有头盆不称，均应行剖宫产术。若不协调性宫缩已被控制，但宫缩仍弱时，可用协调性宫缩乏力时加强宫缩的各种方法处理。

对产程延长的产妇特别留意有无感染的征兆，如体温上升、寒战、脉搏加快等。

3. 协调性子宫收缩过强　有急产史的孕妇，在预产期前 1~2 周不应外出远走，以免发生意外，有条件应提前住院待产。临产后不应灌肠。提前做好接产及抢救新生儿窒息的准备。胎儿娩出时，勿使产妇向下屏气。若急产来不及消毒及新生儿坠地者，新生儿应肌注维生素 K_1 10 mg 预防颅内出血，并尽早肌注破伤风抗毒素 1500U。产后仔细检查宫颈、阴道、外阴，若有撕裂应及时缝合。若属未消毒的接产，应给予抗生素预防感染。

4. 不协调性子宫收缩过强

（1）强直性子宫收缩　应及时抑制宫缩。

（2）子宫痉挛性狭窄环　停止一切操作，适时结束分娩。

四、心理护理

关心鼓励产妇，及时向产妇和家属反馈检查结果及产程进展情况等；介绍相关知识，消除恐惧心理，增强信心，鼓励产妇及家属表达他们的担心及感受。通过交谈分散产妇的注意力，减轻其焦虑与紧张。

【健康教育】

1. 向对孕妇进行产前教育，让孕妇及家属了解分娩知识；进入产程后，重视解除产妇

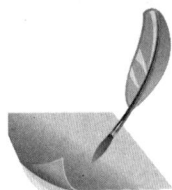

不必要的思想顾虑和恐惧心理，使孕妇了解分娩是生理过程，增强其对分娩的信心。

2. 目前国内外均设康乐待产室（让其丈夫及家属陪伴）和家庭化病房，有助于消除产妇的紧张情绪，可预防精神紧张所致的宫缩乏力。

3. 分娩前鼓励多进食，必要时静脉补充营养。避免过多使用镇静药物，注意检查有无头盆不称等，均是预防宫缩乏力的有效措施。

4. 注意及时排空直肠和膀胱，必要时可行温肥皂水灌肠及导尿，以促进产程进展。

5. 产后指导产妇饮食、休息，注意观察宫缩及阴道流血情况，保持外阴清洁。

6. 产后指导母乳喂养和产褥期保健，产后 6 周复诊，如有异常随时就诊。

> **考点提示**
>
> 在第一产程主要是使用 2.5 单位缩宫素加在 500 ml 葡萄糖液中静脉滴注，初始滴速 8～10 滴/分。不协调性宫缩乏力：在未纠正不协调之前禁用缩宫素。

第二节　产道异常

案例　患者，女性，26 岁，孕 1 产 0，孕 40^{+1} 周，要求入院待产。检查：身高 140 cm，生命体征正常，心肺未发现异常。宫高 32 cm，腹围 96 cm，胎心率 136 次/分，LOA 位；B 超提示胎儿成熟，羊水少。

问题：

1. 该孕妇还需做哪些检查？

2. 该孕妇的护理措施要点有哪些？

扫码"学一学"

【疾病概述】

产道异常包括骨产道异常及软产道异常。临床上以骨产道异常多见。软产道异常所致的难产少见，容易被忽视，造成漏诊。

骨盆径线过短或形态异常，致使骨盆腔小于胎先露部可通过的限度，阻碍胎先露部下降，影响产程顺利进展，称为狭窄骨盆。狭窄骨盆可以为一个径线过短或多个径线过短，也可以为一个平面狭窄或多个平面同时狭窄。当一个径线狭窄时，要观察同一个平面其他径线的大小，再结合整个骨盆的大小与形态进行综合分析，作出正确判断。

一、分类

（一）骨盆狭窄的分类

1. 骨盆入口平面狭窄　我国妇女较常见。测量骶耻外径 < 18 cm，骨盆入口前后径 < 10 cm，对角径 < 11.5 cm。常见以下两种。

（1）单纯扁平骨盆（simple flat pelvis）　骨盆入口呈横扁圆形，骶岬向前下突出，使骨盆入口前后径缩短而横径正常（图 9 - 2）。

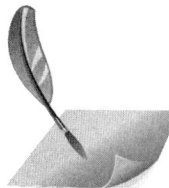

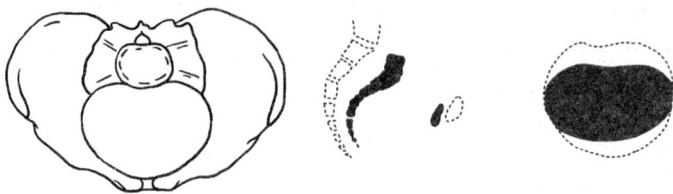

图 9 - 2　单纯扁平骨盆

（2）佝偻病性扁平骨盆　由于童年患佝偻病骨骼软化使骨盆变形，骶岬被压向前，骨盆入口前后径明显缩短，使骨盆入口呈肾形，骶骨下段向后移，失去骶骨的正常弯度，变直向后翘。尾骨呈钩状突向骨盆出口平面。由于髂骨外展，使髂棘间径等于或大于髂嵴间径；由于坐骨结节外翻，使耻骨弓角度增大，骨盆出口横径变宽（图 9 - 3）。

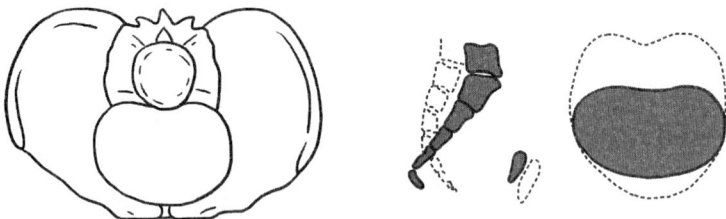

图 9 - 3　佝偻病狭窄骨盆

2. 中骨盆及骨盆出口平面狭窄　骨盆狭窄分 3 级。

Ⅰ级：临界性狭窄，坐骨棘间径 10 cm，坐骨结节间径 7.5 cm。

Ⅱ级：相对性狭窄，坐骨棘间径 8.5 cm ~ 9.5 cm，坐骨结节间径 6.0 ~ 7.0 cm。

Ⅲ级：绝对性狭窄，坐骨棘间径 ≤8.0 cm，坐骨结节间径 ≤5.5 cm。

我国妇女常见以下两种类型。

（1）漏斗骨盆（funnel shaped pelvis）　骨盆入口各径线值正常。由于两侧骨盆壁向内倾斜，状似漏斗，故称漏斗骨盆。特点是中骨盆及骨盆出口平面均明显狭窄，使坐骨棘间径、坐骨结节间径缩短，耻骨弓角度 <90°。坐骨结节间径与出口后矢状径之和 <15 cm，常见于男型骨盆（图 9 - 4）。

（2）横径狭窄骨盆（transversely contracted pelvis）　与类人猿型骨盆类似。骨盆入口、中骨盆及骨盆出口的横径均缩短，前后径稍长，坐骨切迹宽。测量骶耻外径值正常，但髂棘间径及髂嵴间径均缩短（图 9 - 5）。

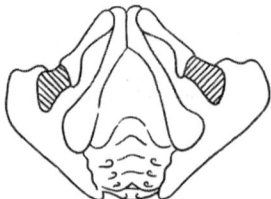

图 9 - 4　漏斗骨盆出口

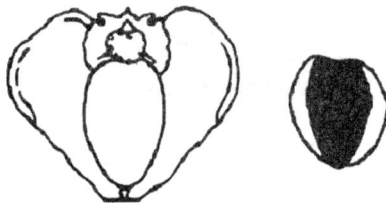

图 9 - 5　横径狭窄骨盆

3. 骨盆三个平面狭窄　骨盆外形属女型骨盆，但骨盆入口、中骨盆及骨盆出口平面均狭窄，每个平面径线均小于正常值 2 cm 或更多，称为均小骨盆（generally contracted pelvis），多见于身材矮小、体型匀称的妇女（图 9 - 6）。

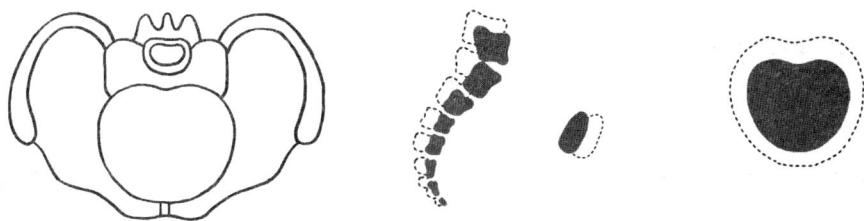

图 9 - 6　均小骨盆

4. 畸形骨盆　骨盆失去正常形态。仅介绍下列两种。

（1）骨软化症骨盆（osteomalacic pelvis）　现已罕见。系因缺钙、磷、维生素 D 以及紫外线照射不足，使成人期骨质矿化障碍，被类骨组织代替，骨质脱钙、疏松、软化。由于受躯干重力及两股骨向内上方挤压，使骶岬突向前，耻骨联合向前突出，骨盆入口平面呈凹三角形，粗隆间径及坐骨结节间径明显缩短，严重者阴道不能容纳 2 指。

（2）偏斜骨盆（obliquely contracted pelvis）　系一侧髂翼与髋骨发育不良所致骶髂关节固定，以及下肢和髋关节疾病，引起骨盆一侧斜径缩短的偏斜骨盆（图 9 - 7）。

（二）软产道异常的分类

1. 外阴异常　包括会阴坚韧、外阴水肿、外阴瘢痕等。

2. 阴道异常　常见于阴道横隔、阴道纵隔、阴道狭窄、阴道尖锐湿疣、阴道囊肿和肿瘤等。

3. 宫颈异常　包括宫颈外口黏合、宫颈水肿、宫颈坚韧、宫颈瘢痕、宫颈癌、宫颈肌瘤等。

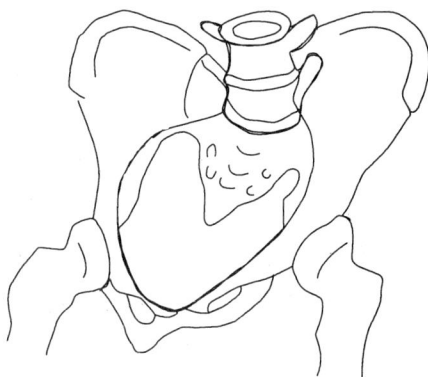

图 9 - 7　偏斜骨盆

二、对母儿影响

1. 对母体的影响　若为骨盆入口平面狭窄，影响胎先露部衔接，容易发生胎位异常，引起继发性子宫收缩乏力，导致产程延长或停滞。若中骨盆平面狭窄，影响胎头内旋转，容易发生持续性枕横位或枕后位。胎头长时间嵌顿于产道内，压迫软组织引起局部缺血、水肿、坏死、脱落，于产后形成生殖道瘘；胎膜早破及手术助产增加感染机会。严重梗阻性难产若不及时处理，可导致先兆子宫破裂，甚至子宫破裂，危及产妇生命。

2. 对胎儿及新生儿的影响　头盆不相称容易发生胎膜早破、脐带脱垂，导致胎儿窘迫，甚至胎儿死亡；产程延长，胎头受压，缺血、缺氧容易发生颅内出血；产道狭窄，手术助产机会增多，易发生新生儿产伤及感染。

三、治疗要点

首先明确狭窄骨盆的分类和程度，了解胎儿的大小、胎位、胎心率、宫缩强弱、宫口扩张程度、胎先露下降程度、破膜与否，结合孕妇年龄、产次、既往分娩史综合判断，决定分娩方式。轻度骨盆狭窄者若为足月活胎、体重小于 3000 g、胎心音正常者，于可严密监护下试产 2～4 小时。严重骨盆狭窄者不宜试产，须及早做好剖宫产术准备。

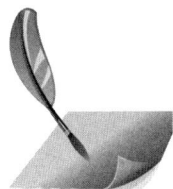

【护理评估】

一、健康史

询问孕妇幼年有无佝偻病、脊髓灰质炎、脊柱和髋关节结核及外伤史等。若为经产妇，应了解既往有无难产史及其发生的原因，分娩方式、新生儿体重、出生后情况、新生儿有无产伤等。

二、身体状况

（一）症状与体征

1. 一般检查　测量身高，若孕妇身高在 145 cm 以下，应警惕均小骨盆。注意观察孕妇的体型，步态有无跛足，有无脊柱及髋关节畸形，米氏菱形窝是否对称，有无尖腹及悬垂腹等。

2. 腹部检查

（1）腹部形态　注意观察腹型，尺测耻上子宫长度及腹围。

（2）胎位异常　骨盆入口狭窄往往因头盆不称，胎头不易入盆导致胎位异常，如臀先露、肩先露。中骨盆狭窄影响已入盆的胎头内旋转，导致持续性枕横位、枕后位等。

（3）估计头盆关系　正常情况下，部分初孕妇在预产期前 2 周，经产妇于临产后，胎头应入盆。若已临产，胎头仍未入盆，则应充分估计头盆关系。

检查头盆是否相称的具体方法：孕妇排空膀胱，仰卧，两腿伸直。检查者将手放在耻骨联合上方，将浮动的胎头向骨盆腔方向推压。若胎头低于耻骨联合平面，表示胎头可以入盆，头盆相称，称为跨耻征阴性［图 9 - 8（1）］；若胎头与耻骨联合在同一平面，表示可疑头盆不称，称为跨耻征可疑阳性［图 9 - 8（2）］；若胎头高于耻骨联合平面，表示头盆明显不称，称为跨耻征阳性［图 9 - 8（3）］。对出现跨耻征阳性的孕妇，应让其取两腿屈曲半卧位，再次检查胎头跨耻征，若转为阴性，提示为骨盆倾斜度异常，而不是头盆不称。

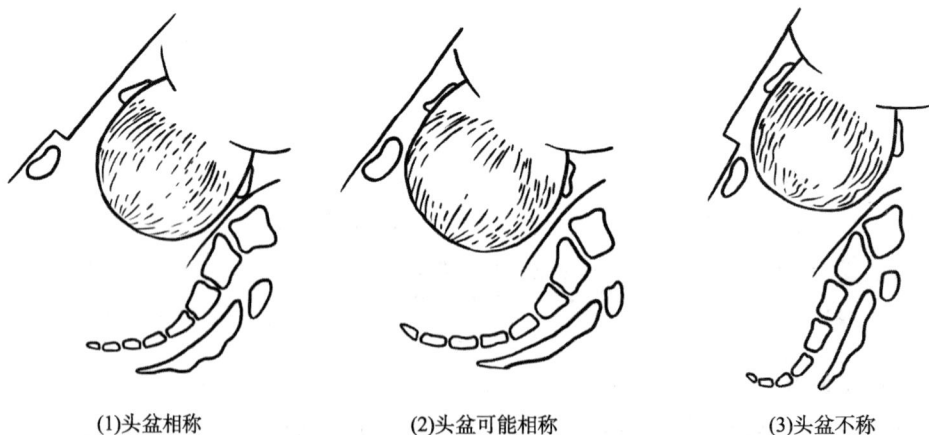

(1)头盆相称　　　　(2)头盆可能相称　　　　(3)头盆不称

图 9 - 8　头盆关系的检查

3. 骨盆测量

（1）骨盆外测量　骨盆外测量各径线 < 正常值 2 cm 或以上为均小骨盆；骶耻外径 < 18 cm 为扁平骨盆。坐骨结节间径 < 8 cm，耻骨弓角度 < 90°，为漏斗型骨盆。骨盆两侧

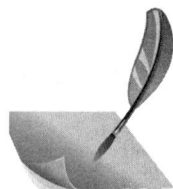

斜径（以一侧髂前上棘至对侧髂后上棘间的距离）及同侧直径（从髂前上棘至同侧髂后上棘间的距离），两者相差 >1 cm 为偏斜骨盆。

（2）骨盆内测量　如骨盆外测量发现异常，应进行骨盆内测量。对角径 <11.5 cm，骶岬突出为骨盆入口平面狭窄，属扁平骨盆。中骨盆平面狭窄及骨盆出口平面狭窄往往同时存在。应测量骶骨前面弯度、坐骨棘间径、坐骨切迹宽度（即骶棘韧带宽度）。若坐骨棘间径 <10 cm，坐骨切迹宽度 <2 横指，为中骨盆平面狭窄。若坐骨结节间径 <8 cm（图 9 - 9），应测量出口后矢状径及检查骶尾关节活动度，估计骨盆出口平面的狭窄程度。若坐骨结节间径与出口后矢状径之和 <15 cm，为骨盆出口平面狭窄。

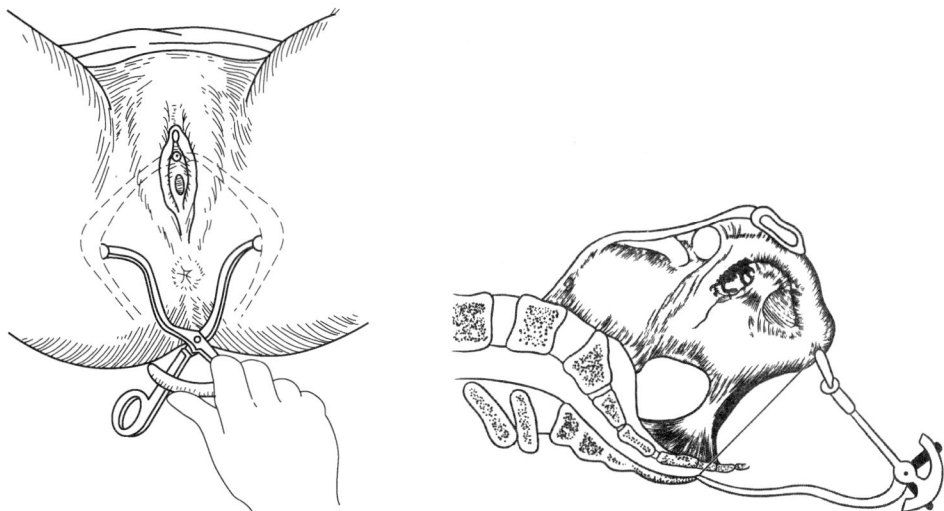

图 9 - 9　出口径线的测量

（3）妇科检查　了解软产道是否有外阴异常、阴道异常、宫颈异常等。

（二）辅助检查

B 超检查下观察胎先露与骨盆的关系。B 超下还可以测量胎儿双顶径、胸径、腹径、股骨长度及估计胎儿大小，判断是否可以顺利通过产道。

三、心理社会评估

由于产道异常影响分娩，需要阴道助产或剖宫产，产妇及家属常常表现为精神紧张、焦虑、恐惧或无助。

【护理诊断】

1. 感染　与胎膜早破、产程延长、手术操作有关。

2. 新生儿窒息　与产道异常、产程延长有关。

3. 潜在并发症　子宫破裂、胎儿窘迫。

4. 恐惧和焦虑　与知识缺乏、分娩过程的结果未知有关。

【护理措施】

一、一般护理

严密观察产妇及胎儿的情况，密切观察产程进展及胎心率、宫缩情况，及早发现宫缩

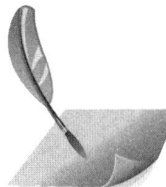

乏力、宫缩过强，胎儿宫内窘迫及先兆子宫破裂等情况。

二、病情观察

头盆不称、胎头无法入盆、出现胎膜破裂时，易发生脐带脱垂及胎儿宫内窘迫，需密切观察胎心率。

三、治疗护理

（一）骨盆狭窄的护理

1. 骨盆入口平面狭窄的处理

（1）明显头盆不称（绝对性骨盆狭窄）　骶耻外径≤16 cm，骨盆入口前后径≤8.0 cm者，足月活胎不能入盆，不能经阴道分娩。应在接近预产期或临产后行剖宫产术结束分娩。

（2）轻度头盆不称（相对性骨盆狭窄）　骶耻外径16~18 cm，骨盆入口前后径8.5~9.5cm，足月活胎体重<3000 g，胎心率正常，应在严密监护下试产。试产过程中若出现宫缩乏力，胎膜未破者可在宫口扩张3 cm时行人工破膜。若破膜后宫缩较强，产程进展顺利，多数能经阴道分娩。若试产2~4 h，胎头仍迟迟不能入盆，或伴有胎儿窘迫征象，应及时行剖宫产术结束分娩。若胎膜已破，为了减少感染，应适当缩短试产时间。

2. 中骨盆及骨盆出口平面狭窄的处理　在分娩过程中，胎儿在中骨盆平面完成俯屈及内旋转动作。若中骨盆平面狭窄，则胎头俯屈及内旋转受阻，易发生持续性枕横位或枕后位。若宫口开全，胎头双顶径达坐骨棘水平或更低，可经阴道助产。若胎头双顶径未达坐骨棘水平，或出现胎儿窘迫征象，应行剖宫产术结束分娩。

骨盆出口平面是产道的最低部位，应于临产前对胎儿大小、头盆关系做出充分估计，决定能否经阴道分娩，不应进行试产。若发现出口横径狭窄，耻骨弓下三角空隙不能利用，胎先露部向后移，利用出口后三角空隙娩出。临床上常用出口横径与出口后矢状径之和估计出口大小。若两者之和≥15 cm时，多数可经阴道分娩；有时需用胎头吸引术或产钳术助产；两者之和<15 cm，足月胎儿一般不能经阴道分娩，应行剖宫产术结束分娩。

3. 骨盆三个平面均狭窄的处理　主要以剖宫产更为安全。若估计胎儿不大，头盆相称，可以试产。若胎儿较大，有绝对性头盆不称，胎儿不能通过产道，应尽早行剖宫产术。

4. 畸形骨盆的处理　根据畸形骨盆的种类、狭窄程度、胎儿大小、产力等情况具体分析。若畸形严重，头盆不称明显者，应及时行剖宫产术。改变体位可采取坐或蹲踞式以纠正骨盆倾斜度，增加骨盆出口平面的径线。

（二）软产道异常的护理

1. 外阴异常

（1）会阴坚韧　多见于初产妇，尤其35岁以上高龄初产妇更多见。由于组织坚韧。缺乏弹性，会阴伸展性差，使阴道口狭小，在第二产程常出现胎先露部下降受阻，且可于胎头娩出时造成会阴严重裂伤。分娩时，应作预防性会阴后－侧切开。

（2）外阴水肿　重度妊娠期高血压疾病、重症贫血、心脏病及慢性肾炎孕妇，在有全身水肿的情况下，可有重度外阴水肿，分娩时妨碍胎先露部下降，造成组织损伤、感染和愈合不良等情况。在临产前，可局部应用50%硫酸镁湿热敷；临产后，仍有严重水肿者，可在严格消毒下进行多点针刺皮肤放液；分娩时，可行会阴后－侧切开。产后加强局部护理，预防感染。

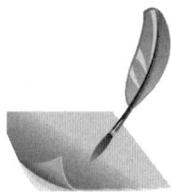

（3）外阴瘢痕　外伤或炎症后遗症瘢痕挛缩，可使外阴及阴道口狭小，影响胎先露部下降。若瘢痕范围不大，分娩时可作会阴后－侧切开。若瘢痕过大，应行剖宫产术。

2. 阴道异常

（1）阴道横隔　横隔较坚韧，多位于阴道上、中段。在横隔中央或稍偏一侧常有一小孔，易被误认为宫颈外口。阴道横隔影响胎先露部下降，当横隔被撑薄，可在直视下自小孔处将隔作X形切开。隔被切开后，因胎先露部下降压迫，通常无明显出血。待分娩结束再切除剩余的隔，用可吸收线间断或连续锁边缝合残端。若横隔高且坚厚，阻碍胎先露部下降，则需行剖宫产术结束分娩。

（2）阴道纵隔　阴道纵隔若伴有双子宫、双宫颈，位于一侧子宫内的胎儿下降，通过该侧阴道分娩时，纵隔被推向对侧，分娩多无阻碍。当阴道纵隔发生于单宫颈时，有时纵隔位于胎先露部的前方，胎先露部继续下降，若纵隔薄可自行断裂，分娩无阻碍。若纵隔厚阻碍胎先露部下降时，须在纵隔中间剪断，待分娩结束后，再剪除剩余的隔，用可吸收线间断或连续锁边缝合残端。

（3）阴道狭窄　由产伤、药物腐蚀、手术感染致使阴道瘢痕挛缩形成阴道狭窄者，若位置低、狭窄轻，可作较大的会阴后－侧切开，经阴道分娩。若位置高、狭窄重、范围广，应行剖宫产术结束分娩。

（4）阴道尖锐湿疣　妊娠期尖锐湿疣生长迅速，早期可治疗。体积大、范围广泛的疣可阻碍分娩，易发生裂伤、血肿及感染。为预防新生儿患喉乳头瘤，应行剖宫产术。

（5）阴道囊肿和肿瘤　阴道壁囊肿较大时，阻碍胎先露部下降，此时可行囊肿穿刺抽出其内容物，待产后再选择时机进行处理。阴道内肿瘤阻碍胎先露部下降而又不能经阴道切除者，均应行剖宫产术，原有病变待产后再行处理。

3. 宫颈异常

（1）宫颈外口黏合　多在分娩受阻时发现。当宫颈管已消失而宫口却不扩张，仍为一很小的孔，通常用手指稍加压力分离黏合的小孔，宫口即可在短时间内开全。但有时为使宫口开大，需行宫颈切开术。

（2）宫颈水肿　多见于持续性枕后位或滞产，宫口未开全而过早使用腹压，致使宫颈前唇长时间被压于胎头与耻骨联合之间，血液回流受阻引起水肿，影响宫颈扩张。轻者可抬高产妇臀部，减轻胎头对宫颈压力，也可于宫颈两侧各注入0.5%利多卡因5～10 ml或地西泮10 mg静脉推注，待宫口近开全，用手将水肿的宫颈前唇上推，使其逐渐越过胎头，即可经阴道分娩。若经上述处理无明显效果，宫口不继续扩张，可行剖宫产术。

（3）宫颈坚韧　常见于高龄初产妇，宫颈缺乏弹性或精神过度紧张使宫颈挛缩，宫颈不易扩张。此时可静脉推注地西泮10 mg。也可于宫颈两侧各注入0.5%利多卡因5～10 ml，若不见缓解，应行剖宫产术。

4. 宫颈瘢痕　宫颈锥形切除术后、宫颈裂伤修补术后、宫颈深部电烙术后等所致的宫颈瘢痕，虽可于妊娠后软化，但若宫缩很强，宫口仍不扩张，不宜久等，应行剖宫产术。

5. 宫颈癌　此时宫颈硬而脆，缺乏伸展性，临产后影响宫口扩张，若经阴道分娩，有发生大出血、裂伤、感染及癌扩散等危险，应行剖宫产术，术后放疗。若为早期浸润癌，可先行剖宫产术，随即行广泛性子宫切除术及盆腔淋巴结清扫术。

6. 宫颈肌瘤　生长在子宫下段及宫颈部位的较大肌瘤，占据盆腔或阻塞于骨盆入口时，

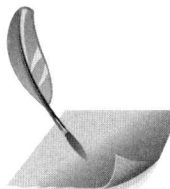

影响胎先露部进入骨盆入口，应行剖宫产术。若肌瘤在骨盆入口以上而胎头已入盆，肌瘤不阻塞产道则可经阴道分娩，肌瘤待产后再行处理。

四、心理护理

提供心理支持、信息支持，及时解释当前的情况与进展，使产妇及家属缓解对未知的焦虑。说明相关检查及治疗程序，减轻产妇的恐惧和焦虑。

【健康教育】

1. 加强产前检查，及时发现骨产道异常和软产道异常。

2. 加强产程监护，及时判断产程异常的原因并及时处理。

考点提示

1. 骨盆狭窄分为扁平骨盆、漏斗骨盆、均小骨盆和畸形骨盆。

2. 轻度骨盆狭窄者可试产。试产的时间一般破膜者为 2~4 小时。

第三节 胎位异常

扫码"学一学"

案例 初孕，35 岁，妊娠 41 周。足先露，宫缩 50 s/3~4 min，胎心 148 次/分，宫口 3 cm，胎儿双顶径 10 cm，对角径长 11 cm。

问题：

1. 该孕妇还需做哪些检查？

2. 该孕妇的护理措施要点有哪些？

【疾病概述】

胎位异常包括胎头位置异常、臀先露及肩先露，是造成难产的常见原因。胎头位置异常居多，有持续性枕横位、持续性枕后位、面先露、高直位、前不均倾位等。臀先露次之，肩先露极少见。由于胎位异常将给分娩带来程度不同的困难和危险，故早期纠正胎位，对难产的预防有着重要的意义。

一、原因

1. 持续性枕后位、枕横位 常见的原因有骨盆异常、胎头俯屈不良、子宫收缩乏力、头盆不称，其他包括前壁胎盘、膀胱充盈、子宫下段及宫颈肌瘤等。

2. 臀先露 妊娠 30 周前，臀先露较多见，妊娠 30 周以后多能自然转成头先露。临产后持续为臀先露的原因尚不十分明确，可能的因素如下。

（1）胎儿在宫腔内活动范围过大 羊水过多、经产妇腹壁松弛，以及早产儿羊水相对偏多，胎儿易在宫腔内自由活动形成臀先露。

（2）胎儿在宫腔内活动范围受限 子宫畸形（如单角子宫、双角子宫等）、胎儿畸形

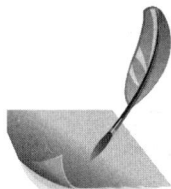

（如无脑儿、脑积水等）、双胎妊娠及羊水过少等，容易发生臀先露。胎盘附着在宫底或宫角部易发生臀先露，占73%；而头先露仅占5%。

（3）胎头衔接受阻　狭窄骨盆、前置胎盘、肿瘤阻塞骨盆腔及巨大胎儿等，也易发生臀先露。

二、临床表现

（一）持续性枕后位、枕横位

在分娩过程中，胎头以枕后位或枕横位衔接。在下降过程中，胎头枕部因强有力宫缩绝大多数能向前转135°或90°，转成枕前位自然分娩。仅有5%～10%的胎头枕骨持续不能转向前方，直至分娩后期仍位于母体骨盆后方或侧方，致使分娩发生困难者，称持续性枕后位或持续性枕横位（图9-10）。国外报道发病率均为5%左右。

临产后胎头衔接较晚及俯屈不良，由于枕后位的胎先露部不易紧贴子宫下段及宫颈内口，常导致协调性宫缩乏力及宫口扩张缓慢。枕后位因枕骨持续位于骨盆后方压迫直肠，产妇自觉肛门坠胀及排便感，致使宫口尚未开全时过早使用腹压，容易导致宫颈前后唇水肿和产妇疲劳，影响产程进展。持续性枕后位常致活跃期晚期及第二产程延长。虽在阴道口已见到胎发，但历经多次宫缩时屏气却不见胎头继续顺利下降时，应想到可能是持续性枕后位。

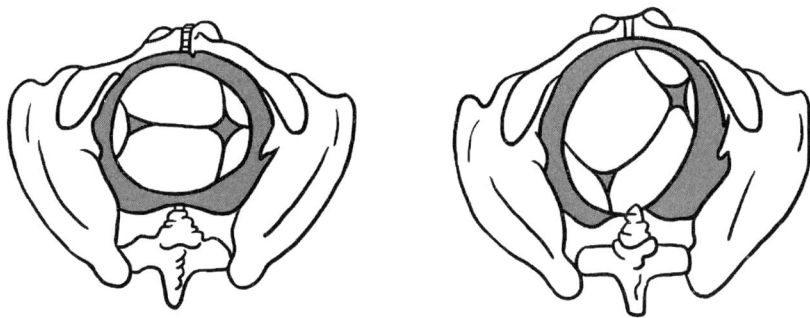

图9-10　持续性枕后位（枕横位）

（二）臀先露

臀先露（breech gresentation）是最常见的异常胎位，占妊娠足月分娩总数的3%～4%。多见于经产妇。因胎头比胎臀大，分娩时后出胎头无明显变形，往往娩出困难，加之脐带脱垂较多见，使围生儿死亡率增高，是枕先露的3～8倍。臀先露有混合臀先露、单臀先露、单足先露、双足先露等。

孕妇常感肋下有圆而硬的胎头。先露部胎臀不能紧贴子宫下段及宫颈内口，常导致宫缩乏力，宫口扩张缓慢，致使产程延长。

三、分娩机制

（一）持续性枕后位、枕横位

胎头多以枕横位或枕后位衔接，在分娩过程中，若不能转成枕前位时，其分娩机制有如下。

1. 枕左（右）后位　胎头枕部到达中骨盆向后行45°内旋转，使矢状缝与骨盆前后径一致。胎儿枕部朝向骶骨呈正枕后位。其分娩方式有如下两种。

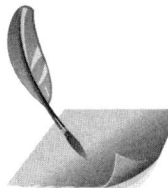

（1）胎头俯屈较好　胎头继续下降，前囟先露抵达耻骨联合下时，以前囟为支点，胎头继续俯屈使顶部及枕部自会阴前缘娩出。继之胎头仰伸，相继由耻骨联合下娩出额、鼻、口、颏［图9-11（1）］。此种分娩方式为枕后位经阴道分娩最常见的方式。

（2）胎头俯屈不良　当鼻根出现在耻骨联合下缘时，以鼻根为支点，胎头先俯屈，从会阴前缘娩出前囟、顶部及枕部，然后胎头仰伸。使鼻、口、颏部相继由耻骨联合下娩出［图9-11（2）］。因胎头以较大的枕额周径旋转，胎儿娩出更加困难，多需手术助产。

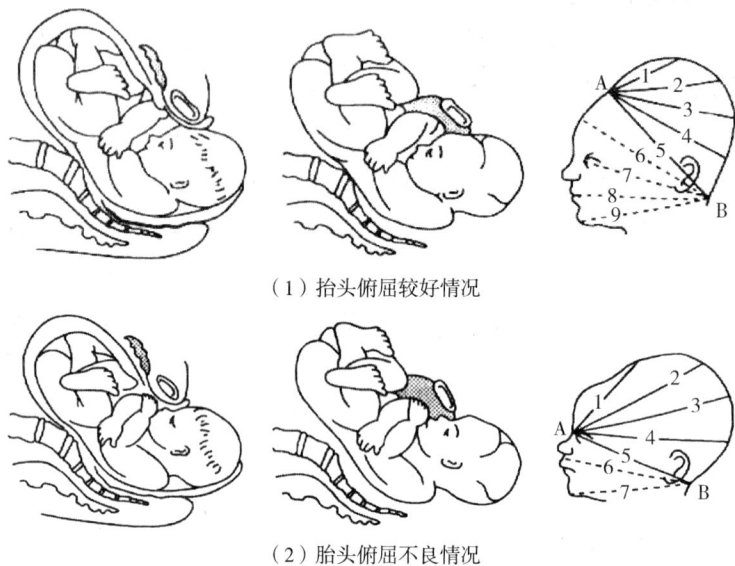

（1）抬头俯屈较好情况

（2）胎头俯屈不良情况

图9-11　枕左后位的分娩机制

2. 枕横位　部分枕横位于下降过程中无内旋转动作，或枕后位的胎头枕部仅向前旋转45°成为持续性枕横位。持续性枕横位虽能经阴道分娩，但多数需用手或行胎头吸引术、产钳助产将胎头转成枕前位娩出。

（二）臀先露（以骶右前位为例）

1. 胎臀娩出　临产后，胎臀以粗隆间径衔接于骨盆入口右斜径，骶骨位于右前方。胎臀逐渐下降，前髋下降稍快故位置较低，抵达骨盆遇到阻力后，前髋向母体右前方行45°内旋转，使前髋位于耻骨联合后方，此时粗隆间径与母体骨盆出口前后一致。胎臀继续下降，胎体稍侧屈以适应产道弯曲度，后髋先从会阴前缘娩出，随即胎体稍伸直，使前髋从耻骨弓下娩出，继之双腿双足娩出。当胎髋及两下肢娩出后，胎体行外旋转，使胎背转向前方或右前方。

2. 胎肩娩出　当胎体行外旋转的同时，胎儿双肩径衔接于骨盆入口处右斜径或横径，并沿此径线下降，当双肩达骨盆底时，前肩向右旋转45°转至耻骨弓下，使双肩径与骨盆出口前后径一致，同时胎体侧屈使后肩及后上肢从会阴前缘娩出，继之前肩及前上肢从耻骨弓下娩出。

3. 胎头娩出　当胎肩通过会阴时，胎头矢状缝衔接于骨盆入口处左斜径或横径，并沿此径线逐渐下降，同时胎头俯屈。当枕骨达骨盆底时，胎头向母体左前方旋转45°，使枕骨朝向耻骨联合。胎头继续下降，当枕骨下凹到达耻骨弓下时，以此处为支点，胎头继续俯屈，使颏、面及额部相继自会阴前缘娩出，随后枕部自耻骨弓下娩出。

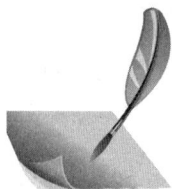

四、对母儿影响

（一）持续性枕后位、枕横位

1. 对产妇的影响　胎位异常导致继发性宫缩乏力，使产程延长，常需手术助产，容易发生软产道损伤，增加产后出血及感染机会。若胎头长时间压迫软产道，可发生缺血坏死脱落，形成生殖道瘘。

2. 对胎儿的影响　第二产程延长和手术助产机会增多，常出现胎儿窘迫和新生儿窒息，使围生儿死亡率增高。

（二）臀先露

1. 对产妇的影响　颏前位时，因胎儿颜面部不能紧贴子宫下段及宫颈内口，常引起宫缩乏力，致使产程延长；颜面部骨质不能变形，容易发生会阴裂伤。颏后位时，导致梗阻性难产，若不及时处理，造成子宫破裂，危及产妇生命。

2. 对胎儿及新生儿的影响　胎儿面部受压变形，颜面皮肤青紫、肿胀，尤以口唇为著，影响吸吮，严重时可发生会厌水肿影响吞咽。新生儿于生后保持仰伸姿势达数日之久。生后需加强护理。

五、治疗要点

（一）持续性枕后位、枕横位

在骨盆无异常、胎儿不大时，可以试产。试产时应严密观察产程，注意胎头下降、宫口扩张程度、宫缩强弱及胎心有无改变。临产过程中根据具体情况，以对产妇和胎儿造成最小的损伤为原则，选择阴道助产或剖宫产术，产后预防感染和预防产后出血。

（二）臀先露

妊娠期于妊娠 30 周前，臀先露多能自行转为头先露。若妊娠 30 周后仍为臀先露应予矫正。分娩期应根据产妇年龄、胎产次、骨盆类型、胎儿大小、胎儿是否存活、臀先露类型以及有无合并症，于临产初期作出正确判断，决定分娩方式。

【护理评估】

一、健康史

认真阅读产前检查资料，如产妇身高、骨盆测量值、胎方位，估计胎儿大小，了解有无妊娠合并症，如羊水过多、前置胎盘、盆腔肿瘤等。询问经产妇既往分娩过程有无头盆不称、产程延长等情况。

二、身体状况

（一）症状与体征

1. 持续性枕后位、枕横位

（1）腹部检查　在宫底部触及胎臀，胎背偏向母体后方或侧方，在对侧明显触及胎儿肢体。若胎头已衔接，有时可在胎儿肢体侧耻骨联合上方扪到胎儿颏部。胎心在脐下偏外侧听得最响亮，枕后位时因胎背伸直，前胸贴近母体腹壁，胎心在胎儿肢体侧的胎胸部位也能听到。

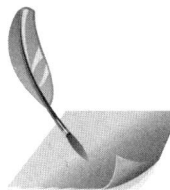

（2）肛门检查或阴道检查　当肛查宫口部分扩张或开全时，若为枕后位，感到盆腔后部空虚。查明胎头矢状缝位于骨盆斜径上，前囟在骨盆右前方，后囟（枕部）在骨盆左后方则为枕左后位，反之为枕右后位。查明胎头矢状缝位于骨盆横径上，后囟在骨盆左侧方，则为枕左横位，反之为枕右横位。当出现胎头水肿、颅骨重叠、囟门触不清时，需行阴道检查。借助胎儿耳郭及耳屏位置及方向判定胎位，若耳郭朝向骨盆后方，诊断为枕后位；若耳郭朝向骨盆侧方，诊断为枕横位。

2. 臀位

（1）孕妇常感肋下有圆而硬的胎头；腹部检查在宫底部触及圆而硬的胎头，在耻骨联合上方触及软而宽、不规则的胎臀，胎心在脐上偏外侧听得最响亮。

（2）肛门检查及阴道检查　肛门检查时，触及软而不规则的胎臀或触到胎足、胎膝。若胎臀位置高，肛查不能确定时，需行阴道检查。阴道检查时，了解宫口扩张程度及有无脐带脱垂。若胎膜已破，能直接触到胎臀、外生殖器及肛门，此时应注意与颜面相鉴别。若为胎臀，可触及肛门与两坐骨结节连在一条直线上，手指插入肛门内有环状括约肌收缩感，取出手指可见有胎粪。若为颜面，口与两颧骨突出点呈三角形，手指进入口内可触及牙龈和弓状的下颌骨。若触及胎足时，应与胎手相鉴别。

（二）辅助检查

B 型超声检查探测胎头的位置、大小及形态，作出胎位异常的诊断，同时根据胎头颜面及枕部位置，能准确探清胎头位置以明确诊断。

【护理诊断】

1. 产妇及新生儿受伤的风险　与分娩过程中软产道损伤、胎儿窘迫、新生儿窒息、新生儿损伤等有关。

2. 感染的风险　与胎膜早破、产程延长、手术助产有关。

【护理措施】

一、一般护理

1. 提供心理支持、信息支持，减少焦虑　鼓励陪伴分娩，鼓励产妇及家属表达他们的担心及感受。提供有关异常分娩的原因和对胎儿及母亲的影响，解释目前产程进展及治疗护理程序。

2. 预防异常分娩的发生　分娩时鼓励产妇多进食，必要时可从静脉补充营养，维持电解质平衡，以保持产妇良好的营养状况。

3. 提供减轻疼痛的支持性措施　鼓励深呼吸，用背部按摩、腹部划线式按摩，必要时给予镇静止痛剂、产时听音乐，有条件的选择镇痛分娩方式。

二、病情观察

加强产时监护：注意有无头盆不称、胎膜早破、脐带脱垂、胎儿窘迫、宫颈水肿等并发症，密切观察宫缩、胎心率及孕妇的生命体征变化，及早发现异常并及时报告医生，配合处理。

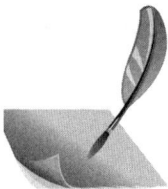

三、分娩护理

（一）持续性枕后位、枕横位

1. 第一产程

（1）潜伏期 需保证产妇充分营养与休息。若有情绪紧张、睡眠不好，可给予哌替啶或地西泮肌注。让产妇朝向胎背的对侧方向侧卧，以利胎头枕部转向前方。若宫缩欠佳，应尽早静脉滴注缩宫素。

（2）活跃期 宫口开大 3~4 cm 产程停滞，除外头盆不称可行人工破膜，若产力欠佳，静脉滴注缩宫素。若宫口开大每小时 1 cm 以上，伴胎先露部下降，多能经阴道分娩。在试产过程中，若出现胎儿窘迫征象，应行剖宫产术结束分娩。宫口开全之前，嘱产妇不要过早屏气用力，以免引起宫颈前唇水肿，影响产程进展。

2. 第二产程 若第二产程进展缓慢，初产妇已近 2 小时，经产妇已近 1 小时，应行阴道检查。当胎头双顶径已达坐骨棘平面或更低时，可先行徒手将胎头枕部转向前方，使矢状缝与骨盆出口前后径一致，或自然分娩、或阴道助产（低位产钳术或胎头吸引术）。若转成枕前位有困难时，也可向后转成正枕后位，再以产钳助产。若以枕后位娩出时，需作较大的会阴后 - 侧切开，以免造成会阴裂伤。若胎头位置较高，疑有头盆不称，需行剖宫产术，禁止使用中位产钳。

3. 第三产程 因产程延长，容易发生产后宫缩乏力，胎盘娩出后应立即静注或肌注子宫收缩剂，以防发生产后出血。有软产道裂伤者，应及时修补。新生儿应重点监护。凡行手术助产及有软产道裂伤者，产后应给予抗生素预防感染。

（二）臀位

1. 妊娠期 于妊娠 30 周前，臀先露多能自行转为头先露。若妊娠 30 周后仍为臀先露应予矫正。常用的矫正方法有以下几种。

（1）膝胸卧位 让孕妇排空膀胱，松解裤带，做膝胸卧位姿势（图 9 - 12）。每日 2 次，每次约 15 分钟，连做 1 周后复查。这种姿势可使胎臀退出盆腔，借助胎儿重心改变，使胎头与胎背所形成的弧形顺着宫底弧面滑动而完成胎位矫正。

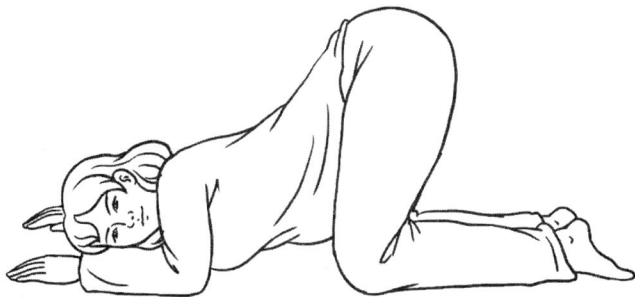

图 9 - 12 膝胸卧位

（2）激光照射或艾灸至阴穴 近年多用激光照射两侧至阴穴，也可用艾条灸，每日 1 次，每次 15~20 分钟，5 次为一疗程。

（3）外转胎位术 应用上述矫正方法无效者，由医生根据情况施术。

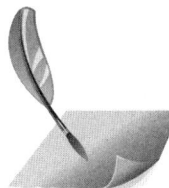

外倒转术

于妊娠 34 周时,可行外转胎位术,因有发生胎盘早剥、脐带缠绕等严重并发症的可能,应用时要慎重,术前半小时口服沙丁胺醇 4.8 mg。行外转胎位术时,最好在 B 型超声监测下进行。孕妇平卧,两下肢屈曲稍外展,露出腹壁。查清胎位,听胎心率。操作步骤包括:松动胎先露部(两手插入胎先露部下方向上提拉,使之松动)、转胎(两手把握胎儿两端,一手将胎头沿胎儿腹侧,保持胎头俯屈,轻轻向骨盆入口推移,另手将胎臀上推,与推胎头动作配合,直至转为头先露)。动作应轻柔,间断进行。若术中或术后发现胎动频繁而剧烈或胎心率异常,应停止转动并退回原胎位观察 30 分钟。

2. 分娩期 应根据产妇年龄、胎产次、骨盆类型、胎儿大小、胎儿是否存活、臀先露类型以及有无合并症,于临产初期作出正确判断,决定分娩方式。

(1)择期剖宫产的指征 狭窄骨盆、软产道异常、胎儿体重大于 3500 g、胎儿窘迫、高龄初产、有难产史、不完全臀先露等,均应行剖宫产术结束分娩。

(2)决定经阴道分娩的处理

1)第一产程:产妇应侧卧,不宜站立走动。少做肛查,不灌肠,尽量避免胎膜破裂。一旦破膜,应立即听胎心。若胎心率变慢或变快,应行肛查,必要时行阴道检查。了解有无脐带脱垂,若有脐带脱垂,胎心尚好,宫口未开全,为抢救胎儿,需立即行剖宫产术。

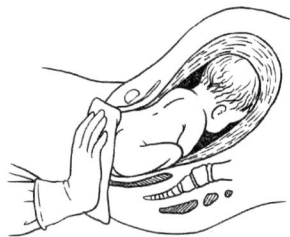

图 9-13 用手掌堵住外阴

若无脐带脱垂,可严密观察胎心及产程进展。若出现协调性宫缩乏力,应设法加强宫缩。当宫口开大 4~5 cm 时,胎足即可经宫口脱出至阴道。为了使宫颈和阴道充分扩张,消毒外阴之后,使用"堵"外阴方法。当宫缩时用无菌巾以手掌堵住阴道口,让胎臀下降,避免胎足先下降,待宫口及阴道充分扩张后才让胎臀娩出。此法有利于后出胎头的顺利娩出(图 9-13)。在"堵"的过程中,应每隔 10~15 分钟听胎心一次,并注意宫口是否开全。宫口已开全再堵易引起胎儿窘迫或子宫破裂。宫口近开全时,要做好接产和抢救新生儿窒息的准备。

2)第二产程:接产前,应导尿排空膀胱。初产妇应作会阴后-斜切开术。有 3 种分娩方式。①自然分娩:胎儿自然娩出,不作任何牵拉。极少见,仅见于经产妇、胎儿小、宫缩强、骨盆腔宽大者。②臀助产术:当胎臀自然娩出至脐部后,胎肩及后出胎头由接产者协助娩出。脐部娩出后,一般应在 2~3 分钟娩出胎头,最长不能超过 8 分钟。后出胎头娩出有主张用单叶产钳,效果较佳。③臀牵引术:胎儿全部由接产者牵拉娩出,此种手术对胎儿损伤较大,一般情况下应禁止使用。

3)第三产程:产程延长易并发子宫收缩乏力性出血。胎盘娩出后,应肌注缩宫素或麦角新碱,防止产后出血。行手术操作及有软产道损伤者,应及时检查并缝合,给予抗生素预防感染。

四、心理护理

提供增加舒适感的措施,如按摩腰骶部、抚摸腹部等,鼓励产妇及家属诉说担心与焦

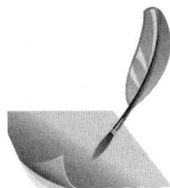

虑，以稳定情绪；回答产妇及家属的疑虑问题，增强信心；及时反馈产妇和胎儿状况，使产妇及家属积极参与配合分娩过程。

【健康教育】

1. 督促产妇按时进行产前检查，及时发现胎儿异常及时处理，并决定分娩方案。

2. 妊娠期胎位异常未能纠正者，应提前入院待产，分娩时指导产妇保持心情愉悦，积极配合治疗及护理工作。

3. 产后指导产妇饮食、休息，注意观察宫缩及阴道流血情况，保持外阴清洁。

4. 产后指导母乳喂养和产褥期保健，产后6周复诊，如有异常随时就诊。

练习题

A₁ 型题

1. 关于协调性子宫收缩乏力，下列说法正确的是

    A. 子宫收缩极性倒置   B. 产程常延长

    C. 不易发生胎盘滞留   D. 不宜静脉滴注缩宫素

    E. 子宫中段收缩比宫底强

扫码"练一练"

2. 急产是指总产程在

    A. 7 小时内   B. 3 小时内   C. 24 小时内

    D. 5 小时内   E. 6 小时内

3. 在加强子宫收缩的方法中，下列哪项应专人监护

    A. 灌肠   B. 人工破膜   C. 针刺

    D. 缩宫素静脉滴注   E. 排空膀胱

4. 某孕妇身体矮小，匀称，骨盆测量数值如下：髂前上棘间径 21 cm，髂嵴间径 23 cm，骶耻外径 16 cm，出口横径 6.5 cm，对角径 10.5 cm，此孕妇骨盆为

    A. 扁平骨盆   B. 畸形骨盆   C. 漏斗骨盆

    D. 横径狭小骨盆   E. 均小骨盆

5. 正常的骨盆出口横径是

    A. 8 cm   B. 9 cm   C. 10 cm

    D. 11 cm   E. 12 cm

6. 当骨盆的出口横径小于正常时应进一步测量

    A. 前矢状径   B. 后矢状径   C. 坐骨棘间径

    D. 坐骨结节间径   E. 真结合径

7. 积极纠正臀先露应在妊娠

    A. 30 周   B. 24 周   C. 20 周

    D. 34 周   E. 28 周

8. 持续性枕后位、枕横位的正确护理措施有

    A. 嘱产妇朝向胎儿肢体方向侧卧   B. 宫口未开全，嘱产妇向下用力

    C. 协助医生多次进行阴道检查   D. 产妇肛门坠胀即使用腹压

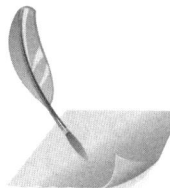

E. 不需要任何干扰，等待阴道自然分娩即可

9. 臀位先兆临产后，哪项是错误的

    A. 临产后卧床休息　　　　　　　　　　　B. 少做肛门检查

    C. 破膜后，即听胎心音　　　　　　　　　D. 阴道口见胎足，为子宫颈口开全

    E. 勿灌肠

10. 哪一种胎位为横产式

    A. 持续性枕横位　　　　　B. 臀位　　　　　　　　C. 横位

    D. 持续性枕后位　　　　　E. 左枕前

A$_2$ 型题

11. 患者，女性，26 岁。宫内妊娠 41 周，G$_1$P$_0$，临产 8 h 入院，骨盆外测量正常，估计胎儿重量 3400 g，宫口开大 4 cm，胎膜未破，LOA，S-1，宫缩 30~40 s/3 min，中强，首选的处理是

    A. 等待自然分娩　　　　　　　　　　　　B. 肌内注射盐酸哌替啶

    C. 静脉推注地西泮　　　　　　　　　　　D. 人工破膜

    E. 静脉滴注缩宫素

12. 经产妇，临产后 8 h 入院，有急产史，第一胎顺产，新生儿体重 4000 g。查体：胎位 LOA，宫口开大 4 cm，胎膜未破，宫缩 50 s/2~3 min，胎心率 150 次/分，律齐。下列哪项处理不恰当

    A. 立即准备接生　　　　　　　　　　　　B. 立即肌内注射哌替啶

    C. 吸氧、左侧卧位　　　　　　　　　　　D. 胎心监护

    E. 严密观察产程进展情况

13. 初产妇，27 岁，临产 12 h 入院。查体：胎膜未破，S-3，宫口开大 1 cm，胎心率每分钟 142 次，规律。下列哪项处理不恰当

    A. 观察　　　　　　　　　　　　　　　　B. 行骨盆内外测量

    C. B 超检查，判断胎儿大小　　　　　　　D. 肌内注射地西泮，令产妇休息

    E. 立即给予静脉滴注缩宫素

14. 产妇 27 岁，因子宫收缩过强出现急产，对于其新生儿正确的护理措施是

    A. 早吸吮　　　　　　　　　　　　　　　B. 出生后半小时内喂葡萄糖水

    C. 按医嘱给予维生素 K$_1$ 肌注　　　　　　D. 与母亲皮肤接触

    E. 新生儿抚触

15. 初孕，35 岁，妊娠 41 周，足先露，宫缩 50 s/3~4 min，胎心 148 次/分，宫口 3 cm，胎儿双顶径 10 cm，对角径长 11 cm，最恰当的处理是

    A. 静滴缩宫素　　　　　　　　　　　　　B. 葡萄糖液静注

    C. 宫口开全臀牵引术　　　　　　　　　　D. 宫口开全臀助产术

    E. 剖宫产

16. 初产妇，孕 39 周，宫口开全 2 h 频频用力，未见胎头拨露。检查：宫底部为臀，腹部前方可触及胎儿小部分，未触及胎头. 肛查胎头已达坐骨棘下 2 cm，矢状缝与骨盆前后径一致，大囟门在前方，诊断为

    A. 持续性枕横位　　　　　　　　　　　　B. 持续性枕后位

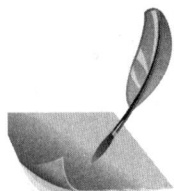

C. 骨盆入口轻度狭窄　　　　　　　　D. 头盆不称

E. 原发性宫缩无力

A₃型题

某初产妇，一般情况良好，胎儿足月，左枕前位，胎心 140 次/分，规律宫缩已 17 h，宫口开大 3 cm，宫缩较初期间歇时间长，每 10～15 min 一次，持续 30 s，宫缩高峰时子宫不硬，经检查无头盆不称。

17. 该产妇除宫缩乏力外，还应该诊断

A. 活跃期延长　　　　　　　　　　　B. 活跃期缩短

C. 潜伏期延长　　　　　　　　　　　D. 潜伏期缩短

E. 第二产程延长

18. 对该孕妇护理中不正确的是

A. 严密观察产程进展　　　　　　　　B. 鼓励产妇进食

C. 定时听心音　　　　　　　　　　　D. 做好心理护理

E. 指导产妇 6～8 h 排尿一次

19. 对该产妇正确的处理应为

A. 立即行剖宫产术　　　　　　　　　B. 行胎头吸引术

C. 立即产钳结束分娩　　　　　　　　D. 静脉点滴缩宫素

E. 待其自然分娩

（李红雨）

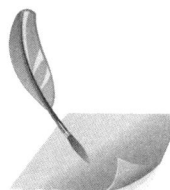

分娩期并发症的护理

第一节 胎膜早破

案例 孕妇，30 岁，G_2P_0，平时月经规律，周期为 28~30 天，持续 3~5 天，末次月经为 2011 年 10 月 6 日，于今晨（2012 年 6 月 5 日）上厕所时，突感一股液体自阴道流出。来医院检查发现，仍有阴道流液，液体 pH 为 7.0，干燥后可见到羊齿状结晶。孕妇及家人异常紧张，不知是何状况，孕妇担心预产期未到，会危及胎儿生命及将来的健康状况。

问题：

1. 对孕妇做出相应的护理评估。

2. 找出主要的护理诊断。

扫码"学一学"

【疾病概述】

胎膜在临产前破裂，称为胎膜早破（premature rupture of membrane，PROM）。是常见的分娩并发症，其发生率各家报道不一，占分娩总数的2.7%~17%。其中发生在妊娠满 37 周者为 10%，妊娠不满 37 周者的胎膜早破发生率为2.0%~3.5%。胎膜早破对妊娠、分娩的不利影响是可导致早产、胎儿宫内窘迫、胎儿肺炎，使围生儿死亡率增加。亦可使孕产妇宫内感染率和产褥感染率增加。

扫码"看一看"

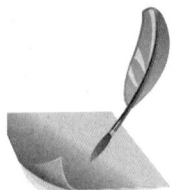

一、病因

一般认为和以下因素有关。

1. 营养因素 缺乏维生素 C、锌及铜，可使胎膜张力下降而破裂。

2. 宫颈内口松弛 由于先天性或创伤使宫颈内口松弛、前羊水囊楔入、受力不均及胎膜发育不良而发生胎膜早破。

3. 妊娠后期性交　产生机械性刺激或引起胎膜炎，特别是精液内的前列腺素可诱发子宫收缩。

4. 下生殖道感染　可由细菌、病毒或弓形虫上行感染引起胎膜炎，使局部胎膜抗张能力下降而致胎膜早破。

5. 羊膜腔内压力升高　如多胎妊娠、羊水过多等。

知识链接

胎膜早破

1．对母体影响

（1）感染：破膜后，阴道病原微生物上行性感染更容易、更迅速。除造成孕妇产前、产时感染外，胎膜早破还是产褥感染的常见原因。

（2）胎盘早剥：足月前胎膜早破可引起胎盘早剥，确切机制尚不清楚，可能与羊水减少有关。

（3）羊水栓塞

2．对胎儿影响

（1）早产儿：30%～40%早产与胎膜早破有关。早产儿易发生新生儿呼吸窘迫综合征、胎儿及新生儿颅内出血、坏死性小肠炎等并发症，围生儿死亡率增加。

（2）感染：胎膜早破并发绒毛膜羊膜炎时，常引起胎儿及新生儿感染，表现为肺炎、败血症、颅内感染。

（3）脐带脱垂或受压：胎先露未衔接者，破膜后脐带脱垂的危险性增加；因破膜继发性羊水减少，使脐带受压，亦可致胎儿窘迫。

（4）胎肺发育不良及胎儿受压综合征：妊娠28周前胎膜早破保守治疗的患者中。胎肺发育不良常引起气胸、持续肺高压，预后不良。破膜时孕龄越小、引发羊水过少越早，胎肺发育不良的发生率越高。如破膜潜伏期长于4周，羊水过少程度重，可出现明显胎儿宫内受压，表现为铲形手、弓形腿、扁平鼻等。

6. 胎儿先露部与骨盆入口未能很好衔接　头盆不称、胎位异常可使胎膜受压不均导致破裂。

7. 细胞因子IL－1、IL－6、IL－8、TNF－a升高　可激活溶酶体酶破坏羊膜组织导致胎膜早破。

8. 胎膜受力不均。

二、临床表现

孕妇突感有较多液体自阴道流出，可混有胎脂及胎粪，继而少量间断性排出。当咳嗽、打喷嚏、负重时，即有羊水流出。行肛诊时触不到羊膜囊，如上推胎先露部可见到流液量增多。

三、治疗要点

预防发生感染和脐带脱垂。

1. 住院待产，卧床休息，严密注意胎心变化。胎先露部未衔接者应绝对平卧，采取左侧卧位。避免不必要的肛查和阴道检查。

2. 妊娠28周以下者，视情况决定是否继续妊娠；妊娠28～35周者，若无产兆及感染征象、羊水平段≥3 cm者，应保持外阴清洁，应用肾上腺皮质激素促胎肺成熟，严密观察羊水性状，定时测体温、脉搏，查血常规，查子宫有无压痛，等待自然分娩；如胎儿已足

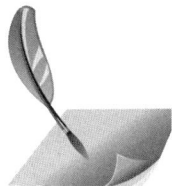

月而未临产又无感染征象，可观察 12~18 小时；如仍未临产则做好引产或剖宫产术准备。

3. 应保持外阴清洁，严密观察流出的羊水量、性状，定时测体温、脉搏，查血常规，检查子宫有无压痛，等待自然分娩。

4. 破膜 12 小时以上者应预防性应用抗生素。严密观察产妇的生命体征、白细胞计数，了解感染的征象。给予糖皮质激素促进胎肺成熟。监测胎儿宫内安危。

考点提示

1. 胎膜早破是指在临产前胎膜自然破裂。

2. 阴道液酸碱度检查，pH≥7.0~7.5 多为羊水。

3. 住院待产时，胎先露部未衔接者应绝对平卧，采取左侧卧位。

【护理评估】

一、健康史

详细询问病史，了解妊娠期诱发胎膜早破的既往史，是否有创伤史、妊娠后期性交史、妊娠期羊水过多的病史等。确定胎膜破裂的时间、妊娠周数，是否有宫缩及感染的征象。掌握发生胎膜破裂的确切时间。

二、身体状况

（一）症状

孕妇突感有较多液体自阴道流出，可混有胎脂及胎粪，继而少量间断性排出。当咳嗽、打喷嚏、负重时，即有羊水流出。

（二）体征

肛诊时触不到羊膜囊，如上推胎先露部可见到流液量增多。羊膜腔感染时母儿心率增快，子宫压痛。

（三）辅助检查

1. 产科检查/阴道检查　可见液体自阴道流出或阴道后穹隆有较多混有胎脂和胎粪的液体，肛诊时将胎儿先露部上推可见到流液量增多，则可明确诊断。

2. 阴道液酸碱度检查　正常阴道液呈酸性，pH 为 4.5~5.5；羊水的 pH 为 7.0~7.5；尿液的 pH 为 5.5~6.5。用 pH 试纸检查，若流出液体 pH≥7.0 时，视为阳性，胎膜早破的可能性极大，但要注意受血液、尿液、宫颈黏液、精液及细菌污染时可出现假阳性。

3. 阴道液涂片检查　阴道液干燥片检查有羊齿状结晶出现，为羊水。

4. 羊膜镜检查　可以直视胎先露部，看不到前羊膜囊，即可确诊为胎膜早破。

三、心理社会评估

由于孕妇突然发生不可自控的阴道流液，可能惊惶失措，担心会影响胎儿及自身的健康，有些孕妇可能开始设想胎膜早破会带来的种种后果，甚至会产生恐惧心理。

【护理诊断】

1. 有感染的危险　与胎膜破裂细菌容易侵入有关。

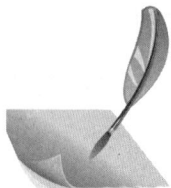

2. 有胎儿受伤的危险 与脐带脱垂、早产儿肺部不成熟、胎儿宫内感染有关。

3. 潜在并发症 早产、脐带脱垂、绒毛膜羊膜炎。

4. 焦虑、恐惧 与不了解早破的原因与治疗，担心胎儿的安危有关。

5. 自理能力缺陷 与防止脐带脱垂需绝对卧床有关。

【护理目标】

1. 孕妇无感染发生。

2. 胎儿无并发症发生。

3. 孕妇及其家属能诉说其焦虑情绪，能面对现状。

4. 孕妇能够认识胎膜早破的预后，对治疗和护理感到满意。

【护理措施】

一、严密观察胎儿情况

1. 监测胎心率变化，随时发现异常并及时处理，必要时行胎心监护，指导孕妇自计胎动。严密观察羊水性状的改变，发现异常及时报告医师，协助医师及早结束妊娠。

2. 观察阴道流液的性状、颜色、气味等，如为混有胎粪的羊水流出，则是胎儿宫内缺氧的表现，应及时给予吸氧处理，并报告医师。

3. 密切注意产兆，若孕龄 <37 周，产程已发动者，应立即通知医师，遵医嘱给予保胎治疗，并观察其保胎效果。

4. 孕周 <37 周者遵医嘱给予地塞米松，以促进胎儿肺成熟。

二、积极预防感染

1. 密切观察孕妇的生命体征，每 4 小时测体温、脉搏、呼吸 1 次，遵医嘱定期抽血查血常规，监测白细胞。注意阴道分泌物有无异味出现，以判断有无感染。

2. 尽量减少肛查次数，如需做阴道检查，应严格无菌操作。

3. 保持外阴清洁，每日用 0.1% 苯扎溴铵（新洁尔灭）棉球擦洗会阴部两次。

4. 放置消毒会阴垫于外阴，勤换会阴垫，保持外阴清洁。

5. 严密观察患者的生命体征，了解感染的征兆。尤其对于胎龄 <37 周无产兆的孕妇，在观察病情的同时，遵医嘱给予抗生素。于胎膜破裂后 12 小时应用抗生素治疗，预防感染发生。

6. 孕周 >37 周、观察 6 ~ 8 小时未临产者，遵医嘱静滴缩宫素，或根据情况作好剖宫产的术前准备，及早终止妊娠，以免破膜时间延长，增加感染机会。

7. 在观察过程中，不管是否足月，一旦出现感染征象，均应及早终止妊娠，以防随着破膜时间的延长而加重感染。

8. 产后遵医嘱常规使用抗生素，预防感染。

三、脐带脱垂的预防及护理

1. 预防 胎先露部未衔接者应嘱患者采取侧卧位或平卧位，垫高臀部，以防脐带脱垂，造成胎儿缺氧或宫内窘迫。

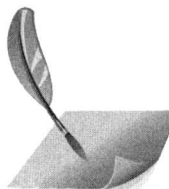

2. 脐带脱垂孕妇的护理 一旦发现脐带脱垂，胎心尚存在；或胎心虽有变异但未完全消失，或刚突然消失者，说明胎儿此时尚存活，应在数分钟内尽快结束分娩。根据具体情况按医嘱及时采用吸引术或产钳术，甚至采取剖宫产术终止妊娠。

四、心理护理

积极鼓励其面对现实，提前做好迎接新生儿的准备。若为早产儿，可以给孕妇提供有关促进早产儿生长发育的方法，缓解其焦虑情绪。

【健康教育】

教育孕妇重视妊娠期卫生保健；妊娠后期禁止性交；避免负重及腹部受撞击；宫颈内口松弛者，应卧床休息，并于妊娠 14 周左右行宫颈环扎术。

【结果评价】

1. 孕妇未发生宫腔感染。

2. 胎儿胎心率在正常范围，胎儿顺利娩出，未发生脐带脱垂、胎儿性肺炎、胎儿宫内窘迫、新生儿肺炎。

3. 孕妇及其家属能面对现实，配合医护的治疗和操作。

4. 孕妇主动参与护理过程，口述对胎膜早破的处理感到满意。

扫码"学一学"

第二节 子宫破裂

案例 28 岁经产妇，妊娠 39 周，阵发性腹痛 3 h，因骨盆狭窄第一胎行剖宫产，术后一年半怀第二胎，在当地医院就诊准备行剖宫产术，剖宫产手术准备过程中，产妇突感下腹部撕裂样剧痛。查体：BP 50/20 mmHg，心率不清，呼吸困难，全腹有压痛及反跳痛，在腹壁下可扪及胎体，胎心消失，经抢救无效，产妇死亡。

问题：

1. 产妇的死亡原因是什么？

2. 死亡的原因是否可以避免？

3. 如何预防？

【疾病概述】

子宫体部或子宫下段在妊娠期或分娩期发生破裂，称为子宫破裂（rupture of uterus）。是产科最严重的并发症之一。多发生在分娩期，个别发生在妊娠晚期。此病多发生于经产妇，特别是多产妇，如未能及时诊断和治疗，常可引起母儿死亡。

一、病因

1. 胎儿先露部下降受阻 凡骨盆明显狭窄、头盆不称、阴道狭窄、子宫壁横隔、子宫颈疾病、胎位异常、胎儿畸形和盆腔肿瘤嵌顿于盆腔内而阻塞产道等，均可引起胎儿先露

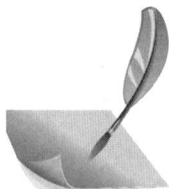

部下降受阻。

2. 瘢痕子宫破裂　凡子宫曾行过各种手术，包括剖宫产术、子宫修补术、子宫纵隔切除术者，在妊娠晚期或分娩期子宫瘢痕可自发破裂。

3. 妊娠子宫的损伤　妊娠子宫受到各种外伤，如意外车祸、跌伤、刀伤、子宫发育异常或多次宫腔操作等。

4. 分娩时的手术损伤　不恰当或粗暴的阴道助产手术、忽略性横位强行内倒转术、操作不慎的穿颅术等。

5. 子宫收缩药物使用不当。

6. 子宫畸形和子宫发育不良，如单角子宫、双角子宫。

二、分类

（一）根据破裂原因

可分为自然破裂和创伤性破裂。自然破裂可发生在子宫手术后的切口瘢痕，如剖宫产，该处组织在妊娠晚期、分娩过程中发生破裂，也可以在子宫未经手术者，如阻塞性难产致使子宫下段过度延伸而破裂。

（二）根据破裂程度

可分为完全破裂和不完全破裂。完全破裂指宫壁全层破裂，使宫腔与腹腔相通。不完全破裂指子宫肌层全部或部分破裂，浆膜层尚未穿破，宫腔与腹腔未相通，胎儿及其附属物仍在宫腔内。

（三）根据破裂部位

可分为子宫下段破裂和子宫体破裂。

三、临床表现

不同病因所致子宫破裂的不同阶段，有不同的临床表现。应重点评估出现先兆子宫破裂和子宫破裂的临床征象。症状与破裂的时间、部位、范围、内出血的量、胎儿及胎盘排出的情况以及子宫肌肉收缩的程度有关。

在妊娠晚期或临产后突然感到腹部剧烈疼痛，伴恶心、呕吐、阴道流血，要考虑子宫破裂的可能。有休克前期或休克征象，腹部检查发现病理性缩复环，子宫压痛，胎心听不清。完全子宫破裂者检查时发现全腹压痛及反跳痛，在下腹可扪及胎体，子宫缩小位于胎儿侧方，胎心消失，阴道可能有鲜血流出，量可多可少。拨露或下降中的胎先露消失，曾扩张的宫口回缩。

四、治疗要点

（一）先兆子宫破裂

立即采取有效措施抑制子宫收缩，注射镇静剂或给予麻醉剂，同时迅速做好剖宫产的准备，尽快结束分娩。

> **考点提示**
>
> 1. 先兆子宫破裂的征象是病理性缩复环的出现。
> 2. 子宫破裂的预防。

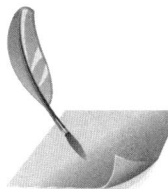

（二）子宫破裂

在积极纠正休克的同时，无论胎儿是否存活，均应迅速进行剖腹探查术。手术方式应根据产妇的全身情况、破裂的部位及程度、发生破裂时间以及有无严重感染而决定。术中及术后遵医嘱给予抗生素控制感染。

【护理评估】

一、健康史

主要收集与诱发子宫破裂相关的既往史及现病史，如阻塞性分娩、不适当难产手术、滥用宫缩剂、妊娠子宫外伤和子宫手术瘢痕愈合不良等因素。

二、身体状况

（一）先兆子宫破裂

先兆子宫破裂的四大主要临床表现是：子宫形成病理性缩复环、下腹部压痛、胎心率改变及血尿出现。

1. 症状 常见于有梗阻性难产因素的产妇。在临产过程中，当子宫收缩加强、胎儿下降受阻时，产妇烦躁不安，呼叫，自诉下腹疼痛，胎动频繁，由于胎先露部紧压膀胱使之充血，出现排尿困难及血尿。

2. 体征 先兆子宫破裂阶段，子宫呈强直性收缩，胎心表现先加快后减慢或听不清，胎动频繁。子宫收缩过频，胎儿供血受阻，表现胎儿宫内窘迫。强有力的宫缩使子宫下段拉长变薄，而宫体更加增厚变短，两者间形成明显的环状凹陷，此凹陷逐渐上升达脐部或脐部以上，称为病理性缩复环（pathologic retraction ring）（图

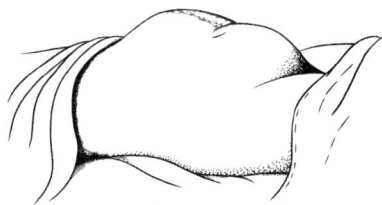

图 10-1 病理性缩复环

10-1）。子宫下段压痛明显，由于胎先露部紧压膀胱使之出血，出现排尿困难、血尿形成。这种情况若不及时排除，子宫将很快在病理性缩复环处及其下方发生破裂。

（二）子宫破裂

1. 症状

（1）完全性子宫破裂 宫壁全层破裂，使宫腔与腹腔相通。破裂的一瞬间，产妇突然感觉到下腹部发生一阵撕裂样的剧痛，之后腹部疼痛缓解，子宫收缩停止。此刻稍感舒适后随着血液、羊水及胎儿进入腹腔，很快又感全腹疼痛、面色苍白、出冷汗、脉搏细数、呼吸急促、血压下降等休克征象。

（2）不完全性子宫破裂 子宫肌层全部或部分破裂，但浆膜层尚未穿破，宫腔与腹腔不相通，胎儿及附属物仍在宫腔内。孕妇突然感觉一阵剧痛，之后子宫收缩停止，腹痛缓解，但很快也出现内出血的症状，如面色苍白、呼吸急促而表浅、大汗淋漓等。

2. 体征

（1）完全性子宫破裂 全腹压痛、反跳痛；腹壁下可清楚扪及胎体，子宫缩小位于胎儿侧边，胎心、胎动消失。阴道可能有鲜血流出，量可多可少，拨露或下降中的胎先露部消失，曾扩张的宫口回缩。子宫前壁破裂时，裂口甚至还可向前延伸致膀胱破裂。

（2）不完全性子宫破裂 子宫轮廓尚清，但破裂口处压痛明显，若血液流向阔韧带，

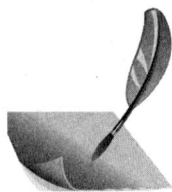

可在子宫一侧扪及边界不清的包块，胎心音多不规则。

（三）辅助检查

血常规检查可见血红蛋白值下降，白细胞计数增加等。尿常规可见有红细胞或肉眼血尿。

三、心理社会评估

产妇及家属会担心产妇、胎儿的生命，出现紧张、恐惧的表现。

【护理诊断】

1. 疼痛 与强直性子宫收缩或子宫破裂后血液刺激腹膜有关。

2. 预感性悲哀 与子宫破裂后胎儿死亡或子宫切除有关。

3. 潜在并发症 出血性休克。

4. 肾、外周组织灌注无效 与子宫破裂后大出血有关。

5. 有感染的危险 与子宫破裂、出血或休克所致机体抵抗力下降、易致病原体入侵有关。

【预期目标】

1. 强直性子宫收缩得到抑制，产妇疼痛减轻。

2. 产妇低血容量得到纠正和控制。

3. 产妇情绪得到调整，哀伤程度减低。

【护理措施】

（一）预防子宫破裂

1. 做好计划生育及围生期保健工作，减少多产、多次人工流产对子宫肌的损害。

2. 建立健全三级保健网，宣传孕妇保健知识，加强产前检查。对于瘢痕子宫、产道异常、臀位及横位的孕妇，应在预产期前 2 周住院待产。

3. 加强产时管理

（1）严格掌握缩宫素引产的适应证，凡有头盆不称、胎位异常、瘢痕子宫者，均禁用。

（2）应用缩宫素引产时，应专人守护，稀释后小剂量滴注，严防强直性宫缩。

（3）严密观察产程进展，注意子宫形态的变化，及早发现病理性缩复环、肉眼血尿等先兆子宫破裂的表现，及时通知医生处理。

（4）阴道助产术应在宫口开全后进行，取消中高位产钳，减少对母儿的损伤。

（5）阴道助产、巨大儿娩肩困难加腹压后，应仔细检查宫颈及宫腔，发现裂伤及时修补。

（6）严格掌握剖宫产的指征，加强术后的刀口管理，防止切口愈合不良。

（二）先兆子宫破裂患者的护理

1. 密切观察产程进展，及时发现导致难产的诱因。

2. 注意胎儿心率的变化。静脉点滴缩宫素引产时，必须有专人守护，用输液泵准确控制滴速。在工作量大时，可以行胎儿电子外监护进行宫缩与胎心监测，防止出现强直宫缩。

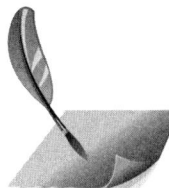

3. 出现宫缩过强及强直宫缩，或腹部出现病理性缩复环时，应立即报告医师并停止缩宫素引产和一切操作，同时测量产妇的生命体征，按医嘱给予抑制宫缩、吸氧及做好剖宫产的术前准备。注意观察有无血尿及阴道流血。

4. 重视产妇的自我感受，对于腹痛难忍、烦躁及不合作者，不能简单地以产妇不配合而定论，应再次查看宫缩情况，子宫下段是否出现病理性缩复环、有无压痛，有无肉眼血尿等先兆子宫破裂的征象，发现异常及时通知医生处理。

5. 协助医生向家属交待病情，取得配合，并获得家属签字同意手术的协议书，尽快缩短等待剖宫产的时间。争取胎儿存活的最大时机。

6. 做好输血、输液、急诊剖宫产及抢救母儿的准备工作。

（三）子宫破裂患者的护理

子宫破裂病情恶化，发展到子宫破裂阶段，应迅速建立输血通道，严格执行医嘱，积极抢救休克，迅速做好剖腹探查的准备。

1. 保暖，面罩给氧。

2. 迅速给予输液、输血、短时间内补足血容量；同时补充电解质及碱性药物，纠正酸中毒；积极进行抗休克处理。

3. 建立危重护理记录单，专人记录抢救及护理经过，严密观察生命体征及意识状态；急查血红蛋白，评估失血量以指导治疗方案。

4. 严格记录患者的液体出入量。

5. 术中、术后按医嘱应用大剂量抗生素，以防感染。

6. 对胎儿已死亡的产妇，要帮助其度过悲伤阶段，允许其表现悲伤情绪，甚至哭泣，倾听产妇诉说内心的感受。

7. 为产妇及其家属提供舒适的环境，给予生活上的护理，更多的陪伴，鼓励其进食，以更好地恢复体力。

8. 为产妇提供产褥期的修养计划，帮助产妇尽快调整情绪，接受现实，以适应现实生活。

【护理评价】

1. 产妇的血容量及时得到补充，手术经过顺利。

2. 出院时产妇白细胞计数、血红蛋白正常，伤口愈合好且无并发症。

3. 出院时产妇情绪较为稳定，饮食、睡眠基本恢复正常。

扫码"学一学"

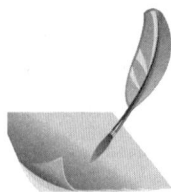

第三节 产后出血

案例 患者，女，25岁。G_3P_0，孕39^{+5}周，宫口开全2 h仍未分娩，胎心120次/分，行人工破膜，羊水淡绿色，阴道检查矢状缝位于骨盆右斜径上，前囟门在耻骨弓下，双顶径达"+3"，即行会阴侧切＋胎头吸引术，胎儿娩出8 min后，产妇打哈欠、恶心，随即阴道间歇性大量流血，色暗红，约600 ml，膀胱区充盈。

问题：

1. 该产妇可能的医疗诊断及诊断依据是什么？
2. 如何拟定该产妇的护理措施？

【疾病概述】

胎儿娩出后 24 小时内，阴道分娩出血量超过 50 ml，剖宫产超过 1000 ml 者为产后出血（postpartum hemorrhage，PPH）。产后出血是分娩期严重并发症，是产妇死亡的重要原因之一，占我国居孕妇死亡原因的首位。其发生率占分娩总数的 2% ~ 3%，其中 80% 以上发生在产后 2 h 之内。产后出血的预后随失血量、失血速度，以及孕产妇的体质不同而异。短时间内大量失血可迅速发生失血性休克，严重者危及产妇生命，休克时间过长可引起脑垂体缺血坏死，继发严重的腺垂体功能减退——席汉综合征（Sheehan syndrome）。由于临床中测量和收集分娩时失血量确实存在一定困难，估计的失血量往往较实际出血量偏少，而实际产后出血发病率比估计的要高，因此应特别重视产后出血的防治与护理工作，以降低产后出血的发生率及孕产妇的死亡率。

知识链接

席汉综合征（又名希恩综合征，西蒙 - 席汉综合征，垂体前叶功能减退症）妊娠期垂体增生肥大，血供丰富，围生期因各种原因引起大出血、休克、血栓形成，使腺垂体大部分缺血坏死和纤维化，引起腺垂体功能低下导致促性腺激素、促甲状腺激素、促肾上腺激素分泌减少，而使相应靶腺功能减退而出现一系列症状，如闭经、无泌乳、性欲减退、毛发脱落；类甲状腺功能减退；类艾迪生病等。

一、病因

临床上引起产后出血的主要原因有：子宫收缩乏力、胎盘因素、软产道损伤及凝血功能障碍，产后出血可由单一因素所致，也可以相互影响并存。

1. 子宫收缩乏力 是产后出血的最主要原因，占产后出血总数的 70% ~ 80%。子宫收缩乏力可由产妇的全身因素，也可由子宫局部因素所致。

（1）全身因素 产妇精神过度紧张，对分娩有恐惧心理；产程时间过长或难产，造成产妇体力衰竭；临产后过多使用镇静剂、麻醉剂或子宫收缩抑制剂；产妇合并有急慢性的全身性疾病等。

（2）局部因素 ①子宫过度膨胀，如多胎妊娠、巨大胎儿、羊水过多使子宫肌纤维过度伸展失去弹性；②子宫肌水肿，如妊娠期高血压疾病或严重贫血；③子宫肌纤维发育不良如妊娠合并子宫肌瘤或子宫畸形，影响子宫肌正常收缩；④子宫肌壁损伤（剖宫产史、子宫肌瘤剔除术后、产次过多过频均可造成子宫肌纤维损伤）；⑤胎盘早剥所致子宫胎盘卒中以及前置胎盘等均可引起产后出血。

2. 胎盘因素 根据胎盘剥离情况，导致产后出血的胎盘因素如下。

（1）胎盘异常 膀胱充盈使已剥离的胎盘滞留宫腔；使用宫缩剂不当，使剥离后的胎盘嵌顿于宫腔内；由于第三产程过早牵拉脐带或按压子宫，影响胎盘正常剥离导致的胎盘剥离不全，剥离面血窦开放发生致命性出血。如前置胎盘、胎盘植入、胎盘早剥等。

（2）胎盘胎膜残留 当胎盘小叶、副胎盘或部分胎膜残留于宫腔时，影响子宫收缩而出血。

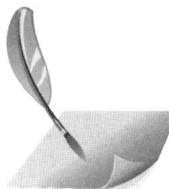

3. 软产道裂伤　常因急产、子宫收缩过强、产程进展过快、软产道未经充分的扩张、胎儿过大、保护会阴不当、助产手术操作不当、未做会阴侧切或因会阴侧切口过小、软产道组织弹性差，胎儿娩出时可致软产道撕裂（图10－2）。软产道撕裂常见会阴、阴道、宫颈裂伤，严重者裂伤可达阴道穹隆、子宫下段，甚至盆壁，形成腹膜后血肿、阔韧带内血肿而致大量出血。

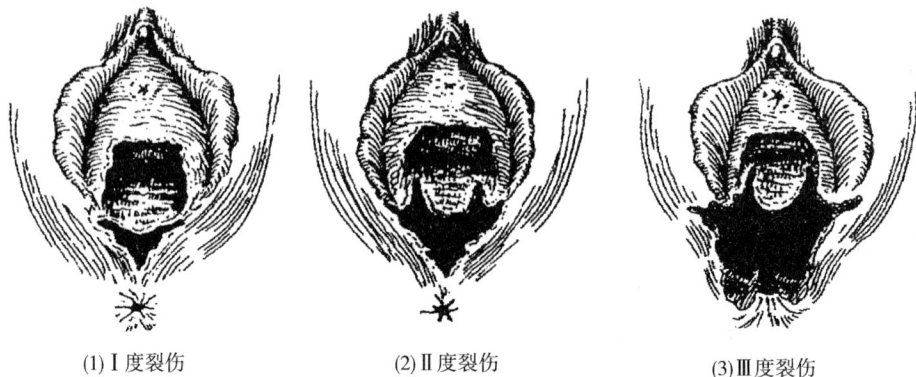

(1) Ⅰ度裂伤　　　　　　(2) Ⅱ度裂伤　　　　　　(3) Ⅲ度裂伤

图10－2　会阴撕裂伤示意图

知识链接

会阴：有狭义和广义之分。狭义的会阴仅指肛门和外生殖器之间的软组织。广义的会阴是指盆膈以下封闭骨盆下口的全部软组织。

会阴撕裂：是指肛门和外生殖器之间的软组织受到严重创伤，导致会阴局部膨起变薄出现一条可见的裂痕，严重时甚至会撕裂到肛门和直肠。

会阴裂伤的分类如下。

Ⅰ度会阴裂伤：指会阴部皮肤、黏膜裂伤，包括阴唇、前庭黏膜破裂。

Ⅱ度会阴裂伤：会阴皮肤、黏膜、肌肉裂伤，但肛门括约肌是完整的。

Ⅲ度会阴裂伤：会阴皮肤、黏膜、会阴体、肛门括约肌完全裂伤，多伴有直肠壁裂伤。

4. 凝血功能障碍　任何原因的凝血功能异常均可引起产后出血。临床包括两种情况。其一为妊娠合并凝血功能障碍性疾病：如血小板减少症、白血病、再生障碍性贫血、重症肝炎等；其二为妊娠并发症导致凝血功能障碍，如重度妊娠期高血压疾病、重度胎盘早剥、羊水栓塞、死胎滞留过久等均可影响凝血功能，发生弥散性血管内凝血。凝血功能障碍所致的产后出血常为难以控制的大出血。

二、临床表现

主要表现为阴道大量出血，继发失血性休克、贫血及易感染。如失血严重，休克时间长，导致垂体功能减退，可引起席汉综合征。产后出血的表现程度与出血速度、出血量的多少、产妇全身状况及机体反应有着密切关系。护士需正确评估阴道出血的原因、出血量以及有无继发贫血、失血性休克等。因为病因不同，产后出血的临床表现也各有差异。

三、处理原则

针对原因迅速止血、补充血容量、纠正休克，以及防治感染。对因子宫收缩乏力造成的出血，加强宫缩是最迅速有效的方法；对软产道损伤造成的出血，及时准确地修补、缝合裂伤可有效地止血；对因胎盘因素或凝血功能障碍所致的出血应迅速采取相应措施，控制出血。

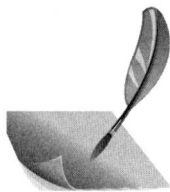

> 1. 顺产 >500 ml，剖官产 >1000 ml。
> 2. 产后出血常见主要原因有子宫收缩乏力、胎盘因素、软产道损伤及凝血功能障碍。
> 3. 产后出血的临床症状和体征。

【护理评估】

一、健康史

护士除收集一般病史外，尤其要注意收集与产后出血有关的病史，如孕前患有出血性疾病、重症肝炎、子宫肌壁损伤史；多次人工流产史及产后出血史；妊娠期合并妊娠期高血压疾病、前置胎盘、胎盘早剥、多胎妊娠、羊水过多；分娩期产妇精神过度紧张，过多使用镇静剂、麻醉剂；产程过长，产妇衰竭或急产以及软产道裂伤等。

二、身体状况

（一）症状

1. 子宫收缩乏力　胎盘剥离后阴道流血不止。

2. 软产道裂伤　胎儿娩出后阴道多量流血，软产道损伤造成阴道壁血肿的产妇会有尿频或肛门坠胀感，且有排尿疼痛。

3. 胎盘因素　胎盘未娩出阴道多量出血。

4. 凝血功能障碍　出血不凝，不易止血。所有产后出血者面色苍白、出冷汗，主诉口渴、心悸、头晕，尤其是子宫出血潴留于宫腔内及阴道内时，产妇表现为畏寒、寒战、打哈欠、懒言或表情淡漠、呼吸急促，甚至烦躁不安，很快转入昏迷状态。

（二）体征

1. 子宫收缩乏力　子宫轮廓不清，触不到宫底，按摩推压宫底部可有血块和积血流出，按摩后子宫收缩变硬，停止按摩又变软，血液能凝固。

2. 软产道裂伤　血鲜红，能凝固，产道有裂伤且出血，宫缩良好。

3. 胎盘因素　胎盘剥离不全及剥离后滞留宫腔者，可以手取胎盘；嵌顿者检查发现有狭窄环；胎盘植入者，徒手剥离胎盘困难；胎盘、胎膜残留者检查可见胎盘母体面有缺损或胎膜有缺损，若有副胎盘时，胎膜边缘有断裂血管。

4. 凝血功能障碍　出血不凝，不易止血；皮肤、黏膜有出血点或瘀斑。当患者发生休克时，面色苍白、血压下降，脉搏细数。

（三）辅助检查

1. 评估产后出血量　注意观察阴道出血是否凝固，同时估计出血量。临床上常用有刻度的器皿收集阴道出血，可简便准确地了解出血量。同时也可采用称重法，把使用后的纱布、卫生巾等称总重，减去干重，用其差值除以 1.05（血液比重）即为实际出血量。目测失血量往往只有实际出血量的一半。

2. 测量生命体征与中心静脉压　观察血压下降情况，若改变体位时收缩压下降 >10 mmHg，脉率增加 >20 次/分，提示血容量丢失 20%～25%；呼吸急促，脉细数，体温

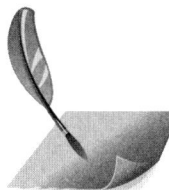

开始可低于正常随后也可增高,通过观察体温变化情况以识别感染征象。中心静脉压测得结果若低于 2 cmH$_2$O 提示右心房充盈压力不足,即静脉回流不足,血容量不足。

3. 实验室检查 检查产妇的血常规,出、凝血时间,凝血酶原时间及纤维蛋白原测定等结果。

4. 用休克指数估计失血量。

三、心理社会评估

一旦发生产后出血情况,产妇会表现出异常惊慌、恐惧、手足无措,担心自己的生命安危,把全部希望寄托于医护人员,但由于出血过多与精神过度紧张,有些产妇很快进入休克昏迷状态。

【护理诊断】

1. 有组织灌注量改变的危险 与阴道大量出血,不能及时补充有关。

2. 恐惧 与大量出血、濒死感有关。

3. 有感染的危险 与失血后抵抗力降低及手术操作有关。

4. 疲乏 与出血致贫血有关。

5. 潜在并发症 出血性休克。

【预期目标】

1. 产妇的血容量能尽快得到恢复,血压、脉搏、尿量正常。

2. 产妇无感染症状,白细胞总数和中性粒细胞分类正常。

3. 体温正常,恶露、伤口无异常。

【护理措施】

一、预防产后出血

1. 妊娠期

(1)加强孕期保健,定期接受产前检查,及时治疗高危妊娠,积极治疗产科合并症或早孕时终止妊娠。

(2)对高危妊娠者,如妊娠期高血压疾病、肝炎、贫血、血液病、多胎妊娠、羊水过多等孕妇应提前入院待产,治疗合并症。

(3)应积极宣传避孕知识,减少人工流产及刮宫次数。

2. 分娩期

(1)第一产程 密切观察产程进展,及时处理宫缩乏力、头盆不称,防止产程延长及滞产,保证产妇基本需要,避免产妇衰竭状态,必要时给予镇静剂以保证产妇的休息。

(2)正确处理第二产程 严格执行无菌技术;指导产妇正确使用腹压,避免疲劳;适时适度做会阴侧切;胎头、胎肩娩出要慢,一般相隔 3 分钟左右;胎肩娩出困难时,切忌动作粗暴的按压宫底或前肩,注意保护会阴。胎肩娩出后立即肌注或静脉滴注缩宫素 20U,以加强子宫收缩,减少出血。

(3)第三产程 正确处理胎盘娩出和测量出血量。胎盘未剥离前,不可过早牵拉脐带

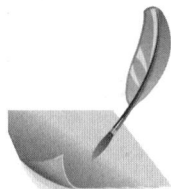

或按摩、挤压子宫，待胎盘剥离征象出现后，及时协助胎盘娩出，并仔细检查胎盘、胎膜是否完整。如果有活动性出血 >200 ml，应立即行徒手剥离胎盘术。

3. 产后期

（1）产后 2 小时内，产妇仍需留在产房接受监护，因为 80% 的产后出血是发生在这一时间。要密切观察产妇的子宫收缩、阴道出血及会阴伤口情况。每 15～30 分钟按摩一次子宫，注意观察阴道流血是否有凝块，重视产妇的不良主诉如口渴感、阴部坠胀疼痛感等。定时测量产妇的血压、脉搏、体温、呼吸。

（2）产后 2 小时出血 >200 ml，应积极寻找原因。

（3）督促产妇及时排空膀胱，以免影响宫缩致产后出血。

（4）尽早进行母婴皮肤接触；早吸吮可刺激子宫收缩，减少阴道出血量。

（5）对可能发生产后出血的高危产妇，注意保持静脉通道，充分做好输血和急救的准备并做好产妇的保暖。

（6）需向上级转院时，做好详细的诊疗记录及失血性休克的急救准备。

二、针对原因止血，纠正失血性休克，控制感染

1. 产后子宫收缩乏力所致大出血　可以通过使用宫缩剂、按摩子宫、宫腔内填塞纱布条或结扎血管等方法达到止血目的。

（1）按摩子宫　①单手环形按摩子宫法（图 10-3）：用一手置于产妇腹部，触摸子宫底部，拇指在子宫前壁，其余 4 指在子宫后壁，均匀而有节律地按摩子宫，促使子宫收缩，是最常用的方法。②双手压迫子宫按摩法（图 10-4）：一手在产妇耻骨联合上缘按压下腹中部，将子宫向上托起，另一手握住宫体，使其高出盆腔，在子宫底部进行有节律地按摩子宫，同时间断地用力挤压子宫，使积存在子宫腔内的血块及时排出。③经阴道按摩子宫法（图 10-5）：一手在子宫体部按摩子宫体后壁，另一手握拳置于阴道前穹隆挤压子宫前壁，两手相对紧压子宫并做按摩，不仅可刺激子宫收缩，还可压迫子宫内血窦，减少出血。

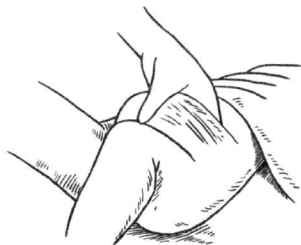

图 10-3　单手环形按摩子宫　　　　图 10-4　双手压迫子宫按摩法

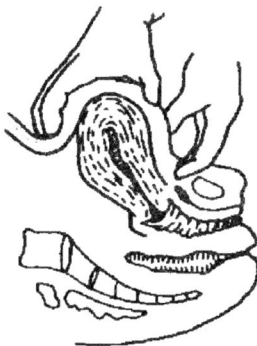

（2）合理应用宫缩剂　可根据产妇情况采用肌内注射缩宫素 10U 或麦角新碱 0.2～0.4 mg，或静脉滴注宫缩剂。也可宫体直接注射麦角新碱 0.2 mg，以促进宫缩，减少出血（心脏病、高血压患者禁用麦角新碱）。应用后效果不佳者，按医嘱可采用地诺前列酮 0.5～1 mg 经腹壁直接注入子宫肌层，使子宫发生强烈收缩而止血。

（3）子宫腔内填塞纱布条止血法　应用无菌纱布条填塞宫腔，有明显局部止血作用。适用于子宫全部松弛无力，虽经按摩及宫缩剂等治疗仍无效者。方法为助手在腹部固定宫底，

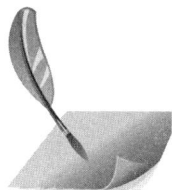

术者手持卵圆钳将无菌不脱脂纱布条送入宫腔内，自宫底由内向外紧填于宫腔内（图10-6）。24小时取出纱布条，取出前应先肌注宫缩剂。宫腔填塞纱布条后应密切观察生命体征及宫底高度和大小，警惕因填塞不紧，宫腔内继续出血、积血而阴道不出血的止血假象。由于宫腔内填塞纱布条可增加感染的机会，只有在缺乏输血条件、病情危急时考虑使用。

（4）结扎盆腔血管止血　主要用于子宫收缩乏力、前置胎盘等所致的严重产后出血的产妇。可采用结扎子宫动脉或结扎髂内动脉的方法。按医嘱必要时行子宫次全切除术的术前准备。

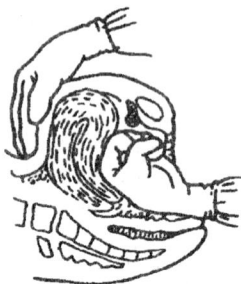

图10-5　经阴道按摩子宫

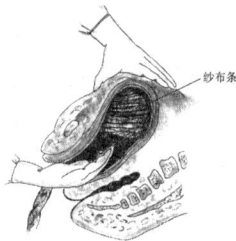

图10-6　子宫腔内填塞纱布法

2. 软产道撕裂造成的大出血　准备消毒、手术器械及物品，缝合止血，同时注意补充血容量。

3. 胎盘因素导致的大出血　要及时将胎盘取出，并做好必要的刮宫准备。胎盘已剥离尚未娩出者，可协助产妇排空膀胱，然后牵拉脐带，按压宫底协助胎盘娩出；胎盘部分剥离者，可徒手伸入宫腔，协助胎盘剥离完全后，取出胎盘；胎盘部分残留者，徒手不能取出时，可用大刮匙刮取残留组织；胎盘植入者，应及时做好子宫切除的准备；若子宫狭窄环所致胎盘嵌顿，要配合麻醉师，使用麻醉，待环松解后用手取出胎盘。

4. 凝血功能障碍者所致出血　要针对不同病因、疾病种类进行治疗，如血小板减少症、再生障碍性贫血等患者应遵医嘱输新鲜血或成分输血，如发生弥散性血管内凝血应进行抗凝与抗纤溶治疗，全力抢救。

5. 失血性休克的护理　对失血过多尚未有休克征象者，应及早补充血容量；对失血多，甚至休克者应输血，以补充同等血量为原则；注意为患者提供安静的环境，保持平卧、吸氧、保暖；严密观察并详细记录患者的意识状态、皮肤颜色、血压、脉搏、呼吸及尿量；观察子宫收缩情况，有无压痛，恶露量、色、气味；观察会阴伤口情况及严格会阴护理；按医嘱给予抗生素防治感染。

鼓励产妇进食营养丰富易消化饮食，多进富含铁、蛋白质、维生素的食物，如瘦肉、鸡蛋、牛奶、绿叶蔬菜、水果等，注意少量多餐。

三、心理护理与健康教育

1. 指导产妇加强营养。讲解产褥期的卫生知识。恶露的生理性变化，异常恶露的表现及可能的原因，及时到医院就诊的必要性。再次妊娠时，应将本次出血史告知医护人员，按高危孕妇管理。

知识链接

部分产妇分娩24 h后，于产褥期内发生子宫大量出血，称为晚期产后出血（late postpartum hemorrhage），多于产后1~2周内发生，也可推迟至6~8周甚至于10周发生，应予以高度警惕，以免导致严重后果。

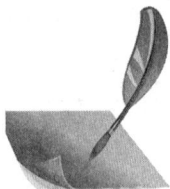

2. 加强孕期宣传保健工作,及时治疗可能引起产后出血的疾病。

3. 早期哺乳,以减少阴道流血量。

4. 产褥期禁止盆浴、性生活。

【护理评价】

1. 产妇血压、血红蛋白正常,全身状况得以改善。

2. 出院时产妇体温正常,白细胞计数正常,恶露正常,无感染征象。

3. 产妇疲劳感减轻,生活能自理。

第四节 羊水栓塞

扫码"学一学"

案例 27 岁初产妇,因妊娠 40 周,头盆不称,在硬膜外麻醉下行剖宫产术,胎儿取出后,孕妇突感寒战,呼吸困难,BP 90/50 mmHg,心率快而弱,肺部听诊有湿啰音,子宫出血不止。

问题:

1. 该患者可能的诊断有哪些?

2. 为明确诊断还应做什么检查?

3. 发生的原因是什么?

【疾病概述】

羊水栓塞(amniotic fluid embolism,AFE)是指在分娩过程中羊水突然进入母体血循环引起肺栓塞、休克和发生弥散性血管内凝血(DIC)、肾衰竭等一系列严重症状的综合征。其发病急,病情凶险,是造成产妇死亡的重要原因之一,发生在足月分娩者死亡率可高达 70% ~ 80%。也可发生在妊娠早、中期的流产、引产或钳刮术中,但情况较缓和,极少造成产妇死亡。

一、病因

羊水栓塞是由羊水中有形物质(胎儿毳毛、角化上皮、胎脂、胎粪)进入母体血液循环引起,羊水进入母体血循环的机制尚不清楚。通常由于:①宫缩强,胎膜破裂,胎膜与宫颈壁分离或宫颈口扩张引起宫颈黏膜损伤时,静脉血窦开放,羊水进入母体血液循环。②宫颈撕裂、子宫破裂、前置胎盘、胎盘早剥或剖宫产术中羊水通过病理性开放的子宫血窦进入母体血循环。③羊膜腔穿刺或钳刮术时,子宫壁损伤处静脉窦亦可成为羊水进入母体的通道。

二、病理生理

研究资料提示,羊水栓塞的核心问题是过敏反应。由于羊水进入母体血液循环后,通过阻塞肺小动脉引起过敏反应和凝血机制异常而导致机体发生的变化。

1. 肺动脉高压 由于羊水进入母体血循环后,其中有形成分如上皮细胞、胎脂、胎粪

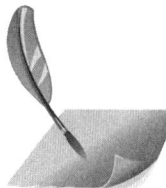

及绒毛在肺内形成栓子。羊水内含有大量激活凝血系统的物质，能使小血管内形成广泛的血栓阻塞肺小血管，反射性引起迷走神经兴奋，使肺小血管痉挛加重。另一个重要原因是羊水内的抗原成分引起变态反应，很快使小支气管痉挛，支气管内分泌物增多，使肺通气、肺换气减少，反射性地引起肺内小血管痉挛。这种变态反应引起的肺动脉压升高有时起重要作用，肺动脉高压可引起急性右心衰竭，继而呼吸循环功能衰竭。

2. 过敏性休克　羊水中胎儿有形成分为致敏源，作用于母体引起变态反应所致的过敏性休克，多在羊水栓塞后立即发生。表现为血压骤降，甚至消失及心肺功能衰竭。

3. 弥散性血管内凝血（DIC）　妊娠时母血成高凝状态，由于多种凝血因子及纤维蛋白原增加所致，羊水中含大量促凝物质可激活凝血系统，在血管内产生大量微血栓，消耗大量凝血因子及纤维蛋白原，致使 DIC 发生。同时羊水中也含有纤溶激活酶，当纤维蛋白原下降时，可激活纤溶系统，由于大量凝血物质的消耗和纤溶系统的激活，产妇血液由高凝状态转变为纤溶亢进，血液不凝固而发生产后出血及失血性休克。

4. 急性肾功能衰竭　由于休克和 DIC 的发生导致肾急性缺血，进一步发生肾衰竭。

三、临床表现

患者破膜后，多于第一产程末、第二产程宫缩较强时，或在胎儿娩出后的短时间内，突然出现烦躁不安、呛咳、气促、呼吸困难、发绀、面色苍白、四肢厥冷、吐泡沫痰、心率加快，并迅速出现循环衰竭，进入休克及昏迷状态；还表现有全身黏膜出血，消化道、阴道大出血且不凝；切口渗血不止，继而出现少尿、无尿等肾衰竭表现。更有严重者，没有先兆症状，只见产妇窒息样惊叫一声或打一哈欠，即进入昏迷状态，血压下降或消失。

四、处理原则

原则是及时处理过敏和急性肺动脉高压所致低氧血症及呼吸循环功能衰竭状况，并积极预防 DIC 及肾衰竭。

考点提示

1. 羊水栓塞可发生在分娩过程中，也可发生在妊娠 10～14 周钳刮术时。
2. 羊水栓塞常见的诱发因素。
3. 羊水栓塞的预防。

【护理评估】

一、病史

评估发生羊水栓塞临床表现的各种诱因，如是否有胎膜早破或人工破膜；前置胎盘或胎盘早剥；宫缩过强或强直性宫缩；中期妊娠引产或钳刮术，羊膜腔穿刺术等病史。

二、身体状况

（一）症状

大多发病突然，病情凶险。破膜后开始出现烦躁不安、寒战、恶心、呕吐、气急等先兆症状，继而出现呛咳、呼吸困难、发绀，迅速出现循环衰竭，进入休克或昏迷状态，严

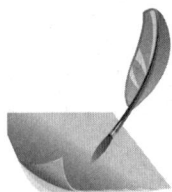

重者发病急骤，可于数分钟内迅速死亡。不在短期内死亡者，可出现出血不止，血不凝，身体其他部位如皮肤、黏膜、胃肠道或肾出血。继之出现少尿、无尿等肾衰竭的表现。临床经过可分为急性休克期、出血期、急性肾衰竭期三个阶段。

（二）体征

产妇烦躁不安、呼吸快、泡沫痰、三凹征、心率增快，肺部听诊有湿性啰音。并迅速出现循环衰竭、休克及昏迷状态。幸存者可出血不止、血不凝，皮肤、黏膜、胃肠道或肾出血，继之出现少尿、无尿等肾衰竭表现。

（三）辅助检查

1. 身体检查　可发现全身皮肤、黏膜有出血点及瘀斑；切口渗血；心率增快，肺部可闻湿啰音等体征。

2. 实验室检查　痰液涂片可查到羊水内容物，腔静脉取血可查出羊水中的有形物质。DIC 各项血液检查指标呈阳性。

3. 心电图　提示右侧房室扩大。

4. X 线床边摄片　可见肺部双侧弥漫性点状、片状浸润影，沿肺门周围分布，伴轻度肺不张及心脏扩大。

三、心理社会评估

本病起病急，病情凶险，产妇感到痛苦和恐惧，家属可能无法理解原本正常的分娩突然之间产妇和胎儿生命危在旦夕，情绪激动，甚至对医护人员产生愤怒和不满。

【护理诊断】

1. 气体交换受损　与肺血管阻力增加即肺动脉高压、肺水肿、支气管痉挛有关。

2. 肾、外周组织灌注无效　与弥漫性血管内凝血及失血有关。

3. 有胎儿窘迫的危险　与羊水栓塞，母体循环受阻有关

4. 心输出量减少　与羊水进入肺后引起肺水肿、急性肺心病及左心衰竭有关。

【预期目标】

1. 产妇胸闷、呼吸困难症状有所改善。

2. 产妇能维持体液平衡；并维持最基本的生理功能。

3. 保护胎儿或新生儿安全。

【护理措施】

一、羊水栓塞的预防

1. 加强产前检查，注意诱发因素，及时发现前置胎盘、胎盘早剥等并发症及时处理；做好抢救准备工作。

2. 严密观察产程进展，正确掌握缩宫素的使用方法，防止宫缩过强。

3. 严格掌握破膜时间，人工破膜宜在宫缩的间歇期，破口要小并注意控制羊水的流出速度。

4. 中期引产者，羊膜穿刺次数不应超过 3 次，钳刮时应先刺破胎膜，使羊水流出后再

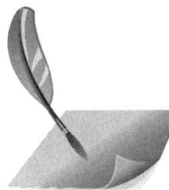

钳夹胎块。

5. 剖宫产时，等羊水流尽后再取先露，动作轻柔。

6. 禁止为加速产程，人为用手指扩张宫颈，造成宫颈撕裂。

7. 宫腔操作动作应轻柔，不要过早干预。

二、羊水栓塞的处理

1. 立即取半卧位，加压给氧，呼叫尽可能多的医护人员到场，参加抢救。

2. 立即建立 2 条以上的静脉输液通道，保证液体和药物的及时输入。

3. 建立危重护理记录单，及时记录病情变化和治疗转归，指导下一步的治疗和护理，如抗休克、解除肺动脉高压、纠正酸中毒、预防感染。

4. 按医嘱立即静脉注射或滴注抗过敏药物、解痉药物（罂粟碱、阿托品）。

5. 按医嘱静脉注射毛花苷丙、呋塞米，纠正心力衰竭，消除肺水肿。

6. 及时输入升压药多巴胺 20 mg，加于 5% 葡萄糖液 250 ml 静脉滴注，以 20 滴/min 开始，以后酌情调节滴速。

7. DIC 阶段应早期抗凝，补充凝血因子，羊水栓塞 10 min 内应用肝素；晚期抗纤溶同时也补充凝血因子，防止大出血。

8. 按医嘱及时准确留取各种血、尿标本。

三、产科处理

原则上应在产妇呼吸、循环功能得到明显改善，并已纠正凝血功能障碍后再处理分娩。

四、临产者监测产程进展、宫缩强度与胎儿情况

在第一产程发病者应立即考虑行剖宫产术结束分娩以去除病因；在第二产程发病者可根据情况经阴道助产结束分娩；禁用宫缩药并密切观察出血量、血凝情况，如子宫出血不止，应及时报告医生做好子宫切除术的术前准备。

中期妊娠钳刮术中或于羊膜腔穿刺时发生者应立即终止手术，进行抢救。

五、发生羊水栓塞时

如正在滴注缩宫素者应立即停止。同时严密监测患者的生命体征变化，定时测量并记录，同时做好出入量记录。

六、提供心理支持

如患者神志清醒，应给予鼓励，使其增强信心并相信自己的病情会得到控制。对于家属的恐惧情绪表示理解和安慰，适当的时候允许家属陪伴患者，向家属介绍患者病情的严重性，以取得配合。待患者病情稳定后共同制定康复计划，针对其具体情况提供健康教育与出院指导。

【护理评价】

1. 实施处理方案后，患者胸闷、呼吸困难症状改善。

2. 患者血压及尿量正常，阴道出血减少，全身皮肤、黏膜出血停止。

3. 胎儿或新生儿无生命危险，患者出院时无并发症。

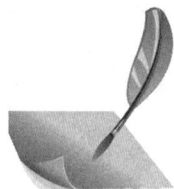

扫码"练一练"

练习题

A₁型题

1. 胎膜早破的护理，下列哪项是错误的
  A. 立即听胎心　　　　　　　　　B. 破膜超过 12 h 尚未临产者给予抗生素
  C. 卧床休息，抬高臀部　　　　　D. 若头先露不需观察脐带脱垂情况
  E. 注意羊水的性状和颜色

2. 胎膜早破是指
  A. 临产前破裂　　　　　B. 潜伏期破裂　　　　　C. 活跃期破裂
  D. 第一产程末破裂　　　E. 第二产程末破裂

3. 王女士，孕 35 周，臀位、破膜，护士嘱其绝对卧床的主要目的是
  A. 便于观察病情　　　　　　　　B. 阻止羊水流出
  C. 保胎　　　　　　　　　　　　D. 防止脐带脱垂
  E. 防止感染

4. 胎膜早破与下列哪项无关
  A. 早产　　　　　　　B. 脐带脱垂　　　　　C. 感染
  D. 胎盘早剥　　　　　E. 胎儿窘迫

5. 胎膜早破预防性使用抗生素的指征是
  A. 破膜 2 h 以上　　　　　　　　B. 破膜 4 h 以上
  C. 破膜 8 h 以上　　　　　　　　D. 破膜 10 h 以上
  E. 破膜 12 h 以上

6. 缩宫素引产过程中，产妇自觉腹痛难忍，检查腹部出现病理性缩复环，下列处理哪项是错误的
  A. 给予镇痛剂　　　　　　　　　B. 立即停止缩宫素引产
  C. 准备手术　　　　　　　　　　D. 抗休克
  E. 待宫口开全，立即行阴道助产

7. 分娩时的子宫破裂，急救护理以下不正确的是
  A. 取膀胱截石体位　　　　　　　B. 迅速建立静脉通路
  C. 给予吸氧、保暖　　　　　　　D. 尽快做好术前准备
  E. 抽血查血型，作血交叉试验，备血

8. 关于子宫破裂的描述，错误的是
  A. 子宫病理性缩复环形成　　B. 下腹部压痛
  C. 出现血尿　　　　　　　　D. 胎儿进入腹腔后，胎心听得更清楚了
  E. 子宫破裂后，应积极做好手术准备

9. 先兆子宫破裂典型的体征是
  A. 听不到胎心音　　　　　　　　B. 腹壁下清楚触及胎儿肢体
  C. 出现病理性缩复环　　　　　　D. 持续大量阴道出血
  E. 休克

10. 与子宫破裂无关的是

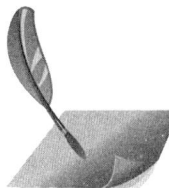

A. 子宫收缩剂使用不当　　　　　　　　B. 子宫有瘢痕

C. 横位　　　　　　　　　　　　　　　D. 头盆不称

E. 协调性宫缩乏力

11. 有关产后出血正确的概念是

　　A. 指胎儿娩出后 24 h 内出血量阴道分娩超过 500 ml，剖宫产超过 1000 ml

　　B. 指胎盘娩出后 24 h 内出血量超过 500 ml

　　C. 指分娩 24 h 后，在产褥期内发生的大量出血

　　D. 多发生在产后 2 h 内

　　E. 最常见的原因是胎盘胎膜残留

12. 产妇于胎盘娩出后，持续阴道出血，检查发现胎盘不完整，首选措施为

　　A. 监测生命体征，注意观察尿量　　　　B. 按摩子宫

　　C. 按摩子宫，同时肌内注射缩宫素　　　D. 宫腔探查、清宫

　　E. 阴道内填塞纱布止血

13. 产后出血最常见的原因是

　　A. 子宫颈裂伤　　　　　　　　　　　B. 胎盘部分剥离

　　C. 胎盘残留　　　　　　　　　　　　D. 子宫收缩乏力

　　E. 凝血功能障碍

14. 双胎妊娠，足月分娩，产后 1 h，阴道出血 400 ml，挤压宫底排出血块约 200 ml，子宫可扪及，测血压 110/70 mmHg，首先需给处理是

　　A. 输血、补液　　　　　　　　　　　B. 检查软产道

　　C. 选用子宫收缩剂　　　　　　　　　D. 宫腔填塞纱布条

　　E. 查血小板、凝血酶原时间

A₂ 型题

（15 ~ 16 题共用题干）22 岁女性。停经 49 天，诊断为早期妊娠。在行人工流产负压吸宫术时。突然出现面色苍白、出汗、头晕、胸闷，体检发现：T36.6℃，血压 80/50 mmHg，心率 56 次/分。

15. 最可能的诊断是

　　A. 漏吸　　　　　　　　　　　　　　B. 人工流产综合反应

　　C. 子宫穿孔　　　　　　　　　　　　D. 羊水栓塞

　　E. 仰卧位低血压综合征

16. 最合适的处理是

　　A. 超声监护下继续人工流产　　　　　B. 改行钳刮术

　　C. 静脉注射阿托品 0.5 mg　　　　　　D. 肌内注射缩宫素（催产素）20U

　　E. 立刻行剖腹探查术

（李红雨）

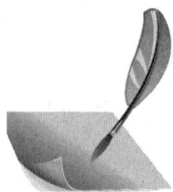

异常产褥期妇女的护理

第一节　产褥感染

案例　25 岁初产妇，足月自然分娩，胎膜早破，产后第 3 日，发热 2 天，恶露有臭味，伴下腹持续痛及下坠感。体格检查：体温 38.8℃，脉搏 104 次/分，血压 110/70 mmHg，急性病容，心肺听诊未闻及异常，腹部略隆起。妇科检查：恶露血性混浊有臭味，宫底平脐，压痛明显。辅助检查：血白细胞 $17.8 \times 10^9/L$，中性粒细胞 85%。患者焦躁不安。

问题：

1. 该患者的护理问题是什么？

2. 对该患者应采取的护理措施有那些？

扫码"学一学"

产褥感染（puerperal infection）是指分娩时及产褥期生殖道受病原体侵袭，引起局部和全身的感染。产褥感染是产褥期常见并发症，发病率约为 6%，是产妇死亡的四大原因之一。产褥病率（puerperal morbidity）是指分娩 24 h 以后的 10 日内用口表每日测量 4 次，间隔时间 4 小时，体温有 2 次达到或超过 38℃。产褥感染与产褥病率的不同在于产褥病率还包括产后生殖道以外的其他感染与发热，如泌尿系感染、急性乳腺炎、上呼吸道感染等。

扫码"看一看"

【疾病概述】

一、病因

1. 一般诱因　是否发生产褥感染，主要取决于产妇局部和全身的防御能力。任何削弱产妇生殖道和全身防御功能的因素均有利于病原体的入侵与繁殖，如贫血、营养不良、糖尿病等。

2. 与分娩相关的诱因

（1）胎膜早破。

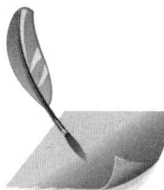

（2）产程延长、反复多次阴道检查。

（3）羊膜腔感染。

（4）产程中宫内仪器使用不当或次数过多、时间过长。

（5）剖宫产术中无菌操作不严格、子宫切口缝合不当，可导致子宫内膜炎，并伴随严重的腹壁切口感染。

（6）各种产科手术操作（产钳助产、胎头吸引术、臀牵引等）、产道损伤、产前产后出血、宫腔填塞纱布、产道异物、胎盘残留等，均为产褥感染的诱因。

二、病原体

引起产褥感染的病原体种类较多，常常是混合感染。常见病原体有 β-溶血性链球菌、大肠埃希菌、金黄色葡萄球菌、表皮葡萄球菌、消化链球菌、脆弱类杆菌、产气荚膜梭菌、支原体、衣原体、淋病奈瑟菌等。

三、感染途径

1. 内源性感染　正常孕产妇生殖道或其他部位寄生的非致病病原体，当出现感染诱因时，机体抵抗力低下而致病。研究表明，内源性感染在产褥感染发病中更为重要，所引起的感染也更为严重。

2. 外源性感染　指外界病原侵入生殖道引起的感染。病原体通过被污染的衣物、用具、各种手术器械、敷料等侵入机体后引起感染。常与无菌操作不严格有关。因为孕产妇生殖道内病原体不仅可以导致产褥感染，还可以通过胎盘、胎膜、羊水间接感染胎儿，引起流产、早产、胎儿生长受限、胎膜早破及死胎等。

四、临床表现

产褥感染的三大主要症状是发热、疼痛、异常恶露。由于感染部位、程度、扩散范围不同，产褥感染的临床表现也不同。根据感染部位分为会阴、阴道、宫颈、腹部伤口、子宫切口局部感染，急性子宫内膜炎、急性盆腔结缔组织炎、腹膜炎、血栓静脉炎、脓毒血症及败血症等。

五、治疗要点

1. 支持疗法　给予输液、输血等支持治疗，纠正贫血和水、电解质紊乱，增加蛋白质、维生素的摄入。

2. 抗生素的应用　抗生素的合理应用是治疗产褥感染的关键。按照早期、足量、快速、联合、多途径原则给药，并根据细菌培养和药敏实验结果选择抗生素，一般以青霉素和氨基糖苷类抗生素联合用药作为首选；感染严重者，选用高效广谱抗生素，必要时短期使用肾上腺糖皮质激素，提高机体应激能力。

3. 局部治疗　会阴伤口或腹部切口感染应及时行切开引流术；盆腔脓肿可经腹或阴道后穹隆穿刺或切开引流。

4. 胎盘胎膜残留处理　在有效抗感染的同时，清除宫腔内残留物。如为急性感染伴发热，应在控制感染和体温下降后再彻底清宫，避免刮宫引起感染扩散和子宫穿孔。

5. 抗凝治疗　血栓性静脉炎，在应用大量抗生素的同时，可加用肝素钠、尿激酶，或口服双香豆素、阿司匹林等抗凝药物。

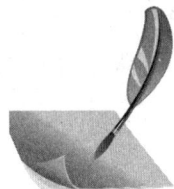

6. 手术治疗　严重子宫感染经积极治疗无效，炎症扩展出现不能控制的出血、败血症或脓毒血症时应及时行子宫切除术，清除感染源，挽救患者生命。

考点提示

1. 产褥病率的主要原因是产褥感染，也包括生殖道以外其他部位的感染。
2. 产褥感染多为以厌氧菌为主混合感染。
3. 发热、异常恶露、疼痛是产褥感染最主要的临床表现。

【护理评估】

（一）健康史

评估产褥感染的诱发因素，了解产妇妊娠期营养及卫生状况，有无贫血、肥胖或泌尿、生殖道感染的病史；了解分娩过程中有无胎膜早破、产程延长、手术助产、软产道损伤、产后出血、过多阴道操作等。

（二）身体评估

1. 症状与体征

（1）急性外阴、阴道、会阴部宫颈炎　常由于分娩时会阴损伤或手术助产、生产前有外阴阴道炎而诱发，表现为红肿、灼热、疼痛、硬结、坐位困难、脓性分泌物，甚至发生伤口裂开。会阴切口或裂伤处缝线嵌入肿胀组织内，针孔流脓。阴道与宫颈感染表现为黏膜充血水肿、溃疡、化脓，如阴道前壁黏膜受压过久且伴有严重感染者，可使组织大片坏死脱落，形成膀胱阴道瘘或尿道阴道瘘。感染部位较深时，可引起阴道旁结缔组织炎。宫颈裂伤感染向深部蔓延，可引起盆腔结缔组织炎。

（2）急性子宫内膜炎、子宫肌炎　由病原体经胎盘剥离面侵入到子宫蜕膜层所引起的感染称为子宫内膜炎；侵及子宫肌层者为子宫肌炎，两者常伴发。子宫内膜炎表现为子宫内膜充血、坏死，阴道内有大量脓性分泌物且有臭味；子宫肌炎表现为子宫复旧不良，子宫压痛明显，腹痛、恶露多呈脓性，可伴高热、寒战、头痛，白细胞增高等全身感染症状。

（3）急性盆腔结缔组织炎、急性输卵管炎　多继发于子宫内膜炎或宫颈深度裂伤，病原体通过血液及淋巴侵及宫旁组织，并延及输卵管及其系膜。临床表现主要为一侧或双侧下腹伴肛门胀，可有寒战、高热、脉速、头痛等全身症状。妇科检查可触及宫旁一侧或两侧结缔组织增厚或有边界不清的炎性包块，压痛明显。炎症可在子宫直肠窝积聚形成盆腔脓肿，如脓肿侵及整个盆腔，使整个盆腔增厚呈巨大包块状，不能辨别其内各器官，整个盆腔似乎被冻结，称为"冰冻骨盆"。

（4）急性盆腔腹膜炎、弥漫性腹膜炎　炎症扩散至子宫浆膜层，形成盆腔腹膜炎，继续发展为弥漫性腹膜炎，出现全身中毒症状，如高热、寒战、恶心、呕吐、腹胀、下腹剧痛。体检时下腹明显压痛、反跳痛。产妇因产后腹壁松弛，腹肌紧张多不明显。腹膜炎性渗出及纤维素沉积可引起肠粘连，常在直肠子宫陷凹形成局限性脓肿，刺激肠管和膀胱导致腹泻、里急后重及排尿异常。如病情不能彻底控制可发展为盆腔炎性疾病后遗症而导致不孕。

（5）血栓性静脉炎　来自胎盘剥离处的感染性栓子，经血行播散可引起盆腔血栓性静

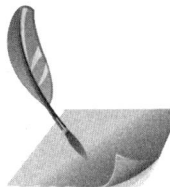

脉炎和下肢血栓性静脉炎。①盆腔血栓性静脉炎：常累及卵巢静脉、子宫静脉、髂内静脉、髂总静脉及下腔静脉，多为单侧，多发生在产后1~2周，与产妇血液呈高凝状态和产后卧床过久有关。临床表现为继子宫内膜炎之后出现寒战、高热，且反复发作，可持续数周，诊断有一定的困难。②下肢血栓性静脉炎：常继发宫腔栓性静脉炎，病变多位于一侧股静脉和腘静脉及大隐静脉，表现为弛张热，下肢持续性疼痛，局部静脉压痛或触及硬索状包块，血液循环受阻，下肢水肿，皮肤发白，称为股白肿。

（6）脓毒血症及败血症　感染栓子脱落进入血液循环可引起脓毒血症，病情加剧可致肺、脑、肾脓肿或栓塞死亡。当侵入血液循环的细菌大量繁殖引起败血症时，可出现严重全身感染及感染性休克症状，如寒战、高热、脉细速、血压下降、呼吸急促、尿量减少等，可危及生命。

（7）剖宫产术后腹部切口感染　剖宫产术后切口感染、愈合不良，常见的原因有妊娠合并糖尿病、妊娠期高血压疾病、贫血等。多发生于术后3~5天，切口局部红肿、触痛、硬结、伤口渗液，伴有脂肪液化者其渗出液可呈黄色浮油状，严重者组织坏死、切口部分或全层裂开，伴有体温明显升高，超过38℃，阴道出血增多，甚至晚期产后大出血。妇科检查子宫复旧不良、子宫切口处压痛明显。

2. 辅助检查

（1）血液检查　白细胞计数增高，中性粒细胞计数升高明显；血沉加快。血清 C – 反应蛋白 >8 mg/L 有助于早期感染诊断。

（2）病原体　取宫腔分泌物、脓肿穿刺物、后穹隆穿刺物做细菌培养和药物敏感试验，确定病原体及敏感的抗生素，必要时做血培养和厌氧菌培养。病原体抗原和特异抗体检测可以作为快速确定病原体的方法。

（3）影像学检查　B 型超声、彩色多普勒超声、CT 及磁共振成像等检查手段，对产褥感染形成的炎性包块、脓肿可做出定位及定性诊断。

（三）心理评估

评估产妇的心理状态与情绪，是否存在情绪焦虑、心理沮丧及烦躁、抑郁等。

考点提示

1. 外阴伤口感染表现为局部灼热、红肿、疼痛、硬结、坐位困难、脓性分泌物，甚至发生伤口裂开。

2. 急性盆腔结缔组织炎主要表现为高热、下腹痛、下腹深压痛。

3. 下肢血栓性静脉炎导致下肢血液循环受阻，下肢水肿，皮肤发白，称为"股白肿"。

【护理诊断】

1. 体温过高　与产褥感染有关。

2. 疼痛　与产褥感染有关。

3. 焦虑　与担心疾病预后及母子分离有关。

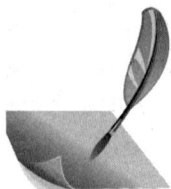

【护理措施】

(一) 一般护理

产妇取半卧位以利于恶露的排出和炎症局限于盆腔。提供安静、清洁、舒适的休养环境，保证足够的休息和睡眠。病房每日通风 2 次，每次 30 ~ 60 分钟。保持床单位、衣物、用物清洁。摄入高热量、高蛋白、高维生素、清淡易消化的饮食，少量多餐；加强口腔、皮肤的清洁护理，保持外阴清洁；鼓励多饮水，必要时静脉输液，保证足够的液体摄入。指导暂停哺乳的产妇定时挤奶，每 2 ~ 3 小时挤奶一次，每次 30 分钟，以维持泌乳，并告知产妇感染控制后可继续哺乳。

(二) 病情观察

严密观察体温、脉搏、呼吸、血压、意识状态及全身情况，是否有发热、寒战、恶心、呕吐、全身乏力、腹痛腹胀等不适，定时测量体温，每 4 小时一次，高热者每 2 小时测量一次，并给予物理降温。注意子宫复旧及恶露的量、颜色、气味及持续时间，子宫附件区有无包块及大小、性质、质地，会阴伤口愈合情况。评估产妇有无下腹压痛、反跳痛及肌紧张等腹膜刺激征。注意有无下肢肿痛、皮肤发白并且局部温度下降等症状，尽早发现下肢血栓性静脉炎。监测白细胞、中性粒细胞、血清 C - 反应蛋白是否升高。

(三) 配合治疗

鼓励患者多饮水，促进毒素排泄，必要时遵医嘱静脉输液，补充水、电解质，以维持机体体液平衡。遵医嘱应用敏感、足量、高效抗生素，有效控制感染。应用宫缩剂，促进子宫收缩，防止炎症扩散。必要时给止痛剂。配合医生正确处理局部病灶，有宫腔残留者应行清宫术，对外阴或腹壁切口感染者可采用物理治疗，如红外线或激光局部照射，有脓肿者应切开引流，盆脓肿者行阴道后穹隆穿刺或切开引流等。盆腔感染取半卧位或抬高床头，以利炎症局限及恶露排出；会阴侧切伤口感染，卧向健侧；下肢血栓静脉炎，抬高患肢，局部保暖，湿热敷，以增加血液回流，促进血循环，减轻肿胀，遵医嘱可使用肝素，并口服双香豆素，也可用活血化瘀的中药及溶栓类药物（如尿激酶）。有感染性休克或肾功能衰竭者应积极配合抢救。

(四) 心理护理

了解产妇和家属的心理状态，鼓励产妇说出焦虑的原因及心理感受，给予理解和关心。指导患者产褥期保健知识及自我护理方法。加强婴儿护理，提供母婴接触机会，减轻焦虑，增强信心，配合治疗护理。

考点提示

1. 产褥感染产妇取半卧位以利于恶露排出和炎症局限于盆腔，会阴侧切者应取健侧卧位。

2. 下肢血栓性静脉炎者，抬高患肢，局部保暖并给予热敷。

【健康教育】

1. 妊娠期 加强孕期卫生宣教，保持全身及外阴清洁，妊娠晚期避免盆浴及性生活，

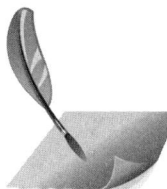

加强营养，孕期适当运动，增强体质。积极治疗急性外阴阴道炎及宫颈炎等合并症，防止胎膜早破。

2. 分娩期 临产前注意避免胎膜早破，产程异常者及早处理，避免滞产、产道损伤、产后出血等引起感染的诱因。接产时严格无菌操作，正确掌握手术指征，减少阴道检查次数。产后严密观察，必要时使用抗生素预防感染。产房和手术室应严格执行消毒隔离制度，每日空气消毒 2 小时。

3. 产褥期 指导产妇充分休息，适当活动，加强营养，增加抵抗力。协助作好口腔、皮肤、乳房、会阴的护理，养成良好的卫生习惯。

第二节　晚期产后出血

扫码"学一学"

案例　患者，女，23 岁。孕 40 周，G_1P_0 单胎头位。因持续性枕后位，在硬膜外麻醉下行剖宫产分娩一活男婴，体重 3600 g。手术顺利，腹部伤口皮内缝合，术后予以预防感染、对症治疗，切口愈合良好，术后 5 天出院。出院后子宫复旧欠佳，持续血性恶露，量少、无臭味。术后第 11 天、第 22 天骤然 2 次阴道大量流血。家属和患者惊慌不已。

问题：

1. 该患者的主要护理问题是什么？

2. 对该患者应采取的护理措施有那些？

晚期产后出血（late puerperation hemorrhage）是指分娩 24 小时后，在产褥期内发生的子宫大量出血，其发病率为 0.3% 左右。晚期产后出血以产后 1～2 周发病者居多，也有发生于产后 8～10 周以后者。阴道流血可为少量或中等量，持续或间断；也可表现为急性大量流血，同时有血凝块排出。失血过多可致严重贫血或失血性休克，危及产妇生命。中医称本病为"产后恶露不绝、产后血晕"。近年来，由于剖宫产率逐渐升高，剖宫产术后晚期产后出血的病例也相应增多。

【疾病概述】

一、病因

1. 胎盘、胎膜残留 为阴道分娩晚期产后出血最常见的原因，多发生于产后 10 天左右。常由于第三产程处理不恰当，部分胎盘小叶、副胎盘及部分胎膜残留在宫腔内，经过一定时期后坏死脱落，使附着面的血管裸露而致大出血，残留的胎膜影响子宫复旧导致大出血。

2. 蜕膜残留 正常蜕膜多在产后 1 周随恶露排出。如蜕膜剥离不全，长时间残留，子宫复旧不良，可引起晚期产后出血。

3. 子宫胎盘附着面复旧不全 分娩后胎盘附着面的蜕膜血管内血栓形成，为子宫复原的生理过程。若胎盘附着面复旧不全，可引起血栓溶解脱落，血窦重新开放，阴道大出血，多发生在产后 2 周左右。

4. 剖宫产术后子宫伤口愈合不良 多发生在产后 2～3 周内。主要因为子宫下段横切口选择过高或过低，或缝合结扎不当，或切口感染等造成子宫切口愈合不良。

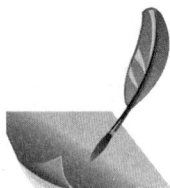

5. 感染 感染引起胎盘附着面复旧不良和子宫收缩欠佳，血窦关闭不全，导致子宫出血，以子宫内膜炎多见。

6. 其他因素 如妊娠合并凝血功能障碍性疾病、滋养细胞疾病（如产后绒癌）、子宫黏膜下肌瘤、子宫内膜息肉、宫腔内异物、宫颈糜烂、宫颈恶性肿瘤等均可能引起晚期产后出血。

二、临床表现

主要表现为产后反复阴道出血或突然大量出血，子宫复旧不全，恶露不净且恶臭，可扪及子宫增大、变软、宫口松弛，有时可触及残留组织和血块，有感染者子宫压痛明显。

三、治疗要点

1. 一般处理 根据产妇情况给予不同的处理。出血多休克者应立即给予抗休克、输血、输液治疗；出血量不多时，可给予宫缩剂促进子宫收缩，同时使用抗生素控制感染。

2. 清宫术 B超证实胎盘、胎膜、蜕膜残留者，在建立静脉通道输液，并做好输血准备的情况下行清宫术，清除宫内残留组织。清宫时操作轻柔，以防子宫穿孔，刮出物送病理检查，以明确诊断，术后继续用抗生素及宫缩剂。

3. 剖宫产子宫切口愈合不良的处理 少量阴道流血应住院治疗，密切观察病情变化，给予广谱抗生素及支持疗法。阴道流血多伴贫血或休克者，应在输血、输液、抗休克的条件下行剖腹探查术或腹腔镜检查。若切口周围组织坏死范围小，炎症反应轻，可行清创缝合及髂内动脉、子宫动脉结扎止血或行髂内动脉栓塞术；若切口周围组织坏死范围大，可根据病情行次全子宫切除术或全子宫切术；若为切口假性动脉瘤，首选髂内动脉或选择性子宫动脉栓塞术。

4. 肿瘤引起的阴道出血，应按肿瘤部位、性质做相应处理。

考点提示

1. 晚期产后出血主要的原因：与胎盘、胎膜、蜕膜残留，子宫胎盘附着面复旧不全、感染、子宫伤口愈合不良等有关。

2. 晚期产后出血处理：主要是促进子宫收缩、抗感染、清宫且将刮出物送病检。怀疑子宫切口裂开者，做好手术准备。

【护理评估】

（一）健康史

了解产妇孕产史、分娩史，分娩过程中胎盘、胎膜娩出情况，产褥早期子宫复旧及恶露状况，有无反复或突然阴道流血病史；若为剖宫产应了解手术指征、术式、术后恢复情况以及产妇的心理状态。

（二）身体评估

1. 症状

（1）阴道流血 胎盘、胎膜、蜕膜残留引起的阴道流血多在产后10日内发生。胎盘附

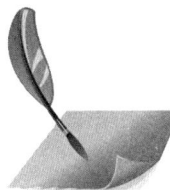

着部位感染或复旧不全常发生在产后 2 周左右，产褥期血性恶露持续时间长，可反复多次阴道流血或突然大量阴道流血。剖宫产子宫切口裂开或愈合不良所致的阴道流血多在术后 2~3 周发生，常常是子宫突然大量出血，可导致失血性休克。

（2）腹痛和发热　常合并感染，恶露增多且有恶臭味。

（3）全身症状　继发贫血，严重者因失血性休克危及生命。

2. 体征　子宫复旧不全，可扪及子宫增大、变软、宫口松弛，有时可触及残留组织和血块，有感染者子宫压痛明显。

3. 辅助检查

（1）血常规　了解贫血和感染情况。

（2）B 超检查　了解子宫大小、宫腔内有无残留物、子宫切口愈合及切口周围血肿等情况。

（3）病原菌和药物敏感试验　宫颈、宫腔分泌物培养及血培养，选择有效的抗生素。

（4）病理检查　宫腔刮出物或切除子宫标本送病理检查。

（三）心理社会评估

观察产妇的语言、行为，了解产妇有无焦虑、恐惧等情绪变化。

考点提示

1. 胎盘、胎膜、蜕膜残留引起的阴道流血多在产后 10 日内发生。

2. 胎盘附着部位感染或复旧不全常发生在产后 2 周左右。

3. 剖宫产子宫切口裂开或愈合不良所致的阴道流血多在术后 2~3 周发生。

【护理诊断】

1. 组织灌注不足　与产后出血，体内灌注血量减少有关。

2. 有感染的危险　与失血过多、抵抗力低下，反复检查、操作有关。

3. 恐惧　与大量阴道流血，有死亡逼近的压迫感有关。

【护理措施】

（一）一般护理

保持病房安静、舒适，床单位干净整洁，保证产妇充足的休息和睡眠。指导产妇进食高蛋白、高维生素、高热量等易消化、营养丰富的食物，增强机体抵抗力。保持外阴清洁，每日以 1∶5000 高锰酸钾液冲洗外阴 2 次，勤更换消毒会阴垫，预防感染。

（二）病情观察

观察产妇全身情况及生命体征，观察皮肤、黏膜、嘴唇、甲床的颜色，四肢的温度及尿量。注意观察子宫复旧、会阴或腹部伤口愈合情况，注意阴道流血的量、颜色、性状、气味，及早发现失血性休克的早期征兆。阴道排出物应保留并送病理检查。

（三）治疗配合

配合医生采取积极有效的急救措施，建立静脉通道（可采取周围静脉留置针建立两组静脉通道，必要时腔静脉插管），加快输液、输血速度，以维持足够的循环血量。协助医生

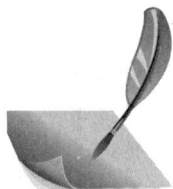

采取按摩子宫、使用宫缩剂或缝合创伤等措施止血。遵医嘱使用抗生素，预防感染。怀疑有大块胎盘、胎膜残留时，应在输血、输液的同时配合医生进行刮宫术，并将刮出物送病理检查。

（四）心理护理

了解产妇及家属的心理状态，做好解释工作，缓解产妇及家属焦虑情绪。允许家属陪伴，给予产妇关心及爱，增加安全感。讲解有关保健知识，教会自我护理方法，主动提供生活帮助，缓解焦虑。

【健康教育】

1. 加强孕期保健，积极处理妊娠合并症及并发症。

2. 作好分娩期处理，防止产程延长、产妇过度疲劳，以免造成产后子宫收缩乏力性出血。

3. 作好第三产程处理，切忌用手强行牵拉脐带或用钳子夹取胎盘，以免造成胎盘、胎膜残留。胎盘娩出后应仔细检查胎盘、胎膜是否完整，产道有无损伤，若有异常应及时处理。

4. 严格掌握剖宫产手术指征，降低剖宫产率。手术时切口适度，切口两侧角度向上弧形剪开，切口缝合不带内膜，不宜过紧，以免影响血液循环及造成子宫切口感染，导致切口愈合不良、裂开出血。切口撕裂缝合止血应间断或 8 字缝合。血管可以单独结扎止血。严格无菌操作，手术后应用抗生素预防感染。

第三节　产褥期抑郁症

扫码"学一学"

案例　患者，女，35 岁。因割腕自杀来院急诊抢救。患者曾多年不孕，于 3 周前剖宫产一对龙凤胎，因子宫复旧不良并发产后出血，给予抢救治疗。病情稳定后母乳喂养困难，最后改人工喂养。产后 6 天后常常没有明显理由的悲伤、焦虑、哭泣，2 周后出现失眠、心烦、情绪低落，认为自己处处不如人、不会照顾小孩，常感觉自己对不起小孩、有负罪感，曾多次有轻生念头。患者孕期产前检查 1 次，孕期有明显的焦虑情绪，到妊娠后期，对分娩存在紧张和恐惧，还时常担心胎儿是否健康。患者性格内向，文化水平较低，没有固定职业，家庭经济条件较差，夫妻关系融洽，无精神病家族史。

问题：

1. 该患者的主要护理问题是什么？

2. 对该患者采取的护理措施有那些？

产褥期抑郁症（post – natal depression）是指产妇在产褥期出现的抑郁症状，是一组非精神病性抑郁症状群，是产褥期精神障碍中最常见的一种。其发病率国外报道约为 30%，我国报道的发病率为 1.1% ~ 52.1%，平均为 14.7%，与目前实际上公认的发生率为 10% ~ 15% 基本一致。通常在产后 2 周内出现症状，表现为情绪低落、失眠、焦虑、恐惧、烦躁不安、易激惹，疲劳、乏力、对事物缺乏兴趣、社会退缩行为、严重时失去生活自理和照顾婴儿的能力，悲观绝望、自伤、自杀。如能早期识别，积极治疗，预后良好。约 70% 患者约 1 年内治愈，仅有少数患者持续 1 年以上，再次妊娠的有 20% 复发率，其下一

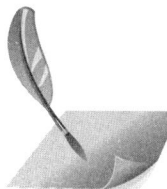

代的认知能力可能受到一定影响。

【疾病概述】

一、病因

病因不明，可能与以下因素有关。

1. 内分泌因素 在妊娠、分娩过程中，体内内分泌环境发生很大变化，尤其是产后24小时内，体内激素水平的急剧变化是产后抑郁症发生的生物学基础。

2. 遗传因素 家族遗传可能影响到妇女对抑郁症的易感性，因此，有精神病家族史，尤其是家族抑郁症病史的产妇发病率高。

3. 心理因素

（1）人格特征 产后抑郁症多发生于性格内向、多虑、情绪不稳定、心理耐受差、自我中心、敏感、固执、社交能力不良、与人相处不融洽的产妇。

（2）心理状态 心理学家认为妇女在孕期和产后均有暂时的心理退化、情感脆弱、依赖性强等变化。孕产期各种刺激都可能引起心理异常。孕育、分娩是一个复杂事件，妇女在心理上、身体上经受了一个生物学、社会学及情感方面的快速变化，是一个特定的心理危机时期。特别是在产后1周内情绪变化更加明显，易发生心理失衡。

4. 产科因素及新生儿因素

（1）产科并发症 产时、产后的并发症如难产、滞产、产伤、产后出血等是产后抑郁症不可忽视的诱因。

（2）分娩方式 不同分娩方式对产后抑郁症的影响无明显差异，而不同原因的剖宫产与产后抑郁症的发生有明显关系。①计划性剖宫产：产妇对手术有充分思想准备，且部分计划性剖宫产无明确手术指征，是因为产妇及家属强烈要求而实施，对产妇情绪影响不大。②急诊剖宫产：因难产、滞产、胎儿宫内窘迫、产前出血等原因在紧急情况下实施，产妇缺乏心理准备，难产、滞产、手术创伤、术后疼痛等导致的躯体和心理上的应激增强，造成心理失衡，易诱发产褥期抑郁症。

（3）新生儿健康状况 新生儿健康状况是产妇及其家庭关注的焦点，也是产褥期抑郁症的危险因素之一。若新生儿因健康状况差，疾病及疾病预后不良、母婴分离等均可使产妇情绪低落，悲观沮丧，导致产褥期抑郁症发生率增高。

5. 社会因素 孕期发生不良生活事件越多，患产褥期抑郁症的可能性越大。诸如失业、夫妻分离、亲人病丧、家庭不和睦等是促发产褥期抑郁症的重要诱因。居住环境恶劣、经济条件差、产后亲属冷漠、缺乏来自丈夫和长辈的帮助等均是发生产褥期抑郁症的危险因素。

二、临床表现

产褥期抑郁症多在产后2周内发病，产后4~6周症状明显。主要表现为以下几方面。①情绪改变：心情压抑、沮丧、情绪淡漠，甚至焦虑、恐惧、易怒，夜间加重，有时表现为孤独、不愿见人或伤心、流泪。②自我评价降低：自暴自弃、自罪感，对身边的人充满敌意，与家人、丈夫关系不协调。③创造性思维受损，主动性降低。④对生活缺乏信心，觉得生活无意义，出现厌食、睡眠障碍、易疲倦、性欲减退。严重者甚至出现绝望、有自杀或杀婴倾向，有时陷于错乱或昏睡状态。

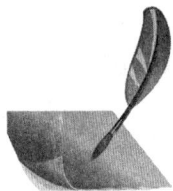

三、治疗要点

主要采用心理治疗和药物治疗。

1. 心理治疗　是重要的治疗手段，包括心理支持、咨询和社会干预等。指导产妇做好情绪管理，协调好家庭关系，养成良好的睡眠习惯。

2. 药物治疗　为辅助治疗手段，适用于中重度抑郁症及心理治疗无效者。应在专科医师指导下用药，尽量选用不进入乳汁的抗抑郁药。首选 5 - 羟色胺重吸收抑制剂，常用药物有盐酸帕罗西汀、盐酸舍曲林。

> **考点提示**
>
> 1. 产褥期抑郁通常在产后 2 周内发病，产后 4~6 周症状明显。
>
> 2. 产褥期抑郁主要表现为情绪低落、睡眠障碍、心情压抑、对事物缺乏兴趣、存在自杀想法和行为。
>
> 3. 产褥期抑郁主要采用心理治疗和药物治疗。

【护理评估】

一、健康史

全面评估产妇病史包括抑郁症、精神病的个人史和家族史；有无重大精神创伤史；评估婚姻家庭关系、是否发生重大生活事件。对本次妊娠的态度、妊娠期心理状态及分娩情况是否顺利、有无难产、滞产、手术产及产时产后的并发症；婴儿性别及健康状况。

二、身体状况

（一）症状

在产后 4 周内出现下列 5 条或 5 条以上的症状，但必须具备 1 和 2 两条。

1. 情绪抑郁。

2. 对全部或多数活动明显缺乏兴趣或愉悦。

3. 体重显著下降或增加。

4. 失眠或睡眠过度。

5. 精神运动性兴奋或阻滞。

6. 疲劳或乏力。

7. 遇事皆感毫无意义或自罪感。

8. 思维力减退或注意力涣散。

9. 反复出现死亡想法。

（二）辅助检查

产褥期抑郁症临床诊断比较困难，筛查量表对早期发现和诊断有帮助。

（1）爱丁堡产后抑郁量表　是目前常用的筛查工具，包括 10 项内容，4 级评分。最佳筛查时间在产后 2~6 周，总分≥13 分时，需要进一步确诊。

（2）产后抑郁筛查量表　包括睡眠/饮食失调、焦虑/担心、情绪不稳定、精神错乱、

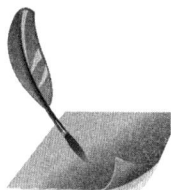

丢失自我、内疚/羞耻及自杀想法 7 个因素，共 35 个条目，分 5 级评分，一般以总分≥60 分作为筛查产后抑郁症的临界值。

三、心理社会评估

评估产妇的人际交往能力与社会支持系统；了解产妇的夫妻关系及与家庭其他成员的关系；判断病情的严重程度。评估产妇孕前及分娩前有无不良生活事件的发生，诸如失业、夫妻分离、亲人病丧、家庭不和睦等。了解产妇的家庭经济条件，并了解产妇是否存在人格缺陷。

【护理诊断】

1. 个人/家庭应对无效　与长期抑郁造成角色冲突有关。

2. 睡眠形态紊乱　与焦虑、悲观情绪有关。

3. 营养失调　与食欲不振有关。

4. 有暴力行为的危险　与严重抑郁悲观情绪、心理障碍有关。

【护理措施】

一、一般护理

为产妇提供安静、舒适的休息环境，使其心情舒畅。产妇产后体力和精力消耗大，需要充分休息和睡眠，治疗、护理操作尽量集中进行，动作轻柔，减少不必要的打扰，避免谈论刺激产妇情绪的话题。指导产妇与婴儿同步休息，给予高热量、高蛋白、高钙、易消化的汤汁饮食，促进泌乳。协助产妇更换衣裤，保持清洁、舒适。

二、病情观察

1. 聆听产妇倾诉，提供有效的心理护理，缓解其压力，减轻其躯体症状。

2. 观察食欲、睡眠、体重的变化。注意生命体征，尤其是呼吸、心率的变化。观察有无疲乏无力、头晕、头痛等症状。

3. 观察产妇的情绪变化，加强沟通，鼓励产妇说出自己的想法，调动产妇的积极情绪，阻断负向的思考。

4. 高度警惕产妇早期的伤害性行为。注意保持环境安全，避免危险因素。产妇出现严重行为障碍时，不能与婴儿单独相处。

5. 鼓励家庭和社会支持，改善家庭关系，为产妇创造一个安全舒适的家庭生活环境。

6. 轻症患者或恢复期，帮助产妇适应母亲角色，指导产妇与婴儿进行交流、促进亲子互动，培养产妇自信心。

7. 重症患者在精神科医师指导下给予抗忧郁药治疗或抗精神病治疗，同时进行心理治疗，必要时转精神病专科医院治疗。

8. 指导进行适宜的身体恢复锻炼，参加家庭及社会活动。

9. 鼓励产妇及家属学习有关知识和应对技巧（如放松技术），以应对各种压力。

10. 做好出院指导及与家庭随访工作，为产妇提供心理咨询，或指导抗抑郁等精神病药的使用。

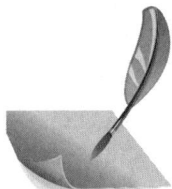

三、治疗配合

1. 药物治疗　遵医嘱应用抗抑郁药物治疗。

2. 心理治疗　加强心理开导，进行心理调节。

【健康教育】

1. 加强孕期保健　利用孕妇学校微信、网络等多种渠道普及有关妊娠、分娩知识，减轻孕妇对妊娠、分娩的紧张、恐惧心理。

2. 开展"一对一导乐陪伴"分娩及家属陪产的分娩新模式，让亲人陪伴在产妇身边，参与分娩过程，给予心理支持。开展分娩镇痛，减少产时、产后并发症的发生。

3. 重视产褥期保健。实行母婴同室、鼓励母乳喂养，正确指导母乳喂养的技巧及新生儿的保健工作。对有不良分娩史及有精神抑郁史或情绪低落的产妇，要给予高度重视，及时做好心理保健工作，发现异常，积极治疗。

4. 鼓励家庭和社会支持，避免对产妇的不良精神刺激。

5. 识别和改善不良情绪，引导产妇采用积极的认知模式和行为模式，提高对环境的适应能力。

6. 指导产妇做好心理调适，保持良好的心态。

7. 出院后做好家庭随访工作，必要时到心理科就诊。

知识拓展

一、常见的几种产后心理障碍

（一）产后沮丧（postpartum blue）

也称产后心绪不良，是短暂的抑郁。发生率为50%～70%，是最常见的产后心理障碍，产妇表现为情绪的改变，如情绪不稳定、易哭、低落、感觉孤独、焦急、疲劳、易忘、失眠等。这种状态可持续数小时、数天至2～3周。可发生在产后的2周内，但通常在产后第3～4日出现，高峰期为产后第5～14日。引起产后沮丧的病因不明，常见的诱发因素包括生理变化、压力和社会环境因素，如产后孕激素、雌激素水平的变化，应激事件、家庭关系不和、对妊娠的矛盾心理、对分娩的恐惧、社会适应能力低等。

（二）产后精神病（postpartum psychosis）

是一种严重的精神错乱状态，发生率占分娩妇女的1%～2%。多发生在产后3周内。症状表现与一般的精神错乱相似，包括不能休息、烦躁、失眠、幻想、幻觉、思维障碍、行为错乱和退缩行为等。有的患者有自杀及杀婴行为。产后精神病病因尚不清楚，可能与个人、家族精神病史、婚姻家庭问题、婴儿健康状况不好、缺乏良好的社会支持系统、负性生活事件等有关。

二、产后抑郁症的预防

1. 加强孕产期的健康保健，使其安全度过围生期。

2. 做好分娩期护理，减少产后抑郁诱因。

3. 关注产褥早期产妇身心变化，及时处理先兆症状。

4. 鼓励并促进母乳喂养，帮助产妇尽快适应母亲角色。

5. 建立良好的家庭关系，保证良好的家庭、社会氛围。

6. 建立良好的护患关系，适时实施心理护理。

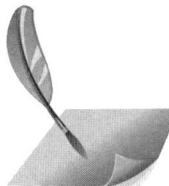

扫码"练一练"

练习题

A₁ 型题

1. 产褥感染是指

   A. 分娩时及产褥期生殖道受病原体感染

   B. 指分娩 24 h 以后的 10 日内用口表每日测量 4 次，间隔时间 4 h，体温有 2 次达到或超过 38℃

   C. 产褥期所患的泌尿系感染

   D. 产褥期所患的上呼吸道感染

   E. 产褥期发生的新生儿感染

2. 产褥期感染的护理，错误的是

   A. 密切观察病情变化并记录

   B. 给予高热量、高蛋白、高维生素饮食

   C. 常规分娩后给予抗生素预防感染

   D. 鼓励产妇取半卧位

   E. 必要时配合医生行清宫术

3. 晚期产后出血是指

   A. 分娩 24 h 后，在产褥期内发生的子宫大量出血

   B. 胎儿娩出后 24 h 内子宫大量出血

   C. 胎盘娩出后 24 h 内子宫大量出血

   D. 分娩 12 h 内子宫大量出血

   E. 分娩 12 h 后，在产褥期内发生的子宫大量出血

4. 晚期产后出血最主要的原因是

   A. 不完全性前置胎盘   B. 胎盘早剥

   C. 子宫收缩乏力   D. 凝血功能障碍

   E. 胎盘胎膜残留

5. 胎盘附着面的子宫内膜完全修复需要

   A. 2 周   B. 3 周   C. 4 周

   D. 5 周   E. 6 周

6. 产褥期抑郁症的病因下列哪项不正确

   A. 神经递质 5 - 羟色胺、多巴胺降低

   B. 产时、产后的并发症如难产、滞产、产伤、产后出血

   C. 性格内向、多虑、情绪不稳定

   D. 孕期失业、夫妻分离、亲人病丧、家庭不和睦

   E. 性格外向、开朗，心态良好

7. 产褥期抑郁症常见症状不包括

   A. 情绪抑郁

   B. 对全部或多数活动明显缺乏兴趣或愉悦

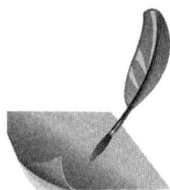

C. 体重显著下降或增加

D. 失眠或睡眠过度

E. 精力充沛，思维敏捷

A₂ 型题

8. 产妇，31 岁。产后 2 周出现弛张热，下腹疼痛并且压痛明显，下肢肿胀、疼痛，皮肤紧张、发白，最可能的诊断是

A. 子宫肌炎 　　　　　　　　　　B. 下肢血栓性静脉炎

C. 急性盆腔结缔组织炎 　　　　　D. 急性盆腔腹膜炎

E. 产后关节炎

9. 某产妇，分娩后 10 日，浆液性恶露，量少，发现侧切伤口局部有硬结。对于该伤口，最重要的护理措施是

A. 每日观察恶露的性状 　　　　　B. 每日观察宫缩情况

C. 分娩后 7～10 天给予温水坐浴 　D. 勤换会阴垫

E. 硫酸镁湿热敷

10. 某产妇，28 岁，产后 8 天，腹痛、发热，体温 39.5℃，检查下腹部压痛，子宫如妊娠 4 个月大，触痛明显，子宫左侧触及拳头大包块，压痛明显，本病应诊断为

A. 子宫内膜炎 　　　　　　　　　B. 子宫肌炎

C. 急性盆腔结缔组织炎 　　　　　D. 急性输卵管炎

E. 急性卵巢炎

11. 某产妇产后持续 3 周为深红色恶露，量多并伴有恶臭味。查体：宫体软，如孕 3 个月大小，可考虑为

A. 正常血性恶露

B. 正常浆液性恶露

C. 会阴软组织裂伤

D. 宫内感染

E. 子宫复旧不良伴宫内感染

12. 患者，女性，28 岁。发生晚期产后出血，不正确的处理是

A. 少量阴道流血，可给予抗生素、子宫收缩剂

B. 中等量阴道出血，可给予抗生素、子宫收缩剂，支持疗法

C. 剖宫产术后阴道流血，用刮匙取出宫腔内残留组织

D. 剖宫产术后阴道流血量多，必要时应开腹检查

E. 剖宫产术后阴道流血量多，有时需切除子宫

13. 患者，女性，25 岁。自然分娩后 1 周，突然大量阴道出血，检查发现子宫大而软，宫口松弛，阴道及宫口有血块堵塞，正确的处理措施是

A. 子宫切除

B. 行清宫术，刮出物送病理检查以明确诊断

C. 开腹探查

D. 左侧卧位、吸氧

E. 子宫动脉结扎

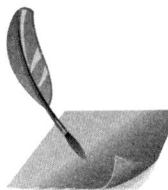

14. 产妇，29 岁，产后 10 天，血性恶露持续 1 周后，反复阴道流血，导致该患者晚期产后出血最可能的原因是

    A. 子宫复旧不全   B. 子宫胎盘附着面感染

    C. 蜕膜残留   D. 剖宫产术后子宫伤口裂开

    E. 胎盘、胎膜残留

15. 初产妇，28 岁，产钳助产分娩，产后 10 天出现情绪低落、焦虑、恐惧、烦躁不安等异常情绪，担心会阴伤口愈合不良，该产妇最可能诊断是

    A. 精神障碍   B. 产褥期抑郁症

    C. 产后精神病   D. 产后忧郁综合征

    E. 产后沮丧

16. 患者，女，28 岁。因"胎儿窘迫"急诊剖宫产，产后 2 周常感到焦虑、恐惧、失眠、情绪暴躁，甚至感到活着没意思，产生了自杀念头，诊断为产褥期抑郁症，对该产妇的护理措施，下列哪项不正确

    A. 聆听产妇倾诉，提供有效的心理护理

    B. 观察食欲、睡眠、体重的变化

    C. 高度警惕产妇早期的伤害性行为

    D. 让产妇独处或与婴儿单独相处

    E. 鼓励家庭支持和社会支持，改善家庭关系

（陈 娅）

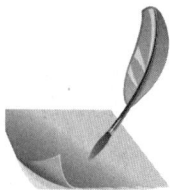

第十二单元

高危儿的护理

要点导航

学习要点

1. **掌握** 胎儿窘迫和新生儿窒息的临床表现和治疗要点；胎儿窘迫和新生儿窒息护理评估和抢救措施。

2. **熟悉** 胎儿窘迫和新生儿窒息的原因。

技能要点

能配合胎儿窘迫和新生儿窒息的治疗和护理。

第一节 胎儿窘迫

案例 某30岁初孕妇，41周妊娠。规律宫缩后2小时胎膜破裂，羊水清，10小时后宫口开全，胎位LOA，胎头颅骨最低点在坐骨棘水平以下3 cm，无宫缩时胎心率90次/分，羊水中混有胎粪。

问题：

1. 该产妇发生了什么疾病？

2. 该如何急救？

扫码"学一学"

【疾病概述】

胎儿窘迫是指胎儿在宫内因急性或慢性缺氧危及胎儿健康和生命的综合症状，发病率为2.7%～38.5%。胎儿窘迫是一种综合症状，是当前剖宫产的主要适应证之一。胎儿窘迫主要发生在临产过程，也可发生在妊娠后期。发生在临产过程者，可以是发生在妊娠后期的延续和加重。

一、病因

胎儿窘迫的病因涉及多方面，可归纳为三大类。

1. 母体因素 母体血液含氧量不足是重要原因，轻度缺氧时母体多无明显症状，但对胎儿会有影响。导致胎儿缺氧的母体因素如下。①微小动脉供血不足：如妊娠期高血压疾病等。②红细胞携氧量不足：如重度贫血、一氧化碳中毒等。③急性失血：如前置胎盘、胎盘早剥等。④各种原因引起的休克与发热。⑤子宫胎盘血运受阻：急产或不协调性子宫收缩乏力等，缩宫素使用不当引起过强宫缩；产程延长，特别是第二产程延长；子宫过度

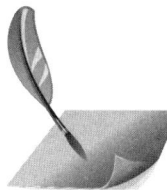

膨胀，如羊水过多和多胎妊娠、胎膜早破等。

2. 胎盘、脐带因素 胎盘和脐带是母体与胎儿间氧及营养物质的输送传递通道，其功能障碍必然影响胎儿获得所需氧及营养物质。常见有：①脐带血运受阻。②胎盘功能低下，如过期妊娠、胎盘发育障碍（过小或过大）、胎盘形状异常（膜状胎盘、轮廓胎盘等）和胎盘感染、胎盘早剥、严重的前置胎盘。

3. 胎儿因素 胎儿心血管系统功能障碍，如严重的先天性心血管疾病和颅内出血等，胎儿畸形、母儿血型不合，胎儿宫内感染；难产处理不当、产程过长、胎儿出血、大脑产伤、止痛与麻醉药使用不当等。

二、病理生理

胎儿对宫内缺氧有一定的代偿能力。轻度缺氧时，通过自主神经反射，兴奋交感神经，肾上腺儿茶酚胺及皮质醇分泌增多，血压上升及心率加快。若继续缺氧，则转为兴奋迷走神经，胎心率减慢；肠蠕动亢进，肛门括约肌松弛，胎粪排出，污染羊水，羊水在胎儿出生后吸入呼吸道，导致新生儿肺炎。若在孕期慢性缺氧情况下，可出现胎儿发育不良，形成胎儿生长受限，临产后易发生进一步缺氧；分娩期急性缺氧可发生缺血缺氧性脑病及脑瘫等终生残疾。

三、临床表现

根据胎儿窘迫发生速度，分为急性及慢性两类。

1. 急性胎儿窘迫 通常所称的胎儿窘迫均指急性胎儿窘迫。主要发生于分娩期。多因脐带因素（如脐带脱垂、绕颈、打结等）、胎盘早剥、宫缩过强且持续时间过长及产妇处于低血压、休克、中毒等而引起。主要表现为以下几方面。①胎心率变化：胎心率 >160 次/分或胎心率 <110 次/分，或节律不齐。②羊水胎粪污染。③胎动：急性胎儿窘迫初期，最初表现为胎动频繁，继而转弱及次数减少，进而消失。④酸中毒。

2. 慢性胎儿窘迫 多发生在妊娠末期，往往延续至临产并加重。其原因多因孕妇全身疾病或妊娠疾病（如子痫前期重度、重型胎盘早剥）引起胎盘功能不全或胎儿因素所致。临床上除可发现母体存在引起胎盘供血不足的疾病外，随着胎儿慢性缺氧时间延长可发生胎儿生长受限。

四、治疗要点

1. 急性胎儿窘迫

（1）积极寻找原因并排除如心衰、呼吸困难、贫血、脐带脱垂等。

（2）左侧卧位，给氧。

（3）提供胎儿对缺氧的耐受性 输入葡萄糖液和维生素 C。

（4）及早纠正酸中毒，故应静脉补液加 5% 碳酸氢钠 250 ml。

（5）尽快终止妊娠 经上述治疗仍然无效，或胎儿的病情依然恶化，可根据产程进展尽快经阴道分娩或剖宫产终止妊娠。

2. 慢性胎儿窘迫 应针对病因，视孕周、胎儿成熟度和窘迫的严重程度决定处理。

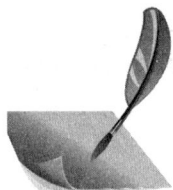

1. 胎儿在宫内有缺氧征象危及胎儿健康和生命者，称为胎儿窘迫。

2. 胎儿窘迫的主要原因有：母体血氧含量不足、胎盘病变、子宫胎盘血运受阻、胎儿因素。

3. 急性胎儿窘迫状态表现为胎心异常、羊水胎粪污染、胎动异常；慢性胎儿窘迫表现为胎儿生长受限或胎动减少。

4. 急性胎儿窘迫处理时给产妇吸氧，嘱产妇取左侧卧位，遵医嘱给药；增加胎儿对缺氧的耐受力，协助医生结束分娩。

【护理评估】

一、健康史

询问孕产妇是否为高危妊娠，例如并发妊娠期高血压疾病、妊娠合并糖尿病、贫血等；尤其注意有无心力衰竭、重度贫血、重型胎盘早剥、子宫收缩过强、脐带可能受压、产程延长特别是第二产程延长等；注意产妇是否处于低血压、休克状态，缩宫素的使用是否恰当；胎儿有无畸形等。

二、身体状况

（一）症状与体征

1. 急性胎儿窘迫

（1）胎心率变化　胎心率是了解胎儿是否正常的一个重要标志，胎心率的改变是急性胎儿窘迫最明显的临床征象。胎心率 >160 次/分，尤其是 >180 次/分，为胎儿缺氧的初期表现。随后胎心率减慢，胎心率 <110 次/分，尤其是 <100 次/分，为胎儿危险征。

（2）羊水胎粪污染　胎儿缺氧，肠蠕动亢进，肛门括约肌松弛，使胎粪排入羊水中，Ⅰ度呈浅绿色、Ⅱ度呈绿色、混浊，Ⅲ度呈深绿色或深棕色、黏稠。头先露羊水性状改变需结合胎儿监护评估有无胎儿窘迫。臀先露则可能是腹部受挤压所致，不一定是胎儿窘迫的征象。破膜后羊水流出，可直接观察羊水的性状。若未破膜可经羊膜镜窥视，透过胎膜了解羊水的性状。

（3）胎动　急性胎儿窘迫初期，最初表现为胎动频繁，继而转弱及次数减少，进而消失。

（4）酸中毒　破膜后，采胎儿头皮血进行血气分析。诊断胎儿窘迫的指标有：血 pH < 7.2（正常值 7.25 ~ 7.35），PO_2 < 10 mmHg（正常值 15 ~ 30 mmHg），PCO_2 > 60 mmHg（正常值 35 ~ 55 mmHg）。

2. 慢性胎儿窘迫　多发生在妊娠末期，往往延续至临产并加重。其原因多因孕妇全身疾病或妊娠疾病（如子痫前期重度、重型胎盘早剥）引起胎盘功能不全或胎儿因素所致。临床上除可发现母体存在引起胎盘供血不足的疾病外，还表现为胎动减少和胎儿生长受限。最早的信号是胎动减少，随缺氧程度的加重胎动逐渐消失，一般胎动消失 24 h 后胎心音消

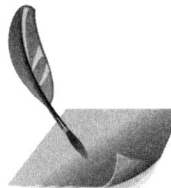

失。因此孕妇在妊娠 28 周后每天进行胎动计数，如 <10 次/2 h 或减少 50% 者提示胎儿有缺氧可能，应及时就诊。

（二）辅助检查

应作如下检查以助确诊。

（1）胎心监测　连续描记孕妇胎心率 20 分钟，正常胎心率基线为 120~160 次/分。若胎动时胎心率加速不明显，基线变异频率≤5 次/分，持续 20 分钟，或者出现频繁的晚期减速、重度变异减速的出现，表示胎儿缺氧严重，情况紧急。

（2）胎盘功能检查　测 24 小时尿雌三醇值并动态连续观察，若急骤减少 50%，或于妊娠末期多次测定 24 小时尿 E_3 <10 mg；或尿 E/C 比值 <10；均提示胎盘功能不良。

（3）B 型超声监测　显示Ⅲ级胎盘，检测胎儿呼吸运动、胎动、肌张力及羊水量。

（4）羊膜镜检查　见羊水混浊呈浅绿色至棕黄色，有助于胎儿窘迫的诊断。

三、心理社会评估

急性胎儿窘迫多发生于分娩期，产妇及家属思想准备不足，因担心胎儿安全而紧张、焦虑，对需要手术结束分娩感到犹豫及无助。

> **考点提示**
>
> 1. 羊水污染分成三度：Ⅰ度呈浅绿色，Ⅱ度呈绿色、混浊，Ⅲ度呈深绿色或深棕色、黏稠。头先露羊水性状改变需结合胎心监护评估有无胎儿窘迫。
>
> 2. 胎动时胎心率加速不明显，基线变异频率≤5 次/分，持续 20 分钟，或者出现频繁的晚期减速、重度变异减速的出现，表示胎儿缺氧严重，情况紧急。

【护理诊断】

1. 有围生儿受伤的危险　与子宫胎盘血流量、脐带、胎儿畸形等有关。

2. 焦虑　与担心胎儿在宫内安危有关。

3. 预期性悲哀　与胎儿预后不良有关。

【护理措施】

一、心理护理

耐心向孕产妇讲明病情及病因，使其减轻焦虑，积极配合处理。让家属多陪伴孕产妇进行精神鼓励。

二、配合医生抢救胎儿

1. 产妇吸氧　给予面罩吸 100% 纯氧，10 L/min，间断吸氧，30 分/次，间隔 5 分钟，提高胎儿血氧供给量，同时嘱产妇取左侧卧位。

2. 严密监测胎儿情况　每 10~15 分钟听一次胎心或进行胎心监护，慢性胎儿窘迫指导孕产妇胎动计数的方法、监测胎盘功能及胎心检查。

3. 遵医嘱给药　葡萄糖加维生素 C 静滴，提高胎儿对缺氧的耐受力；5% 碳酸氢钠纠

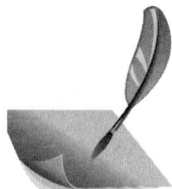

正酸中毒。

4. 协助医生结束分娩 经以上处理未见好转者，及时做好阴道助产手术及剖宫产手术准备，迅速结束分娩。并做好新生儿窒息的抢救准备。

5. 慢性胎儿窘迫的护理 左侧卧位、间断吸氧、改善微循环、输注营养物质等。

【健康教育】

1. 指导孕妇休息时采取左侧卧位，改善胎盘供血。

2. 教会孕妇从 28 周开始进行胎动计数，发现异常及时就诊。

3. 加强产前检查，高危孕妇酌情提前入院待产。

> **考点提示**
>
> 1. 慢性胎儿窘迫的护理：左侧卧位、间断吸氧、改善微循环、输注营养物质等。
>
> 2. 孕妇从 28 周开始进行胎动计数，以了解胎儿有无窘迫。

第二节 新生儿窒息

扫码"学一学"

案例 新生儿出生后 1 分钟，护理评估时发现全身皮肤苍白、口唇青紫，心率 <80 次/分，弱、不规则，呼吸微弱，肌张力松弛，喉反射消失。

问题：

1. 该新生儿 Apgar 评分结果怎样？

2. 首先应对新生儿采取哪项护理措施？

【疾病概述】

新生儿窒息是指胎儿娩出后 1 分钟，仅有心跳而无呼吸，或未建立规律呼吸的缺氧状态，为新生儿死亡及伤残的主要原因之一，必须积极抢救，精心护理，以降低新生儿死亡率，预防远期后遗症（如脑瘫、智力低下等）。

一、病因

1. 胎儿窘迫的延续 胎儿缺氧较久在出生前未得到纠正。

2. 呼吸中枢受抑制或损伤 产时应用麻醉剂如乙醚，镇静剂如吗啡、哌替啶等抑制新生儿呼吸中枢；或滞产使用了产钳、胎头吸引术等助产术导致颅脑受损；胎头受压过久，使脑部缺氧时间过长，甚至颅内出血损伤呼吸中枢。

3. 呼吸道阻塞 分娩过程中胎儿在产道内吸入羊水、黏液、胎粪等，导致呼吸道阻塞，造成气体交换受阻。

4. 胎儿因素 早产、肺发育不良、呼吸道畸形等。

二、处理要点

以预防为主，一旦发生及时抢救，动作要快、准、轻。估计胎儿娩出后有窒息的可能

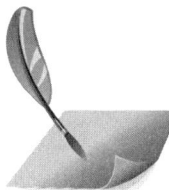

性应做好复苏的准备，如复苏人员、药品、器械、氧气等；根据 Apgar 评分值，在保暖及监护下，按以下步骤进行复苏。A：清理呼吸道；B：建立呼吸，增加通气；C：维持循环；D：药物治疗；E：评价。

考点提示

1. 新生儿窒息是指胎儿娩出后 1 分钟，仅有心跳而无呼吸，或未建立规律呼吸的缺氧状态。

2. 新生儿窒息的原因是胎儿窘迫的延续、呼吸中枢受损、呼吸道阻塞或胎儿畸形。

3. 新生儿窒息的复苏首要是清理呼吸道。

【护理评估】

一、健康史

了解有无胎儿窘迫的诱因，如妊娠期高血压疾病、重度贫血、糖尿病、产前胎心晚期减速等；有无产程过长，是否使用助产术、镇静剂；接产时呼吸道清理是否及时和彻底；胎儿有无先天性心脏病、颅内出血或胎儿畸形等。

二、身体状况

（一）症状与体征

首要评估羊水是否清亮，哭声是否响亮，皮肤颜色是红润、青紫、发白，肌张力是否活动自如，弹足底反应如何。根据窒息的程度分为轻度和重度窒息两个阶段。

1. 轻度（青紫）窒息　Apgar 评分为 4~7 分。新生儿面部及全身青紫；呼吸表浅或不规则；心跳规则而有力，心率减慢（80~100 次/分）；对外界刺激有反应，喉反射存在；肌张力较好，四肢稍屈。

考点提示

1. 轻度（青紫）窒息：Apgar 评分为 4~7 分。

2. 重度（苍白）窒息：Apgar 评分为 0~3 分。

2. 重度（苍白）窒息　Apgar 评分为 0~3 分。新生儿皮肤苍白、口唇青紫；无呼吸或仅有喘息样微弱呼吸；心跳不规则，慢而弱（<80 次/分）；喉反射消失；肌张力松弛，对外来刺激无反应。

出生后 5 分钟评分对预后有很大意义，评分越低，酸中毒和低氧血症越严重，如 5 分钟的评分低于 3 分，则新生儿死亡率及日后发生脑部后遗症的概率明显增加。

（二）辅助检查

查新生儿头皮血 PaO_2、$PaCO_2$、头皮血 pH，了解缺氧及酸中毒的程度。

三、心理社会评估

产妇因担心新生儿的安危而出现焦虑、恐惧、悲伤的心理，急切不停地询问新生儿的

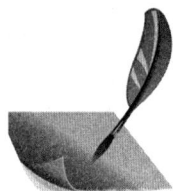

情况，神情不安。

【护理诊断】

1. 气体交换受损　与呼吸道内有羊水、黏液有关。

2. 有感染的危险　与吸入分泌物、窒息抢救及患儿抵抗力低有关。

3. 潜在并发症　新生儿缺血缺氧性脑病。

【护理措施】

一、心理护理

提供情感支持，刺激子宫收缩以预防产后出血；抢救时避免大声喧哗，以减轻产妇焦虑和恐惧；抢救新生儿无效而死亡时，选择合适的语言和时机告知产妇，使产妇能接受现实。

扫码"看一看"

二、急救护理准备

做好抢救新生儿的准备工作，包括人员、氧气、保暖，远红外辐射抢救台，急救药品及器械（婴儿喉镜、气管套管、吸痰管、面罩）等。抢救必须及时、轻巧、迅速，避免发生损伤。

三、配合医生抢救新生儿

（一）快速评估

出生后立即用几秒钟时间对新生儿进行快速评估：是否足月？羊水是否清亮？是否有哭声或呼吸？肌张力是否好？上述 4 项中任何 1 项为否，则需进行初步复苏。

（二）初步复苏

1. 保暖、体位　将新生儿置于事先预热的辐射台上（32～34℃或设置腹壁温度为36.5℃），<32 周的早产儿用塑料薄膜包住身体，露出头面部。将新生儿肩部垫高 2～3 cm,处于适当仰伸状态（鼻吸气位）。

2. 吸引　以洗耳球或吸痰管清理呼吸道（必要时吸引，12F 或 14F），先口腔再鼻腔，负压吸引时负压为 80～100 mmHg，吸引时间<10 s，勿吸入过深。必要时协助医生行气管插管，吸出黏液和羊水。

3. 擦干　迅速擦干婴儿全身并移开湿毛巾。

4. 触觉刺激　用手拍打或用手指轻弹足底或摩擦新生儿背部 2 次，诱发呼吸（图12-1)。触觉刺激后评估心率和呼吸（有条件者推荐使用三导联心电图观察心率，无条件者以听诊器听诊 6 秒心率，乘以 10 得出每分钟心率）：①心率>100 次/分但有呼吸困难、持续紫绀，在经清理呼吸道、血氧饱和度监测下给予鼻导管或面罩等行常压给氧（图12-2）或持续正压通气（Continuous Positive Airway Pressure，CPAP）；②无呼吸或喘息样呼吸；有呼吸但心率<100 次/分，需要实施正压通气（Positive Pressure Ventilation，PPV）。

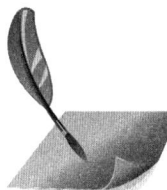

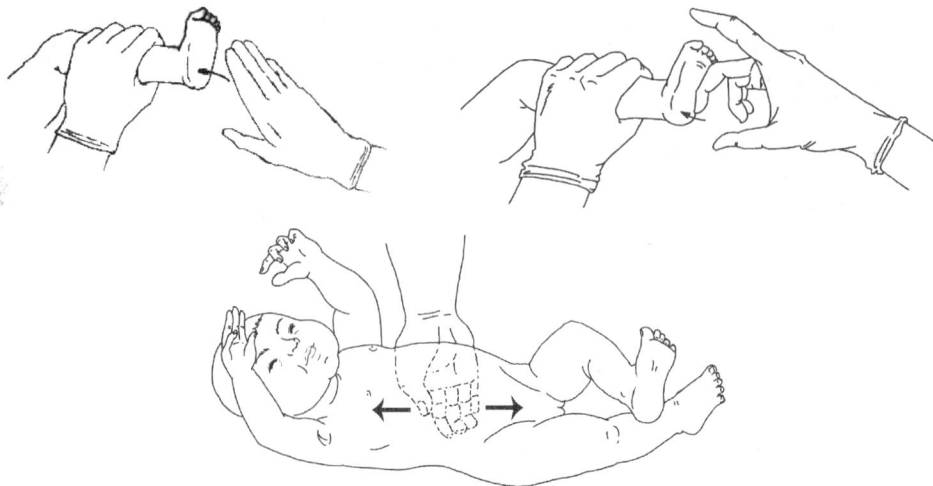

图 12 - 1 触觉刺激新生儿的自主呼吸

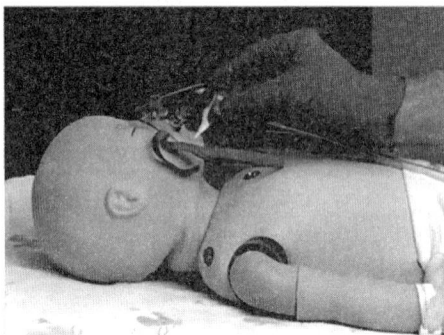

图 12 - 2 面罩吸氧

（三）正压通气

再次摆正体位，让新生儿适度仰伸。操作者站于婴儿头侧，选择合适型号的面罩，采用 EC 手法，将面罩罩住新生儿颏、口、鼻部进行 PPV（最好在脉搏血氧饱和监测仪指导下操作）。足月儿开始采用空气复苏；早产儿开始用 21% ~40% 氧浓度复苏（有条件者采用空氧混合仪调整用氧浓度，无条件者采用连接氧源、去掉复苏气囊储氧袋的方法可得到大约 40% 氧浓度），若 90 秒 PPV 后呼吸无改善，增加氧浓度至 100%。通气频率为 40~60 次/分；吸呼比为 1∶2。挤压气囊的同时注意观察通气效果，有效通气表现为胸廓起伏良好，心率迅速增加。给予 30 秒 PPV 后，评估新生儿心率。①心率 >100 次/分且有自主呼吸，减少 PPV 次数并逐步停止 PPV，根据脉搏血氧饱和度决定是否行常压吸氧；②心率在 60~100 次/分、自主呼吸不充分，继续实施 PPV，同时检查通气操作（如是否存在密闭不够、气道不通畅、压力不够等因素）并进行矫正；③心率 <60 次/分，继续 PPV 并考虑气管插管，同时实施胸外心脏按压。

（四）维持循环

给予 30 秒 PPV 后，新生儿心率 <60 次/分，继续正压通气的同时实施胸外心脏按压（图 12 - 3），此时氧流量调至 100%。此步骤需 2 人实施操作，1 人行胸外按压，1 人行 PPV，二者比例为 3∶1，每个循环耗时 2 秒。按压部位：胸骨下三分之一段，两乳头连线中点下方。按压方法如下。

（1）拇指法（推荐） 操作者站于婴儿足侧，双手环抱支撑新生儿背部，双拇指重叠

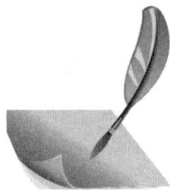

或并列进行按压。

（2）两指法 操作者站于婴儿身体一侧，一手支撑新生儿背部，另一手中指和示指指尖按压胸骨。按压深度：胸廓前后径 1/3，放松时按压的手指不离开胸壁皮肤。给予 45～60 秒的胸外按压与 PPV 后，再次评估新生儿心率。①心率 >100 次/分，停止按压，减少 PPV 次数并逐步停止 PPV。②心率 60～100 次/分，停止按压，继续 PPV 并降低氧浓度至 40%。③心率 <60 次/分，检查并矫正通气操作，继续实施按压与 PPV，同时考虑使用肾上腺素。

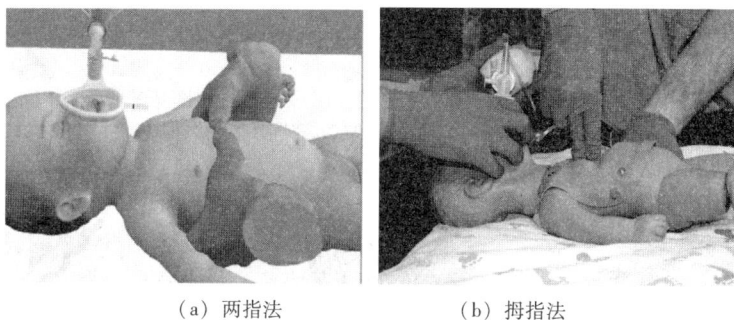

（a）两指法　　（b）拇指法

图 12－3　胸外心脏按摩

（五）药物治疗

1. 肾上腺素 经 45～60 s 的胸外按压与 PPV 后，新生儿心率 <60 次/分，继续实施按压与 PPV 并立即遵医嘱使用肾上腺素。使用途径如下。①脐静脉（首选）。1∶10000 的肾上腺素 0.1～0.3 ml/kg。②气道内给药，剂量为 0.5～1 ml/kg。必要时 3～5 分钟可重复给药。

2. 扩容剂 新生儿对复苏无反应，并呈现休克（肤色苍白、脉搏微弱、心率持续低，尽管有效的复苏努力，循环状况无改善）、有胎儿失血的病史（如阴道大量出血、胎盘剥离、前置胎盘或胎胎输血等）。推荐溶液为生理盐水，可接受溶液 = 乳酸林格液或 Rh 阴性的 O 型血，剂量 10 ml/kg，推荐速度 5～10 分钟经脐静脉导管内注完。

3. 纠正酸中毒 碳酸氢钠一般不使用，仅适用于有代谢性酸中毒，且注入速度应缓慢。

4. 纳诺酮 主要应用于其母 4～6 分钟前使用了麻醉镇静药物的新生儿。

（六）评价

复苏过程中要随时评价患儿面色、哭声、呼吸、心跳、肌张力、喉反射等情况，以确定进一步抢救方案。若出生后 5 分钟 Apgar 评分仍 <3 分，新生儿死亡率及日后发生后遗症的概率明显增加。

四、复苏后护理

1. 继续保暖，保持呼吸道通畅，保持侧卧位，延期哺乳，以防呕吐。

2. 继续间断给氧直至青紫消失或呼吸平稳为止。

3. 严密观察面色、呼吸、心率、体温及神经系统变化，做好重症监护记录。发现异常及时报告医生。

4. 遵医嘱给予抗生素预防感染。给予维生素 K_1 预防颅内出血。

5. 保持安静，避免惊扰，暂不沐浴，各种护理和治疗操作须轻柔。

【健康教育】

1. 加强围生期保健，及时发现和处理高危妊娠，减少胎儿宫内窘迫。

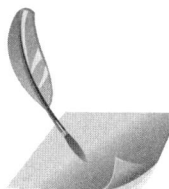

2. 加强胎儿监护，及时发现和处理胎儿窘迫。

3. 指导产妇学会观察新生儿的面色、呼吸、哭声、大小便的变化，发现异常及时就诊。

4. 对于重度窒息复苏时间较长的新生儿，指导产妇及家人注意观察精神状态及远期表现，预防远期并发症。

考点提示

新生儿窒息的抢救原则是遵循 ABCDE，其中最重要的是 A 清理呼吸道，及时清除口咽部和鼻部的羊水和黏液；新生儿心脏按压的部位是胸骨下 1/3，按压深度为胸廓前后径的 1/3，按压与通气比为 3∶1。

练习题

扫码"练一练"

A₁ 型题

1. 连续 12 h 测胎动数，提示为慢性胎儿窘迫的是

    A. 10 次以下   B. 12 次以下   C. 14 次以下

    D. 16 次以下   E. 18 次以下

2. 下述哪项不是急性胎儿窘迫的临床表现

    A. 胎心 140 次/分   B. 胎心 100 次/分

    C. 胎动频繁   D. 胎动减弱

    E. 胎心低弱而不规律

3. 为改善胎儿窘迫的缺氧状态，错误的护理措施是

    A. 嘱孕产妇取左侧卧位   B. 给予孕产妇氧气吸入

    C. 继续静脉滴注缩宫素（催产素）   D. 严密监测胎心音变化

    E. 给予碱性药纠正酸中毒

4. 胎儿急性缺氧早期胎动特点是

    A. 频繁   B. 减弱   C. 消失

    D. 不变   E. 减少

5. 新生儿窒息的抢救首先应该是

    A. 清理呼吸道   B. 人工呼吸

    C. 使用呼吸兴奋剂   D. 胸外心脏按压

    E. 使用肾上腺素

6. 关于新生儿窒息的描述，正确的是

    A. 重度窒息又称苍白窒息，Apgar 评分为 4~7 分

    B. 发生窒息后的首要步骤是建立呼吸、增加通气，必要时给予吸氧

    C. A－B－C－D－E 五步复苏原则中的 C 是指"维持正常循环"

    D. Apgar 评分越高，酸中毒越严重

    E. 是指胎儿娩出后 5 min，仅有心跳而无呼吸或未建立规律呼吸的缺氧状态

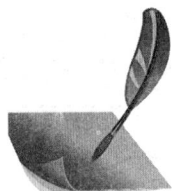

7. 下列哪项属于新生儿窒息

    A. 有胎儿期缺氧史，出生时青紫、呼吸浅，清理呼吸道后呼吸恢复，全身转红

    B. 早产儿生后 3 天拒乳，体温 32℃，面部及下肢硬肿 2 天，呼吸困难 1 天，口鼻涌出大量泡沫血性分泌物 2 h。气管插管见气管内有鲜血流出

    C. 出生时有窒息史，复苏后呼吸增快，青紫，肺部有粗湿啰音

    D. 早产儿，生后 6 h 内出现呼吸困难，青紫，进行性加剧，伴呻吟

    E. 足月儿生后 1~2 天内出现呼吸急促。一般情况好，肺呼吸音减低，X 线示两肺广泛斑点阴影，有叶间积液，2~3 天消失

8. 新生儿轻度窒息，抢救措施不正确的是

    A. 整个抢救过程注意保暖　　　　　　B. 立即气管插管

    C. 面罩吸氧　　　　　　　　　　　　D. 及时清理呼吸道

    E. 吸氧，流量 <2 L/min

A₂ 型题

9. 28 岁孕妇，妊娠 39 周临产，产程进展顺利，子宫口开全时突然出现胎心音变化，减慢至每分钟 100 次，则下一步处理欠妥的是

    A. 吸氧　　　　　　　　　　　　　　B. 积极寻找原因

    C. 尽快终止妊娠　　　　　　　　　　D. 立即剖宫产

    E. 左侧卧位

（叶　静）

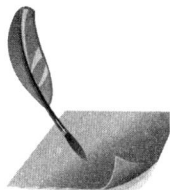

妇科护理病历

要点导航

学习要点

1. **掌握** 妇科检查的护理配合。
2. **熟悉** 妇科病史的特点及妇科疾病的常见症状。

技能要点

1. 能进行阴道窥器检查操作。
2. 能进行双合诊检查操作。

妇科护理病历是记录护理对象的护理评估、护理问题、护理目标、护理措施及护理评价的系统文件，是把收集的资料进行分析、归纳和整理的书面记录。护士在实施护理计划的过程中，还要将护理对象在接受医疗和护理的情况随时记录在护理病历上。内容要求客观、真实、全面与完整。书写要认真细致、重点突出、主次分明、字迹端正清楚、语句通顺精练。

第一节 护理评估

一、收集资料的方法

收集资料可以通过观察、交谈、身体检查及心理测试等方法。

交谈是护士与患者有计划、有目的的交流，是有效收集与患者健康相关的资料和信息的重要手段。交谈要与患者直接进行，因为唯有患者对自己的病情最清楚，体会最深刻。对不能口述的危重患者可询问其家属或知情者。遇病情危重者应在初步了解病情后立即抢救，以免贻误治疗。外院转诊者，应获取病情介绍。由于妇科问诊常涉及婚次、妊娠、性生活等隐私问题，护士要有良好的职业道德，询问时态度和蔼、语言亲切，关心、体贴、尊重患者，并给予保护隐私的承诺。

身体评估是护士运用望、触、叩、听、嗅等方法对患者进行检查。除病情危重外，应按全身检查、腹部检查和盆腔检查的顺序实施。女性生殖系统是人体最隐秘的部位，在盆腔检查即妇科检查时患者会感到害羞与不适，检查者要关心患者，解释检查的必要性，取得患者的配合，注意遮挡，避免第三者在场，态度要严肃认真，动作应准确轻柔。

二、病史内容

1. 一般项目 包括患者的姓名、年龄、婚姻、籍贯、职业、民族、文化程度、宗教信仰等，记录联系地址、联系方式（电话号码）、入院方式、入院日期、病史陈述者及可靠程度。

扫码"学一学"

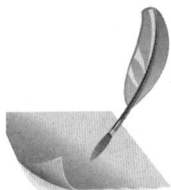

2. 主诉 患者就诊的主要症状及持续时间。通过主诉可了解患者就诊的主要目的和主要护理问题。妇科常见症状有阴道流血、白带异常、外阴瘙痒、闭经、下腹痛、下腹包块及不孕等。力求简明扼要，通常不超过 20 字。也有本人无如何自觉不适，妇科普查发现问题的患者。

3. 现病史 是病史的主要部分。包括疾病发生、发展、变化的全过程及诊疗情况。按时间顺序，详细询问其发病时间、原因及可能的诱因、发展经过、是否就医、采取的治疗和护理措施及效果，同时须了解患者有无伴随症状及出现时间、特点和演变过程，特别是与主要症状的关系。此外应详细询问患者的食欲、大小便、体重变化、活动能力、睡眠及自我感觉、角色关系、应激能力等情况。

4. 月经史 询问初潮年龄、月经周期、经期、经量、末次月经时间、经前期及经期有无不适如痛经、乳房胀痛、情绪变化等。已绝经者要询问绝经年龄。月经史的简单书写方式：初潮年龄 $\dfrac{经期}{月经周期}$ 绝经年龄。如 13 岁初潮，每 28 ~ 30 天来一次月经，持续 4 ~ 5 天，49 岁绝经，可简写为：$13\dfrac{4-5}{28-30}49$。

5. 婚育史 包括结婚年龄、婚次、男方健康状况、足月产、早产、流产及现存子女数（可简写表达，依次为：足—早—流—存或孕 n 产 n，如足月产 1 次，无早产，流产 2 次，现存子女 1 人，可简写为 1—0—2—1 或孕 3 产 1 或 $G_3P_1^{+2}$）、分娩方式、有无难产史、有无产后或流产后出血、感染史，末次分娩或流产的时间，目前采用的计划生育措施及效果。

6. 既往史 询问既往健康状况，曾患过何种疾病，特别是妇科疾病、肝炎、心血管疾病、肺结核、肠结核、结核性腹膜炎及腹部手术史等。同时询问食物及药物过敏史。

7. 个人史 询问患者的生活和居住情况、出生地、曾居住地、个人特殊嗜好、自理情况，以及与疾病有关的职业、工种、劳动条件。

8. 家族史 了解患者的家庭成员包括父母、兄弟、姐妹及子女的健康状况，询问家族中有无遗传性疾病（如白化病、血友病等）、可能与遗传有关的疾病（如糖尿病、高血压、肿瘤等）以及传染病（病毒性肝炎、肺结核等）。

三、身体评估

病史采集完成后进行体格检查。包括全身体格检查、腹部检查和盆腔检查，盆腔检查为妇科所特有，又称妇科检查。

（一）全身体格检查

测量体温、脉搏、呼吸、血压、身高、体重；观察营养状况、精神状态、面容、体态、全身发育、毛发分布；检查皮肤及浅表淋巴结（特别是锁骨上淋巴结、腹股沟淋巴结）、头面部器官、颈部、乳房、心、肺、脊柱及四肢。

（二）腹部检查

腹部检查是盆腔检查前进行的重要检查。患者平卧，露出腹部，观察腹壁是否膨隆、有无瘢痕、静脉曲张、妊娠纹、腹壁疝、腹直肌分离。触诊腹壁厚度，肝、脾、肾有无肿大及压痛，腹部其他部位有无压痛、反跳痛及肌紧张，腹部有无包块及其大小（以 cm 为单位表示）、部位、形态、质地、活动度、表面光滑与否、有无压痛。叩诊注意鼓音、浊音分布范围，有无移动性浊音。如为合并妊娠，应检查宫高、胎方位、胎心音及胎动等。

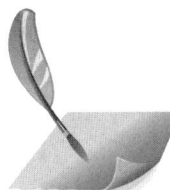

（三）盆腔检查

又称妇科检查，主要检查女性内生殖器官。

1. 检查器械 无菌手套、阴道窥器、鼠齿钳、长镊子、子宫探针、宫颈刮板、玻片、棉拭子、消毒液、石蜡油或肥皂水、生理盐水等。

2. 检查基本要求

（1）检查者关心患者，态度严肃认真。检查前向患者做好解释工作，告知患者检查可能引起不适，减轻紧张感。检查要仔细，动作轻柔。

（2）检查前嘱患者排空膀胱，必要时导尿和排尽充盈的大便。

（3）每检查1人更换置于臀下的垫单，每人使用一套检查器械，以防交叉感染。

（4）除尿瘘患者有时取特殊体位外，一般妇科检查均取膀胱截石位，患者臀部置于台缘，头部略抬高，两手平放于身旁，使腹肌放松。检查者面向患者，立在患者两腿之间。不宜搬动的危重患者，可在病床上检查。

（5）正常月经期应避免检查，如为异常出血则必须检查。检查前应先消毒外阴，并使用无菌手套及器械。

（6）对处女仅限做直肠－腹部诊，禁作双合诊和阴道窥器检查。如确需检查，应取得家属及本人同意，可用示指放入阴道触诊。男性医护人员进行检查时，需有女性医护人员在场，以减轻患者紧张心理和避免发生不必要的误会。

（7）如患者紧张，可边检查边与患者交谈，使其放松腹肌。若怀疑盆腔内有病变，但因患者腹壁肥厚或高度紧张不合作使检查不满意时，应行超声检查，必要时可肌内注射哌替啶后，甚至在骶管麻醉下行盆腔检查，以做出正确的判断。

3. 检查方法 按下列步骤进行。

（1）外阴检查 观察外阴发育及阴毛分布情况，外阴皮肤和黏膜色泽，有无萎缩、增厚等变化，外阴有无畸形、炎症、水肿、溃疡、赘生物或肿块。左手拇指、示指分开小阴唇，暴露阴道前庭、尿道口和阴道口，检查处女膜的完整性，有无残痕。嘱患者向下屏气用力，观察有无阴道前后壁膨出、子宫脱垂和尿失禁等。

（2）阴道窥器检查 选择合适的阴道窥器，将窥器的两叶合拢，用润滑剂（石蜡油或肥皂液）润滑两叶前端；左手拇指和示指将两侧小阴唇分开，暴露阴道口，右手持阴道窥器斜行插入阴道口，沿阴道侧后壁缓慢插入阴道内，边旋转边向上向后推进，并将两叶转平，张开，直至完全暴露宫颈，再固定窥器（图13-1，图13-2）。如拟作宫颈刮片或阴道涂片细胞学检查，则不用润滑剂，改用生理盐水，以免影响结果；取出窥器时将两叶合拢后退出，以免夹伤患者的小阴唇和阴道壁黏膜，引起患者疼痛和不适。

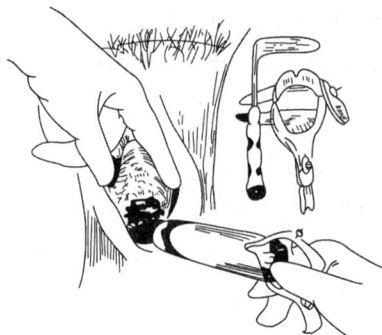

| 图13-1 沿阴道侧后壁放入阴道窥器 | 图13-2 暴露宫颈 |

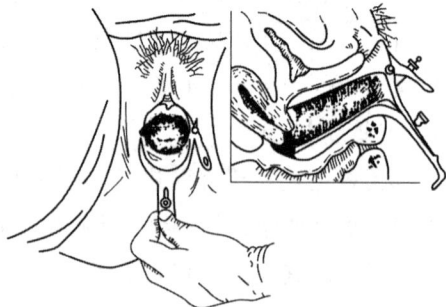

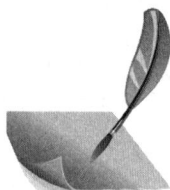

窥器检查内容包括宫颈、阴道。观察宫颈的大小、颜色、外口形状，有无出血、糜烂、息肉、腺囊肿等慢性炎症表现及畸形，宫颈管内有无出血或异常分泌物，此时可取宫颈管分泌物和宫颈刮片检查。观察阴道壁黏膜颜色、皱褶多少、有无阴道畸形、有无溃疡、赘生物及囊肿等。观察阴道分泌物的量、色泽、性状、有无臭味。白带异常者应进行涂片检查。

（3）双合诊　检查者一手示指和中指涂润滑剂后伸入阴道内，另一手放于腹部，两手配合检查为双合诊。逐步检查阴道、宫颈、子宫、输卵管、卵巢、宫旁组织和韧带，以及盆腔内壁情况（图 13 - 3，图 13 - 4）。双合诊可以检查阴道通畅度和深度，有无畸形、肿块等；触摸宫颈的大小、形态、硬度、有无接触性出血和宫颈举痛；触摸子宫体大小、位置、形态、软硬度、活动度、有无压痛，正常子宫位于盆腔中央，呈前倾前屈位、活动、中等硬度；触摸子宫附件处有无肿块、增厚、压痛，注意肿块的位置、大小、形态、硬度、活动度、与子宫的关系、有无压痛等，正常卵巢偶尔可扪及，触之有酸胀感，正常输卵管多不能触及。

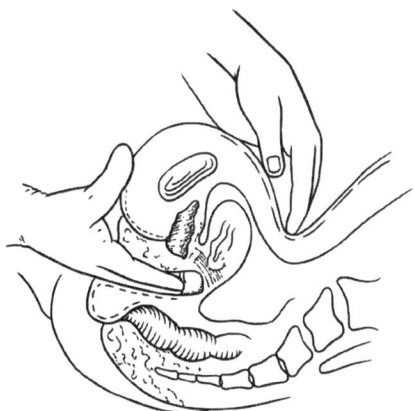

图 13 - 3　双合诊检查子宫　　　　　　图 13 - 4　双合诊检查子宫附件

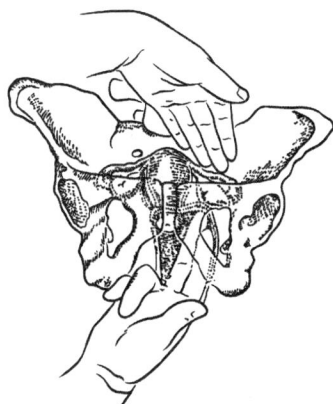

（4）三合诊　检查者一手示指在阴道内，中指在直肠，另一手在腹部配合检查，此为三合诊（图 13 - 5）。主要检查子宫位置及子宫后壁、直肠子宫陷凹、宫骶韧带、盆腔后壁、直肠阴道隔、骶骨前方、直肠内有无病变，估计癌肿浸润盆壁的范围。

（5）直肠 - 腹部诊　检查者一手示指伸入直肠，另一手在腹部配合检查为直肠 - 腹部诊。检查内容同双合诊和三合诊，适用于处女、阴道闭锁先天无阴道或经期不宜作阴道检查者。

4. 记录　盆腔检查结束后按顺序记录检查结果。

外阴：发育情况、阴毛分布、婚产式、有无异常情况。

阴道：是否通畅，黏膜情况，分泌物情况。

宫颈：大小、硬度，有无糜烂、撕裂、息肉等慢性炎症表现，有无接触性出血、举摆痛。

子宫：大小、位置、形态、硬度、活动度、有无压痛。

附件：两侧分别记录，有无肿块、增厚、压痛，以及三合诊检查肿块的位置、大小、形状、软硬度、活动度、与子宫的关系、有无压痛等。

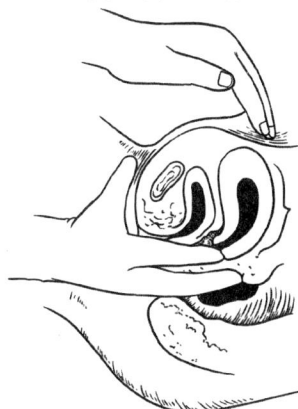

图 13 - 5　三合诊检查

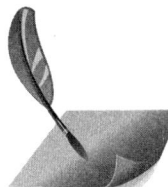

（四）辅助检查

包括血、尿、大便三大常规检查，相关实验室检查及物理学诊断如超声波、X 线、内镜检查等。

考点提示

1. 妇科患者的主诉通常是阴道流血、白带异常、外阴瘙痒、闭经、下腹痛、下腹包块及不孕等。

2. 妇科检查前患者需排空膀胱。

3. 阴道窥器检查内容包括宫颈、阴道及阴道分泌物。

4. 双合诊可以检查阴道、宫颈、子宫、输卵管、卵巢、宫旁组织及盆腔内壁情况。

四、心理社会评估

1. 患者对健康问题的认识　了解患者对健康问题的感受，对自己所患疾病的认识和态度，对患者角色的接受，对治疗和护理的期望，从而帮助患者接受现实，及时就医。

2. 患者对疾病的反应　应用量化评估表评估患者患病前后的应对方法，面对压力时的解决方式，处理问题中遇到的困难等。这样可以明确患者的社会心理问题，从而采取相应的心理护理措施，帮助患者减轻或消除心理因素对健康的影响。

3. 患者的精神状态　心理变化可以影响患者的精神状态，精神状态在妇科疾病的发生、发展及预后中占有重要的地位。妇科检查一些部位的暴露常使患者感到害羞、困扰和不安，同时一些妇科疾病常影响到患者的家庭与夫妻生活等，所以要注意的患者情绪变化，及时纠正患者的不良情绪，以利于疾病的康复。

知识拓展

常见几种妇科特殊检查

1．阴道分泌物悬滴检查：可检查阴道内有无滴虫或假丝酵母菌。

2．宫颈刮片：用于宫颈癌筛查。

3．宫颈或颈管活体组织检查：能确定宫颈病变性质，是确诊宫颈癌的主要方法。

4．诊断性刮宫：用于刮取子宫内膜和其他组织行病理检查。

5．输卵管通畅检查：可检查输卵管是否通畅，并兼有一定的治疗作用。

6．B 超检查：探测子宫、附件、盆腔有无异常如肿瘤、炎症等；监测卵泡发育及排卵；探查宫内节育器的情况等。

7．内镜检查

（1）阴道镜：可将宫颈阴道部上皮放大 10～40 倍，观察肉眼看不到的微小病变（异型上皮、异型血管和早期癌前病变）。在可疑部位取活检，提高确诊率。

（2）宫腔镜：能对宫腔内的生理和病理情况进行检查和诊断，并可直视下取活检和行宫腔手术治疗。

（3）腹腔镜：将腹腔镜自腹壁插入腹腔内，观察腹腔及盆腔脏器的形态及病变情况，必要时可取活检以明确诊断，并可在腹腔镜下进行手术治疗。

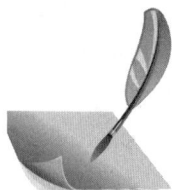

扫码"学一学"

第二节　护理计划

护理计划是系统地制定护理活动的过程，包含对护理问题进行排序、制定护理目标、选择护理措施，并及时评价实施措施后的反应。

【护理问题】

护理问题是护士全面收集患者的生理、心理、精神、社会和文化等方面的资料，加以综合整理、分析后，根据患者的问题作出的阐述。护理问题包括患者潜在性和现存的问题、自我护理能力和妇女群体健康改变的趋势。我国目前使用的是北美护理诊断协会（NAN-DA）2015 年认可的护理诊断。护士确认护理问题后，按其重要性和紧迫性排列先后顺序，根据病情轻重缓急采取先后行动。

【护理目标】

护理目标是通过护理干预，护士期望患者达到的健康状态或在行为上的改变，也是评价护理效果的标准，可以指导护理设计和制订护理措施。根据目标所需时间的长短分为长期目标和短期目标。长期目标又称远期目标，是指在较长时间内（数周或数月）才能达到的目标，常用于妇科出院患者、慢性炎症患者和手术后康复患者。短期目标又称近期目标，是指在较短时间内（1 周或 1 天甚至更短的时间）能够达到的目标，常用于病情变化较快或短期住院的妇科患者。长期目标和短期目标在时间上没有绝对的分界。有些护理计划只有短期目标，有些护理计划可能具有长期目标和短期目标。长期目标和短期目标的相辅相成有利于护士做好各个护理阶段的工作。

【护理措施】

护理措施是护士为帮助患者达到预定目标所采取的具体护理活动。具体内容可分为如下三类。

1. 依赖性护理措施　是指护士执行医师、药剂师、营养师等人的医嘱。要求护士既要执行医嘱，又要对给予患者的治疗和护理负责任。

2. 协作性护理措施　是指护士与其他医务人员协同完成的护理活动。

3. 独立性护理措施　是指护士运用自己的护理知识和能力，自行或授权其他护理人员进行的护理活动。包括对患者住院环境、生活护理、患者教育等的管理及患者病情和心理社会反应的监测两方面。应注意制订护理措施要具有科学性和可实行性，保证患者的安全和健康服务的协调。

【健康教育】

妇科患者由于疾病或手术牵涉性生活、生育等家庭方面的问题，常常影响家庭和睦和夫妻生活，所以妇科患者思想顾虑多，心理压力大，在健康教育方面尤其不可忽视。如生殖器炎症的患者，应指导她寻找病因，注意个人卫生，在特殊时期如月经期、妊娠期应预防感染，注意休息，清淡饮食，保持会阴部清洁，理解丈夫心情，保持心情愉快等。

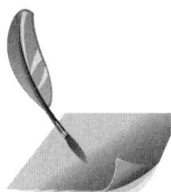

【护理评价】

护理评价是对整个护理效果的鉴定，是评价护理目标是否达到的手段。将患者目前的健康状况与护理计划中的护理目标进行比较，可能会存在目标完全实现、部分实现、未实现等几种结果，此时应重新收集患者的资料，调整护理计划。

1. 停止 对于已解决的护理问题，目标已完全实现，其相应护理措施可同时停止。

2. 修订 对护理目标部分实现或未实现的情况进行仔细分析，然后对护理问题、护理目标、护理措施中不恰当的地方进行修改。

3. 排除 经过分析和实践，排除已不存在的护理问题。

4. 增加 评价过程也是一个再评估的过程，根据对所获得的资料的评判，可发现新的护理问题，应将其纳入护理计划中，改进和提高护理质量，争取患者早日康复。

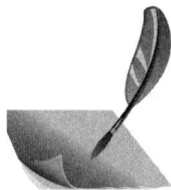

练习题

扫码"练一练"

A₁ 型题

1. 妇科常见症状不包括

    A. 阴道流血   B. 白带异常   C. 外阴搔痒

    D. 胸痛   E. 下腹痛

2. 下列关于妇科护理评估的说法，错误的是

    A. 正常月经期应避免盆腔检查

    B. 护士要信守为患者保守秘密的承诺

    C. 盆腔检查为身体检查常规项目，不是妇科特有

    D. 盆腔检查前患者要排空膀胱

    E. 男性医务人员对女性进行盆腔检查时需有第三者在场

3. 妇科检查应协助患者取

    A. 仰卧位   B. 平卧位

    C. 膀胱截石位   D. 膝胸卧位

    E. 半卧位

4. 阴道窥器的检查内容不包括

    A. 阴道壁   B. 阴道分泌物

    C. 子宫颈   D. 宫颈管分泌物

    E. 子宫体

5. 关于双合诊检查，下列说法错误的是

    A. 双合诊是盆腔检查最常用的方法

    B. 检查的方法是一手戴手套，其示指和中指伸入阴道，另一手掌面向下按压腹部，双手配合进行检查

    C. 检查前需排空膀胱

    D. 正常情况下可触及输卵管和卵巢

    E. 双合诊前应向患者作好解释工作

A₂ 型题

6. 患者，女，34 岁，已婚已育。5 天前妇科检查发现宫颈糜烂，本次检查拟作宫颈刮片检查，应用什么做润滑剂

    A. 新洁尔灭   B. 生理盐水

    C. 肥皂液   D. 石蜡油

    E. 强力碘

7. 46 岁女性，因月经量多，经期长已半年到妇科门诊就诊。医生建议作双合诊了解盆腔情况，这项检查不足之处是

    A. 检查宫颈大小及硬度   B. 检查宫体大小及硬度

    C. 检查附件有无肿块及硬度   D. 检查盆腔有无肿块及硬度

    E. 检查直肠子宫陷凹有无肿块及硬度

（邓　婧）

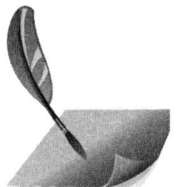

女性生殖系统炎症患者的护理

扫码"学一学"

第一节　概　述

一、女性生殖系统的自然防御功能

女性生殖系统的解剖和生理特点使健康女性具有比较完善的自然防御功能，一般不会引起炎症。

1. 两侧大阴唇自然合拢，遮掩阴道口、尿道口。

2. 由于盆底肌的作用，阴道口闭合，阴道前、后壁紧贴，可以防止外界的污染。

3. 阴道具有自净作用。阴道内有多种细菌寄居，但阴道与这些菌群之间形成生态平衡，寄居的细菌并不致病。在维持阴道生态平衡中雌激素、乳酸杆菌起了重要作用。生理情况下，阴道上皮在卵巢分泌的雌激素作用下增生变厚，增强抵抗病原体侵入的能力，同时上皮细胞内糖元含量增加，在阴道杆菌的作用下，分解为乳酸，维持阴道正常的酸环境（pH≤4.5，通常在3.8~4.4），使嗜碱性病原体的活动和繁殖受到抑制。

4. 子宫颈内口紧闭。宫颈管黏膜柱状上皮分泌大量黏液形成胶冻状"黏液栓"，堵塞子宫颈管，成为防止上生殖道感染的机械屏障，黏液栓呈碱性，内含溶酶体及局部抗体，具有杀菌作用；宫颈阴道部表面覆以复层鳞状上皮，具有较强的抵抗力。

5. 育龄妇女子宫内膜周期性剥脱，可及时消除宫腔内的感染。

6. 输卵管黏膜上皮细胞的纤毛向子宫腔方向摆动以及输卵管的蠕动，均有利于阻止病原体的侵入。

虽然女性生殖器官在解剖、生理方面具有较强的自然防御功能，但是由于外阴前与尿道，后与肛门邻近，易受污染；同时外阴与阴道又是性交、分娩及各种宫腔操作的必经之道，容易受损伤及各种外界病原体感染。此外，妇女在特殊生理时期如月经期、妊娠期、分娩期和产褥期，机体抵抗力下降，病原体容易侵入生殖道造成炎症。

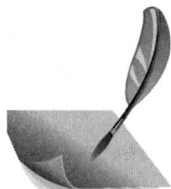

二、病原体

1. 细菌 大多为化脓菌如葡萄球菌、链球菌、大肠埃希菌、厌氧菌、淋病奈瑟菌、变形杆菌、结核杆菌等。

2. 原虫 多见阴道毛滴虫。

3. 真菌 以白色假丝酵母菌（念珠菌）为主。

4. 病毒 以疱疹病毒、人类乳头瘤病毒为多见。

5. 螺旋体 多见苍白密螺旋体。

6. 衣原体 常见沙眼衣原体。

三、传染途径

1. 沿生殖道黏膜上行蔓延 病原体由外阴侵入阴道后，沿黏膜经子宫颈、子宫内膜、输卵管黏膜至卵巢及腹腔。葡萄球菌、淋病奈瑟菌、衣原体多沿此途径扩散（图14-1）。

2. 经血液循环播散 病原体从人体的其他系统经过血液循环感染生殖器官，此为结核杆菌的主要传播途径（图14-2）。

3. 经淋巴系统蔓延 病原体经生殖器创伤处的淋巴管侵入，扩散至盆腔结缔组织及内生殖器其他部分，是产褥感染、流产后感染及放置宫内节育器后感染的主要传播途径。多见于链球菌、大肠埃希菌、厌氧菌等感染（图14-3）。

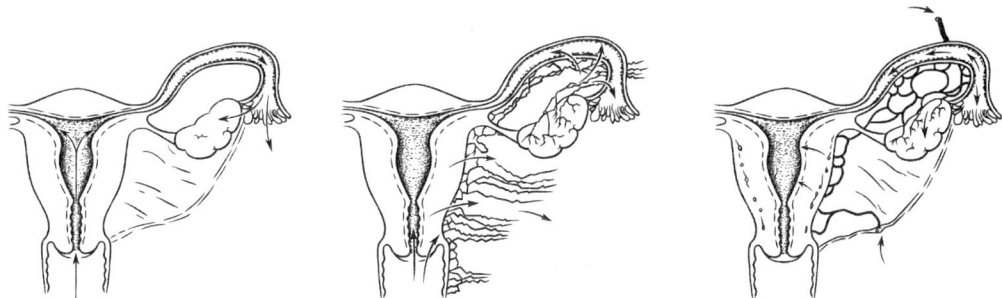

图14-1 炎症经黏膜上行感染　　图14-2 炎症经血行播散　　图14-3 炎症经淋巴系统上行感染

4. 直接蔓延 腹腔脏器感染后，直接蔓延到内生殖器，如阑尾炎可引起右侧输卵管炎。

考点提示

1. 阴道具有自净作用。

2. 子宫颈内口紧闭。宫颈黏液栓是防止病原体上行感染的重要屏障。

3. 月经的产生可及时消除子宫腔感染。

4. 生殖器结核的感染途径主要是血液循环。

5. 产后、流产后感染主要是经淋巴道蔓延。

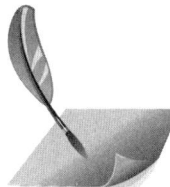

第二节 外阴部炎症

非特异性外阴炎

案例 患者，女，31岁。3天前出现外阴瘙痒、疼痛、有灼热感。检查：外阴局部皮肤红肿，有抓痕。

问题：

1. 该患者的诊断如何？

2. 护理措施及健康指导内容有哪些？

【疾病概述】

非特异性外阴炎是由物理、化学等非病原体因素所致的外阴皮肤或黏膜炎症。以大小阴唇多见。常见于外阴受经血、阴道分泌物刺激、粪瘘患者粪便污染刺激、尿瘘患者长期尿液浸渍、长期穿紧身化纤内裤或经期长时间使用卫生用品，导致外阴部潮湿、透气性差等，均可导致非特异性外阴炎。

非特异性外阴炎的表现主要是外阴不适伴瘙痒。

处理原则为病因治疗；局部治疗。

【护理评估】

一、健康史

询问有无诱发因素，有无白带增多、大小便刺激皮肤等。

二、身体状况评估

1. 症状 外阴皮肤瘙痒、疼痛、灼热感，于性交、活动、排尿时加重。

2. 体征 妇科检查见外阴部充血、肿胀、糜烂、抓痕，严重者形成溃疡或湿疹，皮肤或黏膜增厚、粗糙、皲裂甚至苔藓样变。

三、心理社会评估

了解病情经过，了解患者对症状的反应，有无烦躁、不安、社交障碍等心理。

【护理诊断】

1. 舒适的改变 与外阴瘙痒、疼痛、分泌物增多有关。

2. 皮肤完整性受损 与外阴部皮肤黏膜炎症有关。

3. 焦虑 与外阴瘙痒及白带增多有关。

【护理措施】

1. 寻找病因 积极治疗引起外阴炎的其他疾病，如阴道炎、尿瘘、糖尿病等。

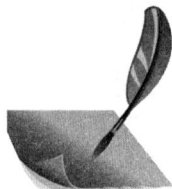

2. 局部用药 1 ： 5000 高锰酸钾液坐浴，每天 2 次，每次 15 ~ 20 分钟，坐浴时注意溶液浓度、温度及坐浴时间，月经期禁止坐浴；若有破溃可涂抗生素软膏或紫草油；急性期还可选用微波或红外线局部物理治疗。此外，可选用中药苦参、蛇床子、白癣皮、土茯苓、黄柏各 15 g，川椒 6 g，水煎熏洗外阴部，每日 1 ~ 2 次。

3. 保护皮肤 嘱患者不要搔抓皮肤，勿用刺激性药物擦洗，避免破损或合并细菌感染。

4. 心理护理 耐心听取患者倾诉，做好疾病知识宣教，指导患者积极配合治疗。

【健康教育】

指导患者保持外阴清洁、干燥。做好月经期、妊娠期、产褥期卫生。不穿化纤内裤和紧身衣，着棉织内衣裤；少吃辛辣食物。

> **考点提示**
>
> 1. 非特异性外阴炎临床多见于阴道分泌物增多刺激外阴引起炎症。
> 2. 主要表现为外阴皮肤瘙痒、疼痛、灼热感。
> 3. 治疗以局部用药为主，强调病因的治疗。

前庭大腺炎

案例 患者，女，35 岁。1 周前出现外阴疼痛、肿胀。检查：外阴右侧小阴唇内侧有囊性肿块，触及波动感，局部发红发热。

问题：

1. 该患者的诊断如何？
2. 囊性肿块该怎么办？

【疾病概述】

前庭大腺炎是前庭大腺的炎症，包括前庭大腺脓肿和前庭大腺囊肿。前庭大腺位于大阴唇下 1/3 深部，左右各一，大小如黄豆，腺管开口于小阴唇与处女膜之间。

主要病原体为葡萄球菌、链球菌、大肠埃希菌、淋病奈瑟菌及沙眼衣原体等。由于前庭大腺解剖部位的特点，在性交、流产或其他状况污染外阴时，病原体可侵入而引起炎症。急性炎症发作时，腺管口因炎症肿胀阻塞，渗出物不能外流、积存而形成脓肿。当急性炎症消退后，腺管口粘连闭塞，分泌物不能排出，脓液逐渐转变为清液形成前庭大腺囊肿。

前庭大腺炎的表现主要是一侧外阴局部肿胀、疼痛、小肿块。

处理原则是急性炎症期，需使用抗生素。脓肿形成后或囊肿较大时可切开引流并行造口术。

【护理评估】

一、健康史

了解有无流产史及性生活情况。

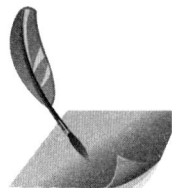

二、身体状况评估

1. 症状 前庭大腺炎多发生于一侧外阴。急性期局部肿胀、疼痛、灼热感，行走不便，可出现发热等全身症状。脓肿或囊肿形成后自觉有包块。

2. 体征 妇科检查，可见局部皮肤红肿、发热、压痛明显、腹股沟淋巴结可呈不同程度增大。当脓肿形成时表面皮肤变薄，可触及波动感。前庭大腺囊肿形成后，大小不等，一般直径不超过 6 cm，患者往往无明显症状，可持续数年不增大。

三、心理社会评估

了解病情经过，了解患者对症状的反应，有无烦躁、不安、社交障碍等心理。

【护理诊断】

1. 疼痛 与局部炎性刺激有关。

2. 有皮肤完整性受损的危险 与手术或脓肿自溃有关。

3. 焦虑 与病变部位在隐私处和病情反复有关。

【护理措施】

1. 一般护理 嘱急性期患者卧床休息，给予营养丰富的、无刺激、易消化饮食。

2. 用药护理 遵医嘱给予抗生素治疗，取前庭大腺开口处分泌物作细菌培养和药敏试验，根据病原体选用抗生素；局部可用清热解毒的中药热敷或坐浴。

3. 手术护理 脓肿形成后或囊肿较大时可切开引流并行造口术。近年采用 CO_2 激光作囊肿造口术，效果良好，术中无出血，无需缝合，局部无瘢痕形成并可保留腺体功能。应做好术前准备、术中配合、术后护理。

4. 预防感染 脓肿或囊肿切开术后，局部引流条需每日更换一次，外阴用氯己定（洗必泰棉球擦洗或 1：5000 高锰酸钾液坐浴）每日 2 次。

【健康教育】

指导患者保持外阴清洁、干燥，特别在月经期、妊娠期、产褥期，每天清洗外阴、更换内裤；月经期、产褥期禁止性交；使用消毒卫生巾。

第三节 阴道炎症

扫码"学一学"

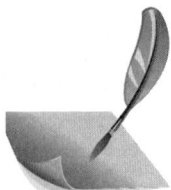

案例 患者，女，27 岁。因 5 天前无明显诱因出现外阴瘙痒，阴道分泌物增多，呈黄色，有腥臭味来就诊。妇科检查：外阴潮红，阴道黏膜充血，宫颈有散在出血斑点，后穹隆有多量黄白色稀薄泡沫状分泌物。行悬滴法检查，见到活动的阴道毛滴虫。

问题：

1. 该患者的诊断如何？

2. 护理措施及健康指导内容有哪些？

滴虫性阴道炎

【疾病概述】

滴虫性阴道炎是由阴道毛滴虫（图14-4）引起的阴道炎，是阴道炎症最常见的一种。滴虫呈梨状，体积为多核白细胞的2~3倍，其顶端有4根鞭毛，体侧有波动膜，后端尖并有轴柱凸出，无色透明如水滴。鞭毛随波动膜的波动而活动。滴虫适宜生长在温度为25~40℃，pH为5.2~6.6的潮湿环境中，而pH在5以下或7.5以上的环境中不生长。月经前后，阴道pH发生变化，月经后接近中性，隐藏在腺体及阴道皱襞中的滴虫易繁殖，引起炎症发作。滴虫消耗或吞噬阴道细胞内的糖原，阻碍乳酸的生成，以降低阴道酸度而有利于繁殖。滴虫不仅寄生于阴道，还侵入尿道或尿道旁腺，甚至膀胱、肾盂以及男性的包皮褶、尿道或前列腺中。

扫码"看一看"

滴虫的传播途径如下。

1. 直接传播　经性交传播，是主要的传播方式。

2. 间接传播　经公共游泳池、浴盆、厕所、衣物等传播。

3. 医源性传播　通过污染的器械及敷料传播。

滴虫性阴道炎的表现为阴道分泌物量多有腥臭味，外阴瘙痒，可伴尿频、尿痛。

处理原则是切断传播途径；杀灭阴道毛滴虫；恢复阴道正常pH；防止复发。

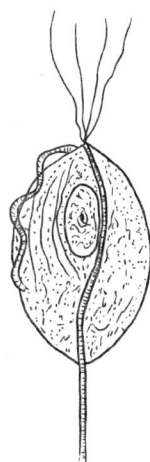

【护理评估】

一、健康史

图14-4　阴道毛滴虫

询问既往有无阴道炎病史，发病与月经周期的关系，治疗经过，了解个人卫生习惯，分析感染途径。

二、身体状况评估

1. 症状　典型症状是稀薄、泡沫状、灰黄色白带增多伴外阴瘙痒，若合并其他细菌感染白带可呈脓性有臭味。瘙痒部位主要在阴道口和外阴，局部有灼热、疼痛、性交痛等。合并尿道感染时，可有尿频、尿痛，有时可见血尿。阴道毛滴虫能吞噬精子，阻碍乳酸生成，影响精子在阴道内存活，可致不孕。少数滴虫感染者无以上症状称带虫者。

2. 体征　妇科检查可见阴道黏膜充血，严重时有散在出血点，甚至宫颈有出血斑点，形成"草莓样"宫颈。后穹隆有多量白带，呈灰黄色、黄白色稀薄泡沫状或脓性泡沫状。

3. 辅助检查

（1）悬滴法　为最简便的方法。在玻片上放一滴生理盐水，于阴道后穹隆处取少许分泌物混与生理盐水中，用低倍镜观察，若有滴虫可见其呈波状运动。在有症状的患者中，阳性率可达80%~90%。检查前48小时避免性交、阴道灌洗、局部用药。分泌物取出后应及时检查并注意保暖，否则影响检查结果。

（2）培养法　适用于症状典型而悬滴法未见滴虫者，可用培养基培养，阳性率可

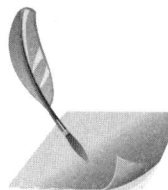

达 98%。

三、心理社会评估

由于病变在隐私部位、有传染性且易复发，可出现焦虑和社交障碍。了解有无治疗效果不佳致反复发作造成的烦恼，接受盆腔检查的顾虑，丈夫或性伴同时治疗的障碍。

> **考点提示**
>
> 1. 滴虫性阴道炎主要经性交直接传播。
> 2. 典型白带为量多、稀薄、泡沫状、灰黄色。
> 3. 悬滴法检查前 48 小时避免性交、阴道灌洗、局部用药。分泌物取出后应及时检查。

【护理诊断】

1. 黏膜完整性受损　与阴道炎症有关。

2. 舒适的改变　与外阴、阴道瘙痒、疼痛、分泌物增多有关。

3. 知识缺乏　缺乏预防、治疗滴虫性阴道炎的知识。

4. 焦虑　与疾病反复发作，丈夫或性伴同时治疗障碍有关。

【护理措施】

1. 积极开展普查普治，消灭传染源　切断传播途径，禁止滴虫患者、带虫者进入游泳池。浴盆、浴巾要消毒。医疗单位要做好消毒隔离，以免交叉感染。

2. 用药护理

（1）全身治疗　为主要治疗方法。初次治疗首选甲硝唑 2 g 单次口服，也可选甲硝唑 400 mg，每日 2~3 次，7 日为一疗程，丈夫或性伴同时治疗，治愈率 90%~95%。重复治疗应用甲硝唑 400 mg，每日 2~3 次，7 日为一疗程。

（2）局部治疗　全身及局部联合用药效果佳。甲硝唑阴道泡腾片 200 mg 置于阴道后穹隆，每晚 1 次，7 次为一疗程。用药前可先用 1% 乳酸液或 0.1%~0.5% 醋酸液阴道灌洗，改善阴道内环境，提高疗效。

3. 复查　滴虫性阴道炎常于月经后复发，月经干净后要复查白带，连续 3 次阴性方为治愈。

【健康教育】

1. 注意个人卫生　保持外阴清洁、干燥，避免搔抓外阴以免皮肤破损。每天清洗外阴并更换内裤。内裤及洗涤用的毛巾，应煮沸 5~10 分钟以消灭病原体，避免交叉感染及重复感染。

2. 用药指导　告知患者各种剂型的阴道用药方法；阴道灌洗要注意药液温度、浓度和灌入方法；月经期间暂停坐浴、阴道冲洗及阴道用药；用药期间禁饮酒；早期妊娠禁用；用药期间及停药 24 小时内不宜哺乳；治疗期间禁止性生活；治疗后检查滴虫阴性时，下次月经后应继续治疗一疗程，以巩固疗效。

3. 观察用药反应 甲硝唑口服后较常见食欲减退、恶心、呕吐等胃肠道反应；如发现患者出现头痛、皮疹、白细胞减少等症状应立即报告医师并停药。

4. 心理护理 耐心听取患者倾诉，及时解答患者提问，要做好家属思想工作，丈夫及性伴应积极治疗。

考点提示

1. 滴虫性阴道炎主要治疗方法为口服用药，既能杀灭阴道内的滴虫，又可杀灭侵入尿路的滴虫。甲硝唑为特效药，耐药性较少，可反复使用。

2. 滴虫可寄生在男方的包皮褶、尿道或前列腺中，丈夫及性伴应同时治疗。

3. 坚持按疗程治疗。治疗后检查滴虫阴性时，下次月经后应继续治疗一疗程。

4. 月经干净后要复查白带，连续3次阴性方为治愈。

外阴阴道假丝酵母菌病

案例 患者，35岁，已产妇女，外阴奇痒，坐卧不安，妇科检查阴道内白带多，呈白色豆渣样，阴道壁及处女膜缘附有白色膜状物。

1. 该患者的诊断如何？

2. 护理措施及健康指导内容有哪些？

【疾病概述】

外阴阴道假丝酵母菌病也称念珠菌性阴道炎，是由假丝酵母菌（俗称念珠菌）引起的一种常见外阴阴道炎，80%～90%的病原体为白色假丝酵母菌。此菌不耐热，当加热至60℃持续1小时即死亡，但对干燥、日光、紫外线及化学试剂等抵抗力较强。假丝酵母菌为条件致病菌，在全身及阴道局部免疫能力下降时发病。临床多见于孕妇、糖尿病患者、大量雌激素治疗者。当阴道内糖原增多，酸度增加，其阴道pH值通常<4.5，有利于此菌生长。长期应用广谱抗生素者抑制阴道杆菌生长，打破了阴道内生态平衡，可使寄居的假丝酵母菌成为优势菌大量繁殖引起感染。

知识链接

广义上讲，外阴阴道假丝酵母菌病包括假丝酵母菌外阴阴道寄居及假丝酵母菌外阴阴道炎。可分别单独存在，也可同时存在。约75%妇女一生中至少患过1次假丝酵母菌外阴阴道炎。有假丝酵母菌感染的阴道pH多在4.0～4.7，通常<4.5，因此，酸性环境适宜假丝酵母菌生长。

假丝酵母菌的传染途径如下。

1. 内源性传染 为主要传染途径。寄生于人的口腔、阴道、肠道的假丝酵母菌可互相传染，一旦条件适宜可引起感染。

2. 直接传染 少数患者可通过性交直接传染。

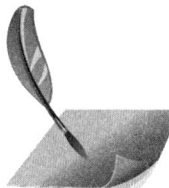

3. 间接传染 极少数患者可通过接触感染的衣物间接传染。

外阴阴道假丝酵母菌病的表现主要是外阴、阴道奇痒，可伴有尿频、尿痛及性交痛，白带黏稠呈凝乳状或豆渣样。

处理原则是消除诱因；抑制或杀灭假丝酵母菌；恢复阴道正常 pH；防止复发。

【护理评估】

一、健康史

了解患者有无糖尿病，使用抗生素、雌激素的种类、时间，是否为妊娠期。询问既往有无阴道炎病史，与月经周期的关系，治疗经过。

二、身体状况评估

1. 症状 外阴、阴道瘙痒、灼痛、严重时坐卧不宁，异常痛苦。还可伴有尿频、尿痛及性交痛。急性期白带增多，典型的白带呈白色、稠厚、豆渣样或干酪样。因此，症状评估时需了解阴道分泌物量、性状、气味。

2. 体征 妇科检查可见外阴皮肤抓痕，小阴唇内侧、阴道黏膜红肿并附有白色膜状物，擦除后，露出红肿、糜烂或溃疡的黏膜。

3. 辅助检查 悬滴检查。取 1 滴 10% 氢氧化钠溶液于玻璃片上，再取少量阴道分泌物与之混匀后在显微镜下找到芽孢或假菌丝即可确诊。临床有症状而悬滴法阴性者可采用培养法。

三、心理社会评估

外阴、阴道瘙痒致患者痛苦万分，影响休息与睡眠。有些患者不愿言表、不愿就医，充满矛盾心理。应评估患者心理障碍及影响治疗的原因。

考点提示

1. 假丝酵母菌的传染途径主要是内源性传染。
2. 典型的白带为白色、稠厚、凝乳状、豆渣样或干酪样。
3. 外阴、阴道瘙痒，常以夜间明显，影响休息与睡眠。
4. 复发常发生在月经前。

【护理诊断】

1. 黏膜完整性受损 与阴道炎症有关。

2. 舒适的改变 与外阴、阴道瘙痒、疼痛、分泌物增多有关。

3. 知识缺乏 缺乏预防、治疗假丝酵母菌病的知识。

【护理措施】

1. 消除诱因 积极治疗糖尿病，及时停用广谱抗生素、皮质类固醇激素、雌激素等。

2. 用药护理

（1）局部用药 是主要的治疗方法。用 2%～4% 碳酸氢钠冲洗阴道，改变阴道酸碱度，再选用咪康唑（达克宁）栓剂、克霉唑栓剂、制霉菌素（米可定）栓剂等药物放于阴道后穹隆，每晚 1 次，7 次为 1 个疗程。

（2）全身用药　经局部用药效果差未婚女性或病情较顽固者可选用口服药物。首选氟康唑 150 mg 顿服。或伊曲康唑 200 mg 口服，每日 1 次，连用 3 ~ 5 日。

（3）复发用药　假丝酵母菌阴道炎容易在月经前复发，复发者需要较长期口服药物。

知识链接

　　假丝酵母菌外阴阴道炎经治疗后 10% ~ 20% 复发，部分复发病例有诱发因素，但大部分患者复发机制不明。对复发病例应检查原因，消除诱因，抗真菌以全身用药为主，先用治疗量 10 ~ 14 日，然后用预防量较长期维持。常用药物的预防量：氟康唑 150 mg，每周 1 次，共 6 个月；克霉唑栓剂 500 mg 阴道内放置，每周 1 次，共 6 个月。

【健康教育】

1. 养成良好的卫生习惯，保持外阴清洁、干燥，避免搔抓外阴以免皮肤破损。每天清洗外阴并更换内裤。内裤及洗涤用的毛巾应用开水烫洗。

2. 用药指导　指导或协助患者阴道冲洗后再上药，注意手的消毒；注意药物浓度和治疗时间，冲洗药物要充分溶化，温度一般 40℃，切忌温度过高，以免烫伤皮肤。

3. 孕妇患病要积极治疗，否则阴道分娩时新生儿易传染而患鹅口疮。治疗应采用局部用药，禁用口服唑类药物。

4. 向患者讲解疾病原因，合理使用抗生素、雌激素等药物，避免诱发因素。消除顾虑积极就医。

细菌性阴道病

案例　患者，女，30 岁。阴道分泌物增多，有腥臭味 2 个月余，自述经常自己作阴道灌洗以达到清洁的目的。妇科检查：阴道内多量分泌物，白色，稀薄，有腥臭味，阴道壁无充血和水肿。

问题：

1. 该患者的诊断如何？

2. 请叙述护理措施及健康指导内容。

【疾病概述】

细菌性阴道病在不同的年代由于对病原体的认识不同曾被命名为嗜血杆菌阴道炎、棒状杆菌阴道炎、加德纳菌阴道炎。1984 年被命名为细菌性阴道病沿用至今。称"细菌性"是因阴道内有大量的细菌，称"阴道病"是因临床及病理特征无炎症改变，并非阴道炎症。

细菌性阴道病为阴道内正常菌群失调所致的一种混合感染。促使阴道菌群发生变化的原因仍不清楚，推测可能与多个性伴侣、频繁性交或阴道灌洗等，使阴道内的酸性环境改变，pH 升高有关。

细菌性阴道病的表现是：阴道分泌物增多，有鱼腥味。

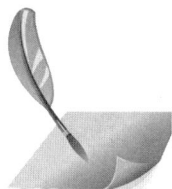

细菌性阴道病的诊断是：下列 4 项中有 3 项阳性即可诊断为此病。①匀质、稀薄、灰白色的阴道分泌物。②阴道 pH > 4.5（4.7 ~ 5.7，多为 5.0 ~ 5.5）。③胺臭味试验阳性。取阴道分泌物少许放在玻片上，加 10% 氢氧化钾 1 ~ 2 滴，产生一种烂鱼肉样腥臭气味为阳性，这是由于胺遇碱释放氨所致。④线索细胞阳性。取阴道分泌物少许放在玻片上，加一滴生理盐水混合，高倍显微镜下寻找线索细胞。线索细胞即阴道脱落的表层细胞，于细胞的边缘贴附颗粒状物即各种厌氧菌，尤其是加德纳菌，细胞边缘不清。在严重病例，线索细胞可达 20% 以上，但几乎无白细胞。

处理原则：使用抗厌氧菌药物，如甲硝唑、替硝唑、克林霉素等。

知识链接

正常阴道内有大量细菌寄居，其中，以产生过氧化氢（H_2O_2）的乳酸杆菌占优势。乳酸杆菌一方面分解糖原，使阴道处于酸性环境；另一方面，产生的过氧化氢及其他抗微生物因子可抑制或杀灭其他细菌包括厌氧菌，在维持阴道生态平衡中起关键作用。细菌性阴道病时，阴道内产生过氧化氢的乳酸杆菌减少而其他细菌大量繁殖，主要有加德纳菌、动弯杆菌、类杆菌、消化链球菌等厌氧菌及人型支原体，厌氧菌数量可增加 100 ~ 1000 倍。厌氧菌繁殖的同时产生胺类物质（尸胺、腐胺、三甲胺），使阴道分泌物增多并有臭味。

【护理评估】

一、健康史

了解患者年龄，婚姻史，是否有多个性伴侣。询问既往有无阴道炎病史，做过何种治疗。

二、身体状况评估

1. 症状　10% ~ 40% 患者无症状，有症状者表现为阴道分泌物增多，有鱼腥臭味，性交后加重，可伴有轻度外阴瘙痒或烧灼感。

2. 体征　妇科检查见阴道分泌物呈灰白色，均匀一致，稀薄，常黏附于阴道壁，但黏度很低，容易从阴道壁拭去。阴道黏膜无充血的炎症表现。

三、心理社会评估

评估不愿就诊、矛盾心理的原因，以往应对问题的方式。

【护理诊断】

1. 舒适的改变　与阴道分泌物增多，外阴不适、发痒有关。

2. 知识缺乏　缺乏预防细菌性阴道病的知识。

3. 焦虑　与心情不畅、不愿就医有关。

【护理措施】

1. 卫生指导　保持外阴清洁、干燥，阴道灌洗不应作为清洁手段。

2. 用药护理

（1）改善阴道内环境　可使用 1% ~ 3% 过氧化氢液或 1% 乳酸液冲洗阴道，每日 1 次，

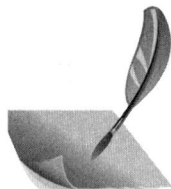

共 7 日。

（2）选用抗厌氧菌药物　首选甲硝唑 400 mg 口服，每日 2~3 次，共 7 日；或 2% 克林霉素软膏阴道涂布，每次 2 g，每晚 1 次，共 7 日。

【健康教育】

1. 杜绝多个性伴侣，注意性卫生。

2. 阴道灌洗要注意药液温度、浓度和灌入方法。

3. 用甲硝唑期间及停药 24 小时之内禁饮酒。

4. 孕妇患病应积极治疗。

知识拓展

1. 细菌性阴道病的鉴别要点　细菌性阴道病与其他阴道炎的鉴别见表 14-1。

表 14-1　细菌性阴道病与其他阴道炎的鉴别

	细菌性阴道病	假丝酵母菌阴道炎	滴虫性阴道炎
症状	分泌物增多，无或轻度瘙痒	重度瘙痒，烧灼感	分泌物增多，瘙痒
分泌物特点	匀质，白色，腥臭味	白色凝乳状或豆渣样	稀薄、黄色、泡沫状
阴道黏膜	正常	水肿、红斑	散在出血点
阴道 pH	>4.5（4.7~5.7）	<4.5	>5（5~6.5）
胺试验	阳性	阴性	阴性
显微镜检查	线索细胞，极少白细胞	芽孢及假菌丝，少量白细胞	阴道毛滴虫，多量白细胞

2. 细菌性阴道病的不良结局　妊娠期细菌性阴道病可导致绒毛膜羊膜炎、胎膜早破、早产。非妊娠期妇女则可引起子宫内膜炎、盆腔炎、子宫切除术后阴道断端感染。

萎缩性阴道炎

案例　患者，女性，62 岁。阴道分泌物增多约 1 周，伴外阴痒。妇科检查：阴道壁充血，有小出血点，阴道分泌物呈脓性。

问题：

1. 该患者的诊断如何？

2. 请叙述护理措施及健康指导内容。

【疾病概述】

萎缩性阴道炎为雌激素水平降低，局部抵抗力下降引起的以需氧菌感染为主的阴道炎症。常见于自然绝经或人工绝经的妇女，也可以见于产后闭经、接受药物假绝经治疗者。

萎缩性阴道炎的表现是：阴道分泌物增多及外阴瘙痒、灼热感。

处理原则是：补充雌激素，增加阴道抵抗力；抑制细菌生长。

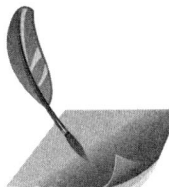

【护理评估】

一、健康史

了解患者年龄、月经史、是否闭经、闭经时间、有无手术切除卵巢或盆腔放疗史等。

二、身体状况评估

1. 症状 主要症状为阴道分泌物增多及外阴瘙痒、灼热感。阴道分泌物稀薄，淡黄色，严重者呈脓血样白带。由于阴道黏膜萎缩，可伴有性交痛。

2. 体征 妇科检查见阴道呈老年性改变，上皮萎缩、菲薄，皱襞消失，黏膜表面可有散在小出血点或片状出血点，严重者可形成表浅小溃疡。慢性炎症时，溃疡还可引起阴道粘连、狭窄，甚至闭锁。

三、心理社会评估

评估不愿就诊的原因，家庭支持系统及以往应对问题的方式。

【护理诊断】

1. **黏膜完整性受损** 与阴道炎症有关。
2. **舒适的改变** 与外阴、阴道瘙痒、疼痛、分泌物增多有关。
3. **知识缺乏** 缺乏预防、治疗萎缩性阴道炎的知识。
4. **焦虑** 与年龄、心情不畅、不愿就医有关。

【护理措施】

1. 卫生指导 保持外阴清洁、干燥，勤换内裤，穿棉织内裤，以减少刺激。

2. 用药护理

（1）增加阴道酸度 用1%乳酸液或0.1%~0.5%醋酸液冲洗阴道，每天1次，能抑制细菌生长繁殖。

（2）局部用药 阴道冲洗后，应用抗生素如甲硝唑200 mg或诺氟沙星100 mg放于阴道深部，每天1次，7~10天为1疗程。炎症严重者，雌激素局部给药，己烯雌酚0.125~0.25 mg每晚放入阴道内1次，7天为1疗程，还可选用己烯雌酚软膏或妊马雌酮软膏局部涂抹，每天2次，连用14天。

（3）全身用药 可口服尼尔雌醇，首次4 mg，以后每2~4周1次，每次2 mg，维持2~3个月。对同时需要性激素替代治疗的患者，可每日给予妊马雌酮0.625 mg，有子宫者注意使用甲羟孕酮保护子宫内膜。

考点提示

1. 萎缩性阴道炎是卵巢功能衰退导致阴道内环境改变，细菌入侵或繁殖引起的炎症。

2. 白带量多、稀薄，淡黄色，严重者呈脓血样。

3. 主要治疗方法是阴道置入抗生素。如无禁忌证，可配合使用性激素替代治疗。

【健康教育】

1. 对围绝经期、老年期妇女进行健康教育，使其掌握预防萎缩性阴道炎的措施及技巧。

2. 用药指导　指导患者或家属阴道灌洗、上药的方法及注意事项，如操作前应洗净双手、器具必须消毒，阴道放药必须放入阴道深部等。对卵巢切除、放疗患者指导其遵医嘱进行激素替代治疗。

3. 心理护理　耐心听取患者倾诉，及时解答提问，鼓励家属多关心患者。

婴幼儿外阴阴道炎

案例　患者，女，1 周岁。近几天烦躁不安，哭闹增多，母亲发现其外阴潮湿，阴道口有脓性分泌物来就诊。检查：外阴部有脓性分泌物，阴道口及尿道口红肿。

问题：

1. 该患儿发生了什么？
2. 请叙述护理措施及健康指导内容。

【疾病概述】

婴幼儿阴道炎常见于 5 岁以下幼女，多与外阴炎并存。

引起婴幼儿阴道炎的病因和诱因如下。

1. 婴幼儿解剖特点　幼女外阴发育差，大小阴唇不能遮盖尿道口及阴道前庭，细菌容易入侵。

2. 婴幼儿的阴道环境与成人不同　新生儿出生数小时后，阴道内即可检测出细菌。由于受母亲及胎盘雌激素的影响，阴道 pH 低，为 4~4.5。此时，阴道内优势菌群为乳酸杆菌。出生后 2~3 周，雌激素水平下降，阴道上皮逐渐变薄，糖原减少，pH 上升至 6~8。乳酸杆菌也不再为优势菌，易受其他细菌感染。

3. 婴幼儿卫生习惯不良　包括外阴不洁、大便污染、外阴损伤、蛲虫感染等均可引起炎症。

4. 阴道误放异物　婴幼儿好奇，在阴道内放置果核、纽扣、发夹、橡皮等异物，造成继发感染。

引起婴幼儿阴道炎的常见病原体有大肠埃希菌、葡萄球菌及链球菌等。目前，淋病奈瑟菌、滴虫、白色假丝酵母菌常通过患病母亲或保育员的手、衣物、毛巾、浴盆等间接传播给婴幼儿。

婴幼儿阴道炎的表现是：阴道分泌物增多，呈脓性。

处理原则是：对症治疗；使用抗生素。

【护理评估】

一、健康史

了解患儿的卫生习惯，有无阴道内误放异物，询问母亲有无阴道炎病史等。

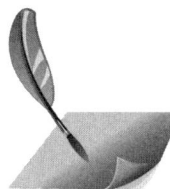

二、身体状况评估

1. 症状 大量分泌物刺激引起外阴痛痒，患儿哭闹，烦躁不安，用手搔抓外阴。部分患儿伴泌尿系统感染，出现尿频、尿急、尿痛。若有小阴唇粘连，排尿时尿流变细或分道。

2. 体征 妇科检查可见外阴、阴蒂、尿道口、阴道口黏膜充血、水肿，有脓性分泌物从阴道口流出。严重者外阴表面可见溃疡，小阴唇可发生粘连，粘连的小阴唇有时遮盖阴道口和尿道口，粘连的上下方各形成一裂隙，尿自裂隙排出。检查时应常规做肛诊排除阴道异物及肿瘤。

3. 辅助检查 用细棉拭子或吸管取阴道分泌物找滴虫、白色假丝酵母菌或涂片染色查病原体，必要时做细菌培养。

【护理诊断】

1. 皮肤黏膜完整性受损 与婴幼儿阴道炎有关。

2. 舒适的改变 与外阴、阴道瘙痒、疼痛、分泌物增多有关。

【护理措施】

1. 卫生指导 保持外阴清洁、干燥，减少摩擦。

2. 用药护理 针对病原体选用相应口服抗生素治疗，或用吸管将抗生素溶液滴入阴道。

3. 对症护理

（1）有蛲虫者，给予驱虫治疗。

（2）阴道有异物者，应及时取出。

（3）小阴唇粘连者外涂雌激素软膏后多可松解，严重者应分离粘连，并涂抗生素软膏。

【健康教育】

1. 避免搔抓外阴以免皮肤破损。每天清洗外阴并更换内裤。

2. 母亲有阴道炎应积极治疗。

3. 母亲与女童的卫生用具应分开。内衣裤分开洗。

第四节 子宫颈炎症

案例 患者，女，40岁。阴道分泌物增多，伴腰酸，偶有性生活后出血2年。妇科检查：外阴、阴道正常，宫颈肥大，Ⅲ度糜烂，接触出血。

问题：

1. 该患者的诊断如何？

2. 请叙述病理类型、处理原则、护理措施及健康指导内容。

【疾病概述】

子宫颈炎症是妇科最常见的疾病。约50%已婚妇女经历此病。正常情况下，宫颈具有

扫码"学一学"

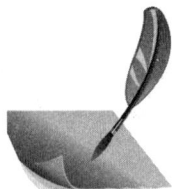

多种防御功能，是阻止病原体进入上生殖道的重要防线。但宫颈易受分娩、性交及宫腔操作的损伤，且宫颈管单层柱状上皮抗感染能力较差，易发生感染。子宫颈炎包括宫颈阴道部和宫颈管黏膜炎症，临床多见的是宫颈管黏膜炎。子宫颈炎症有急性和慢性两种，临床多见慢性子宫颈炎，本节仅介绍慢性子宫颈炎。

慢性子宫颈炎多见于分娩、流产或手术损伤宫颈后，病原体从损伤处侵入引起感染，临床多无急性过程。也可因急性宫颈炎未治疗或治疗不彻底转变而来。卫生不良或雌激素缺乏，局部抗感染能力差，也易引起慢性子宫颈炎。病原体主要为葡萄球菌、链球菌、大肠埃希菌和厌氧菌。目前，沙眼衣原体及淋病奈瑟菌感染引起的慢性宫颈炎亦日益增多，已引起注意。此外，单纯疱疹病毒也与慢性子宫颈炎有关。病原体侵入宫颈黏膜，并在此处隐藏。由于宫颈管黏膜皱襞多，感染不易彻底清除，久而导致慢性宫颈炎症。

知识链接

急性子宫颈炎主要由性传播疾病的病原体淋病奈瑟菌及沙眼衣原体所致。也可由产褥感染、流产伴感染、宫颈损伤等引起。临床表现为黏液脓性宫颈炎，其特点是于宫颈管或宫颈管棉拭子标本上肉眼见到脓性或黏液脓性分泌物，用棉拭子擦拭宫颈管时，容易诱发宫颈管内出血。此外，常有下泌尿道症状如尿急、尿频、尿痛。

一、病理类型

1. 子宫颈柱状上皮异位和子宫颈鳞状上皮内病变（SIL）　宫颈外口处的宫颈阴道部呈细颗粒状的红色区，为完整的单层宫颈柱状上皮覆盖，因柱状上皮菲薄，其下间质透出呈红色，曾将此种情况称为"宫颈糜烂"。目前已明确"宫颈糜烂"并不是上皮溃疡、缺失的真性糜烂，因此"宫颈糜烂"作为慢性宫颈炎的诊断术语已不再恰当。而改称宫颈柱状上皮异位。子宫颈糜烂样改变可为生理性改变，也可为病理性改变。这一生理变化可发生在青春期、妊娠期或口服避孕药的女性，由于体内雌激素水平的提高，宫颈柱状上皮增生并外移，使宫颈外口呈红色，细颗粒状，形似糜烂。此外，SIL及早期子宫颈癌也可呈糜烂样改变，需进行子宫颈细胞学检查和（或）HPV检测等。

2. 宫颈肥大　由于慢性炎症的长期刺激，宫颈组织充血、水肿、腺体及间质增生，还可能在腺体深部有黏液潴留形成囊肿，使宫颈呈不同程度的肥大，硬度增加，但表面多光滑，有时可见到宫颈腺囊肿。

3. 宫颈息肉　慢性炎症的长期刺激使宫颈管局部黏膜增生，子宫有排除异物的倾向，使增生的黏膜逐渐自基底部向宫颈外口突出形成息肉。息肉多为一个，也可多个不等，直径一般约1cm，有蒂，呈舌形，色红质脆易出血。由于炎症存在，息肉除去后常易复发。宫颈息肉极少恶变。

4. 宫颈腺囊肿　在宫颈糜烂愈合的过程中，新生的鳞状上皮覆盖宫颈腺管口或伸入腺管，将腺管口堵塞。腺管周围的结缔组织增生或瘢痕形成压迫腺管，使腺管变窄甚至堵塞，腺体分泌物引流受阻，潴留形成囊肿（图14-5）。囊肿突出于宫颈表面，呈多个青白色或淡黄色小囊泡。

图14-5　宫颈腺囊肿

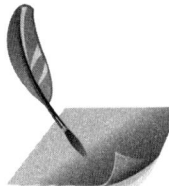

5. 宫颈黏膜炎　病变局限于宫颈管黏膜及黏膜下组织，宫颈阴道部外观光滑，宫颈外口可见有脓性分泌物堵塞。有时宫

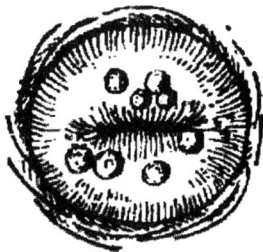

颈管黏膜增生向外突出，可见宫颈口充血发红。由于炎性细胞浸润和结缔组织增生可使宫颈肥大。

二、临床表现

慢性子宫颈炎的表现主要是：阴道分泌物增多，呈乳白色黏液状或淡黄色脓性。

三、处理原则

慢性宫颈炎以局部治疗为主，其中，物理治疗最常用。

1. 物理治疗 是非常有效的治疗方法。其原理是以各种物理方法将宫颈糜烂面单层柱状上皮破坏，使其坏死脱落后，为新生的复层鳞状上皮覆盖。创面愈合需 3~4 周，病变较深者需 6~8 周，宫颈恢复光滑外观。临床常用的方法有激光、冷冻、红外线凝结及微波等。

知识链接

1. 宫颈息肉需行息肉摘除术，摘除的息肉应送病理检查。

2. 宫颈黏膜炎局部用药效果差，需全身治疗。根据宫颈管分泌物培养及药敏试验结果，采用相应的抗感染药物，以提高治疗效果。

3. 对小的宫颈腺囊肿，无临床症状可不予处理。若囊肿较大或合并感染，可用物理治疗。

4. 宫颈肥大而表面光滑无症状者可不予处理。

2. 药物治疗 局部药物治疗适用于糜烂面积小和炎症浸润较浅的病例。目前临床多用康妇特栓剂，疗效满意，每天放入阴道 1 枚，连续 7~10 天。

3. 手术治疗 宫颈糜烂较深者、较广且累及宫颈管者可考虑作宫颈锥形切除术，由于此手术出血多，现已少用。目前采用的宫颈环形电切术（LEEP），效果较好。

考点提示

1. 慢性子宫颈炎有 5 种病理类型，其中最常见的是宫颈糜烂。

2. 根据宫颈糜烂面积的大小分为轻、中、重三度或表示为 Ⅰ、Ⅱ、Ⅲ度。

3. 慢性宫颈炎以局部物理治疗为主，目前常用激光照射，疗效好。

【护理评估】

一、健康史

了解婚育史、阴道分娩史、妇科手术史、宫颈损伤等情况，评估患者日常卫生习惯。

二、身体状况评估

1. 症状 慢性子宫颈炎主要症状是阴道分泌物增多，依据病原体的种类、炎症的程度不同，白带的性状可是乳白色黏液状，也可是淡黄色脓性或血性。若炎症沿子宫韧带扩散到盆腔，可有腰骶部疼痛、下腹坠痛等。因黏稠脓性分泌物不利于精子穿过，可造成不孕。

2. 体征 妇科检查可见宫颈有不同程度糜烂、肥大、充血、水肿，有时质较硬，或见息肉、裂伤及宫颈腺囊肿等。

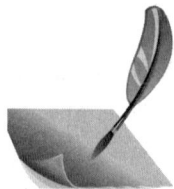

三、心理社会评估

慢性宫颈炎由于病程长、白带多有异味致外阴不舒适或精神不爽，思想压力大。接触性出血的表现，使患者惊疑而害怕，拒绝性生活，又害怕癌变，引起患者焦虑与不安。

【护理诊断】

1. 皮肤、黏膜完整性受损　与宫颈上皮糜烂和炎性刺激有关。

2. 舒适的改变　与白带增多、腰骶部疼痛有关。

3. 焦虑　与害怕恶变有关。

【护理措施】

1. 疾病预防　积极治疗急性宫颈炎。提高技术操作水平，分娩及手术时减少宫颈裂伤，发现裂伤及时正确缝合。

2. 术前护理

（1）物理治疗前先行宫颈刮片、碘试验或宫颈组织切片检查，排除早期宫颈癌。

（2）有急性生殖器官炎症为禁忌。

（3）治疗时间应选在月经干净后 3～7 天内进行。

3. 术后护理

（1）物理治疗术后均有阴道分泌物增多，甚至有大量水样排液，术后 1～2 周脱痂时可有少量血水或少许流血，此为正常，不需就诊。出血量多者需急诊处理。局部用止血粉或压迫止血，必要时加用抗生素。

（2）术后每天清洗外阴 2 次，保持外阴清洁。禁止性交、盆浴及阴道灌洗 2 个月。

（3）一般于 2 个月后复查，未痊愈者可择期再作第二次治疗。治疗前常规行宫颈刮片细胞学检查，以排除癌变可能。

考点提示

1. 慢性子宫颈炎主要症状是阴道分泌物增多。

2. 物理治疗前先行宫颈刮片，排除早期宫颈癌。

3. 治疗时间应选在月经干净后 3～7 天内进行。

4. 术后禁止性交、盆浴及阴道灌洗 2 个月。

---

4. 心理护理　耐心倾听患者倾诉，及时解答患者提问，及时向患者通报病情，以缓解不良情绪。

【健康教育】

1. 向患者传授防病知识，注意个人卫生，每天清洗外阴、更换内裤，穿棉制内裤。

2. 定期作妇科检查，发现宫颈炎予以积极治疗。

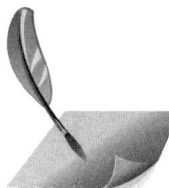

第五节　盆腔炎症

女性内生殖器官及其周围的结缔组织、盆腔腹膜发生炎症时称为盆腔炎，为妇科常见疾病。主要包括子宫内膜炎、输卵管炎、输卵管卵巢炎、盆腔腹膜炎。炎症可局限于一个部位，也可同时累及几个部位，最常见是输卵管炎。盆腔炎多发生在性活跃期妇女。按其发病过程可分为急性盆腔炎和慢性盆腔炎。

急性盆腔炎

案例　患者，女性，30岁。人流术后2周，阴道间断出血。1天前阴道出血突然增多伴下腹痛，发热。妇科检查：阴道内多量暗红色血液有臭味，子宫略大，压痛明显，后穹隆触痛，宫颈举痛。

问题：

1. 该患者的诊断如何？
2. 病因、护理措施及健康指导内容有哪些？

【疾病概述】

急性盆腔炎发展可引起弥漫性腹膜炎、败血症、感染性休克，严重者可危及生命。

一、病因及诱因

1. 宫腔内手术操作后感染　如刮宫术、输卵管通液术、子宫输卵管造影术、宫腔镜检查、放置宫内节育器等。由于手术消毒不严格或术前适应证选择不当引起炎症发作并扩散。

2. 产后或流产后感染　分娩后或流产后产道损伤、组织残留、阴道流血时间过长、手术无菌操作不严格，均可发生急性盆腔炎。

3. 经期卫生不良　使用不洁的月经垫、经期性交等均可引起病原体侵入引起炎症。

4. 感染性传播疾病　不洁性生活史、多个性伴侣、性交过频者可致性传播疾病的病原体入侵，引起炎症。

5. 邻近器官炎症蔓延　阑尾炎、腹膜炎等炎症蔓延至盆腔。

6. 慢性盆腔炎急性发作。

二、感染途径

1. 内源性感染　病原体来自寄居于阴道内的菌群，包括需氧菌及厌氧菌，常为混合感染，多见于产后或流产后感染。

2. 外源性感染　主要有性传播疾病的病原体如淋病奈瑟菌、沙眼衣原体、支原体、链球菌、葡萄球菌、大肠埃希菌等。

三、临床表现

急性盆腔炎因炎症轻重及范围大小而有不同的临床表现，常见下腹痛、发热、阴道分泌物增多。

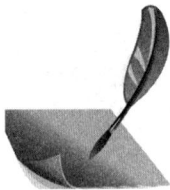

四、处理原则

支持疗法；药物治疗；手术治疗；中药治疗。

【护理评估】

一、健康史

了解患者月经史、生育史、手术史、流产史及月经期卫生习惯。

二、身体状况评估

1. 症状　发病时下腹痛伴发热，重者有寒战、高热、头痛、食欲不振。

2. 体征　患者呈急性病容，体温升高，心率加快，下腹部有压痛、反跳痛等。妇科检查：阴道可能充血，并有大量脓性臭味分泌物；宫颈充血、水肿，将宫颈表面分泌物擦净后，若见脓性分泌物从宫颈流出，说明宫颈管黏膜或宫腔有急性炎症；后穹隆触痛明显，须注意是否饱满；宫颈举痛；宫体可稍大，有压痛，活动受限；子宫两侧压痛明显，若有脓肿形成则可触及包块且压痛。

3. 辅助检查　血象检查、阴道分泌物细菌培养结果及药敏试验。

三、心理社会评估

评估患者心理反应，有无手术治疗恐惧或焦虑不安等。

【护理诊断】

1. 体温过高　与炎症有关。

2. 疼痛　与盆腔炎症有关。

3. 活动无耐力　与发热体弱有关。

4. 焦虑　与疾病需手术治疗有关。

【护理措施】

1. 一般护理　卧床休息，半卧位有利于脓液流出或积聚于直肠子宫陷凹而使炎症局限。遵医嘱静脉输液纠正电解质紊乱及维持酸碱平衡，必要时少量输血。高热时物理降温。若有腹胀应行胃肠减压。

2. 用药护理　药物治疗是主要治疗方法。遵医嘱使用细菌培养和药敏试验选择的抗生素进行积极治疗，绝大多数能彻底治愈。

3. 手术护理　对抗生素治疗不满意，中毒症状加重的输卵管卵巢脓肿或盆腔脓肿患者应手术治疗以免脓肿破裂。对于可疑脓肿破裂者需立即剖腹探查。若盆腔脓肿位置低、突向阴道后穹隆时，可经阴道切开排脓，同时注入抗生素。要及时做好术前准备、术中配合和术后护理。

【健康教育】

1. 作好经期、孕期及产褥期的卫生宣教工作，预防为主。

2. 指导性生活卫生，减少性传播疾病，经期禁止性交。

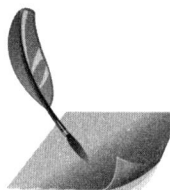

3. 告知患者需彻底治疗，防止转为慢性盆腔炎。

考点提示

1. 盆腔炎症中最常见是输卵管炎。
2. 针对引起急性盆腔炎的病因及诱因进行预防，是重要措施。
3. 急性盆腔炎发展可引起弥漫性腹膜炎、败血症、感染性休克，严重者可危及生命。
4. 强有力的抗生素治疗是控制急性盆腔炎的关键。
5. 治疗需彻底，以免转为慢性盆腔炎。

慢性盆腔炎

案例 患者，女性，32岁。近一年来常感下腹痛、腰骶部胀痛、肛门坠胀，月经期明显，经量增多、经期延长，月经不规则。妇科检查：左侧附件区可触及增厚和条索状改变。

问题：

1. 该患者的诊断如何？
2. 病理改变、护理措施及健康指导内容有哪些？

【疾病概述】

慢性盆腔炎常为急性盆腔炎未能彻底治疗，或患者体质较差病程迁延所致。但亦可无急性盆腔炎病史，如沙眼衣原体感染所致输卵管炎。慢性盆腔炎病情较顽固，往往经久不愈，并可反复发作，导致不孕、输卵管妊娠、慢性盆腔痛，严重影响妇女健康、生活及工作，也会增加家庭与社会的负担。

一、病理

1. 慢性输卵管炎与输卵管积水 慢性输卵管炎多为双侧性，输卵管呈轻度或中度肿大，伞端可部分或完全闭锁，并与周围组织粘连。炎症较轻时，伞端及峡部粘连闭锁，浆液性渗出物积聚形成输卵管积水（图14-6）。积水的输卵管表面光滑，管壁甚薄，形似腊肠或呈曲颈的蒸馏瓶状，可游离或与周围组织有膜样粘连。

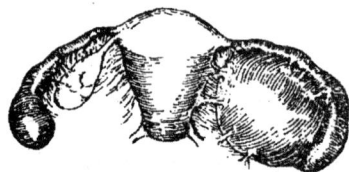

图14-6 输卵管积水（左）
输卵管卵巢囊肿（右）

2. 输卵管卵巢炎及输卵管卵巢囊肿 输卵管发炎时波及卵巢，输卵管与卵巢相互粘连形成炎性肿块，或输卵管伞端与卵巢粘连贯通，液体渗出形成输卵管卵巢囊肿（图14-8），也可由输卵管卵巢脓肿的脓液被吸收后由渗出物替代而形成。

3. 慢性盆腔结缔组织炎 多由慢性宫颈炎症发展而来，由于宫颈的淋巴管与宫旁结缔组织相通，宫颈炎症可蔓延至宫骶韧带处，使纤维组织增生、变硬。若蔓延范围广泛，可使子宫固定，宫颈旁组织也增厚变硬，形成"冰冻骨盆"。

4. 慢性子宫内膜炎 可发生于产后、流产后或剖宫产后，因胎盘、胎膜残留或子宫复旧不良致感染；也可见绝经后雌激素低下的老年妇女，因子宫内膜菲薄而易受细菌感染，

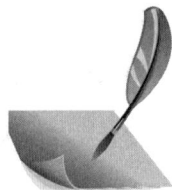

严重者宫颈管粘连形成宫腔积脓。

二、临床表现

慢性盆腔炎的表现因病理类型而定，不少患者自觉症状较多。对无明显盆腔炎病史及阳性体征者，诊断须慎重。

三、处理原则

采用综合性方案控制炎症，包括中药治疗、物理治疗、药物治疗和手术治疗。同时注意增强营养，加强锻炼，提高机体抵抗力。

【护理评估】

一、健康史

询问患者年龄、孕产史，起病诱因，宫内手术，急性盆腔炎发病史，治疗方法，使用的药物及效果，腹痛、腰痛的时间、程度等。

二、身体状况评估

1. 症状

（1）全身症状　多不明显，有时出现低热、乏力、易疲倦。由于病程时间较长，部分患者可有神经衰弱症状，如精神不振、周身不适、失眠等。当患者抵抗力下降时，易有急性或亚急性发作。

（2）慢性盆腔痛　慢性炎症形成的瘢痕粘连以及盆腔充血，常引起下腹部坠胀、隐痛及腰骶部酸痛，常在劳累、月经前后、性交后加重。

（3）不孕及异位妊娠　慢性炎症常导致输卵管粘连堵塞致不孕或异位妊娠。

（4）月经异常　慢性子宫内膜炎常引起月经不规则；盆腔淤血可致经量增多；卵巢功能损害时可致月经失调。

2. 体征　妇科检查：若为子宫内膜炎，子宫增大、压痛；若为输卵管炎，则在子宫一侧或两侧触及呈索条状增厚的输卵管，伴有轻度压痛；若为输卵管积水或输卵管卵巢囊肿，则在盆腔一侧或两侧触及囊性肿物，活动受限。若为盆腔结缔组织炎时，子宫常后倾后屈，活动受限，粘连固定，子宫一侧或两侧有片状增厚、压痛，宫骶韧带常增粗、变硬，有触痛。

3. 辅助检查　常用 B 超。诊断困难时，可行腹腔镜检查。

三、心理社会评估

观察患者精神状态，有无疲倦，了解睡眠状况。了解患者及家属对疾病的心理反应，对不孕的态度。

【护理诊断】

1. 疼痛　与炎症引起下腹疼痛、肛门坠胀有关。

2. 睡眠形态紊乱　与疼痛或心理障碍有关。

3. 焦虑　与病程长、治疗效果不明显或不孕有关。

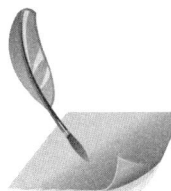

【护理诊断】

一、增强体质

指导患者安排好日常生活，避免过度疲劳，鼓励患者坚持锻炼如慢跑、散步、打太极拳等，以增强体质和免疫力。

二、控制炎症

根据病理变化采取不同的方法。

1. 输卵管炎、输卵管卵巢炎和盆腔结缔组织炎症　常用综合治疗。

（1）物理疗法　可以促进盆腔局部血液循环，改善组织的营养状况，提高新陈代谢，以利炎症的吸收和消退。常用方法有激光、短波、超短波、离子透入、蜡疗等。

（2）中药治疗　以清热利湿、活血化瘀为主，也可用中药外敷腹部或小剂量灌肠。

（3）其他药物治疗　急性发作时可使用抗生素治疗。若同时使用 α - 糜蛋白酶或透明质酸酶加地塞米松，可有利于粘连和炎症吸收，提高疗效。药物治疗应告知患者用药剂量、方法及注意事项，抗生素不宜长期使用，使用地塞米松需停药时应逐渐减量。

（4）手术治疗　存在感染灶，反复引起炎症急性发作或伴有严重盆腔痛经综合治疗无效者可手术治疗。

2. 输卵管积水、输卵管卵巢囊肿　应行手术治疗。

3. 子宫内膜炎　对产后、流产后因胎盘、胎膜残留所致者，应积极应用抗生素控制炎症后行刮宫术。

三、症状护理

患者腹痛、腰痛时注意休息，防止受凉，必要时可遵医嘱给予止痛药以缓解症状。患者睡眠不佳时，可在睡眠前给予热水泡脚，关闭照明设施，保持室内安静或睡前进行按摩，必要时遵医嘱口服镇静剂。

四、心理护理

关心患者的疾苦，认真倾听患者诉说思想顾虑，及时给予解答。与患者共同讨论、分析病情，选择最佳治疗方案，增强患者战胜疾病的信心。

五、手术护理

手术以彻底治疗为原则，避免遗留病灶再次复发。应为手术患者提供术前及术后的常规护理。

【健康教育】

1. 指导患者保持良好的个人卫生习惯，节制性生活，以防反复感染，加重病情。

2. 增加营养，积极锻炼身体，提高机体抵抗力。

3. 讲解疾病发生、发展过程和治疗措施，增加患者的参与意识。

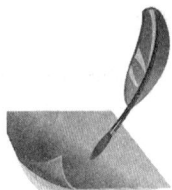

考点提示

1. 慢性盆腔结缔组织炎可形成"冰冻骨盆"。

2. 慢性盆腔炎常见症状有慢性盆腔痛、不孕、月经异常等。对无明显盆腔炎病史及阳性体征者，诊断须慎重。

3. 慢性盆腔炎病情较顽固，须采用综合性方案控制炎症。

练习题

扫码"练一练"

A₁ 型题

1. 预防滴虫性阴道炎，哪项不妥

 A. 消灭传染源　　　　　　　　　　B. 及时发现和治疗带虫者

 C. 切断传播途径　　　　　　　　　　D. 注意消毒隔离

 E. 做好保护性隔离

2. 关于女性生殖器易受感染的因素，错误的解释是

 A. 女性生殖器与外界相通且与尿道、肛门邻近

 B. 阴道内有较多黏膜皱襞

 C. 宫颈管内覆盖单层柱状上皮，黏膜皱襞多

 D. 阴道内有需氧菌、厌氧菌寄生

 E. 子宫内膜周期性脱落

3. 慢性子宫颈炎患者的主要症状是

 A. 下肢、腰骶部疼痛　　　　　　　　B. 白带增多

 C. 外阴瘙痒　　　　　　　　　　　　D. 不孕

 E. 尿频、尿急

4. 外阴奇痒，白带呈豆腐渣样最可能的诊断是

 A. 萎缩性阴道炎　　　　　　　　　　B. 假丝酵母菌阴道病

 C. 滴虫性阴道炎　　　　　　　　　　D. 慢性宫颈炎

 E. 前庭大腺炎

5. 外阴阴道假丝酵母菌病的诱发因素，下列不正确的是

 A. 糖尿病　　　　　　　　　　　　　B. 长期使用激素类药物

 C. 妊娠　　　　　　　　　　　　　　D. 月经来潮

 E. 长期使用抗生素

6. 治疗前庭大腺囊肿简单有效的方法是

 A. 高锰酸钾坐浴　　　　　　　　　　B. 局部热敷

 C. 针刺吸出囊内容物　　　　　　　　D. 造口术

 E. 囊肿挖出术

7. 一绝经妇女，诊断为萎缩性阴道炎，阴道塞药最好用

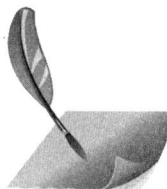

A. 雌激素   B. 孕激素

C. 雄激素   D. 皮质激素

E. 维生素

8. 萎缩性阴道炎进行阴道灌洗常用的药液是

A. 1% 乳酸   B. 2% ~4% 碳酸氢钠

C. 0.1% 苯扎溴铵   D. 0.1% 呋喃西林

E. 生理盐水

9. 关于滴虫性阴道炎的治疗，下列说法不正确的是

A. 夫妇双方应同时治疗

B. 哺乳期不宜口服甲硝唑

C. 常用 2% ~4% 碳酸氢钠溶液冲洗阴道

D. 治疗后复查转阴，仍需治疗一疗程

E. 局部治疗与全身治疗相结合疗效好

10. 关于急性盆腔炎的护理措施，哪项不妥

A. 平卧休息

B. 纠正电解质紊乱及维持酸碱平衡

C. 高热时物理降温

D. 使用强有力的抗生素

E. 盆腔脓肿应及时手术治疗

11. 哪项不是慢性盆腔炎的表现

A. 慢性盆腔痛   B. 不孕及异位妊娠

C. 月经失调   D. 大量脓性白带

E. 在盆腔一侧触及囊性肿物，活动受限

A₂ 型题

12. 某妇女主诉外阴部瘙痒，护士应建议她

A. 局部涂抹抗生素软膏

B. 口服马来酸氯苯那敏等抗过敏药物

C. 用碱性溶液清洗外阴

D. 到妇产科检查

E. 用 1：5000 高锰酸钾溶液坐浴

13. 患者自述阴道分泌物增多，外阴痒，白带化验结果滴虫（＋），其白带性质应是

A. 豆渣状   B. 黄色泡沫状

C. 凝乳状   D. 咖啡色样

E. 血性白带

14. 患者，女，36 岁。近几天感到外阴瘙痒，白带增多，呈稀薄状且有腥臭味，应建议她到医院做

A. 阴道分泌物悬滴检查   B. 子宫颈刮片

C. 子宫颈管涂片   D. 阴道侧壁涂片

E. 阴道窥器检查

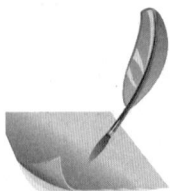

15. 患者，女，58 岁。已绝经，近来白带增多，黄色，偶有点滴出血，外阴灼热感，检查阴道黏膜皱襞消失，有小出血点，宫颈光滑，宫体稍小，附件（－），该患者最大可能是

    A. 宫颈癌　　　　　　　　　　　B. 宫颈炎

    C. 滴虫性阴道炎　　　　　　　　D. 真菌性阴道炎

    E. 萎缩性阴道炎

16. 患者，女，50 岁。患宫颈炎已多年，病理检查为重度宫颈炎，非典型增生，恰当的处理是

    A. 激光疗法　　　　　　　　　　B. 手术治疗

    C. 电灼治疗　　　　　　　　　　D. 硝酸银烧灼疗法

    E. 冷冻疗法

17. 患者，女，50 岁。白带增多，偶有接触性出血，检查结果为宫颈重度糜烂。以下治疗护理哪项错误

    A. 首先做宫颈刮片细胞学检查　　B. 物理治疗效果好

    C. 月经干净后 15 天可做电烫、激光治疗　　D. 理疗、中西药及手术综合治疗

    E. 术后两个月避免盆浴、性生活

18. 患者，女，31 岁，农民。外阴瘙痒、灼痛 6 天，加重伴白带增多 1 天。检查：外阴、阴道有白色伪膜覆盖，黏着甚紧，不易拭去，拭去后露出红肿溃疡面，后穹隆有多量白色凝乳状白带，该患者可能是

    A. 滴虫性阴道炎　　　　　　　　B. 假丝酵母菌阴道病

    C. 细菌性阴道病　　　　　　　　D. 急性子宫颈炎

    E. 慢性子宫颈炎

（邓　婧）

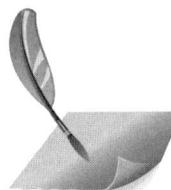

第十五单元

女性生殖系统肿瘤患者的护理

要点导航

学习要点

1. **掌握** 女性生殖系统四大肿瘤早期发现方法及确诊辅助检查。
2. **熟悉** 女性生殖系统四大肿瘤临床表现；女性生殖系统四大肿瘤治疗原则和护理措施。

技能要点

能对不同类型的女性生殖系统肿瘤进行健康教育。

扫码"学一学"

第一节　子宫颈癌

案例 患者，女，42岁。因性生活后少量阴道流血12 h就诊，既往月经正常。体格检查：生命体征正常，一般情况较好。妇科检查：外阴无明显异常发现；阴道通畅，有血迹；宫颈可见9点钟处一大小约2.5 cm×1.5 cm×1 cm的赘生物，色暗红，质偏软，触之易出血；宫体前位，正常大小，活动，无压痛；双附件区无明显异常发现。入院诊断：子宫颈癌。患者非常紧张。

问题：

1. 哪些因素可导致子宫颈癌？

2. 子宫颈癌有哪些临床表现？怎样早期发现子宫颈癌？

3. 目前患者的护理问题有哪些？怎样实施护理？

【疾病概述】

子宫颈癌是女性生殖系统最常见的恶性肿瘤，好发年龄为50～55岁，近年来呈现年轻化趋势。近40年来，由于子宫颈癌筛查及健康教育工作蓬勃开展，使子宫颈癌发病率和死亡率明显下降，但早期及癌前病变的比例攀升。子宫颈癌的确切病因尚不清楚，现在普遍认为是多因素综合导致，可能和下列因素有关：①与性有关，如过早性生活（<16岁）、早婚（<20岁）、多产、慢性子宫颈炎和性生活紊乱及与高危男子（患阴茎癌、前列腺癌或其伴侣曾患子宫颈癌的男子）的性行为；②与病毒有关，单纯疱疹病毒Ⅱ型、人乳头瘤病毒（尤其是高危型，即16、18型）、人巨细胞病毒等；③与经济状况、种族、地域和免疫抑制有关。

280

知识链接

正常宫颈上皮有两种，宫颈阴道部为鳞状上皮，宫颈管为柱状上皮，两种上皮在宫颈外口交界，称为原始鳞 - 柱上皮交接部。雌激素水平增高，柱状上皮外移；雌激素水平下降，柱状上皮内缩回颈管，因此，宫颈外口交界处于动态变化中，此称为生理性鳞 - 柱上皮交接部，在原始鳞 - 柱上皮交接部和生理性鳞 - 柱上皮交接部之间的区域称为移行带区，此区不断变化，易受致癌因素刺激，为宫颈癌的好发区域。

在移行带区形成过程中，鳞状上皮逐渐取代柱状上皮，取代的机制如下。①鳞状上皮化生：当鳞柱交界位于宫颈阴道部时，柱状上皮下的储备细胞受阴道酸性影响而增生，并逐渐转化为鳞状上皮，然后柱状上皮脱落，被鳞状上皮取代。②鳞状上皮化：鳞状上皮直接长入柱状上皮与基底膜之间，柱状上皮脱落，由鳞状上皮取而代之。

一、子宫颈癌组织发生和发展

致癌因素刺激宫颈，发生不典型增生，进一步发展为原位癌、微小浸润癌、浸润癌。子宫颈癌最常见的组织类型是鳞癌（占75%～85%），其次是腺癌（占20%～25%），腺鳞癌、上皮性癌等较为少见。

二、病理

1. 大体检查

宫颈不典型增生、原位癌、微小浸润癌，外观可正常，或类似慢性宫颈炎。浸润癌可表现为以下4种类型（图15-1）。

（1）外生型　最常见，癌组织向外生长，初呈息肉或乳头样突起，继而形成向外突出的菜花样新生物，故又称菜花型，质脆易出血，阴道常受累。

（2）内生型　癌组织向宫颈深部浸润，故又称浸润型，使宫颈体积增大变硬，表面光滑或仅有柱状上皮移位，型如桶状，宫旁组织常受累。

（3）溃疡型　是外生型或内生型的继续发展，癌组织感染坏死脱落，表面可形成溃疡甚至空洞，似火山口样。

（4）颈管型　癌灶原发于宫颈管内，常侵入宫颈管和峡部供血层，易转移至盆腔淋巴结。

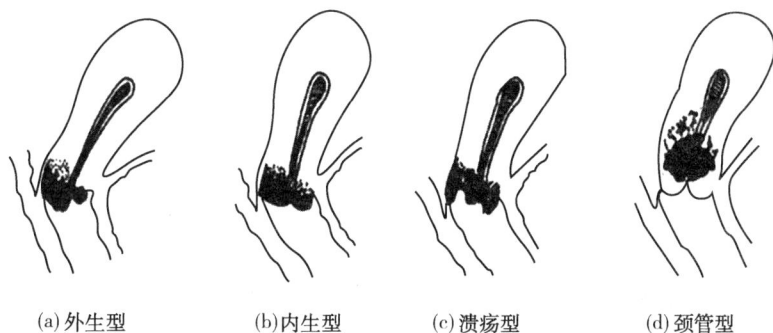

(a)外生型　　　(b)内生型　　　(c)溃疡型　　　(d)颈管型

图15-1　宫颈浸润癌的4种类型

2. 显微镜检

（1）宫颈原位癌　癌变局限在上皮内，未穿透基底膜，基底膜完整，可累及腺体，但

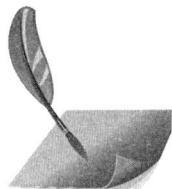

无间质浸润，上皮细胞全层极性消失，细胞异型明显，核大、深染，染色质分布不均，有核分裂相。

（2）早期浸润癌　癌细胞穿透基底膜，侵入间质，深度不超过 5mm，宽度不超过 7mm。

（3）浸润癌　癌细胞侵入间质超过 5mm，侵犯淋巴管和血管。根据癌细胞的组织来源以及分化程度进一步分类。

三、转移途径

以直接蔓延和淋巴转移为主，血行转移较少。

1. 直接蔓延　最常见癌组织直接侵犯周围组织，向下侵犯阴道；较少向上侵犯宫腔；向两侧可波及宫旁、阴道旁组织，可达骨盆壁。晚期向前侵犯膀胱，向后侵犯直肠，偶见导致生殖道瘘。

2. 淋巴转移　癌组织侵入淋巴管后，随淋巴液引流至一级组淋巴结（宫旁、宫颈旁、闭孔、髂内外、髂总、骶前淋巴结），二级组淋巴结（腹股沟深浅、腹主动脉旁淋巴结）。

3. 血行转移　晚期发生，极少见，可转移至肺、肝、肾、骨骼等。

四、临床分期

采用国际妇产科联盟（FIGO，2009 年）临床分期标准，详见下表（表 15 – 1）。

表 15 –1　子宫颈癌临床分期（FIGO，2009 年）

Ⅰ期		肿瘤局限在子宫颈
	Ⅰ A	镜下浸润癌，间质浸润深度 <5mm，宽度≤7mm
	Ⅰ A1	间质浸润深度≤3 mm，宽度≤7mm
	Ⅰ A2	间质浸润深度 >3 mm 且 <5mm，宽度≤7mm
	Ⅰ B	肉眼可见癌灶局限于子宫颈，或者镜下病灶 >ⅠA
	Ⅰ B1	肉眼可见癌灶≤4 cm
	Ⅰ B2	肉眼可见癌灶 >4 cm
Ⅱ期		肿瘤超越子宫，但未达骨盆壁或未达阴道下 1/3
	Ⅱ A	肿瘤侵犯阴道上 2/3，无明显宫旁浸润
	Ⅱ A1	肉眼可见癌灶≤4 cm
	Ⅱ A2	肉眼可见癌灶 >4 cm
	Ⅱ B	有明显宫旁浸润，但未达盆壁
Ⅲ期		肿瘤已扩展到骨盆壁，在进行直肠指检时，在肿瘤和盆壁之间无间隙。肿瘤累及阴道下 1/3。由肿瘤引起的肾盂积水或无肾功能的所有病例，除非已知道由其他原因所引起
	Ⅲ A	肿瘤累及阴道下 1/3，没有扩展到骨盆壁
	Ⅲ B	肿瘤扩展到骨盆壁，或引起肾盂积水或无肾功能
Ⅳ期		肿瘤超出了真骨盆范围，或侵犯膀胱和/或直肠黏膜
	Ⅳ A	肿瘤侵犯邻近的盆腔脏器
	Ⅳ B	远处转移

五、治疗要点

子宫颈癌的治疗为以手术和放疗为主，以化疗为辅。

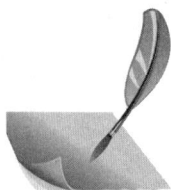

1. 手术治疗　子宫颈癌ⅡA期以前宜早期手术治疗，根据分期不同，手术方式可分为宫颈锥形切除术、全子宫切除术、根治性子宫切除和盆腔淋巴结切除术。

2. 放射治疗　适于各期宫颈癌患者，也可作为大块病灶的术前放疗。早期病例以局部腔内照射为主，体外照射为辅；晚期以体外照射为主，腔内照射为辅。

3. 化疗　适于晚期或复发转移的患者，也可作为根治性同期放化疗或术前术后的辅助治疗。

考点提示

1. 子宫颈癌的病因主要为与性行为和病毒感染有关。

2. 子宫颈癌的四大病理类型是外生型、内生型、溃疡型、颈管型。

3. 子宫颈癌的好发部位为宫颈外口鳞-柱状上皮交替处（移行带区）。

4. 子宫颈癌的治疗为手术和放疗为主，手术治疗适用于ⅡA期前的患者。

【护理评估】

一、健康史

仔细询问阴道流血的时间、量、性状、伴随症状及与性、月经周期的关系，了解避孕方式、夫妻关系等。

二、身体状况

早期子宫颈癌常无明显症状和体征。随病变进展，可有以下表现。

（一）症状

1. 阴道流血　主要为性生活后或妇科检查后阴道少量流血，称为接触性出血。也可表现为月经异常，如经期延长、周期缩短、经量增多等。若为老年患者，可表现为绝经后少量不规则阴道流血。出血的原因主要为癌灶浸润间质血管导致，出血量则因癌灶大小、血管受累情况而异。外生型出血较早且量多，而内生型出血较晚。量大者可发生失血性休克。偶可伴坏死的肿瘤组织脱落。

2. 阴道流液　阴道分泌物异常，白色或咖啡色、血性，呈水样或米泔样，常有腥臭味；若合并感染，可为脓性或恶臭分泌物。

3. 继发浸润症状　子宫颈癌晚期，癌灶累及不同部位，出现相应的症状。腰骶部神经受累，患者出现腰骶部或坐骨神经痛；盆腔静脉或淋巴回流受阻，出现盆腔痛、下肢肿痛；泌尿道受累，表现为尿频、尿急、血尿、肾盂积水、输尿管梗阻、尿毒症等。晚期表现为贫血、消瘦、全身衰竭等恶病质状态。

（二）体征

1. 全身检查　晚期可有贫血貌等表现。

2. 妇科检查　早期宫颈外观光滑或有慢性宫颈炎表现。到稍晚期，不同病理类型，体征不同：外生型，宫颈表面可见息肉或乳头状、菜花状突起的新生物，如同时有感染，表面呈灰白色，触之易出血；内生型，可见宫颈肥大、颈管膨大如桶状，表面光滑或糜烂，质硬；溃疡型，宫颈表面可为凹陷性溃疡，甚或空洞，可有坏死组织覆盖其上，伴恶臭。

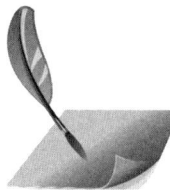

阴道壁受累，其上可见新生物或阴道壁变硬。宫旁受累，可扪及宫旁组织增厚、结节状、质硬或冰冻骨盆感。

三、辅助检查

1. 宫颈细胞学检查 用于子宫颈癌筛查。取材于移行带区，巴氏染色，结果判断：Ⅰ级提示正常，Ⅱ级提示炎症，Ⅲ级提示可疑癌，Ⅳ级提示高度可疑癌，Ⅴ级提示确定癌。对上述结果，Ⅱ级涂片按炎症处理后，重复涂片检查；Ⅲ级及以上需重复刮片，并进一步行阴道镜下宫颈活组织检查以确诊。也可行液基薄层细胞学检查（TCT 检查），且其具有更高的检出率。

2. HPV 检测 可与细胞学检查联合应用进行子宫颈癌的筛查，敏感性较高，但特异性低。

3. 阴道镜检查 阴道镜可放大 10 ~ 40 倍，观察宫颈阴道部病变更细微，提高诊断正确率。

4. 碘试验 将碘溶液涂在宫颈阴道部，观察碘着色情况，在碘不着色区域取材，提高检出率。

5. 宫颈和宫颈管活组织检查 是宫颈癌前病变和宫颈癌确诊的方法。在宫颈鳞 – 柱上皮交接部 3、6、9、12 点或更多点取材，也可在碘试验、阴道镜引导下取材，分瓶标记送病理检查。若宫颈刮片细胞学检查为Ⅲ级及以上，而宫颈活检阴性，应行宫颈管骚刮，刮出物送病理检查。

四、心理社会评估

患者及家属往往对出血表现为恐惧，对检查结果感到震惊、无助、忧郁等反应，担心生命安全，产生绝望感。

【护理诊断】

1. 知识缺乏 与对宫颈癌治疗认知不足有关。

2. 疼痛 与手术创伤或癌组织浸润有关。

3. 恐惧 与担忧生命受到威胁有关。

【护理措施】

一、一般护理

1. 环境与休息 为患者提供安静舒适的环境，保障良好的休息和睡眠。

2. 营养 评估患者身体状况和饮食习惯，指导患者合理饮食，加强营养。

3. 活动 指导卧床患者床上肢体活动，协助翻身，防止压疮发生。

4. 会阴清洁 会阴擦洗，每天 2 次，及时更换会阴垫，保持会阴部清洁干燥。

5. 协助辅助检查 遵医嘱有序进行相关检查，并指导患者配合。

二、病情观察

1. 对子宫颈癌术后患者，观察阴道流血和各种引流管是否通畅，观察阴道流液的量、

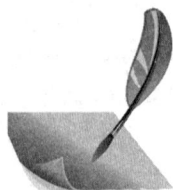

色、质、气味，与体位关系等，有无淋巴囊肿。

2. 观察患者有无下腹和腰骶部疼痛及疼痛程度。

3. 观察手术后有无并发症发生以及放、化疗患者的副反应。

4. 将观察情况及时报告医生并遵医嘱处理。

三、治疗护理

1. 手术治疗 具体护理措施见第十九单元第一节内容。但有其特殊性。

（1）术前阴道准备 术前阴道准备应更充分，每天阴道冲洗 2 次，外生型癌患者应行阴道低压冲洗，动作轻柔，避免损伤肿瘤组织导致大出血。术前指导患者行肛门、阴道肌肉的缩紧与舒张练习，以锻炼盆底肌肉，促进术后盆底功能恢复。

（2）术后保留导尿及拔管护理 子宫颈癌根治术切除范围广，支配膀胱的神经组织有可能受损伤，膀胱功能恢复延迟，术后保留尿管时间长，一般保留 7～14 天。为使拔尿管成功，术后第二天除盆底功能锻炼外，还应行膀胱功能锻炼：在拔尿管前 3 天开始夹闭尿管，根据膀胱充盈情况开放，可 2～4 小时开放一次，以锻炼膀胱，恢复排尿功能。拔尿管后，观察是否能自解小便，通常 6 小时内能自解小便。排尿后测残余尿，若连续 3 次残余尿少于 100 ml，提示膀胱功能恢复；若残余尿超过 100 ml，提示膀胱功能未恢复，应再保留导尿3～5 天。也可以 B 超监测残余尿，以判断膀胱功能恢复情况。

2. 放疗患者的护理

放疗包括腔内放疗和体外照射。

（1）腔内放疗的护理 放疗前，做好患者及家属的解释工作，遵医嘱完善各项检查。有生殖系统炎症者，需先控制感染。放疗前 1 天剃阴毛，冲洗阴道，清洁灌肠，放疗当天即停止一切口服药。放疗时配合医生操作，保留导尿，做好各项记录。患者不宜多翻身，防止放射源移位，给少渣饮食，多饮水，观察有无腹痛、腹泻、呕吐，发现及时报告。护士应做好自身防护，限制或缩短家属探视。

（2）体外照射的护理 皮肤应清洁干燥，不用刺激性药物，不宜理疗。

（3）放疗副反应的护理 ①放射性阴道炎：放疗结束后即每天冲洗阴道，防止炎症和粘连，冲洗液可用1‰苯扎溴铵溶液，注意低压力，温度适宜。②放射性膀胱炎：多饮水，用抗生素预防感染，可用维生素 K 等止血，必要时遵医嘱行药物膀胱灌注；注意多翻身，使药物作用全面。③放射性直肠炎：观察大便性状，留大便检查，遵医嘱予以保护直肠黏膜的药物，如 10% 复方樟脑酊或次碳酸铋等；用激素防止纤维组织增生，便血时可用止血药。④放射性皮肤反应：穿棉质内衣，出现瘙痒不可搔抓，可涂鱼肝油软膏；脱屑避免撕掉，尽量保持皮肤完整。

3. 化疗患者的护理 子宫颈癌的化疗主要适于晚期或复发转移的患者。详见第十七单元第四节。

四、心理护理

关心患者，经常沟通，介绍相关知识，消除恐惧心理，增强信心，帮助其度过悲哀时期。建立家庭支持关系，稳定家属情绪，提供心理安慰。

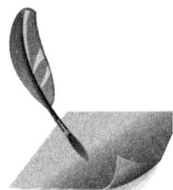

【健康教育】

1. 防癌宣教　提倡晚婚、少育，加强性卫生教育。

2. 定期普查　对有性生活的女性，建议定期做宫颈刮片、妇科检查、B超检查等，一般每年一次。有异常生殖道流血者应及时就诊。

3. 阻断肿瘤发展　去除导致肿瘤的高危因素，积极治疗中、重度宫颈糜烂和宫颈上皮内瘤样病变。

4. 做好出院指导　术后应注意休息，手术后6个月内避免体力劳动和性生活；改善营养，纠正贫血，提高机体抵抗力，注意外阴清洁，出现异常及时就诊。

5. 定期复查　复查时间：出院后第一年前3个月，每月随访一次，以后为每3个月一次；第二年每3~6个月一次，出院后第三至五年，每6个月一次，第五年后每年一次。复查内容：妇科检查、X线胸片、血常规检查等。

扫码"看一看"

考点提示

1. 子宫颈癌相对早期的临床表现为接触性出血。

2. 子宫颈癌的普查方法为宫颈刮片细胞学检查或薄层液基细胞学检查（TCT检查）及确诊方法为宫颈或颈管活检。

3. 子宫颈癌的术后拔除尿管时间、方法。

知识拓展

1. 子宫颈上皮内瘤变（cervical intraepithelial neoplasia，CIN）　子宫颈上皮内瘤变的病理特点：宫颈上皮细胞部分或大部分被不同程度异型细胞代替。其特点：异型细胞由基底膜以上向表面延伸；细胞核异型性，核增大深染，核分裂相增多；细胞极向紊乱至消失。

CINⅠ级：轻度不典型增生，细胞异型性轻，异常增殖细胞位于上皮层下1/3，中、表层细胞正常。

CINⅡ级：中度不典型增生：细胞异型性明显，异常增殖细胞限于上皮层的下2/3，未累及表层，基底膜完整。

CINⅢ级：①重度不典型增生，细胞异型性显著，异常增殖细胞扩展至上皮层的2/3以上或可达全层，基底膜完整。②宫颈原位癌（cervical carcinoma in situ），细胞异型性较重度不典型增生严重，但只限于上皮内，基底膜完整。

2. 子宫颈癌合并妊娠　较少见。国内报道占子宫颈癌的9.2‰~71.5‰。早期妊娠或妊娠期出现阴道流血应常规做阴道窥器检查，若有可疑病变应行宫颈刮片细胞学检查、荧光检查、阴道镜检查、宫颈活检，避免漏诊和误诊。根据子宫颈癌具体期别，可做宫颈锥切术、子宫根治术及盆腔淋巴结清扫术，或放射治疗，必要时先剖宫取胎，然后再放射治疗。

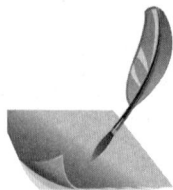

第二节 子宫肌瘤

案例 患者，女，44岁。因体检发现子宫肌瘤3个月就诊，月经正常，现安环避孕。体格检查：生命体征正常，头、颈、心、肺无明显异常发现。妇科检查：外阴无特殊；阴道通畅，无充血，少许分泌物，无异味；宫颈表面光滑。宫体前位，增大如4^+月孕，宫底部一肿块向外突起，大约85 mm × 60 mm × 60 mm 大小，质较硬，与子宫关系密切，无压痛。双附件未扪及明确异常。B超见盆腔包块，提示子宫肌瘤可能。入院诊断为子宫肌瘤。患者急切询问手术对以后工作和家庭有无较大影响。

问题：

1. 子宫肌瘤为什么会发生？

2. 子宫肌瘤有哪些临床表现？

3. 目前患者的护理问题有哪些？怎样进行护理？

【疾病概述】

子宫肌瘤（myomaofuterus）是女性生殖器官最常见的良性肿瘤，多见于30～50岁妇女，由子宫平滑肌组织增生而成。确切致病因素尚不清楚，根据肌瘤常见于育龄女性，雌激素能使子宫平滑肌细胞增生肥大，抗雌激素治疗有一定疗效，提示与雌激素关系明显。另外，绝经后肌瘤萎缩或不再继续增长，提示其发生、发展与雌激素、孕激素及其受体、生长因子有关。另有研究显示，与遗传和神经中枢活动有关。

一、病理

1. 大体检查 肌瘤为实性球形结节，大小不一，单发或多发，与周围组织有明确界限，肌瘤周围有一层假包膜，为被瘤体压迫的肌纤维和结缔组织，其内有营养子宫肌瘤的血管穿行，假包膜与瘤体关系较疏松，手术剥离较容易。肌瘤常呈灰白色，质硬，切面呈漩涡状或编织状。

2. 镜检 平滑肌纤维呈皱纹状排列，相互交叉，漩涡状或编织状，其间可有纤维结缔组织。细胞为椭圆形或短棒状，大小均匀，核深染。

二、肌瘤分类

按生长部位分为宫体肌瘤（约占90%）和宫颈肌瘤（约占10%）。

按肌瘤与子宫肌层关系分为3类（图15-2）。

1. 肌壁间肌瘤 肌瘤在子宫肌壁内，周围被覆肌层，此类最常见，占60%～70%。

2. 浆膜下肌瘤 肌瘤向子宫外生长，突出于子宫表面，表面覆盖有浆膜层。当瘤体继续向腹腔生长，肌瘤可仅有一蒂部与子宫相连，形成带蒂浆膜下肌瘤，蒂部血供不足可发生缺血坏死，蒂扭转断裂发生肌瘤脱落而游离。当瘤体向阔韧带前后两叶间生长，可突入阔韧带内，形成阔韧带肌瘤。此类约占20%。

3. 黏膜下肌瘤 肌瘤向子宫腔内生长，突出于子宫黏膜面，表面覆盖有子宫黏膜，也

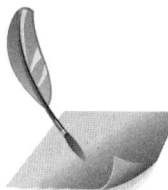

扫码"学一学"

可形成蒂。黏膜下肌瘤使子宫体积增加不明显，但可使宫腔容积改变，常刺激子宫引起收缩，使肌瘤脱出到宫颈、阴道。此类占 10%～15%。

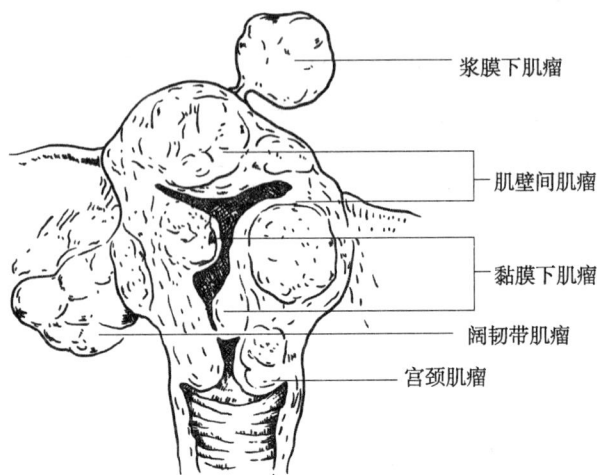

图 15-2　各型子宫肌瘤示意图

三、肌瘤变性

肌瘤可因生长过快，血循环障碍发生各种退行性变，失去原有特征结构，称为肌瘤变性。常见变性如下。

1. 玻璃样变　最常见。肌瘤切面编织状结构消失，取代的是均匀透明物质，镜检病变区为均匀透明无结构区。

2. 囊性变　为玻璃样变的进一步缺血缺氧，组织坏死、液化，囊腔形成，内含黏液。

3. 红色样变　多发生于妊娠期或产褥期，病因不清。肌瘤体积迅速增大，血管破裂，血液在瘤体内弥漫，切面呈生牛肉样，暗红，质软，腥臭。可出现腹部剧痛，发热，白细胞计数增高。

4. 肉瘤样变　发生率低，肌瘤恶变为肉瘤者少于 1%，多见于绝经后子宫肌瘤伴疼痛及出血者。瘤体切面呈生鱼肉样，灰黄，软、脆，与周围组织界限不清。

5. 钙化　X 线摄片可发现钙化灶。多见于蒂部细小、血供不足及绝经妇女的肌瘤。

四、治疗要点

根据患者患病年龄、有无生育要求、症状和肌瘤部位、大小、数目、变性情况全面考虑。

1. 随访观察　适用于无症状，瘤体小，尤其是近绝经期妇女。每 3～6 个月随访一次。

2. 药物治疗　适用于症状较轻，瘤体小于妊娠 2 个月子宫大小，临近绝经或全身情况较差不宜手术的妇女。需观察药物副反应。

（1）雄激素　常用丙酸睾酮 25 mg，肌注，每 5 天一次；月经来潮时 25 mg，肌注，每天一次，共 3 次，每月总量不超过 300 mg，以免男性化。

（2）促性腺激素释放激素类似物　常用亮丙瑞林或戈舍瑞林，连续使用 3～6 个月。停药后易反弹，用药超过 6 个月可出现围绝经综合征及骨质疏松等。

（3）其他　米非司酮，每天 12.5 mg，口服，可作为术前用药或提前绝经而用，因其有拮抗糖皮质激素的副作用，故不适宜长期使用。

3. 手术治疗 适用于症状明显、严重腹痛致继发贫血、肌瘤疑似恶变、影响妊娠等。手术途径：经腹、经阴道或经宫腔镜及腹腔镜下手术。手术方式有下列两类。

（1）肌瘤切除术 适用于希望保留生育功能的患者，术后约50%复发肌瘤。浆膜下和肌壁间肌瘤可经腹或腹腔镜下切除，黏膜下肌瘤可经阴道或宫腔镜下切除。

（2）子宫切除术 适用于不需保留生育功能的患者或怀疑恶变者，可全部切除或保留宫颈次全切除，术前需排除子宫颈癌和子宫内膜癌。

考点提示

1. 子宫肌瘤的发生与雌激素密切相关。

2. 子宫肌瘤依据与子宫肌壁的关系分为三类：肌壁间肌瘤（最常见）、浆膜下肌瘤、黏膜下肌瘤。

3. 子宫肌瘤最常见的变性为玻璃样变，在妊娠期、产褥期易发生的变性为红色样变，患者可有剧烈腹痛。

4. 子宫肌瘤的治疗原则。

【护理评估】

一、健康史

了解年龄、月经史、孕产史、饮食嗜好、有无使用雌激素类药物史，了解诊断治疗情况、避孕方式等。

二、身体状况

询问月经有无改变、分泌物情况、腹痛、下腹包块、压迫症状和贫血症状等。

（一）症状

肌瘤临床症状与生长部位、大小、有无变性明显相关，而与数目关系较小。

1. 月经改变 最常见，可表现为经量增多、经期延长、周期缩短、不规则阴道流血等。引起月经改变的原因主要为子宫内膜表面积增大、子宫收缩不良或子宫内膜增生过长等。浆膜下肌瘤和肌壁间小肌瘤对月经影响较小，而黏膜下肌瘤和肌壁间大肌瘤对月经影响较大。

2. 分泌物增多 肌瘤使子宫内膜表面积增大，腺体分泌增加；黏膜下肌瘤脱出于宫颈和阴道，打破了女性生殖系统自然防御机能，易发生感染，产生脓性或脓血性分泌物或腐肉样组织。

3. 下腹部包块 肌瘤体积增大，可于下腹部扪及肿块，尤其在膀胱充盈时更明显。

4. 腹痛 当带蒂肌瘤蒂扭转时，可出现急性腹痛；肌瘤红色样变时腹部剧痛；当肌瘤脱出在宫颈管和阴道感染时，可出现下腹痛；当肌瘤压迫血管神经时，可出现腰酸、下腹坠痛或胀等。

5. 贫血 经量过多可导致不同程度的贫血，可出现头晕、乏力等。

6. 压迫症状 肿瘤可压迫邻近器官，压迫直肠可致排便困难；压迫泌尿系统可致尿频、尿急、排尿困难和肾盂积水等。

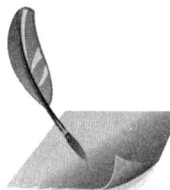

7. 对妊娠的影响 输卵管受肌瘤压迫而扭曲，影响受精；肌瘤使宫腔内环境变化，影响着床和胚胎发育，引起不孕、流产或早产；宫颈肌瘤可形成软产道异常，可致梗阻性难产；肌瘤可影响子宫收缩，导致产力异常或产后出血。

（二）体征

与肌瘤大小、数目类型和有无变性有关。患者可有贫血貌，下腹部可扪及实质性包块。妇科检查：子宫增大，表面结节状突起；红色变性时，可扪及疼痛的包块；如黏膜下肌瘤脱出于颈管或阴道，窥器检查可见宫颈口或阴道有块状物，呈粉红色，表面光滑，边缘清楚，合并感染时可见坏死和脓性分泌物。

三、辅助检查

B 型超声检查、磁共振、子宫探针探测宫腔、宫腔镜与腹腔镜检查、子宫输卵管造影等。

四、心理社会状况

子宫肌瘤无临床症状时，患者常不易引起重视；而检查发现肌瘤或有症状后，常感到吃惊、焦虑等反应，担心恶变，害怕手术等。

【护理诊断】

1. 知识缺乏 与对子宫肌瘤治疗认知不足有关。

2. 有感染的危险 与阴道流血、机体抵抗力降低有关。

3. 恐惧 与担忧生命受到威胁有关。

【护理措施】

一、一般护理

1. 环境与休息 为患者提供良好的休息处所，保证睡眠。

2. 营养 评估身体状况，可予以高热量、高维生素、高蛋白、含铁丰富的饮食，改善营养状况。

3. 活动 术后指导早下床或进行床上肢体锻炼。

4. 会阴清洁 用0.1%苯扎溴铵擦洗，每天2次，指导使用会阴垫，注意保持会阴清洁干燥。

5. 协助辅助检查 遵医嘱有序进行相关检查，并指导配合。

二、病情观察

1. 对子宫肌瘤手术治疗，按腹部手术护理观察。

2. 对子宫肌瘤药物治疗，监护药物用量、副反应（男性化症状及绝经综合征症状）、疗效。

3. 观察阴道流血情况。

4. 将观察情况及时报告医生并遵医嘱处理。

三、治疗配合

1. 随访观察护理 对小肌瘤无症状，临近绝经，仅随访即可。告知每3～6个月随访一

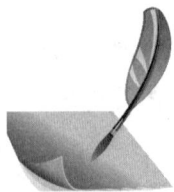

次，随访内容为盆腔检查、B 超等。若出现异常阴道流血、腹部短期增大，应及时就诊。

2. 药物治疗护理　在肌瘤不超过妊娠 2 个月子宫大小、症状不明显或轻、临近绝经或全身情况差不宜手术等情况下，遵照医嘱给药，观察副反应，如肌注亮丙瑞林可引起局部红肿、硬结，长时间应用可出现骨质疏松及绝经综合征等，雄激素每月用量不能超过 300 mg。

3. 手术治疗护理　参见第十九单元"妇产科手术妇女的护理"第一节。

四、心理护理

及时了解患者心理状态，给予针对性心理疏导；介绍子宫肌瘤相关知识，指出是良性病变，恶变机会小，消除顾虑，增强治疗信心。

【健康教育】

1. 宣传子宫肌瘤相关知识，正确使用雌激素类药物或保健品。加强女性保健意识，定期妇科检查。

2. 对采用随访观察治疗者，指导患者观察可能出现的症状，如异常出血、压迫症状等，每 3 ~ 6 个月检查一次；对药物治疗者，注意按医嘱用药，不随意增减。出现异常阴道流血、下腹胀等应及时就诊。

3. 术后患者，1 个月后复查，了解恢复情况，术后 3 个月内禁止性生活和重体力劳动。保持外阴清洁，有异常分泌物应及时就诊。加强营养，注意休息。如为肌瘤剔除术患者，术后 2 年应避孕。

考点提示

1. 子宫肌瘤的症状有月经改变，分泌物异常，腹痛，腰酸，下腹坠胀，腹部包块及其压迫症状，继发贫血，影响妊娠等。

2. 子宫肌瘤随访观察治疗适于无症状，瘤体小，尤其是近绝经期妇女。每 3 ~ 6 个月随访一次。手术治疗适于子宫肌瘤大于妊娠 2.5 个月子宫及症状重者。

3. 子宫肌瘤剔除术患者，术后应避孕 2 年。

4. 月经改变常见于黏膜下肌瘤；腹部肿块常见于浆膜下肌瘤。

知识拓展

一、子宫肌瘤的鉴别

1. 妊娠子宫　肌瘤囊性变时子宫软，与妊娠子宫先兆流产易混淆。妊娠有停经、早孕反应、胎动，可查血或尿 β – HCG、B 型超声确诊。

2. 卵巢肿瘤　注意包块与子宫的关系，可由 B 型超声检查、腹腔镜、子宫探针测宫腔长度与方向得以区别。

3. 子宫腺肌病　有继发性进行性痛经史，子宫常均匀增大，超过妊娠 3 个月者少见。子宫肌瘤与子宫腺肌病可并存。B 型超声检查可区别。

4. 其他疾病　卵巢子宫内膜异位囊肿、盆腔炎性包块、子宫畸形、肠道肿瘤等，可根据临床表现及 B 型超声检查等鉴别。

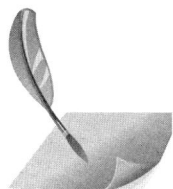

知识拓展

二、子宫肌瘤合并妊娠

肌瘤合并妊娠，在子宫肌瘤患者中发生率为 0.5% ~1% ，在妊娠者中发病率为 0.3% ~0.5% ，无症状小肌瘤易被忽略，故实际发病率比报道高。

1. 子宫肌瘤对妊娠的影响　肌瘤大小和生长部位影响妊娠。

(1) 妊娠期　肌瘤过大，导致输卵管阻塞，影响受精；黏膜下肌瘤可使受精卵着床困难，肌壁间肌瘤过大可使宫腔形态变化，影响胚胎和胎儿生长发育，导致流产。肌瘤阻碍胎儿在宫腔活动，可导致胎位异常、前置胎盘等。

(2) 分娩期　肌瘤影响子宫收缩，导致产程延长；肌瘤可妨碍胎先露下降，导致梗阻性难产或胎位异常。

(3) 产褥期　产后肌瘤仍可影响子宫收缩，导致产后出血，产褥感染发病率上升。

2. 妊娠对子宫肌瘤的影响　妊娠后，雌、孕激素水平上升，可使子宫肌瘤增大明显；妊娠期和产褥期肌瘤易发生红色样变，保守治疗常能缓解。

3. 子宫肌瘤合并妊娠的治疗原则　妊娠合并子宫肌瘤常可自然分娩，但应预防产后出血。如产道梗阻可行剖宫产术，是否同时切除肌瘤，需根据具体情况而定。

第三节　子宫内膜癌

案例　患者，女，65 岁。已绝经 18 年，因少量阴道流血 4 天就诊。体格检查：生命体征正常，一般情况良好。妇科检查：外阴老年型；阴道通畅，有血迹；宫颈表面光滑，大小正常；宫体前位，稍饱满，活动，无压痛；双附件区无明显异常发现。门诊诊刮后，病理检查示子宫内膜腺癌。入院诊断为子宫内膜癌。家属知道病情，目前未告知患者，患者充满疑虑。

问题：

1. 子宫内膜癌的高危因素有哪些？

2. 子宫内膜癌有哪些临床表现？

3. 目前患者存在哪些护理问题？怎样实施护理？

【疾病概述】

子宫内膜癌 (endometrialcarcinoma) 是发生于子宫内膜的上皮性恶性肿瘤，主要为腺癌，患者以老年女性 (58 ~61 岁) 为主。确切病因不清，子宫内膜癌发病可能与雌激素持续作用于子宫内膜、缺乏孕激素对抗有关，临床发现无排卵性疾病、分泌雌激素的卵巢肿瘤、未婚、不孕、长期用雌激素可能导致子宫内膜癌发生。另外，子宫内膜癌的高危因素有肥胖、高血压、绝经延迟、糖尿病，以上合称为宫体癌综合征；约 5% 的子宫内膜癌患者有家族史。子宫内膜癌为女性生殖系统三大恶性肿瘤之一，近年发病率有上升趋势。

一、病理

子宫内膜癌多发生在子宫底部，尤其以子宫角附近多见，其次为子宫底部的后壁。

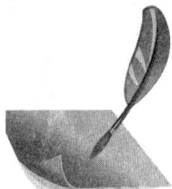

1. 大体检查

（1）弥漫型 肿瘤组织主要向宫腔弥漫生长，侵犯大部分或全部子宫内膜，呈菜花样突向宫腔，灰白或淡黄，可伴出血、坏死或溃疡。癌灶侵及肌层或宫颈，宫颈管受阻可致宫腔积脓。

（2）局限型 肿瘤组织在宫腔局部存在，向宫腔生长呈息肉或小菜花样，表面有溃疡，易出血；此型易浸润肌层。

2. 镜检 子宫内膜癌显微镜下可分为：内膜样癌（占80%以上）、透明细胞癌、浆液性腺癌、黏液性癌、癌肉瘤。

二、转移途径

子宫内膜癌，生长慢，转移晚，主要转移途径为直接蔓延和淋巴转移，晚期可血行转移至肺、肝等组织器官。

三、临床分期

采用国际妇产科联盟（FIGO，2009年）的手术－病理分期，详见下表15-2。

表15-2 子宫内膜癌手术病理分期（FIGO，2009年）

Ⅰ期		肿瘤局限于子宫体
	ⅠA	肿瘤浸润深度<1/2肌层
	ⅠB	肿瘤浸润深度≥1/2肌层
Ⅱ期		肿瘤侵犯宫颈间质，但无宫体外蔓延
Ⅲ期		肿瘤局部和（或）区域扩散
	ⅢA	肿瘤累及子宫浆膜和（或）附件
	ⅢB	肿瘤累及阴道和（或）宫旁组织
	ⅢC	盆腔淋巴结和（或）腹主动脉淋巴结转移
	ⅢC1	盆腔淋巴结转移
	ⅢC2	腹主动脉旁淋巴结转移伴或不伴盆腔淋巴结转移
Ⅳ期		肿瘤侵犯膀胱和（或）直肠黏膜，和（或）远处转移
	ⅣA	肿瘤侵犯膀胱和（或）直肠黏膜
	ⅣB	远处转移，包括腹腔内和（或）腹股沟淋巴结转移

四、治疗要点

根据患者年龄、病情及全身情况制定治疗方案。首选手术治疗，还可采取放射或药物治疗，一种或多种方案联合实施。

1. 手术治疗 根据病情选择手术方式，可有子宫切除术和子宫广泛切除术等。

2. 放射治疗 可与手术治疗联合实施，在术前或术后加用放射治疗，提高疗效。也适用于不能耐受手术有严重合并症的患者，或晚期不宜手术的患者。

3. 药物治疗

（1）孕激素 适用于晚期或复发患者，手术患者的辅助治疗，以及要求保留生育功能的年轻患者，以疗效、长期、大剂量应用为宜。

（2）抗肿瘤制剂 适应证与孕激素相同。化疗途径有静脉给药、腹腔灌注和介入化疗

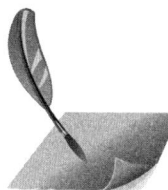

等，可单药使用，也可多药联合应用。

（3）**抗雌激素制剂**　适应证与孕激素相同。他莫昔芬（三苯氧胺）是非甾体抗雌激素药物，与孕激素联合使用，可提高疗效。

考点提示

1. 子宫内膜癌的高危因素有：长期雌激素刺激，肥胖、高血压、糖尿病，绝经延迟，家族史等。

2. 子宫内膜癌较典型的临床表现为绝经后阴道流血。

3. 子宫内膜癌首选手术治疗。

4. 子宫内膜癌的主要病理类型是腺癌。

【护理评估】

一、健康史

仔细询问年龄，月经史，婚育史，阴道流血的时间、量、性状、伴随症状。了解服药史，有无高危因素存在等。

二、身体状况

（一）症状

1. 阴道流血　主要表现为绝经后少量阴道流血，量少。未绝经患者可出现不规则阴道流血。

2. 阴道分泌物增加　可出现阴道稀薄液体排出，合并感染则为恶臭脓性或脓血性液体排出。

3. 疼痛　晚期周围组织或神经被癌灶浸润压迫，可出现下腹及腰骶部疼痛，可放射到下肢；当宫颈被癌组织侵犯及堵塞，导致宫腔积脓时，可出现下腹胀痛及痉挛性疼痛。

（二）体征

早期无明显异常。晚期，妇科检查：有时可见癌组织从宫口掉出，灰白或黄色，质脆；子宫稍大，变软；若伴宫腔积脓，子宫可压痛，体积增大明显。肿瘤向周围浸润时，宫旁或盆腔可扪及结节状块物。

三、辅助检查

1. 分段诊断性刮宫　是确诊子宫内膜癌最可靠的方法。应先刮颈管，再探宫腔，最后刮宫腔。分瓶装并分别标记送病理组织学检查。

2. B 型超声检查　了解子宫大小，宫内有无积液、肌层浸润等。

3. 宫腔镜检查　可直接观察宫腔，直视下取可疑活组织行病理组织学检查，避免取材的盲目性。

4. 细胞学检查　仅为筛选法。取分泌物涂片查癌细胞，从阴道后穹隆或宫颈管取，阳性率不高，而用特制的宫腔吸管或宫腔刷从宫腔取，阳性率可达 90%。

5. 其他　肿瘤标记物检查，电子计算机断层扫描（CT）、磁共振成像（MRI）、淋巴造影检查等，有助于提高诊断率。

四、心理社会状况

如未婚或少育、未育，常有孤独感，面对肿瘤发生，恐惧感更增强，心理更脆弱。

【护理诊断】

1. 知识缺乏　与对子宫内膜癌的治疗、护理认知不足有关。

2. 疼痛　与手术创伤或癌组织浸润、压迫有关。

3. 营养失调：低于机体需要量　与晚期子宫内膜癌恶病质有关。

【护理措施】

（一）一般护理

1. 休息与营养　提供安静舒适的环境，充分休息，合理饮食，改善营养状况。

2. 体位　阴道流液较多时，应取半卧位。如有疼痛等不适时，可取舒适体位，深呼吸，必要时遵医嘱给药。

3. 会阴清洁　会阴擦洗，每天 2 次，指导使用消毒会阴垫并及时更换。

4. 协助辅助检查　遵医嘱有序进行相关检查，并指导配合。

（二）病情观察

1. 观察生命体征，药物副反应。

2. 观察阴道流血和阴道排液情况，有无组织物掉出，与疼痛的关系，观察疼痛程度。

（三）治疗护理

1. 手术治疗的护理　详见第十九单元"妇产科手术妇女的护理"第一节。

2. 放疗的护理　给放疗患者讲解目的、方法、注意事项。放疗副反应的预防及护理。详见本单元第一节内容。

3. 化疗的护理　详见第十七单元第四节。

4. 高效孕激素治疗的护理　告知患者药物副反应有水钠潴留、药物性肝炎等，应定期到医院检查，不必紧张，停药后可恢复。可用甲羟孕酮口服，每天 200 ~ 400 mg；己酸孕酮 500 mg，肌注每周 2 次，至少用 10 ~ 12 周才能评估疗效。

考点提示

1. 子宫内膜癌的确诊方法是：分段诊断性刮宫。

2. 子宫内膜癌治疗还可有高效孕激素和抗雌激素治疗。

3. 子宫内膜癌的典型症状：绝经后阴道出血。

---

5. 抗雌激素治疗　观察是否出现潮热、畏寒、急躁等如围绝经期综合征的表现，有无白细胞、血小板计数下降，不规则阴道流血，恶心、呕吐等，及时报告医生。

（四）心理护理

向患者和家属介绍有关知识，认识到子宫内膜癌如及时治疗，预后较好，解除顾虑，增强患者治疗信心和依从性。关心患者，多沟通，鼓励家人多陪伴和积极支持。

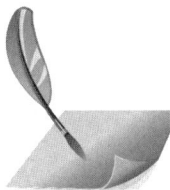

【健康教育】

1. 防癌宣教 提倡适龄婚育，有高危因素的人群应加强检查，妇女应定期体检。

2. 与患者一起讨论制定个性化的康复计划。

3. 定期复查 复查时间：出院后第一年前3个月，每月随访一次，以后为每3个月一次；第二年每3~6个月一次，出院后第三至五年，每6个月一次，第五年后每年一次。复查内容：妇科检查，X线胸片（6~12个月查一次），阴道脱落细胞学检查或肿瘤标记物检查等。

4. 根据医嘱用药继续治疗，出现异常及时就治。

扫码"学一学"

第四节 卵巢肿瘤

案例 患者，女，24岁，已婚未育。因"突然右下腹剧痛8小时，伴恶心、呕吐"于2012年7月8日15时入院。患者平素月经规律5/32~50天，量中，色红、无痛经，白带少。末次月经：2012年6月21日。2012年7月8日7时左右起床时出现右下腹部痉挛疼痛，伴恶心，到附近诊所求治，考虑急性阑尾炎或肾绞痛，予以输液，具体用药不详。中午1时呕吐一次，呕吐物为胃内容物。疼痛无明显缓解，遂至我院就诊。B超提示右附件囊实性包块，诊断腹痛待查、盆腔包块性质待查、卵巢囊肿蒂扭转？患者担心手术影响生育。

问题：

1. 卵巢肿瘤都会剧痛吗？还可有哪些临床症状？

2. 卵巢肿瘤有哪些类型？

3. 目前患者存在哪些护理问题？怎样实施护理？

【疾病概述】

卵巢肿瘤（ovarian tumor）为生殖系统常见肿瘤，发病年龄跨度大，女性一生各阶段均可发病。卵巢肿瘤的确切病因尚不清楚，发病可能与家族史、高胆固醇饮食、内分泌紊乱、不孕或少育有关。卵巢体积小，位于盆腔深部，卵巢肿瘤早期缺乏特征症状，不易发现；一旦发现恶性肿瘤，常已处于病情晚期，疗效不佳，导致死亡率居妇科恶性肿瘤之首。

一、病理

卵巢是全身脏器中肿瘤组织类型最多的器官，目前广泛采用世界卫生组织（WHO，2014版）制定的组织学分类法，分为14大类，主要有上皮性肿瘤、性索间质肿瘤、生殖细胞肿瘤、转移性肿瘤。

现仅介绍常见卵巢肿瘤的病理特点。

（一）卵巢上皮性肿瘤

最常见，约占原发性卵巢肿瘤2/3，占卵巢恶性肿瘤的90%。分为良性、交界性、恶性。交界性肿瘤上皮细胞增生活跃，无间质浸润，缓慢生长，复发迟，无恶性行为，近年

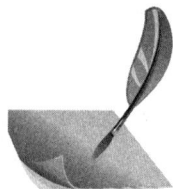

来倾向于称其为"不典型增生肿瘤"。

1. 浆液性肿瘤

（1）浆液性囊腺瘤 单侧多见，大小不一，球形，表面光滑，囊性，内为淡黄澄清液体。分单纯型和乳头型两类，单纯型壁光滑，单房多见；乳头型有乳头向囊腔内突起，向囊外生长少见，多房性。镜下见囊壁为纤维结缔组织，内为立方形或柱状上皮，单纯型为单层，乳头型不超过3层。占卵巢良性肿瘤25%左右。

（2）交界性浆液性囊腺瘤 中等大小，双侧多见，向囊腔内乳头状生长较少，多向囊腔外生长。镜下见上皮为复层，3～5层，核轻度异型，无间质浸润。预后较好。

（3）浆液性囊腺癌 双侧多见，体积较大，呈结节状或分叶状，表面可有乳头状增生，囊实性，多房，腔内有大量乳头样突起，质脆，有出血、坏死。镜下见囊腔壁为复层上皮，5层以上，细胞明显增生、异型，有间质浸润。占卵巢上皮癌约75%。

2. 黏液性肿瘤

（1）黏液性囊腺瘤 单侧多见，体积较大，球形，表面光滑，囊性，多房，内为胶冻样黏液，乳头样生长少见。镜下见囊壁为纤维结缔组织，内为单层柱状上皮。可自行破裂，瘤细胞在腹膜上种植，继续生长，分泌黏液，形成胶冻样黏液团块，称腹膜黏液瘤。占卵巢良性肿瘤20%左右。

（2）交界性黏液性囊腺瘤 单侧多见，体积较大，表面光滑，多房，囊壁增厚，细胞核大，轻度异型，无间质浸润。预后较好。

（3）黏液性囊腺癌 单侧多见，体积较大，呈囊实性，囊液浑浊或血性，细胞核异型明显，有间质浸润。预后较差。占卵巢上皮癌约20%。

（二）卵巢生殖细胞肿瘤

是源于原始生殖细胞的一类卵巢肿瘤，占卵巢肿瘤20%～40%，好发于儿童及年轻女性。

1. 畸胎瘤 常由多胚层组成，恶性程度与组织分化程度有关。

（1）成熟畸胎瘤（皮样囊肿） 良性，占畸胎瘤的95%左右。任何年龄段均可发生，以20～40岁多见。单侧居多，中等大小，圆球形，表面光滑，单房，腔内充填油脂和毛发，也可见牙齿或骨骼。肿瘤如向单一胚层分化，形成特异性畸胎瘤，如卵巢甲状腺肿，可分泌甲状腺素，导致甲亢。绝经女性成熟畸胎瘤可恶变，可能性为2%～4%。

（2）未成熟畸胎瘤 恶性，占畸胎瘤3%左右，单侧多见，多发于年轻女性，复发及转移率高。肿瘤多为实性，由不同分化程度的未成熟胚胎组织组成，以原始神经组织为主。复发后经多次手术，有恶性程度逆转现象。

2. 无性细胞瘤 中度恶性，占恶性卵巢肿瘤1%～2%，好发于青春期和育龄女性，单侧多见，球形，实性，表面光滑或有分叶，橡皮样触感，切面呈淡棕色。对放疗敏感，预后较好。

3. 内胚窦瘤 又名卵黄囊瘤，高度恶性，较罕见，占恶性卵巢肿瘤1%。多见于儿童和年轻女性，单侧居多，瘤体较大，球形，切面灰红或灰黄，部分囊性，质脆，有出血坏死区。肿瘤组织可产生甲胎蛋白（ATP），可用来诊断及监测病情。对化疗敏感，生存期延长。

（三）卵巢性索间质肿瘤

此类来源于原始性腺中的性索及间质组织，占卵巢肿瘤5%～8%。本类肿瘤常有内分

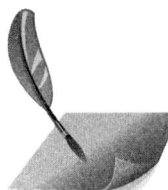

泌功能，能分泌性激素，又称为卵巢功能性肿瘤。

1. 颗粒细胞－间质细胞瘤　常由多胚层组成，恶性程度与组织分化程度有关。

（1）颗粒细胞瘤　多为低度恶性肿瘤，任何年龄均可发生，高峰段为 45～55 岁。单侧多见，圆球形，可有分叶，实性或部分囊性，组织脆、软，有出血坏死。显微镜下见颗粒细胞环绕成小囊腔，中心为嗜伊红物质或核碎片，瘤细胞呈小多边形，胞膜界限不清。预后较好，但有远期复发倾向。肿瘤能分泌雌激素，可导致性早熟、月经紊乱或不规则阴道流血等，常合并子宫内膜增生或癌变。

（2）卵泡膜细胞瘤　多为良性，常与颗粒细胞瘤共存，圆形，表面为纤维包膜，实性，灰白色。显微镜下见肿瘤细胞排列成漩涡状。也可合并子宫内膜增生或癌变。能分泌雌激素。

（3）纤维瘤　良性，中年女性多见，单侧多见，中等大小，实性，质硬，表面光滑，切面灰白色。显微镜下见梭形瘤细胞排列成编织状。纤维瘤可伴胸腔积液、腹腔积液，称梅格斯综合征（Meigs syndrome），肿瘤切除后，胸腔积液、腹腔积液自行消失。

2. 支持细胞－间质细胞瘤　又名睾丸母细胞瘤，罕见，分化程度不同，良恶性有别，多发生于 40 岁以下女性。单侧多见，体积较小，表面光滑可呈分叶状，切面灰白伴囊性变，内含血性浆液或黏液。肿瘤有内分泌功能，能分泌雄激素，具有男性化作用，5 年生存率为 70%～90%。

（四）卵巢转移性肿瘤

占卵巢肿瘤的 5%～10%。原发于体内任何部位的恶性肿瘤都可转移到卵巢，如乳腺、肠、胃、生殖道、泌尿道等。库肯勃瘤是源自胃肠道的转移腺癌，双侧多见，中等大，肾形，镜下见典型印戒细胞，又称印戒细胞癌，能分泌黏液，预后很差。

二、恶性卵巢肿瘤转移途径

1. 以直接蔓延和腹腔种植为主，可在盆腹膜、大网膜、横膈、肝表面广泛生长，即使外观局限的肿瘤，也可有亚临床转移。

2. 淋巴转移是重要途径，可转移到髂内、外、总淋巴结，腹主动脉旁淋巴结，腹股沟淋巴结。常转移到横膈，右膈下淋巴丛丰富最易被侵犯。

3. 血行转移少见。

三、恶性卵巢肿瘤的临床分期

采用国际妇产科联盟（FIGO）2014 年的修订标准，详见表 15－3。

表 15－3　卵巢癌、输卵管癌、原发性腹膜癌的手术病理分期（FIGO，2014 年）

Ⅰ期	病变局限于卵巢或输卵管	
Ⅱ期	肿瘤累及单侧或双侧卵巢并有盆腔内扩散（在骨盆入口平面以下）或原发性腹膜癌	
	ⅡA	肿瘤蔓延或种植到子宫和（或）输卵管和（或）卵巢
	ⅡB	肿瘤蔓延至其他盆腔组织
Ⅲ期	肿瘤累及单侧或双侧卵巢、输卵管或原发性腹膜癌，伴有细胞学或组织学证实的盆腔外腹膜转移或证实存在腹膜后淋巴结转移	
Ⅳ期	超出腹腔外的远处转移	
	ⅣA	胸腔积液细胞学阳性
	ⅣB	腹膜外器官实质转移

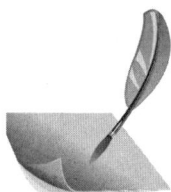

四、卵巢肿瘤的并发症

1. 蒂扭转（图 15 – 3）　约 10% 的卵巢肿瘤可发生，为妇科急腹症。易发生蒂扭转的肿瘤具有下述特点：蒂长，活动度好，中等大小，质地不均导致重心偏向一侧，如成熟畸胎瘤。常在体位突然较大幅度改变或在妊娠期、产褥期子宫大小或位置变化时发生。由骨盆漏斗韧带、卵巢固有韧带和输卵管组成扭转的瘤蒂。急性扭转后，血液循环受阻，肿瘤出现肿胀、出血、坏死、破裂或继发感染。典型表现为突然一侧下腹持续性剧痛，伴恶心、呕吐、大汗淋漓，严重者可休克。妇科检查可扪及包块，压痛，以蒂根部最明显，可伴局部腹肌紧张。不全扭转可自然复位，疼痛随之缓解，但此后可反复出现类似症状。治疗原则是尽快手术，剖腹探查。

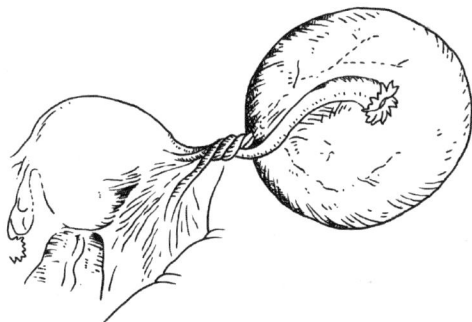

图 15 – 3　卵巢肿瘤蒂扭转

2. 破裂　约 3% 的卵巢肿瘤可发生，也为妇科急腹症。分自发性破裂和外伤性破裂两种。自发性破裂可因肿瘤恶变、生长过速或浸润穿透囊壁导致。若腹部被撞击、性交、分娩、妇科检查可引起外伤性破裂。症状轻重与破口大小、流入腹腔液体量和质有关，可腹部隐痛，也可剧痛伴恶心、呕吐，内出血，腹膜炎发生。治疗原则是尽快手术，剖腹探查。

3. 感染　较少发生。继发于肿瘤扭转或破裂、邻近器官病灶扩散（如阑尾脓肿）。表现为发热、腹痛、压痛、反跳痛、肌紧张、腹部包块等。治疗原则是手术、抗感染。

4. 恶变　肿瘤生长迅速且为双侧，应考虑恶变可能。治疗原则是尽早手术。

五、治疗要点

根据患者病情、生育要求决定治疗方式。可采取随访观察、手术治疗、放射治疗和化疗等，首选手术治疗。

1. 随访观察　对卵巢包块直径小于 5 cm，壁薄，单侧，考虑卵巢瘤样病变者，如滤泡囊肿和黄体囊肿，可短暂观察 2 ~ 3 个月，常可自行消失，若持续存在或增大，则卵巢肿瘤可能大。

2. 手术治疗　年轻、良性肿瘤可行卵巢肿瘤剥除术，尽量保留正常卵巢组织；卵巢良性肿瘤发生并发症可行患侧卵巢切除术；绝经后女性应行子宫及双侧附件切除术。术中注意判断良、恶性，必要时行冰冻切片病理检查，以决定手术范围。卵巢肿瘤手术治疗后，再化疗 6 个疗程，可做二次探查术。

3. 化疗　常多药联合应用。常用药物有环磷酰胺、铂类、多柔比星（阿霉素）、拓扑替康等。可静脉给药，也可腹腔灌注。

4. 放疗　对放疗敏感者可考虑此种治疗方式。

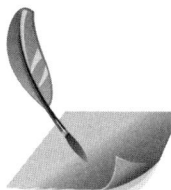

考点提示

1. 可以导致腹膜黏液瘤的是黏液性囊腺瘤。

2. 梅格斯综合征是卵巢纤维瘤伴胸腔积液、腹腔积液,手术切除肿瘤后,胸腔积液、腹腔积液消失。

3. 成熟畸胎瘤内有毛发、脂肪、骨骼等。

4. 卵巢肿瘤的并发症有蒂扭转、破裂、感染、恶变。

5. 卵巢肿瘤首选手术治疗。

6. 恶性卵巢肿瘤的主要转移方式为直接蔓延和腹腔种植。

7. 卵巢肿瘤发病的相关因素有家族史、初潮年龄早、绝经年龄晚,不孕、少育,使用激素替代疗法,服用诱发排卵药物,高胆固醇饮食等。

【护理评估】

一、健康史

应了解患者家族肿瘤病史,详细询问饮食嗜好,有无内分泌异常症状或疾病,了解月经史、避孕方法及生育史。

二、身体评估

(一)卵巢良性肿瘤

生长缓慢,一般病程较长,早期常无症状,可在妇科检查时发现。随着肿瘤增大后,出现压迫症状,如腹胀、尿频、便秘、气急等。

检查腹部膨隆,叩诊呈实音,移动性浊音阴性,子宫一侧可触及包块,多为囊性,圆形,活动,与子宫关系不紧密,无并发症时,无压痛。

(二)卵巢恶性肿瘤

一般生长较快,病程较短,早期无症状。晚期可出现腹胀、腹部包块、胃肠道症状,压迫症状或肿瘤浸润症状如腹痛、腰痛、下肢痛或水肿,功能性卵巢肿瘤可出现异常阴道流血,还可有恶病质表现。

检查移动性浊音可阳性,直肠子宫陷凹扪及质硬结节或包块,常为双侧均有,实性或囊实性,表面凹凸不平,活动差,与子宫关系密切,在腹股沟、腋下或锁骨上扪及肿大淋巴结。

卵巢良、恶性肿瘤的鉴别(表15-4)。

表15-4　卵巢良性肿瘤与恶性肿瘤的初步鉴别

	良性肿瘤	恶性肿瘤
好发年龄	育龄期	幼女、青春期、绝经后
病程	较长	较短
一般情况	良好	较差,常有腹胀,晚期恶病质
体征	单侧多见,囊性或囊实性,表面光滑,活动,常无腹腔积液	双侧多见,实性多见,表面凹凸不平,固定,常有腹腔积液且呈血性
B超	包块边缘清晰,内常为液性暗区,可有分隔	包块与周围组织界限不清,内回声杂乱

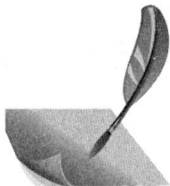

三、辅助检查

1. 影像学检查

（1）超声检查　诊断准确性高。可了解包块部位、大小、形态、质地，初步判断病理类型。彩色多普勒超声检查可测定血流变化，可初步判断良、恶性。

（2）腹部 X 线摄片　成熟畸胎瘤可见牙齿、骨质、钙化灶。

（3）CT、MRI、PET　可初步判断肿瘤良、恶性以及浸润、转移情况。

2. 肿瘤标志物

（1）血清 CA125　卵巢上皮性癌可升高，CA125 水平与病情变化相关性强，因此常用于病情监测和疗效评估。

（2）AFP　对判断卵黄囊瘤有特异性。

（3）HCG　对判断原发性卵巢绒毛膜癌有特异性。

（4）性激素　功能性卵巢肿瘤可分泌雌激素或雄激素。

（5）血清 HE4　与 CA125 联合应用可判断肿块良恶性。

3. 细胞学检查　可取胸腔积液、腹水或腹腔冲洗液检查，离心沉淀后找癌细胞。考虑良性可能大时，也可做卵巢包块穿刺后检查。

4. 腹腔镜检查　可直视下多点活检或取腹水检查，观察包块和盆腹腔器官。

四、心理社会状况

患者及家属往往对检查结果感到震惊、无助、忧郁等反应，治疗副反应使患者产生绝望感。若保护性医疗患者可能出现猜疑。可能会出现家属期望过大，而与医疗现状不符的情况。

【护理诊断】

1. 知识缺乏　与对卵巢肿瘤治疗护理认知不足有关。

2. 疼痛　与手术创伤或癌组织浸润有关。

3. 预感性悲哀　与恶性卵巢肿瘤预后差有关。

【护理措施】

（一）一般护理

1. 环境与营养　为患者提供舒适的空间。尽量进食营养丰富的食物，改善身体状况，必要时可从静脉营养。

2. 休息与活动　卧床患者勤清洁、多翻身、防压疮，帮助肢体活动。

3. 会阴清洁　会阴擦洗，每天 2 次，指导使用会阴垫。

4. 协助辅助检查　遵医嘱有序进行相关检查，并指导配合。

（二）病情观察

1. 对卵巢包块直径小于 5 cm，考虑瘤样病变，在 2～3 个月的定期随访中，应观察有无腹痛等并发症状出现，有无压迫症状出现以及体重变化情况，以了解肿瘤是否恶变。

2. 手术、化疗按相应治疗方法观察。详见本单元第一节和第十三单元。功能性卵巢肿瘤或卵巢切除后，可有阴道流血，系子宫内膜撤退性出血所致，应观察色、量、质以及持

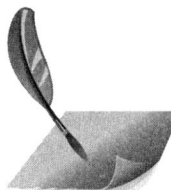

续时间。

3. 放疗患者，应观察其皮肤局部有无感染、阴道分泌物、大小便等。

4. 将观察情况及时报告医生并遵医嘱处理。

（三）治疗护理

1. 手术患者的护理 巨大卵巢肿瘤切除后，需防止腹压突然降低导致血循环衰竭，应于腹部置沙袋压迫。卵巢肿瘤并发症发生，配合医生急诊手术。详见第十九单元第一节腹部手术的护理。

2. 放疗患者的护理 放疗分为体外和腔内两种方式。放疗当天停止一切口服药，皮肤只用清水清洁，记载放疗时间，放疗后应阴道冲洗，防止粘连发生。出现不良反应做相关护理。

3. 化疗患者的护理 恶性卵巢肿瘤化疗分为腹腔化疗和全身化疗。可在术前、术后进行全身化疗。腹腔化疗一般在术后3天进行，化疗前1~2天，应根据医嘱先进行水化。备好药品、腹腔穿刺用物，协助医生完成。腹腔化疗顺序为，一般先抽腹腔积液，再注药物入腹腔。操作中，应观察反应。抗肿瘤药物注入腹腔后，应协助患者多变化体位，尽可能使药物能接触整个腹腔。其余详见第十七单元第四节。

4. 腹腔积液患者的护理 注意皮肤护理，放腹腔积液时应严密观察生命体征、腹腔积液性质等。一次放腹腔积液不能超过3000 ml，速度宜慢且放完后腹带加压包扎。

（四）心理护理

关心患者，介绍相关知识，将有效的治疗护理前景展示给患者和家属，增强治疗护理信心。告知患者化疗、放疗的不良反应，相应处理方法，使患者面对不良反应发生时不恐惧，积极配合治疗护理。

考点提示

1. 卵巢良、恶性肿瘤的初步鉴别。

2. 对卵巢瘤样病变的随访观察，2~3个月复查，若持续存在，仍需手术治疗。

3. 卵巢肿瘤标记物。

【健康教育】

1. 防癌宣教 提倡饮食应富含维生素A，避免含胆固醇过高。必要时可口服避孕药预防。

2. 定期普查 30岁以上女性，每年体检一次，高危者每半年体检一次，可检测血清肿瘤标志物。

3. 积极处理 对卵巢实性包块、囊肿直径超过5 cm或囊肿持续存在超过2个月、年龄在青春期前或绝经后，应及早进一步检查和处理。对疑卵巢瘤样病变者，2~3个月随访复查，持续存在6个月，可行腹腔镜检查或治疗。

4. 密切跟踪高危人群 对有肿瘤家族史、不孕、围绝经期功能失调性子宫出血、高胆固醇饮食、乳腺癌或胃肠道恶性肿瘤治疗后应密切随访，观察有无转移性卵巢肿瘤。

5. 恶性卵巢肿瘤定期随访 随访时间：出院后第一年每月门诊复查一次；第二年每

2~3个月门诊复查一次；出院后第三至五年，每3~6个月门诊复查一次，第五年后每年一次。复查内容包括症状、体格检查（含全身及盆腔）、肿瘤标记物检查，必要时行影像学检查。

6. 改善身体状况 注意休息，加强营养，保持体重。

练习题

扫码"练一练"

A₁ 型题

1. 确诊子宫颈癌的首选方法是
    A. 细致的盆腔检查   B. 宫颈刮片细胞学检查
    C. 分段诊断性刮宫   D. 宫腔细胞学检查
    E. 宫颈及颈管活组织检查

2. 最常用的子宫颈癌普查方法是
    A. 细致的盆腔检查   B. 宫颈刮片细胞学检查
    C. 分段诊断性刮宫   D. 宫腔细胞学检查
    E. 宫颈及颈管活组织检查

3. 子宫颈癌的较早期症状是
    A. 接触性出血   B. 不规则阴道出血
    C. 阴道排液   D. 疼痛
    E. 大、小便异常

4. 下列哪项不是子宫颈癌的可能发病诱因
    A. 性生活紊乱   B. 感染Ⅱ型单纯疱疹病毒
    C. 早婚多育   D. 感染人乳头瘤病毒
    E. 卵巢功能降低

5. 子宫肌瘤中，下述哪项可引起疼痛
    A. 玻璃样变性   B. 红色变性
    C. 肌壁间肌瘤   D. 黏膜下肌瘤
    E. 绝经后的肌瘤

6. 下列哪项不宜用雌激素治疗
    A. 子宫发育不良   B. 子宫肌瘤
    C. 功血   D. 萎缩性阴道炎
    E. 闭经

7. 确诊子宫内膜癌的依据是
    A. 宫腔镜检查   B. 淋巴造影检查
    C. B超检查   D. 分段诊刮将组织送病理检查
    E. 阴道镜检查

A₂ 型题

8. 60岁妇女，绝经10年，现出现阴道出血数月。妇科检查：子宫稍大，较软，附件（－）。应主要怀疑的疾病是

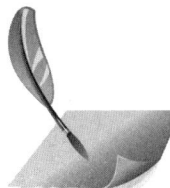

A. 萎缩性阴道炎   B. 子宫肌瘤

C. 宫颈柱状上皮异位   D. 子宫内膜癌

E. 卵巢浆液性囊腺瘤

9. 患者，女，31 岁，已婚，月经正常。妇科普查发现：子宫大小正常，右侧附件扪及一拳头大小、表面光滑、活动的囊性包块。最大可能是

    A. 恶性卵巢肿瘤   B. 良性卵巢囊肿

    C. 子宫肌瘤   D. 黄素囊肿

    E. 早期妊娠

10. 36 岁经产妇，因腰骶部酸痛，检查发现宫颈柱状上皮异位已 3 年，近 6 个月出现性生活后阴道有少量出血。其可疑子宫颈癌的临床症状是

    A. 宫颈柱状上皮异位   B. 腰骶部酸痛

    C. 性生活后少量阴道出血   D. 经产妇

    E. 36 岁，为宫颈癌的好发年龄

11. 某子宫黏膜下肌瘤患者诉头晕、乏力，最可能的原因是

    A. 心理作用   B. 对手术的恐惧

    C. 继发性贫血所致   D. 担心肿瘤的恶变

    E. 自尊紊乱

X 型题

12. 卵巢肿瘤的并发症有

    A. 蒂扭转   B. 红色变性

    C. 玻璃样变   D. 破裂

    E. 感染

13. 关于子宫颈癌的早期发现与预防，下列措施恰当的有

    A. 普及防癌知识，每 3 ~ 5 年普查一次   B. 宫颈刮片细胞学检查

    C. 积极治疗宫颈疾病   D. 提倡接触性出血者的进一步追踪

    E. 薄层液基细胞学检查

14. 子宫内膜癌发病可能的相关因素是

    A. 早婚、早育、性生活紊乱   B. 高血压、糖尿病、肥胖

    C. 雌激素持续刺激   D. 饮食因素

    E. 孕激素持续刺激

（刘　莹）

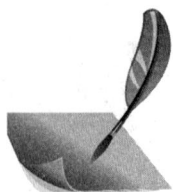

第十六单元

生殖内分泌疾病患者的护理

扫码"学一学"

第一节 功能失调性子宫出血

案例 患者，女，35 岁。月经周期紊乱 1 年，阴道流血未净 15 日。在外院行诊刮术，病理结果示增生期子宫内膜。现仍阴道流血未净，血量时多时少，质稠，色暗，小腹胀痛，夹有血块，块下痛减。孕 1 产 1 存 1，工具避孕。查体：T 36.5℃，P 68 次/分，R19 次/分，BP110/75 mmHg。神志清，精神可，营养发育正常，心肺未见异常，腹平软，大小便正常，无压痛、反跳痛等腹膜刺激征象。妇科检查、盆腔 B 超、血常规均未见异常，尿妊娠试验阴性。患者痛苦不已。

问题：

1. 该患者的诊断是什么？

2. 现在主要的护理问题有哪些？对应的护理措施有哪些？

功能失调性子宫出血简称功血，是指由调节生殖的神经内分泌机制失常所引起的异常子宫出血，无全身及生殖器官的器质性病变。通常表现为月经周期不规律，经期长短不一，经量多少不等。分成无排卵性功血和排卵性月经失调两大类。约有 85% 为无排卵性功血。20% 发生在青春期，30% 发生在生育期，50% 发生在绝经过渡期。

【疾病概述】

一、病因

（一）无排卵性功血

原因是促性腺激素或卵巢激素在释出或调节方面的暂时性变化，机体内部和外界许多因素，诸如精神过度紧张、恐惧、忧伤、环境和气候骤变以及全身性疾病，均可通过大脑皮层和中枢神经系统影响下丘脑－垂体－卵巢轴的相互调节，营养不良、贫血及代谢紊乱

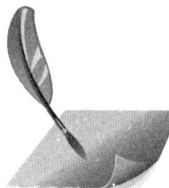

也可影响激素的合成、转运和对靶器官的效应而导致月经失调。

无排卵性功血（allovulato – fuactiohal bleeding）主要发生于青春期和绝经过渡期妇女。

（1）青春期 下丘脑－垂体－卵巢轴的调节功能尚未成熟，它们与卵巢尚未建立稳定的周期性调节，尤其对雌激素的正反馈作用存在缺陷。此时期垂体分泌 FSH 呈持续低水平，LH 无高峰形成。因此，虽有成批的卵泡生长，却无排卵，卵泡发育到一定程度因发生退行性变，形成闭锁卵泡。

（2）绝经过渡期妇女 由于卵巢功能衰退，卵泡几已耗尽，尤其剩余卵泡对垂体促性腺激素的反应性低下，雌激素分泌量锐减，对垂体的负反馈变弱，于是促性腺激素水平升高，但不能形成排卵前高峰，终至发生无排卵性功血。

无排卵性功血发生在雌激素分泌量多，由于缺乏孕酮对抗，子宫内膜不受限制地增生，却无致密坚固的间质支持，致使此种组织脆弱，易自发破溃出血；内膜中的血管不发生节段性收缩和松弛，子宫内膜不能同步脱落，致使一处修复，另一处又破裂出血；不规则的组织破损和多处血管破裂，又因螺旋小动脉的螺形收缩不力，造成流血时间长、流血量多且不易自止。

（二）排卵性月经失调

排卵性月经失调多发生于生育年龄妇女，患者虽有排卵功能，但黄体功能异常。常见有两种类型。

1. 黄体功能不足 月经周期中有卵泡发育及排卵，但黄体期孕激素分泌不足或黄体过早衰退，导致子宫内膜分泌反应不良和黄体期短。目前认为黄体功能不足因多种因素所致：神经内分泌调节功能紊乱，可导致卵泡期 FSH 缺乏，使卵泡发育缓慢，雌激素分泌减少；LH 脉冲频率虽增加，但峰值不高，LH 不足使排卵后黄体发育不全，孕激素分泌减少；LH/FSH 比值异常也可造成性腺轴功能紊乱，使卵泡发育不良，排卵后黄体发育不全。此外，生理性因素如绝经前、分娩后也可出现下丘脑－垂体－卵巢轴功能紊乱，导致黄体功能不足的发生。

2. 子宫内膜不规则脱落 在月经周期中，患者有排卵，黄体发育良好，但萎缩过程延长，导致子宫内膜不规则脱落。黄体一般生存 14 日后萎缩，内膜因缺乏雌、孕激素的支持而脱落行经。子宫内膜不规则脱落是由于下丘脑－垂体－卵巢轴调节功能紊乱引起黄体萎缩不全，内膜持续受孕激素影响，以致不能如期完整脱落。

二、病理变化

（一）无排卵性功血

根据血内雌激素浓度的高低和作用时间的长短，以及子宫内膜对雌激素反应的敏感性，子宫内膜可表现出不同程度的增生性变化，少数呈萎缩性改变。

1. 子宫内膜增生 根据 2014 年世界卫生组织（WHO）女性生殖系统肿瘤学分类分为以下几种类型。

（1）不伴有不典型的增生 指子宫内膜腺体过度增生，大小和形态不规则，腺体和间质比例高于增殖期子宫内膜，但无明显的细胞不典型。包括既往所称的单纯型增生和复杂型增生，是长期雌激素作用而无孕激素拮抗所致，发生子宫内膜癌的风险极低。

（2）不典型增生/子宫内膜上皮内瘤变（endometrioid intraepithelialneo – plasian，EIN）

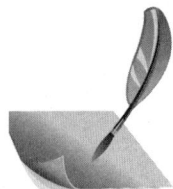

指子宫内膜增生伴有细胞不典型。镜下表现为管状或分支腺体排列拥挤，并伴有细胞不典型，病变区域内腺体比例超过间质，腺体拥挤，仅有少量间质分隔。发生子宫内膜癌的风险较高，属于癌前病变。

2. 增殖期子宫内膜 子宫内膜所见与正常月经周期中的增生期内膜无区别，只是在月经周期后半期甚至月经期，仍表现为增殖期形态。

3. 萎缩型子宫内膜 子宫内膜萎缩菲薄，腺体少而小，腺管狭而直，腺上皮为单层立方形或低柱状细胞，间质少而致密，胶原纤维相对增多。

（二）排卵性月经失调

1. 黄体功能不足 子宫内膜的形态往往表现为腺体分泌不足，间质水肿不明显，也可观察到腺体与间质发育的不同步现象，或在内膜各个部位显示分泌反应不均。

2. 子宫内膜不规则脱落 月经期第5~6日见到仍有分泌反应的内膜，即残留的分泌期内膜及新增生的内膜混杂共存。

三、临床表现

（一）无排卵性功血

临床上最常见的症状是子宫不规则出血，特点是月经周期紊乱，经期长短不一，出血量时多时少，甚至大量出血。有时先有数周或数月停经，然后发生阴道不规则流血，血量往往较多，持续2~3周或更长时间，不易自止。出血多或时间长者常伴贫血或导致休克。妇科检查子宫大小在正常范围。

（二）排卵性月经失调

1. 黄体功能不足 常表现为月经周期缩短，经期和经量正常。有时月经周期虽然正常，但黄体期缩短以致患者不易受孕或在妊娠早期流产。

2. 子宫内膜不规则脱落 表现为月经周期正常，经期延长，常达9~10天，出血量多。出血时间长或出血量多者可能出现头晕、乏力、面色苍白等贫血征。

四、治疗要点

无排卵性功血的青春期及生育期患者以止血、调整周期、促排卵为目的。绝经过渡期以止血、调整周期、减少经量、防止子宫内膜病变为主。

排卵性月经失调应以恢复黄体功能为治愈目标。对于急性大出血及有子宫内膜高危因素的患者采用刮宫术止血（刮宫是立即有效的止血措施，而且刮出物送检可明确诊断以排除器质性疾病，尤其是妇科肿瘤）。功血患者多伴有贫血，应采用支持疗法，流血时间长者应给予抗生素预防感染。

考点提示

1. 功血是指调节生殖的神经内分泌机制失常所引起的异常子宫出血，无全身及生殖器官的器质性病变。

2. 功血最常见的类型是无排卵性功血，主要包括青春期功血和绝经过渡期功血，其典型的病理为增生期过长。排卵性月经失调包括黄体功能不足和子宫内膜不规则脱落。

3. 功血的主要原因是精神创伤、压力过大、环境变化、过度劳累等。

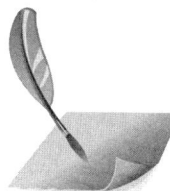

【护理评估】

一、健康史

询问患者年龄、月经史、婚育史，以往健康状况，有无慢性疾病。发病以前有无精神创伤、过度劳累及环境改变等引起月经紊乱的诱发因素。既往有无类似病史，排除内、外科疾病史。发病以来诊治经历、效果及反应如何，有无继发贫血或感染的可能。

二、身体状况

（一）症状

1. 无排卵性功血 最常见症状是不规则子宫出血，其特点是：月经周期紊乱，经期长短不一，出血量时多时少。失血者可出现贫血，一般无腹痛。

2. 排卵性月经失调

（1）黄体功能不足 常表现为月经周期缩短，可有不孕或在孕早期流产。

（2）子宫内膜不规则脱落 表现为月经周期正常，但因子宫内膜不规则脱落，经期延长，常达9~10天，出血量多。出血时间长或出血量多者可能出现头晕、乏力、面色苍白等贫血征象。

（二）体征

无全身性及生殖器官器质性病变。

（三）辅助检查

1. 诊断性刮宫 简称诊刮，可了解子宫内膜反应，除外宫腔内病变及达到止血的目的。青春期患器质性病变或恶性疾患者罕见，一般不需采用诊断性刮宫来协助诊断。为确定有无排卵或黄体功能应于月经前1~2日或月经来潮6小时内诊刮。子宫内膜不规则脱落者，则应于月经第5~7日诊刮。

2. 排卵和黄体功能监测

（1）基础体温测定（BBT） 是测定排卵的简易方法（将每日清晨醒后静息状态下的基础体温绘成曲线图（图16-1、图16-2、图16-3）。双相型体温，排卵前为低温相，排卵后在孕激素的作用下升高$0.3℃~0.5℃$。）双相型曲线提示有排卵，高温相缩短（<11日）或不稳定见于黄体功能障碍。单相型曲线提示无排卵。

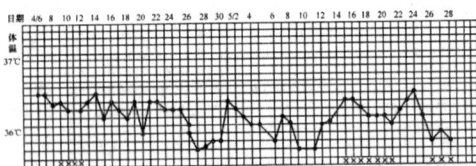

图16-1 基础体温单相型（无排卵性功血）

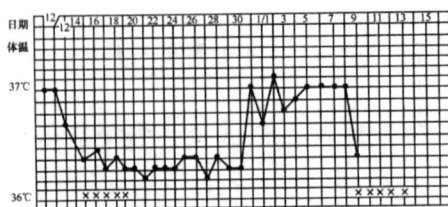

图16-2 基础体温双相型（黄体功能不全）

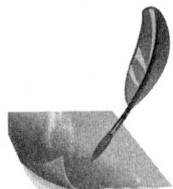

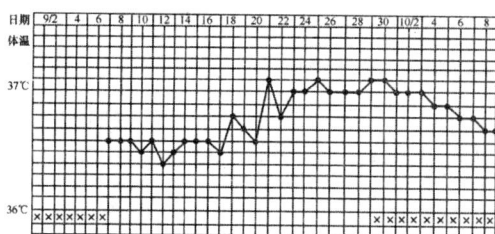

图 16 - 3　基础体温双相型（子宫内膜不规则脱落）

（2）阴道细胞学和宫颈黏液功能（数量、黏稠度、拉丝度和结晶型）检查　评估排卵和黄体功能。

（3）激素测定　可了解有无排卵及黄体情况。包括 FSH、LH、PRL、E_2、P、T_3、T_4 等。经前测定血清孕酮值，若在卵泡期水平为无排卵。

（4）超声检查　观察卵泡发育、排卵和黄体情况，并排除卵巢肿瘤。

3. 血液和凝血、纤溶功能检查　包括血红蛋白、红细胞、白细胞、出凝血时间、凝血酶原时间、血清铁测定和必要时骨髓穿刺检查。

4. 其他检查　甲状腺、肾上腺及肝功能，以除外由这些疾病所引起的子宫异常出血。

三、心理社会评估

青春期患者常因害羞而不及时诊治，生育期患者担心影响生育而焦虑，绝经过渡期患者因治疗效果不佳或怀疑肿瘤而焦虑、紧张、恐惧。病程一长再加上并发感染或止血效果不佳，更产生恐惧和焦虑感，影响身心健康和工作学习。故应观察和询问患者的心理顾虑，了解患者对疾病的恐惧感，评估焦虑程度。

考点提示

1. 诊断性刮宫时间：无排卵性月经失调和黄体功能不足一般在月经来潮前 1 ~ 2 日和来潮后 6 h 内；子宫内膜不规则脱落在月经的第 5 ~ 7 天。

2. 基础体温曲线单相型为无排卵性月经失调，双相型为排卵性月经失调。

3. 无排卵性月经失调的表现为子宫不规则出血；黄体功能不足为月经周期缩短，易流产和不孕；子宫内膜不规则脱落为经期淋漓不尽，长达 9 ~ 10 天。

【护理诊断】

1. 潜在并发症　贫血。

2. 知识缺乏　缺乏性激素治疗的知识。

3. 有感染的危险　与大量出血导致机体抵抗力下降有关。

4. 焦虑　与月经紊乱、担心有严重疾病或治疗效果不佳有关。

【护理措施】

一、密切观察病情

1. 评估出血量　观察并记录患者的生命体征、出入量。嘱患者保留会阴垫及内裤等以

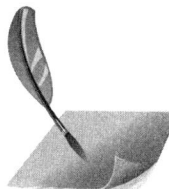

便准确估计流血量。对出血多者，应督促其卧床休息，作好配血、输血、止血措施，配合医师治疗方案维持患者正常血容量。

2. 预防感染 严密观察与感染有关的体征，如体温、脉搏、宫体压痛等。按医嘱作白细胞计数及分类检查，以及时发现异常。如有感染征象，应及时与医师联系并选用抗生素治疗。同时做好会阴护理，保持局部清洁，预防上行性感染。

二、配合医生正确合理使用性激素治疗

1. 无排卵性功血 性激素为首选药物。

（1）止血

1）孕激素：止血机制是使雌激素作用下持续增生的子宫内膜转化为分泌期，停药后内膜脱落较完全，又称"子宫内膜脱落法"或"药物刮宫"。适用于血红蛋白大于 80 g/L，生命体征稳定的患者。用法：地屈孕酮片 10 mg，口服，每日 2 次，共 10 日；黄体酮 20 ~ 40 mg，肌内注射，每日 1 次，共 3 ~ 5 日；醋酸甲羟孕酮 6 ~ 10 mg，口服，每日 1 次，共 10 日。

2）雌激素：也称"子宫内膜修复法"，应用大剂量雌激素促使子宫内膜生长，短期内修复创面而止血，适用于血红蛋白低于 80 g/L 的青春期患者。首选口服药物，根据出血量和患者状态决定初始用药间隔和用药剂量。如戊酸雌二醇 2 mg/次，口服，每 6 ~ 8 小时一次；结合雌激素 1.25 ~ 2.5 mg/次，口服，每 6 ~ 8 小时一次。大量出血患者在性激素治疗的 6 小时内见效，24 ~ 48 小时内出血基本停止。患者止血后每 3 日递减 1/3 量，直至维持量，如戊酸雌二醇 1 ~ 2 mg，或结合雌激素 0.625 ~ 1.25 mg/次，维持至血止后的第 20 日以上。

3）复方短效口服避孕药：适用于长期而严重的无排卵出血。目前应用的是第 3 代短效口服避孕药，如去氧孕烯 – 炔雌醇、孕二烯酮 – 炔雌醇或复方醋酸环丙孕酮，用法为 1 ~ 2 片/次，每 6 ~ 8 小时一次，血止后每 3 日逐渐减 1/3 量至 1 片/日，维持至血止后的 21 日停药。

4）孕激素内膜萎缩法：高效合成孕激素可使内膜萎缩，达到止血目的，不适用于青春期患者。炔诺酮治疗出血量较多时，首剂量为 5 mg，每 8 小时一次，血止后每隔 3 日递减 1/3 量，直至维持量 2.5 ~ 5.0 mg/d，持续用至血止后 21 日停药，停药后 3 ~ 7 日发生撤药性出血。也可用左炔诺孕酮 1.5 ~ 2.25 mg/d，血止后按同样原则减量。

5）雄激素：雄激素有拮抗雌激素的作用，能增强子宫平滑肌及子宫血管张力，减轻盆腔充血而减少出血量，可给予丙酸睾酮 25 ~ 50 mg/d，肌内注射，用药 1 ~ 3 日。但大出血时雄激素不能立即改变内膜脱落过程，也不能使其立即修复，单独应用止血效果不佳。

6）GnRH – a：也可用于止血的目的。

（2）调节周期 在止血的基础上重建规律月经。

1）孕激素：适用于体内有一定雌激素水平的各年龄段的患者。可于撤退性出血第 15 日起，口服地屈孕酮 10 ~ 20 mg/d，用药 10 日；或甲羟孕酮 4 ~ 12 mg/d，每日分 2 ~ 3 次口服，连用 10 ~ 14 日。酌情应用 3 ~ 6 个周期。

2）口服避孕药：适用于有避孕需求的患者。一般在止血用药撤退性出血后，周期性使

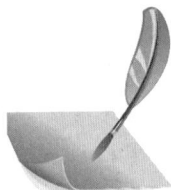

用口服避孕药 3 个周期，病情反复者酌情延至 6 个周期。

3）雌、孕激素序贯法：常用于青春期患者。结合雌激素 1.25 mg，出血第 5 日起，每晚 1 次，连服 20 日；至服药第 11 日，每日加用黄体酮 10 mg 肌注，两药同时用完，停药后 3～7 日出血。于出血第 5 日重复用药，连续使用 3 个周期。

（3）促排卵 用于生育期、有生育需求者，尤其是不孕患者。青春期患者不应采用促排卵药物来控制月经周期。如氯米芬、人绒毛膜促性腺素（HCG）、人绝经促性腺素（HMG）。

（4）手术治疗

1）刮宫术：刮宫可迅速止血，并具有诊断价值，适用于大量出血且药物治疗无效需立即止血或需要子宫内膜组织学检查的患者。对于绝经过渡期及病程长的生育期易患者应首先考虑刮宫术。

2）子宫内膜去除术：利用宫腔镜下电切割或激光切除子宫内膜、或采用滚动球电凝或热疗等方法，直接破坏大部分或全部子宫内膜和浅肌层，使月经减少甚至闭经。

3）子宫切除术：患者经各种治疗效果不佳，由患者和家属知情选择后接受子宫切除。

2. 排卵性月经失调 原则是治疗月经过多，改善黄体功能，调整周期。

（1）黄体功能不足

1）促进卵泡发育：针对其发生原因，促使卵泡发育和排卵。氯米芬：月经第 3～5 日每日口服 50 mg，连服 5 日。

2）促进月经中期 LH 峰形成：在卵泡成熟后，给予绒促性素 5000～10000U 一次或分两次肌内注射。

3）黄体功能刺激疗法：于基础体温上开后开始，隔日肌内注射绒促性素 1000～2000U，共 5 次。

4）黄体功能补充疗法：自排卵后每日肌内注射黄体酶 10 mg，共 10～14 日。

5）口服避孕药：适用于有避孕需求的患者。一般周期性使用口服避孕药 3 个周期，病情反复者酌情延至 6 个周期。

（2）子宫内膜不规则脱落

1）孕激素：排卵后第 1～2 日或下次月经前 10～14 日开始，每日口服甲羟孕酮 10 mg，连服 10 日。

2）绒促性素：用法同黄体功能不足，有促进黄体功能的作用。

3）复方短效口服避孕药：抑制排卵，控制周期。

3. 性激素治疗的注意事项

（1）按时按量服用激素，保持药物在血中的稳定浓度，不得随意停服或漏服。

（2）药物减量必须按规定在血止后才能开始，每 3 天减量 1 次，每次减量不得超过原剂量的 1/3；维持量服用时间，通常按停药后发生撤退出血的时间，与患者上一次行经时间相同考虑。

（3）指导患者在治疗期间如出现不规则阴道流血，应及时就诊。

三、补充营养

成人体内每 100 ml 血中大约含 50 mg 铁，月经期妇女每天从食物中吸收铁0.7～

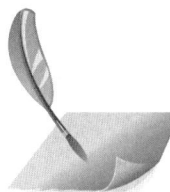

2.0 mg,经血多者应额外补充铁。注意向患者推荐含铁多的饮食，如猪肝、豆角、蛋黄、胡萝卜、葡萄干等，护士可按患者的饮食习惯，推荐适合于个人的饮食计划，以保证患者获得足够的营养。

四、提供心理支持

异常出血、月经紊乱等都会造成患者的思想压力，护士应耐心聆听患者的主诉，了解患者的疑虑，尽可能提供相关信息、帮助患者澄清问题，解除思想顾虑，树立战胜疾病的信心。

【健康教育】

1. 给予心理支持。指导卧床休息，保持充足的睡眠，防止体力消耗过多。

2. 鼓励患者多食高蛋白、高维生素及含铁量高的食物，如猪肝、鸡蛋、红枣等。护士可根据患者的饮食习惯，协助制定饮食计划或食谱。

3. 做好局部清洁卫生，勤换会阴垫和内裤。

4. 禁止用未经严格消毒的器械或手套进入阴道做检查或治疗操作。

5. 禁止盆浴，可淋浴或擦浴，告诫患者禁止性生活。

6. 按医嘱准确用药，在口服抗生素与激素类药物出现不良反应时，应及时与医师联系。性激素治疗期间不得随意停药，如出现不规则阴道出血要及时就诊。

7. 加强锻炼，提高身体的适应能力，以适应各种环境变化、压力而造成月经失调。

考点提示

1. 性激素使用应按时按量服用，不能随意停服和漏服，在服用过程中有不规则出血应及时到医院检查。

2. 青春期功能失调性子宫出血的治疗是止血、调整月经周期。排卵性功能失调性子宫出血是调节黄体功能。

扫码"学一学"

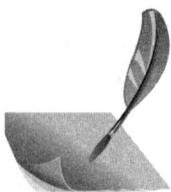

第二节　闭　经

案例　患者，女，28岁。因"月经量少两年，闭经7个月"就诊，近两年逐渐出现月经量少甚至点滴即净，颜色暗红，近半年来月经停闭，体重上升，下腹胀满，白带量时多时少但均如白粥状。2000年患者曾有类似闭经史，服用雌、孕激素人工周期治疗和中药治疗后月经正常。查体：面部痤疮，鼻翼部及头发较油腻，腋下及外阴部体毛较浓密，颈部、背部、腹股沟处呈黑褐色色素沉着，余无异常。

问题：

1. 考虑该患者下一步该如何诊断？

2. 护理措施有哪些？

闭经是常见的妇科症状，表现为无月经或月经停止，而不是疾病的名称。根据继往有无月经来潮，分为原发性和继发性两类。原发性闭经指年龄超过 16 岁、第二性征已发育、月经还未来潮或年龄超过 14 岁、第二性征尚未发育者。继发性闭经指正常月经建立后月经停止 6 个月，或按自身原有月经周期计算停止 3 个周期以上者。青春期前、妊娠期、哺乳期以及绝经期后的闭经都属生理现象，不在本节讨论。

【疾病概述】

月经周期是下丘脑－垂体－卵巢轴正常功能的具体表现，在上述的任何一个环节受到干扰时均可导致闭经。

一、病因

1. 子宫性闭经　闭经的原因在子宫。月经的调节功能正常，卵巢有功能，但子宫内膜不能对卵巢激素产生正常反应。如子宫缺损、子宫发育不良、子宫内膜炎、内膜损伤或粘连、子宫切除、子宫内膜结核等。

2. 卵巢性闭经　闭经的原因在卵巢。由于卵巢发育异常、卵巢功能异常使卵巢性激素水平低落，子宫内膜不发生周期性变化而致闭经。如卵巢发育不全或缺损、卵巢早衰、卵巢睾丸母细胞瘤、多囊卵巢综合征等导致体内无雌、孕激素产生或激素水平低落，子宫内膜无周期性变化和脱落。

3. 垂体性闭经　主要病变在垂体。腺垂体器质性病变或功能失调均能影响促性腺激素的分泌，继而影响卵巢功能引起闭经。如垂体肿瘤、垂体梗死、空蝶鞍综合征等。

4. 下丘脑性闭经　是最常见的一类闭经。由于下丘脑功能失调而影响垂体，进而影响卵巢而引起闭经。如精神神经因素（如过度紧张、忧虑、恐惧、环境改变等），体重下降和神经性厌食、运动性闭经、药物性闭经、颅咽管瘤。

二、治疗要点

纠正全身健康情况，进行病因治疗，对某种疾病或因素引起下丘脑－垂体－卵巢轴功能紊乱者，可用性激素替代疗法，以卵巢激素的作用较为明显，常用的有雌激素、孕激素、促性腺激素等，可单一使用或合并治疗。

考点提示

1. 原发性闭经指年龄超过 16 岁、第二性征已发育、月经还未来潮或年龄超过 14 岁、第二性征尚未发育者。继发性闭经指正常月经建立后月经停止 6 个月，或按自身原有月经周期计算停止 3 个周期以上者。

2. 闭经最常见的原因是下丘脑性闭经。

【护理评估】

一、健康史

对原发性闭经患者应询问生长发育史，有无先天缺陷或其他疾病及家族史。对继发性

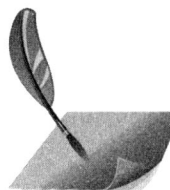

闭经患者应了解初潮年龄、闭经期限，闭经前月经情况，以及有无精神刺激或生活环境改变等诱因；是否服过避孕药，曾否接受过激素治疗及对治疗的反应；有无周期性下腹胀痛；过去健康情况如何，有无结核病或甲状腺病；有无头痛、视力障碍，或自觉溢乳等症状。已婚妇女需询问生育史及产后并发症史。

二、身体状况评估

（一）症状

年满16岁仍无月经来潮；以往曾建立正常月经，但以后月经持续停止6个月以上。由体重下降引起的闭经往往伴营养、发育不良；子宫性闭经可有子宫畸形、缺如；卵巢性闭经及垂体性闭经可有性腺、性器官及性征发育不良或异常；闭经溢乳综合征有乳腺泌乳；多囊卵巢综合征者有多毛、肥胖。

（二）体征

1. 全身检查　注意发育、营养、胖瘦及智力情况；测体重及身高；检查第二性征发育程度、毛发多少及分布；轻挤乳房，观察有无泌乳。

2. 妇科检查　注意有无腹部及腹股沟包块；外生殖器发育情况及有无畸形；子宫及卵巢是否增大，子宫附件处有无包块或结节等。

（三）辅助检查

1. 功能试验

（1）药物撤退试验　用来评估体内雌激素水平。

1）孕激素试验：常用黄体酮、地屈孕酮或醋酸甲羟孕酮。如黄体酮20 mg/次，1次/日，肌内注射，用3~5日。停药后出现撤药性出血，提示子宫内膜受一定雌激素影响。停药后无撤药性出血，应进一步行雌孕激素序贯试验。

2）雌孕激素序贯试验：适用于孕激素试验阴性的闭经患者。每晚睡前戊酸雌二醇2 mg或结合雌激素1.25 mg，连服20日，最后10日加用地屈孕酮或醋酸甲羟孕酮，两药停药后发生撤药性出血者，提示子宫内膜正常，可排除子宫性闭经；无撤药性出血者应重复一次试验，若仍无出血，可诊断为子宫性闭经。

（2）垂体兴奋试验　了解垂体对GnRH的反应性。注射LHRH后LH升高，说明垂体功能正常，病变在下丘脑；LH值无升高或升高不显著，说明垂体功能减退。

2. 激素测定

（1）血甾体激素测定　包括雌二醇、孕酮及睾酮测定。雌二醇水平低提示卵巢功能不正常；孕酮水平升高提示排卵；睾酮水平高提示可能为多囊卵巢综合征等。

（2）催乳素及垂体促性腺激素测定。

（3）肥胖、多毛、痤疮患者还需行胰岛素、雄激素测定，口服葡萄糖耐量试验，胰岛素释放试验等。

3. 影像学检查　盆腔超声检查、子宫输卵管造影、CT或磁共振显像、静脉肾盂造影等检查，用于了解和观察有无子宫、宫腔、盆腔、头部蝶鞍区等有无器质性病变。

4. 其他检查　宫腔镜检查、腹腔镜检查、染色体检查、基础体温测定、子宫内膜取样等。

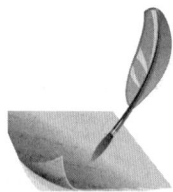

三、心理社会评估

闭经患者多数无临床症状，但闭经对妇女的自我概念有很大的冲击，患者会担心自己的健康、正常性性生活、生育能力等，加上病程过长及反复治疗效果不明显时，患者和家属将会产生很大的压力，甚至情绪低落，对治疗丧失信心，反过来加重症状。

【护理诊断】

1. 自我形象紊乱　与长期闭经或治疗效果欠佳有关。

2. 有孤独的危险　与闭经造成的心理、精神障碍有关。

3. 功能障碍性悲哀　与治疗失败及过重的经济负担有关。

【护理措施】

一、建立信任的护患关系

鼓励患者表达自己的感情，畅谈对疾病的看法，对健康问题、治疗和预后提出问题。并帮助患者澄清一些错误观念，耐心仔细解说病情，消除患者的压力，以利于治疗。

二、促进患者与社会的交往

努力创造条件鼓励患者参与力所能及的社会活动，保持心情舒畅，正确对待疾病。

（一）病因治疗

找到引起闭经的器质性疾病给以恰当治疗。例如结核性子宫内膜炎即给抗结核治疗。宫腔粘连患者应扩张宫腔并放置节育环，以防再次粘连。垂体或卵巢肿瘤在诊断明确后，则根据肿瘤的部位、大小、性质确定治疗方案，选择手术、放疗、化疗及其他综合治疗措施。

（二）性激素替代疗法

对先天性卵巢发育不良，或卵巢功能受损或破坏以致早衰者可用激素替代疗法。一般应用性激素人工周期疗法。应用性激素后，出现月经样的周期性撤药性出血，一方面纠正患者的生理和心理状态，另一方面促进生殖器官和第二性征有一定程度的发育。

三、指导合理用药

将药物的作用、副反应、剂量、具体用药方法、时间等详细告知，并确认患者完全正确掌握为止。

【健康教育】

1. 避免结核感染，并早期进行治疗，是预防由于结核感染而引起闭经的关键。

2. 做好避孕工作，避免短期内多次刮宫。

3. 医生手术操作应轻柔，避免过度损伤子宫内膜，亦可预防一部分生育年龄妇女的子宫性闭经。

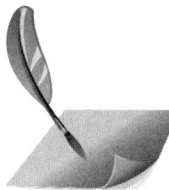

性激素替代疗法

1．小剂量雌激素周期治疗　其作用是促进垂体功能，分泌黄体生成素，从而增加卵巢分泌雌激素，并促进排卵。

2．雌、孕激素序贯疗法　其作用是抑制丘脑下部－垂体轴，停药后月经可能恢复并排卵。

3．雌、孕激素合并治疗　其作用是抑制垂体促性腺激素，停药后偶有回跳作用，而使月经恢复并排卵。用口服避孕药每晚服 1 次，自月经第 5 天起服，连服 22 天停药。下次月经第 5 天起开始第二疗程，共用 3~6 周期。

4．诱发排卵　如卵巢功能未衰竭，并要求生育的患者，可采用激素或其类似物诱发排卵。

（1）垂体功能不全　采用绝经后妇女尿中提取的促卵泡成熟激素（HMG），以促使卵泡发育，分泌雌激素。并合并应用类似垂体黄体生成激素的绒毛膜促性腺激素（HCG），可促进卵泡成熟以致排卵，并促进黄体的形成与发育。

（2）在性功能低落，卵巢和垂体有正常反应，丘脑下部功能不足或不协调者，即用氯米芬促进丘脑下部促性腺激素释放激素的分泌，以纠正其功能而诱发排卵。

扫码"学一学"

第三节　痛　经

案例　患者，女，18 岁，大学生。因"痛经 2 天"之主诉就诊。2 天前月经来潮，出现下腹疼痛，呈痉挛性，伴有恶心、呕吐、腹泻、头晕和疲倦，用热水袋外敷下腹后，稍感缓解。月经量少，颜色暗红。月经13，4/28 天，几乎每次月经来潮均出现痛经，肛诊和 B 超检查无异常。每于月经来潮前精神非常紧张和恐惧。

问题：

1. 入院时存在的主要护理问题及诊断依据是什么？

2. 根据护理问题提出护理措施是什么？

痛经是指女性在经期及其前后，出现小腹或腰部疼痛，甚至痛及腰骶。每随月经周期而发，严重者可伴恶心、呕吐、冷汗淋漓、手足厥冷，甚至晕厥，给工作及生活带来影响。目前临床常将其分为原发性和继发性两类。原发性痛经指生殖器官无器质性病变的痛经，占痛经90% 以上；继发性痛经指由盆腔器质性疾病引起的痛经。本节仅叙述原发性痛经。

【疾病概述】

一、病因

1. 子宫内膜合成和释放前列腺素 $F_{2\alpha}$ 和 E_2 增加。$PGF_{2\alpha}$ 和 PGE_2 引起子宫收缩过强，甚至痉挛而出现痛经。

2. 血管加压素、内源性缩宫素以及 β－内非肽等物质的增加也与原发性痛经有关。

3. 精神、神经因素影响。

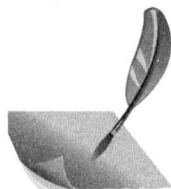

二、临床表现

主要特点为：①原发性痛经在青春期多见，多在初潮后 1～2 年内发病。②疼痛多自月经来潮后开始，最早出现在经前 12 小时，行经第一日疼痛最剧，持续 2～3 日缓解，疼痛程度不一，常呈痉挛性，部位在下腹部耻骨上，可放射至腰骶部和大腿内侧。③有时伴恶心、呕吐、腹泻、头晕、乏力等症状，严重时面色发白、出冷汗。④妇科检查无异常。

三、治疗要点

重视心理治疗，消除紧张和焦虑，可缓解疼痛。对症治疗为主，一般给止痛剂、镇静剂和解痉剂等；亦可用激素抑制排卵以缓解疼痛，如口服避孕药；还可用前列腺素合成酶抑制剂如布洛芬、酮洛芬等，可减少前列腺素的释放，减轻疼痛。

> **考点提示**
>
> 1. 痛经是指行经前后或月经期出现下腹部疼痛、坠胀，伴有腰酸或其他不适，症状严重者影响生活和工作。
> 2. 继发性痛经最常见的为子宫内膜异位症。
> 3. 痛经的主要症状是月经期下腹坠胀痛或痉挛痛，最早出现于经前 12 小时，行经第一天最剧烈。

【护理评估】

一、健康史

询问与诱发痛经相关的因素、疼痛与月经的关系，疼痛发生的时间、部位、性质及程度，是否需服用止痛药，用药的量和持续时间，疼痛时伴随的症状以及自觉最能缓解疼痛的方法和体位。

二、身体状况评估

1. 症状　行经前数小时出现下腹部痉挛性疼痛，以行经第 1 天为甚，持续时间和疼痛程度不一，可伴有头晕、低血压、面色苍白及出冷汗等症状。也可伴胃肠道症状。

2. 体征　妇科检查无异常发现。

3. 辅助检查　实验室检查无异常发现。

三、心理社会评估

一般妇女对经期不适都能耐受，但对此不适的反应因人而异。有的患者对疼痛反映强烈，造成经期精神不振，思想不集中，甚者可影响正常的学习和工作。

【护理诊断】

1. 疼痛　与月经期子宫痉挛性收缩、精神紧张等有关。

2. 恐惧　与长时期经期腹痛症状造成的精神压力有关。

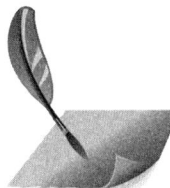

【护理措施】

一、缓解症状

医护人员及家属要为患者提供心理支持，在经期给予安慰、表示理解，家属主动协助分担家务，鼓励患者听音乐、谈心或外出散步等，分散患者的注意力，有助于缓解不适。症状严重者按医嘱给止痛剂或解痉剂，为避免对药物产生依赖性或成瘾，鼓励患者平时积极参与体育活动，增强体质，尽量少用或不用镇痛剂。足够的休息、规律而适度的锻炼、戒烟均对缓解疼痛有一定的帮助。

二、重视精神心理护理

关心并理解患者的不适和恐惧心理，阐明月经期可能有一些生理反应如小腹坠胀和轻度腰酸，讲解有关痛经的生理知识，提供有效的诊疗措施。

【健康教育】

1. 注意并讲究经期卫生，经前期及经期少吃生冷和辛辣等刺激性强的食物。

2. 平时要加强体育锻炼，尤其是体质虚弱者。还应注意改善营养状态，并要积极治疗慢性疾病。

3. 消除对月经的紧张、恐惧心理，解除思想顾虑，心情要愉快。可以适当参加劳动和运动，但要注意休息。

4. 疼痛发作时可对症处理，长期不能缓解的，可作适当的中医辨证调理。另外，喝一些热的红糖姜水也会收到良好效果。

第四节 绝经过渡期综合征

扫码"学一学"

案例 患者，女，51 岁。主诉：失眠半年伴头晕头胀 1 周。现病史：患者自半年前开始夜间难以入睡，脾气急躁，心中懊恼，多疑善虑，并潮热出汗、面红阵作，颈项及后枕部常有拘急不适，自觉全身乏力，工作索然无味。月经紊乱 6 个月余，表现为量多、延期。1 周前因其父去世操劳伤心过度，上症加剧，整夜不能入睡，伴见头晕、头胀而痛，随来就诊。

问题：

1. 入院时存在的主要护理问题及诊断依据是什么？

2. 根据护理问题提出护理措施？

扫码"看一看"

绝经过渡期综合征指妇女绝经前后性激素水平波动或下降所致的一系列躯体及精神心理症状，多发生于 45 ~ 55 岁之间。

世界卫生组织倡导，废除"更年期"而采用"绝经过渡期"的概念，即从卵巢功能衰退至绝后 1 年内的时间。绝经提示卵巢功能衰退、生殖能力终止。城市妇女平均绝经年龄 49.5 岁，农村妇女为 47.5 岁。约 1/3 的妇女可以平稳过渡，没有明显不适，约 2/3 的妇女出现程度不同的低雌激素血症引发的一系列症状，称之"绝经过渡期综合征"。在绝经过

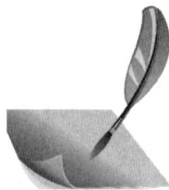

渡期，月经停止来潮，称绝经。除自然绝经外，两侧卵巢经手术切除或受放射线毁坏，可导致人工绝经，继而也可出现绝经过渡期综合征。

【疾病概述】

一、绝经过渡期的内分泌变化

1. 卵巢的变化 绝经后妇女卵巢体积缩小，其重量仅为性成熟期妇女卵巢的 $1/2 \sim 1/3$。卵巢门血管硬化，动脉分支减少。卵巢皮质变薄，原始卵泡几已耗尽，遗留的少数卵泡对促性腺激素刺激又不敏感，以致卵泡成熟发生障碍，不再排卵。

2. 性激素 绝经过渡期由于卵巢功能衰退，雌激素分泌逐渐减少，孕激素分泌停止，卵巢间质虽能分泌雄激素，由于卵巢内缺乏芳香化酶，不能在卵巢内转化为雌激素。

3. 促性腺激素 绝经后由于雌激素水平下降，诱导下丘脑弓状核和室旁核脉冲式分泌促性腺激素释放激素至门脉循环，进而刺激垂体释放 FSH 和 LH 增加；同时，由于卵泡产生抑制素减少，也使 FSH 和 LH 水平升高。其中，FSH 升高较 LH 更显著，绝经后 $2 \sim 3$ 年达最高水平，约持续 10 年，至老年期下降。

二、临床表现

绝经过渡期综合征临床表现症状有月经紊乱和全身症状两个方面。

三、治疗要点

对症状明显者首先应解除其不必要的顾虑，适当给以镇静剂，进行对症治疗。谷维素有助于调节自主神经功能。激素补充治疗可缓解症状。治疗目标是缓解近期症状，早期发现，有效预防骨质疏松症、动脉硬化等老年性疾病。

考点提示

1. 绝经过渡期是从卵巢功能衰退，至绝经后 1 年内的时间。

2. 绝经过渡期综合征指因激素水平波动或下降所致的一系列躯体及精神心理症状，多发生于 $45 \sim 55$ 岁之间。

【护理评估】

一、健康史

询问患者的年龄、月经史，既往手术或接受放疗史。有无月经紊乱及因血管舒缩功能异常而导致的潮热、出汗，生殖道和泌尿道有无炎症和萎缩症状。此外，要询问与骨质疏松症有关的表现，精神、情绪的改变情况。

二、身体状况评估

（一）症状

1. 月经紊乱 月经紊乱是绝经过渡期的常见症状。半数以上妇女出现月经紊乱，多为月经周期不规则，持续时间长及经量增加，系无排卵性周期引起。绝经过渡期及绝经后妇

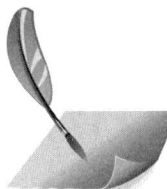

女出现异常子宫出血，一定要警惕子宫内膜癌的发生，应取子宫内膜作活检。此外，尚需考虑宫颈癌、子宫息肉或肌瘤可能。

2. 全身症状

（1）血管舒缩症状　主要表现为潮热，是雌激素降低导致血管舒缩功能不稳定所致。特点是反复出现短暂的面部和颈部皮肤阵阵发红，伴有烘热，继之出汗。持续时间 1~3 分钟，症状轻者每日发作数次，重者十余次或更多，夜间或应激状态易促发。此种血管功能不稳定可历时 1 年，有时长达 5 年或更长。

（2）自主神经失调症状　如心悸、眩晕、头痛、失眠、耳鸣等症状。

（3）精神、神经症状　绝经过渡期妇女往往激动易怒、焦虑不安或情绪低落、抑郁寡欢、不能自我控制，雌激素缺乏还影响睡眠、记忆力及认知功能，使生活质量及工作效率降低。

（4）泌尿、生殖道症状　由于泌尿生殖道萎缩引起的阴道干燥、性交困难、反复阴道感染，排尿困难、尿痛、尿急等症状。

（5）心血管病变　绝经后妇女易发生动脉粥样硬化、心肌缺血、心肌梗死、高血压和脑卒中，因雌激素水平低下，使血胆固醇水平升高，各种脂蛋白增加，而高密度脂蛋白/低密度脂蛋白比率降低。

（6）骨质疏松　绝经后妇女雌激素缺乏使骨质吸收速度快于骨质生成，促使骨质丢失变为疏松。

（二）体征

妇科检查：外阴皮肤松弛，皮下脂肪变薄；阴道干燥，阴道壁早期呈现充血性改变，发红；晚期血管减少，上皮变为光滑苍白。阴道壁弹性差，抗菌力弱，易发生萎缩性阴道炎。宫颈萎缩，分泌物减少。子宫、输卵管及卵巢均可萎缩。

（三）辅助检查

三大常规检查一般无特殊。但根据绝经过渡期所表现的体征作某些特殊检查，如 X 线可了解有无骨质疏松；心电图、心脏超声检查可了解心血管疾患；血、尿测定雌激素水平等。

三、心理社会评估

绝经过渡期的妇女常因出现一系列自主神经功能紊乱症状，而影响日常生活、工作，造成很大的思想压力。表现为烦躁、失眠、倦怠等，反过来更加重绝经过渡期综合征的临床症状，使患者异常痛苦，急待获得帮助。

> **考点提示**
>
> 绝经过渡期综合征的主要临床表现是潮热。

【护理诊断】

1. 自我形象紊乱　与所经历绝经过渡期的生理过程有关。

2. 焦虑　与不理想的治疗效果有关。

3. 知识缺乏　与缺乏绝经过渡期保健知识有关。

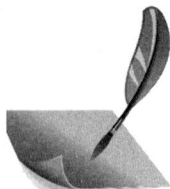

【护理措施】

一、心理护理

通过医护人员与患者个别交谈的机会，建立相互信赖的护患关系，使其能在医务人员面前充分宣泄自己的情绪。然后给以针对性指导，使患者了解绝经过渡期是一个正常的生理阶段，对健康没有影响，经历一段时期，通过神经内分泌的自我调节达到新的平衡时，症状就会消失，解除患者不必要的顾虑，从而降低其焦虑程度。患者家属也应具备有关绝经过渡期的常识，理解女性绝经过渡期症状给患者带来的不适，主动分担日常家务，谅解患者出现急躁、焦虑、忧郁、发怒等消极情绪，避免发生冲突，并提供精神心理支持，协助患者度过困难时期。

二、一般护理

饮食和运动的指导是非常重要的。绝经过渡期妇女易出现骨质疏松症，除鼓励其坚持到户外活动、多晒阳光外，注意补充足够蛋白质，以减慢骨质的丢失，多吃富含钙的食物，必要时补充钙剂、降钙素等也都有助于防止骨质丢失并预防自主神经功能紊乱症状。

三、指导正确用药

补充雌激素是针对病因的预防性措施，因此做好激素类药物治疗的护理十分重要，护士要让患者了解用药目的、药物剂量、用法及可能出现的不良反应。督促长期使用雌激素者接受定期随访，在随访期间患者可以接受指导，调整用药以寻求适合于个体的最佳用量，以防不良反应。

【健康教育】

对绝经过渡期妇女进行饮食和运动的指导。适当地增加钙质和维生素 D 摄取，减少因雌激素降低而致的骨质疏松。参加力所能及的体力和脑力劳动，保持良好的生活习惯。坚持适度的体育锻炼，均有助于分散注意力，缓解不适。规律的运动如散步、骑自行车等可以促进血液循环，维持肌肉良好的张力，延缓老化的速度，还可以刺激骨细胞的活力，延缓骨质疏松症的发生。

第五节　多囊卵巢综合征

扫码"学一学"

案例　患者，女，22 岁，因肥胖伴闭经 8 个月余入院。患者于 8 个月余前，无明显诱因出现肥胖，伴面部痤疮、闭经、脱发，并逐渐出现双下肢大腿内侧紫纹，四肢毛发增多，伴腰痛，无口干、多饮、视力异常，无溢乳，偶有畏热多汗，入院前查 ACTH 26.8 pg/ml，空腹血糖 4.4 mmol/L，门诊给予人工周期治疗。服药 1 个月后，月经来潮，量正常，肾上腺 CT 提示双侧肾上腺形态饱满。患者自发病以来，体重增加约 10 kg，精神可，食欲无明显变化，睡眠差，大便正常，夜尿增多。

问题：

1. 该患者的诊断是什么？

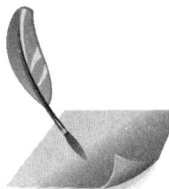

2. 护理措施有哪些？

【疾病概述】

多囊卵巢综合征（polycystic ovary syndrome，PCOS）是生育年龄妇女常见的一种复杂的内分泌及代谢异常所致的疾病，是女性生殖功能障碍性疾病，是引起不排卵性不孕的主要原因，以持续性不排卵、高雄激素及卵巢多囊性改变为主要特征的内分泌紊乱的症候群。

一、病因和发病机制

下丘脑－垂体功能障碍、胰岛素抵抗和高胰岛素血症、肾上腺皮质功能紊乱及遗传因素等。

> **知识链接**
>
> 1935 年，Stein 和 Leventhal 将 PCOS 归纳为闭经、多毛、肥胖及不孕四大病症，称之为 Stein – Leventhal 综合征（S – L 综合征）。

二、临床表现

月经失调，主要是闭经，绝大多数为继发性闭经，闭经前常有月经稀少，偶有月经频发和过多。患者常有不孕、多毛、痤疮、肥胖等。PCOS 患者的卵巢增大、白膜增厚、多个不同发育阶段的卵泡。

三、治疗原则

调整月经周期、控制多毛、痤疮和体重，纠正内分泌和代谢异常，恢复排卵及生育功能。一般有药物治疗和手术治疗。药物治疗主要是降低高雄激素血症如应用口服避孕药、糖皮质激素等，有生育要求的 PCOS 患者多需要应用促排卵治疗才能妊娠。手术治疗一般有双侧卵巢楔形切除术和腹腔镜下卵巢电灼或激光打孔治疗。

【护理评估】

一、健康史

询问患者的年龄、月经史、婚育史，以往健康状况，了解其家族有无糖尿病史、自身体重变化情况、以往用药情况，有无皮肤改变，有无泌乳现象，有无流产、不孕等。

二、身体状况评估

（一）症状

1. 月经异常 为最主要症状，多表现为月经稀少、经量少或闭经，临床可见从月经稀发到闭经的发展过程。少数可表现为月经过多或不规则出血。

2. 多毛、痤疮 较常见。由于高雄激素血症，出现不同程度多毛，可见上唇、下颌、胸、背、腹中线、腹股沟及肛周的毳毛增粗、增多，但多毛的程度与雄激素水平不成比例。同时可伴痤疮、面部皮脂分泌过多、声音低粗、阴蒂肥大、出现喉结等男性化征象。

3. 不孕 由于长期不排卵，患者多合并不孕症。

4. 肥胖 体重超过 20% 以上，体重指数 ≥25 者占 50%。肥胖多集中于上身，腰/臀比例 ≥0.80。多自青春期开始，随年龄增长而逐渐加重。

5. 黑棘皮症 阴唇、颈背部、腋下、外阴、腹股沟等皮肤皱褶处出现灰褐色色素沉着，

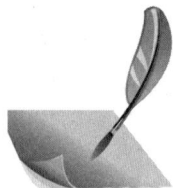

呈对称性，皮肤增厚，质地杂软。

（二）体征

少数患者可通过一般妇科检查触及增大、质地坚韧的卵巢，大多需辅助检查确定。

（三）辅助检查

1. 激素测定 通过测定促性腺激素、甾体激素、催乳素、胰岛素及其衍生物等可以进行一定的分析。

2. 超声检查 卵巢多囊性增大，被膜增厚，回声强。一侧或两侧卵巢各有 12 个以上，直径 2～9mm 囊状的卵泡，呈辐轮状改变，称为"项链征"。未见排卵迹象。

3. 腹腔镜 可以直接观察卵巢形态学，或施以活检、穿刺、楔切和电烙等治疗。

4. 基础体温测定 表现为持续的单相型基础体温。有助于对无排卵治疗效果观察。

5. 诊刮 月经前数日或月经来潮 6 小时内进行，内膜呈不同程度增生变，无分泌期变化。

6. CT、磁共振检查 可以鉴定和除外盆腔的肿瘤。

三、心理社会评估

生理改变对患者的自我形象有很大影响，她们在自己能否作妻子和母亲的问题上犹豫不决，自尊测试的评分最低，抑郁评价最高。

> **考点提示**
>
> 多囊卵巢综合征的临床表现。

【护理诊断】

1. 潜在并发症 肿瘤、心血管疾病、糖尿病。

2. 知识缺乏 对本病的严重性缺乏认识。

3. 自我形象紊乱 与肥胖、痤疮等有关。

4. 焦虑 与月经紊乱、担心不孕或治疗效果不佳有关。

【护理措施】

一、心理护理

鼓励患者放松心情，建立治病信心，耐心治疗。年轻妇女患有本病者而未经治疗，到中、老年时患 2 型糖尿病的概率很高。

二、饮食和运动

多吃些蔬菜、水果，少食肥甘厚味，酒类也不宜多饮，且勿过饱。从事日常工作或进行规律锻炼或参加减肥训练，可能有益于长期身体健康、排卵和妊娠。良好的饮食习惯和运动可以促进体重减轻，可以使妊娠率提高、治疗费用降低，是一种简单的治疗生育能力低下的方法。

三、指导正确治疗

药物治疗主要目的是降低高雄激素血症和促排卵，护士要让患者了解用药目的、药物剂量、用法及可能出现的副作用，并配合医生根据患者不同年龄阶段制定个体化治疗方案。如需手术治疗者要让患者了解手术的目的、方法及适应证。

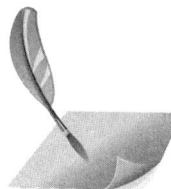

【健康教育】

指导患者改变生活方式，调整饮食，控制体重，建立治病信心，耐心治疗。未经治疗的本病被认为是进行性的综合征，一旦出现，终身存在。关注本病远期并发症如糖尿病、肿瘤、心血管疾病。

扫码"练一练"

练习题

A₁ 型题

1. 判断有无排卵最简单的方法是

    A. 阴道脱落细胞检查   B. 子宫镜检查

    C. 子宫颈黏液检查   D. 激素水平测定

    E. 基础体温测定

2. 无排卵性功血患者的基础体温呈

    A. 双相型   B. 低热   C. 单相型

    D. 弛张热   E. 高热

3. 对无排卵性功血病因的叙述，下列哪项是错误的

    A. 青春期功血是由于下丘脑 – 垂体 – 卵巢轴调节功能尚未健全而引起

    B. 绝经过渡期妇女功血是由于卵巢功能衰退，卵泡几乎耗竭而引起

    C. 育龄期妇女功血可因内、外环境某种刺激，如劳累、应激、手术、流产等引起，也可因多囊卵巢综合征、高催乳素血症引起

    D. 以上叙述 A、B 正确，C 错误

    E. A、B、C 都正确

4. 青春期功血的治疗原则是

    A. 减少月经量   B. 调整周期、减少月经量

    C. 调整垂体与性腺功能   D. 止血、调整周期、促进排卵

    E. 促排卵

5. 功能失调型子宫出血是指

    A. 生育期妇女的异常子宫出血

    B. 青春期的异常子宫出血

    C. 绝经过渡期妇女的异常子宫出血

    D. 伴有轻度子宫内膜非特异性炎症的子宫出血

    E. 由于神经内分泌功能失调引起的异常子宫出血

6. 原发性闭经指

    A. 妇女年满 15 岁，月经未来潮者

    B. 妇女年满 16 岁，月经未来潮者

    C. 妇女年满 18 岁，月经尚未来潮者

    D. 妇女年满 19 岁，月经尚未来潮者

    E. 妇女年满 20 岁，月经尚未来潮者

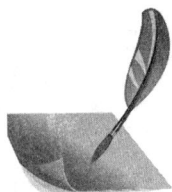

7. 继发性闭经指
   A. 原有月经现停经 2 个月
   B. 原有月经现停经 4 个月
   C. 原有月经现停经 6 个月
   D. 原有月经现停经 5 个月
   E. 原有月经现停经 8 个月

8. 闭经患者用孕激素治疗出现撤药性阴道流血，表示
   A. 子宫内膜呈萎缩型
   B. 子宫内膜有结核病灶
   C. 体内缺乏雌激素
   D. 子宫内膜对雌激素不起反应
   E. 子宫内膜已受雌激素影响

9. 下列为闭经患者提供的护理措施中不恰当的是
   A. 向患者解释有关检查的意义，取得合作
   B. 指导合理用药
   C. 向患者讲述闭经的原因，澄清错误观念
   D. 注意卧床休息，尽量避免到公共场所
   E. 建立良好的护患关系，鼓励患者表达自己的情绪

10. 关于闭经的分类，不正确的是
    A. 卵巢性闭经
    B. 子宫性闭经
    C. 垂体性闭经
    D. 丘脑下部性闭经
    E. 输卵管性闭经

11. 痛经患者疼痛的性质主要为
    A. 针刺样疼痛
    B. 刀割样疼痛
    C. 坠胀痛为主，重者呈痉挛性
    D. 烧灼样疼痛
    E. 跳痛

12. 与痛经无关的疾病是
    A. 无排卵性功血
    B. 子宫黏膜下肌瘤
    C. 慢性盆腔炎
    D. 子宫内膜异位症
    E. 子宫腺肌病

13. 有关原发性痛经的陈述，正确的是
    A. 患者雌激素水平异常升高可导致痛经
    B. 子宫自主神经敏感性增加易发痛经
    C. 经期子宫内膜 PG 过度合成可致痛经
    D. 子宫内膜组织缺氧引起痛经
    E. 子宫内膜异位引起的痛经

14. 不是痛经临床表现的是
    A. 可伴有腹痛、腹泻
    B. 严重时面色苍白，出冷汗
    C. 月经量异常
    D. 恶心、呕吐
    E. 下腹阵发性痉挛性疼痛

15. 下列不属于绝经过渡期综合征的是
    A. 生殖器官逐渐萎缩
    B. 阴道分泌物增多
    C. 尿频、尿失禁
    D. 潮红、潮热、出汗

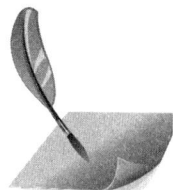

E. 阵发性心动过速

16. 绝经是指月经完全停止达（　　）以上未来潮者

    A. 1 年   B. 2 年   C. 3 年

    D. 6 个月   E. 4 年

17. 有关绝经过渡期综合征的临床表现，以下哪项叙述错误

    A. 月经紊乱

    B. 潮红、潮热为最常见且典型的症状

    C. 精神精症状包括兴奋型和抑郁型

    D. 骨质疏松发生与孕激素下降有关

    E. 绝经过渡期妇女往往激动易怒、焦虑不安

A₂ 型题

18. 某绝经过渡期妇女，妇科检查：子宫不大，阴道不规则流血，首先考虑为

    A. 子宫黏膜下肌瘤   B. 子宫内膜炎

    C. 有排卵性月经失调   D. 无排卵性功血

    E. 子宫内膜癌

19. 患者，女性，20 岁，未婚。月经周期不规则，经期长，量多，无痛经。现阴道流血 18 h 未止。查体：轻度贫血，诊断为青春期功血。最恰当的处理是

    A. 刮宫止血   B. 指导准确服用雌激素

    C. 绝对卧床休息   D. 立即输血、输液

    E. 监测血压

20. 一 21 岁未婚妇女，18 岁初潮，量少，3~6 个月一次，末次月经 8 个月前，经量更少。追问病史，不食肥肉，每日饭量 2~3 两及少量蔬菜。检查：形体消瘦，发育尚可，阴毛稀少，外阴未婚式。肛查：子宫略小，双附件正常。此患者治疗首选

    A. 小剂量雌激素周期治疗   B. 补多种维生素

    C. 用 HCG 诱发排卵   D. 纠正全身健康状况

    E. 脉冲式微量 GnRH 促进血脑功能

21. 30 岁妇女，第一胎产后出血达 800 ml，产后无乳汁分泌。现产后 11 个月尚未见月经来潮，自觉畏寒、周身无力，毛发脱落明显。本例属于哪类闭经

    A. 子宫性闭经   B. 卵巢性闭经

    C. 垂体性闭经   D. 下丘脑性闭经

    E. 输卵管性闭经

22. 患者，女性，23 岁，未婚。主诉月经期间腹痛剧烈，需服用镇痛药并卧床休息。平时月经周期规律，基础体温双相。肛门检查：子宫前倾前屈位，大小、硬度正常，无压痛，附件阴性，分泌物白色，最有可能的诊断是

    A. 子宫内膜炎   B. 痛经

    C. 子宫肌瘤   D. 子宫腺肌症

    E. 输卵管炎

23. 患者，女，51 岁。自述近年月经周期不规则，行经 2~3 天干净，量较以前减少，自感阵发性潮热、出汗，偶有心悸、眩晕。妇科检查子宫稍小，其余正常。护士应向其提

供的相关知识是

    A. 黄体功能不足　　　　　　　　B. 排卵性月经失调

    C. 绝经过渡期综合征　　　　　　D. 神经衰弱

    E. 黄体萎缩延迟

24. 某女绝经后期的表现如下，哪项属于异常应警惕恶性肿瘤

    A. 阴道黏膜变薄　　　　　　　　B. 膀胱炎

    C. 性功能减退　　　　　　　　　D. 阴道分泌物增多

    E. 生殖器官萎缩

A₃ 型题

(25 ~ 26 题共用题干)

患者，女，28 岁。原发性不孕 5 年，平时月经不规律，初潮 13 岁，3 ~ 15 天/60 ~ 90 天，痛经（－）。查体：身高 160 cm，体重 70 kg，多毛，痤疮（＋）、泌乳（－）。B 超示：子宫小于正常，双侧卵巢增大，每侧卵巢直径 2 ~ 9mm 的小卵泡有 12 个以上。丈夫精液常规为精子密度 60×10^6/ml，a 级为 8%，b 级为 19.1%，c 级为 23.9%，d 级为 56%，精子畸形率为 45%。

25. 还需要选择的检查项目应除外下列哪项

    A. 空腹胰岛素　　　　　　　　　B. 空腹血糖

    C. 妇科内分泌检查　　　　　　　D. 监测排卵

    E. 甲状腺功能

26. 月经第 2 天实验室检查：FSH 2.5U/L，LH 12.1U/L，T 3.4 nmol/L，空腹血糖 5.5 mmol/L，胰岛素 21.7mIU/L。诊断是

    A. Asheman 综合征　　　　　　　B. 雄激素不敏感综合征

    C. 空卵泡综合征　　　　　　　　D. 空蝶鞍综合征

    E. 多囊卵巢综合征

（贾　佳）

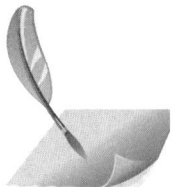

滋养细胞疾病患者的护理

妊娠滋养细胞疾病是一组来源于胎盘滋养细胞的增生性疾病。滋养细胞是胎儿的附属物，正常妊娠时构成绒毛上皮的滋养细胞可直接从母体吸收养分以供胚胎生长。滋养细胞有侵蚀周围组织、穿破血管进入血液循环的能力。少数滋养细胞穿破血管进入母体血液并可进入母体的子宫肌层，但它并不造成破坏。当胎盘形成并发育至一定阶段，滋养细胞逐步退化。分娩后，随着胎盘的剥离和排除，大部分滋养细胞被母体排出，少数在产褥期随蜕膜脱落而消失。某些情况下，滋养细胞异常增生，侵蚀能力增强，侵入子宫肌层或经血循环转移至机体的其他部位并造成不同程度的破坏，形成滋养细胞疾病。

滋养细胞疾病主要包括葡萄胎、侵蚀性葡萄胎、绒毛膜癌。其中侵蚀性葡萄胎和绒毛膜癌又统称为妊娠滋养细胞肿瘤。良性葡萄胎可能发展成侵蚀性葡萄胎或绒毛膜癌。

滋养细胞疾病绝大部分继发于妊娠，本章主要讨论妊娠滋养细胞疾病。

第一节 葡萄胎

扫码"学一学"

案例 患者，女，35岁。因停经10⁺³周，反复阴道少量出血32天入院。既往月经规则，4～6天/30～32天，G₃P₁，8年前剖宫产分娩一胎，无高血压及其他疾病史。全身检查：一般情况好，BP130/90 mmHg。妇科检查：阴道及宫颈充血，呈紫蓝色，宫底脐下一指，如妊娠5个月大小，质软，未闻及胎心，右侧附件区触及约6 cm大小的囊性肿物。辅助检查：血HCG 310000U/L，B超检查发现宫腔内充满不均质密集状或短条状回声，未见胎心搏动。右附件区见肿物直径6.4 cm，内见液体。

问题：

1. 最可能的临床诊断及治疗原则是什么？

2. 主要的护理问题和护理措施有哪些？

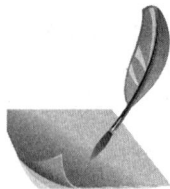

【疾病概述】

葡萄胎是滋养细胞的良性病变，又称为水泡状的胎块，为妊娠后组成胎盘的绒毛滋养细胞异常增生，间质水肿变性形成大小不一的水泡，水泡间有细蒂相连成串形如葡萄，因此称为葡萄胎。葡萄胎多发生于生育年龄的妇女，年龄＜20岁及年龄＞35岁妇女发病率高，可能与该年龄段容易发生异常受精有关。

葡萄胎可分为完全性葡萄胎和部分性葡萄胎两类，大多数为完全性葡萄胎。完全性葡萄胎宫腔内只有水泡组织，无胎儿及附属物。部分性葡萄胎胎儿大多数已死亡，胎盘绒毛部分水泡状变性。

一、病理

1. 大体检查 病变局限于宫腔内，不侵入肌层，也无远处转移。葡萄样水泡大小不一，水泡壁薄、透亮，内含黏性液体，无数水泡相连成串，水泡间空隙充满血液。

2. 显微镜检 病理特点为滋养细胞呈不同程度的增生，绒毛间质水肿，间质内血管消失。

二、临床表现

葡萄胎临床表现最常见为停经后阴道流血，血中可伴水泡状物。另外可有妊娠呕吐、腹痛及妊娠期高血压疾病征象等症状。

三、治疗要点

1. 清除子宫腔内容物 一经确诊应尽快清除宫腔内容物。一般采用吸宫术，用大号吸管吸出大部分葡萄胎组织、子宫明显缩小后，改用刮匙轻柔刮宫。每次刮出物均需送病理检查。

2. 卵巢黄素化囊肿的处理 卵巢黄素化囊肿在清宫后会自行消退，一般不需处理。若发生急性扭转，可在B超或腹腔镜下作穿刺吸液。若扭转时间较长发生坏死，则应切除患侧卵巢。

3. 预防性化疗 不常规推荐。葡萄胎恶变率为10%~25%。对于年龄＞40岁、刮宫前子宫比相应的妊娠月份明显大或短期内迅速增大、水泡小、病理报告提示滋养细胞高度增生或伴有不典型增生、血及尿HCG浓度异常升高、出现可疑的转移灶、或无条件随访的患者可采用预防性化疗。

4. 子宫切除术 若患者无生育要求且子宫增大迅速，可行子宫切除术，保留两侧正常卵巢。

考点提示

1. 葡萄胎最常见的临床表现为停经后阴道流血。

2. 葡萄胎一经确诊应迅速清除宫内容物，且刮出物均需送病理检查。

3. 卵巢黄素化囊肿在清除宫腔内容物后会自行消退，一般不需处理。发生急性扭转等并发症时方需手术治疗。

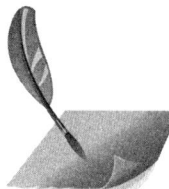

【护理评估】

一、健康史

询问患者的月经史，生育史，本次妊娠的早孕反应程度，有无阴道流血等。若有阴道流血，应询问阴道流血的时间、量、颜色，是否伴有水泡状组织。患者及家属的既往疾病史，是否有滋养细胞疾病病史。

二、身体状况

（一）症状

1. 停经后阴道流血 为最常见的症状，多数患者在停经 8~12 周以后出现不规则反复阴道流血，开始量少以后逐渐增多。若血中伴有水泡状物可考虑为葡萄胎。如出血时间长未及时处理，可导致患者贫血及感染，甚至大量出血导致休克。

2. 妊娠呕吐 出现时间较正常妊娠早，持续时间较长，且症状严重，纠正不及时可导致水电解质紊乱。

3. 腹痛 为阵发性下腹痛，一般发生在阴道流血前，是葡萄胎流产的表现。由于葡萄胎增长迅速及子宫过度扩张而引起。若是黄素化囊肿急性扭转则为急腹痛。

4. 妊娠期高血压疾病征象 可在妊娠 24 周前出现高血压、蛋白尿、水肿等症状。

5. 甲状腺功能亢进 如心动过速、皮肤潮湿和震颤，但突眼少见。

（二）体征

1. 子宫异常增大、变软 由于滋养细胞增生、水泡状变化或宫腔积血，大多数患者子宫大于相应月份的正常妊娠子宫大小。少数患者由于水泡状物或血块的排出等原因，其子宫大小可能与正常妊娠月份相符或较小。

2. 卵巢黄素化囊肿 葡萄胎患者滋养细胞过度增生，产生大量绒毛膜促性腺激素（HCG），由于大量 HCG 的刺激，一侧或双侧卵巢往往呈多发性囊肿改变，使卵巢增大，表面光滑，称之为卵巢黄素化囊肿。一般无症状，偶可因急性扭转而致急腹症。黄素化囊肿在葡萄胎清除后，随着 HCG 水平下降，于 2~4 个月内自然消失。

（三）辅助检查

1. 绒毛膜促性腺激素（HCG）测定 患者血、尿 HCG 水平高于正常。常超过 100000U/L，且持续不降。

2. 超声检查 是诊断葡萄胎的重要辅助检查方法。表现为子宫明显大于相应孕周，无妊娠囊或胎心搏动，宫腔内充满不均质密集状或短条状回声，可呈"落雪状"。水泡较大时则呈"蜂窝状"。

3. 多普勒超声检查 听不到胎心音。

三、心理社会评估

疾病确诊后，患者及家属往往感到焦虑不安，担心此次妊娠的结局及对今后生育的影响，并表现出对清宫手术的恐惧。对妊娠滋养细胞疾病知识的缺乏及预后的不确定性会加重患者的焦虑情绪。

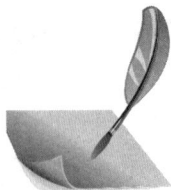

【护理诊断】

1. 恐惧 与葡萄胎对健康的威胁及将要接受清宫手术有关。

2. 自尊紊乱 与分娩的期望得不到满足及对将来妊娠担心有关。

3. 有感染的危险 与长期阴道流血、贫血造成免疫力下降有关。

4. 潜在并发症 出血导致贫血，甚至休克。

5. 知识缺乏 缺乏疾病的相关知识及葡萄胎随访的知识。

【护理措施】

一、一般护理

1. 环境 为患者提供安静、隐蔽的空间。

2. 营养 评估患者身体状况、是否有贫血等问题，指导患者饮食改善身体状况。

3. 会阴清洁 嘱患者每天清洁外阴，勤换内裤，指导患者使用会阴垫，及时更换。

4. 协助辅助检查 遵医嘱有序进行相关检查，并指导患者配合。

二、病情观察

1. 观察患者阴道流血情况，评估出血量及流出物的性质。

2. 密切观察血压、脉搏、呼吸等生命体征，以防出血性休克及感染。

3. 观察患者有无急腹症。

三、治疗护理

1. 清除宫腔内容物的配合及护理 刮宫前配血备用，建立静脉通路，并准备好缩宫素和抢救药品及物品，以防术中清出葡萄胎组织后大出血造成的休克。刮出物均需送病理检查。对合并妊娠期高血压疾病的患者做好相应的治疗配合及护理。术中密切观察患者的生命体征。术后做好会阴清洁及护理，观察卵巢黄素化囊肿的变化。

2. 化疗患者的护理 详见第十七单元第四节。

3. 手术治疗 具体护理措施见第十九单元第一节内容。

四、心理护理

认真评估患者对疾病的了解程度及心理承受能力，确定主要的心理问题。给患者讲解葡萄胎的疾病知识和清宫手术的过程，纠正患者的错误认识，消除恐惧，增强信心。通过护理活动与患者建立良好的护患关系，鼓励患者表达及释放不良情绪。

【健康教育】

1. 生活指导 告知患者充足睡眠，进高蛋白、高维生素、易消化的饮食，以改善机体的免疫功能；适当活动；正确留置尿液标本（清晨第一次尿）。

2. 出院指导 保持外阴清洁，以防感染；刮宫术后禁止性生活1个月，禁盆浴。

3. 随访指导 葡萄糖有恶变的可能，因此必须让患者和家属了解葡萄胎预后的决定因素是坚持正规的治疗和随访。

（1）随访时间 定期 HCG 测定，葡萄胎清宫后每周一次，直至连续 3 次阴性以后每个

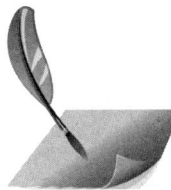

月一次共 6 个月，然后再每 2 个月一次共 6 个月，自第一次阴性后共计 1 年。

（2）随访前提　严格避孕 1~2 年，首选避孕套，一般不选用宫内节育器，以免穿孔或混淆子宫出血的原因；含有雌激素的避孕药可能促进滋养细胞生长，尽可能不用。

（3）随访内容　原有葡萄胎的症状、体征是否消失，包括阴道流血、子宫的大小、卵巢黄素化囊肿，有无阴道异常流血、咳嗽、咯血及其他转移灶症状，定时妇科检查、盆腔 B 超及 X 线胸片检查。

> **考点提示**
>
> 1. 葡萄胎患者血、尿 HCG 水平高于正常，超声检查表现为无妊娠囊或胎心搏动，宫腔内充满不均质密集状或短条状回声，可呈"落雪状"。
>
> 2. 葡萄胎随访期间严格避孕 1~2 年，首选避孕套，一般不选用宫内节育器及避孕药。
>
> 3. 葡萄胎随访的内容为原有葡萄胎的症状、体征是否消失，血、尿 HCG 的水平，以及有无转移灶症状。

第二节　侵蚀性葡萄胎

案例　患者，女，29 岁。因葡萄胎清宫术后 1⁺月，B 超提示侵蚀性葡萄胎 3 天入院。既往月经规则，5~6 天/28~30 天，G_0P_0，1⁺月前因葡萄胎行清宫术，术前血 HCG 500 000U/L，术后复查血 HCG 300000U/L，出院后患者四次复查血 HCG 均 >500000U/L，3 天前 B 超检查提示侵蚀性葡萄胎。无高血压及其他疾病史。全身检查：一般情况好，BP120/80 mmHg。妇科检查：子宫增大，质软。辅助检查：血 HCG 1000000U/L，B 超检查发现子宫左侧壁回声不均质，其内见 46mm×32 mm×41mm 混合性光团，其内以不规则回声为主。

问题：

1. 最可能的临床诊断及治疗原则是什么？

2. 主要的护理问题和护理措施有哪些？

【疾病概述】

侵蚀性葡萄胎是指葡萄胎组织侵入子宫肌层或转移至子宫以外。侵蚀性葡萄胎具有恶性肿瘤的行为，但恶性程度不高，多数仅造成局部侵犯，仅 4% 的患者发生远处转移。侵蚀性葡萄胎全部继发于良性葡萄胎之后，大多数侵蚀性葡萄胎发生在葡萄胎清除后 6 个月内，预后较好。

一、病理

1. 大体见　子宫肌壁内有大小不一的水泡状物或血块，接近浆膜层时可见子宫表面有紫色结节。

2. 镜下见　子宫肌层及转移病灶有显著增生的滋养细胞并呈团块状，可见变性的或完好的绒毛结构。

二、临床表现

侵蚀性葡萄胎表现为葡萄胎清除后出现不规则阴道流血或月经恢复正常数月后又流血，可伴腹痛，如转移到相应部位引起相应的转移症状。

三、治疗要点

以化疗为主。病灶在子宫，化疗又无效时可作子宫切除。年轻患者在作子宫切除时可考虑保留卵巢。

【护理评估】

一、健康史

详细询问患者及家属的既往史，包括滋养细胞疾病史、药物过敏史等；采集葡萄胎第一次刮宫的时间、水泡大小、量等；刮宫次数及刮宫后阴道流血的量、质、时间；手术前后及随访血、尿 HCG 的资料；询问原发灶及转移灶症状的主诉；肺 X 线检查结果。

二、身体状况

（一）症状

1. 阴道流血　葡萄胎清除后出现不规则阴道流血或月经恢复正常数月后又流血，量多少不定，可伴有腹痛。

2. 卵巢黄素化囊肿　由于滋养细胞肿瘤分泌绒毛膜促性腺激素（HCG）的持续存在，在葡萄胎排空后，两侧或一侧卵巢黄素化囊肿持续存在，未消失。

3. 腹痛　侵蚀性葡萄胎一般无腹痛，但当子宫病灶穿破浆膜层时可引起急性腹痛及其他腹腔内出血症状。黄素化囊肿发生扭转或破裂时也可出现急性腹痛。

4. 转移症状　侵蚀性葡萄胎可发生转移，症状视转移部位而不同，具体见本单元第三节绒毛膜癌转移症状。

（二）体征

子宫复旧不全：在葡萄胎排空后 4~6 周子宫未恢复到正常大小，质软。

（三）辅助检查

1. 血清绒毛膜促性腺激素（HCG）测定　葡萄胎排空持续阳性或一度转阴后又转为阳性。

2. 超声检查　是诊断子宫原发病灶最常用的方法。

3. 胸部 X 线摄片　有结节状阴影是肺部转移的体征。典型表现为棉球状或团块状阴影。

4. 妇科检查　子宫大于正常，质软，发生阴道宫颈转移时局部可见紫蓝色结节。

5. 组织学检查　在子宫肌层或子宫外转移灶中见到绒毛或退化的绒毛阴影。

6. 其他　出现头晕、头痛等神经系统症状时，可作脑部 CT 显示转移灶。

三、心理社会评估

评估患者对疾病的反应，有无焦虑、恐惧、紧张，对于疾病治疗是否积极配合。

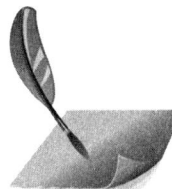

【护理诊断】

1. 活动无耐力　与腹痛、存在转移灶症状及化疗副作用有关。

2. 恐惧　与接受化学治疗疾病转归有关。

3. 角色紊乱　与较长时间住院及化疗有关。

4. 有感染的危险　与化疗药物致白细胞下降易感染有关。

5. 潜在并发症　与转移灶及化疗副作用有关。

【护理措施】

一、一般护理

1. 营养　评估患者身体状况，指导患者饮食增强体质。

2. 会阴清洁　嘱患者每天清洁外阴，勤换内裤，指导患者使用会阴垫，及时更换。

3. 协助辅助检查　遵医嘱有序进行相关检查，并予以解释，指导患者配合。

二、病情观察

1. 观察患者阴道流血及腹痛情况，记录出血量。

2. 密切观察患者生命体征，以防出血性休克及感染。

3. 认真观察转移灶症状，发现异常，立即通知医生并配合处理。

三、治疗护理

1. 化疗患者的护理　详见第十七单元第四节。

2. 手术治疗　具体护理措施见第十九单元第一节。

3. 转移灶护理

（1）阴道转移患者的护理

1）卧床：密切观察阴道内有无破溃出血，禁作阴道检查和窥阴器检查。

2）配血备用：做好各种抢救器械和物品的准备

3）发生大出血时：立即通知医生并配合抢救。用长纱条填塞阴道压迫止血，同时开放静脉通道，给予输血、输液。按医嘱用抗生素。同时密切观察生命体征。

（2）肺转移患者的护理

1）卧床休息：减轻患者消耗、有呼吸困难者给予半卧位并吸氧。

2）治疗配合：按医嘱给予镇静剂及化疗药物。

3）大量咯血：避免发生窒息、休克。一旦咯血应立即通知医生，同时给予头低侧卧位并保持呼吸道的通畅，叩击背部，尽快排出积血。

（3）脑转移的护理

1）严密观察病情：观察生命体征，观察出入量，观察有无电解质紊乱的症状，做好观察记录。

2）治疗配合：按医嘱给予静脉补液，给予止血剂、脱水剂、吸氧、化疗等。

3）预防并发症：采取必要的护理措施预防跌倒、咬伤、吸入性肺炎、角膜炎、压疮等发生。

4）检查配合：作好 HCG 测定、腰穿、CT 等项目的检查配合。

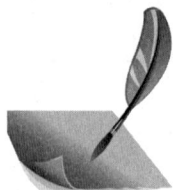

5）昏迷、偏瘫者：按相应的护理常规实施。

四、心理护理

评估患者及家属对疾病的心理反应，了解患者既往面对应激情况的反应方式并指导正确的应对措施。向患者提供有关化学药物治疗及其护理的信息，以减少恐惧及焦虑。提供疾病及护理信息，帮助患者和家属树立信心。让患者诉说心理痛苦及失落感，接受现实。主动听取患者、家属的意见，以积极的态度树立战胜疾病的信心。

【健康教育】

1. 鼓励患者进食，选择高蛋白、高维生素、清淡易消化的饮食，以增强机体的抵抗力。

2. 注意休息，避免劳累。

3. 阴道转移者应卧床休息，以免引起破溃大出血。注意外阴清洁，以防感染。节制性生活，做好避孕。

> **考点提示**
>
> 1. 侵蚀性葡萄胎在显微镜下可见绒毛结构。
> 2. 侵蚀性葡萄胎的治疗以化疗为主。

4. 出院后严密随访。第 1 次在出院后 3 个月，然后每 6 个月 1 次至 3 次，此后每年 1 次至 5 年。以后每两年 1 次。随访内容同葡萄胎。随访期间应严格避孕，一般于化疗停止 ≥12 个月后方可妊娠。

第三节　绒毛膜癌

案例　患者，女性，28 岁。因头晕、乏力、纳差 2 个月余就诊。患者 3 个月前孕 40 天自然流产，无阴道持续出血。2 个月前尿妊娠试验：弱阳性，血 HCG 619100U/L。查体：未见明显异常。腹部 CT 示肝右后叶低密度灶。

问题：

该患者可能的诊断是什么？

【疾病概述】

绒毛膜癌是滋养细胞疾病中恶性程度最高的一种，早期就可通过血行转移至全身，破坏组织或器官。最常见的转移部位依次为肺、阴道、肝、脑。患者多为育龄妇女，其中 60% 发生于葡萄胎之后，30% 发生于流产之后，10% 发生于足月妊娠或异位妊娠之后。

一、病理

绒毛膜癌多数原发于子宫，子宫不规则增大，癌肿可突入宫腔或穿破宫壁。癌肿质脆，极易出血。镜下滋养细胞极度不规则增生，明显异型，绒毛结构消失。

二、临床表现

绒癌最主要的症状是产后、流产后、葡萄胎清宫术后不规则阴道流血，可有假孕症状、腹痛，如转移则出现转移灶表现。

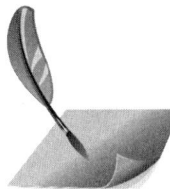

三、治疗要点

化疗为主，手术和放疗为辅。年轻未生育者尽可能不切除子宫，以保留生育能力。若需切除子宫应尽量保留正常的卵巢。需手术治疗者一般先化疗，待病情基本控制后再手术。对肝、脑有转移的重症患者，除以上治疗外，可加用放射治疗。

【护理评估】

一、健康史

询问阴道不规则流血的病史，葡萄胎的刮宫病史，血、尿 HCG 测定的结果，详细询问是否有生殖道、肺部、脑等转移的相应症状，是否化疗及化疗的时间、药物、剂量、疗效及用药后机体的反应情况。

二、身体状况

（一）症状

1. 阴道流血 为最主要症状。表现为产后、流产后、葡萄胎清宫术后不规则阴道流血，量多少不定；若原发灶消失，可以无阴道流血，甚至闭经。也可表现为一段时间月经正常，以后发生闭经，然后阴道流血。长期阴道流血者可继发贫血。

2. 假孕症状 由肿瘤分泌的 HCG 及雌、孕激素的作用，患者出现乳房增大，乳头及乳晕着色，甚至有初乳样分泌，外阴、阴道、宫颈着色，生殖道质软。

3. 腹痛 当癌组织造成子宫穿孔或子宫病灶坏死感染等可出现急性腹痛。

4. 转移灶表现 主要经血行播散，肺部最多发，阴道次之，脑最少见。各转移部位共同特点是局部出血。

（1）肺转移 典型表现为胸痛、咳嗽、咯血及呼吸困难。

（2）阴道转移 阴道壁呈紫蓝色结节，破溃后可引起不规则阴道流血，甚至大出血。

（3）肝转移 病灶较小时可无症状，也可表现为右上腹部或肝区疼痛、黄疸等。

（3）脑转移 是死亡的主要原因。

（4）其他转移 膀胱转移者可有血尿。

（二）体征

子宫增大，质地软，形态不规则，有时可触及两侧或一侧卵巢黄素化囊肿。

（三）辅助检查

1. 血清 HCG 测定 葡萄胎清宫、人工流产、自然流产、异位妊娠清除或足月妊娠分娩后血 HCG 持续保持高水平，或正常后再度升高。

2. 组织学检查 在子宫肌层或子宫外转移灶中见成片滋养细胞浸润及坏死、出血，没有绒毛结构。

3. 其他 出现肺部转移或脑转移症状时，应作相应的检查。

三、心理社会评估

患者往往感到悲哀，不能接受现实，对疾病的预后产生无助感。因为需要化疗而表现出焦虑不安。若需要手术，生育过的患者因为要切除子宫而产生心理负担；未生育过的患者则因为生育无望而产生绝望，迫切希望得到家人及医护人员的理解、帮助。

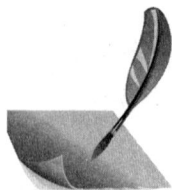

【护理诊断】

1. 潜在并发症　肺转移、阴道转移、脑转移。

2. 围手术期受伤的危险　与接受手术有关。

3. 无能为力感　与病程长、预后不测有关。

4. 有体液不足的危险　与化疗所致恶心、呕吐、食欲减退、液体丢失有关。

5. 有感染的危险　与阴道流血及化疗药物致白细胞下降易感染有关。

【护理措施】

一、一般护理

1. 营养　评估患者身体状况，指导患者饮食，增强体质。

2. 会阴清洁　有阴道流血者嘱患者每天清洁外阴，保持外阴清洁。

3. 协助辅助检查　遵医嘱有序进行相关检查，并予以解释，指导患者配合。

二、病情观察

1. 观察腹痛及阴道流血，记录出血量。阴道大出血或剧烈腹痛常提示伴有内出血，应立即通知医生，并做好手术准备。

2. 密切观察生命体征。

3. 观察有无肺、阴道、脑的转移灶症状。

三、治疗护理

1. 化疗患者的护理　详见第十七单元第四节。

2. 手术治疗　手术者按腹部手术护理，具体护理措施见第十九单元第一节。

3. 转移灶护理　同侵蚀性葡萄胎患者的护理。

四、心理护理

关心体贴患者，让患者说出其内心的感受。鼓励患者，向患者解释绒毛膜癌化疗后预后较好，增强其信心。帮助患者分析可利用的支持系统，纠正消极的应对方式。

【健康教育】

1. 鼓励患者进食，注意营养搭配，食用清淡易消化食物。

2. 有阴道出血及阴道转移者，注意外阴清洁，预防感染。

3. 有转移灶症状出现时，应卧床休息，待病情缓解后再适当活动。

4. 节制性生活并落实避孕措施，有阴道转移者严禁性生活。出院后严密随访。随访同侵蚀性葡萄胎。

考点提示

1. 绒毛膜癌与侵蚀性葡萄胎最主要的区别是在显微镜下找不到绒毛结构。

2. 绒毛膜癌早期可通过血道转移至全身，肺部最多发，阴道次之，脑最少见。

3. 侵蚀性葡萄胎的治疗以化疗为主，手术和放疗为辅。

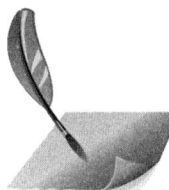

第四节　化疗患者的护理

【概述】

化疗即化学药物治疗，化学药物在恶性肿瘤治疗中的效果已得到肯定。通过化学药物治疗，使恶性肿瘤患者的症状得到缓解。有的甚至达到基本痊愈。滋养细胞疾病是对化疗最为敏感的疾病之一，所以首选的治疗方案是化疗。随着化疗的方法学和药物学的快速进展，绒毛膜癌患者的死亡率已大为下降。

化疗药物的主要作用机制为：①影响去氧核糖核酸（DNA）的合成。②直接干扰核糖核酸（RNA）的复制。③干扰转录、抑制信使核糖核酸（mRNA）的合成。④阻止纺锤丝的形成。⑤阻止蛋白质的合成。

抗肿瘤药物既能抑制肿瘤细胞的生长，也能影响机体正常细胞的代谢，有一定毒性。在治疗时随着用量增加，副作用也越明显。化疗的主要毒副作用是骨髓抑制，其次为胃肠道反应，肝、肾功能损害及脱发等。掌握化疗药物的作用机制和毒副作用，观察用药反应、减轻化疗患者不适，是化疗患者护理的主要内容及目的。

【护理评估】

一、健康史

采集患者既往用药史，尤其是化疗史及药物过敏史。记录既往接受化疗过程中出现的药物毒副反应及应对方法。询问造血系统、消化系统、肝肾疾病史以及疾病的诊治过程。采集患者的肿瘤疾病史，发病时间、治疗方法及效果，目前的病情状况。

二、身体状况

（一）症状及体征

1. 测量生命体征　了解患者一般情况（发育、营养、意识状态等）；观察皮肤、黏膜、淋巴结有无异常。

2. 准确测量并记录体重　在化疗过程中，由于患者食欲不振、恶心、呕吐等胃肠道反应，体重会有波动，应定期测量，以协助医生调整药量。化疗时需根据体重正确计算和调整药量，一般在每个疗程的用药前及用药中各测一次体重。测量体重的方法：首先应校准磅秤，宜在清晨患者空腹，排空大、小便后，酌情减去衣服的重量。如体重测量不准确，可使计算结果受影响，用药剂量过大，易使患者发生中毒反应，过小则影响疗效。

3. 评估患者的日常生活规律　如饮食形态、嗜好、睡眠形态及自理能力程度。

4. 评估原发肿瘤的症状和体征　以便给治疗及护理活动提供依据。

（二）辅助检查

测血常规、尿常规、肝肾功能、血小板计数等，了解化疗药物对个体的毒性反应，化疗前若有异常则暂缓化疗。测白细胞计数，若低于 4.0×10^9/L 则不能用药。在用药过程中，若白细胞计数低于 3.0×10^9/L 则须停药。

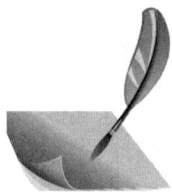

三、心理社会评估

患者对化疗的副反应有恐惧心理，尤其是化疗副反应严重及再次化疗的患者更加明显。患者常常会对疾病的预后及化疗效果产生焦虑、悲观情绪，也会因长期治疗造成经济困难而变得烦躁不安。患者渴望家人及医护人员的支持和帮助。

考点提示

1. 化疗前需准确测量并记录体重，一般在每个疗程的用药前及用药中各测一次，宜在清晨患者空腹，排空大、小便后，酌情减去衣服的重量。

2. 测白细胞计数对于化疗副反应的监测很重要，若低于 $4.0 \times 10^9/L$ 则不能用药。在用药过程中，若白细胞计数低于 $3.0 \times 10^9/L$ 则须停药。

【护理诊断】

1. 营养失调，低于机体需要量 与化疗所致的消化道反应有关。

2. 体液不足 与化疗所致恶心、呕吐、腹泻有关。

3. 有感染的危险 与化疗引起的白细胞减少有关。

4. 自我形象紊乱 与化疗所致的脱发有关。

5. 潜在并发症 与化疗可能损伤重要器官有关。

【护理措施】

一、一般护理

1. 营养 评估患者的营养状况及消化道副反应程度，指导患者饮食增强体质。

2. 活动与休息 嘱患者适当活动，增加休息。

3. 环境 为患者提供安静、隐蔽的空间，注意通风和消毒。

4. 协助辅助检查 遵医嘱进行相关检查，并予以解释，指导患者配合。

二、病情观察

严密观察治疗期间出现的副反应。

1. 观察体温，以判断有无感染。

2. 观察有无牙龈出血、鼻出血、皮下瘀点、瘀斑或活动性出血等倾向。

3. 观察有无上腹痛、恶心、腹泻等消化道损害的症状和体征；如有腹痛、腹泻，要严密观察次数和性状，并正确收集大便标本。

4. 观察有无尿频、尿急、血尿等膀胱炎的症状。

5. 观察有无皮疹等皮肤反应。

6. 观察有无神经系统的副作用如肢体麻木、肌肉软弱、偏瘫等。

如发现上述情况，立即通知医生并配合处理。

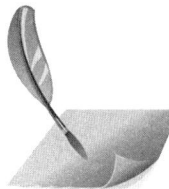

三、治疗护理

（一）用药护理

1. 根据医嘱严格"三查七对" 正确溶解和稀释药物，并做到现配现用。一般常温下不超过 1 小时，尤其是氮芥类的药物。如果联合用药根据药物的性质排出先后顺序。放线菌素 D（更生霉素）、顺铂等需要避光的药物，使用时要用避光罩或黑布包好。

2. 保护静脉并预防药物外渗 从远端开始，有计划地穿刺，并使穿刺次数减少到最少。用药前，先注入少量生理盐水，确认针头在静脉中后再注入化疗药物。一旦怀疑或发现药物外渗应重新穿刺，遇到局部刺激较强的药物，如氮芥、长春新碱、放线菌素 D（更生霉素）等外渗，应立即停止药物输入，局部可用生理盐水 5 ml 加 2% 普鲁卡因 1 ml 局部封闭，外渗 24 小时内局部冷敷，可减轻疼痛及防止药物扩散；48~72 小时使用热敷，以促进药物吸收，减轻局部组织损伤。以后用金黄散外敷，以防局部组织坏死。用药过程中要按医嘱调节滴速，保证药效的同时减少对静脉的刺激。化疗结束前应用生理盐水冲管，以降低穿刺部位拔针后的残留浓度，起到保护血管的作用。

3. 保证疗效 腹腔化疗者应让患者经常变动卧位，保证疗效。

（二）药物不良反应及护理

1. 造血功能障碍 造血功能障碍是最常见和严重的不良反应，主要表现为外周血白细胞和血小板计数减少，而出现牙龈出血、鼻出血、皮下淤血、阴道出血，严重时贫血。淋巴细胞也同样下降，因而造成免疫抑制。常发生继发感染、出血倾向，可危及生命。

定期测定白细胞计数，低于 $3.0 \times 10^9/L$，应与医生联系考虑停药。对于白细胞计数低于正常的患者要采取预防感染的措施，严格无菌操作。若白细胞低于 $1.0 \times 10^9/L$ 时要进行保护性隔离，减少探视，禁止带菌者入室，净化空气，应用抗生素、输新鲜血或白细胞等。

2. 消化道反应 恶心、呕吐最常见，多数在用药后 2~3 日开始，5~6 日达高峰，停药后即逐步好转。一般不影响继续治疗。若呕吐过多可出现电解质紊乱，患者可有腹胀、乏力、精神淡漠及痉挛等。有消化道溃疡，以口腔溃疡最明显，多在用药后的 7~8 日出现，一般停药后自然消失。有口腔溃疡者，应保持口腔清洁，使用软毛牙刷刷牙或用清洁水漱口，进食前后用消毒溶液漱口。给予温凉的流质或软食，避免刺激性食物，在进食前 15 min 用丁卡因溶液涂敷溃疡面以减少进食疼痛。进食后漱口，并用甲紫、冰硼散或锡类散等局部涂抹。鼓励患者进食，促进咽部活动，减少咽部溃疡引起的充血、水肿、结痂，保持口腔清洁。进食前确立进食体位，改善环境，少量多餐。

用各种方法减少恶心、呕吐，提供患者喜欢的可口饮食、合理安排用药时间。分散注意力、创造良好的进餐环境、给予镇吐剂等；对不能自行进餐者，主动提供帮助；患者呕吐严重时应补充液体，以防电解质紊乱。

3. 药物中毒性肝炎 主要表现为用药后血转氨酶值升高，上腹疼痛、恶心、腹泻、偶见黄疸。一般于停药后一定时期内恢复正常，但未恢复时不能继续化疗，注意监测肝功能。

4. 泌尿系统损伤 某些药对肾有一定的毒性，肾功能正常者才能应用。膀胱炎症状是尿急、尿频、血尿。

5. 皮疹 应用甲氨蝶呤易出现皮疹，严重者还可引起剥脱性皮炎。

6. 脱发 最常见于应用放线菌素 D（更生霉素）的患者，1 个疗程即可全脱，停药后

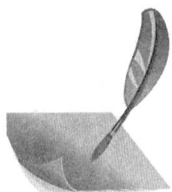

均可重新生长。

四、心理护理

与患者建立良好的护患关系，提供良好的谈话环境，耐心倾听患者诉说恐惧、不适、及疼痛，关心患者。提供有关滋养细胞疾病的治愈率及相关信息，以增强患者战胜疾病的信心。向患者及家属介绍同病种的、治疗效果满意的患者相互交流，鼓励患者克服化疗不良反应，提供可利用的支持系统，帮助患者度过脱发等造成的心理危险期。

【健康教育】

1. 鼓励患者多进高蛋白、高维生素、易消化饮食，保证营养及液体的摄入。

2. 指导患者饮食前后漱口，经常擦身更衣，保持皮肤干燥和清洁，注意休息，保持充足睡眠以减少消耗。

3. 尽量避免去公共场所，如需进行保护性的隔离，告知患者和家属保护性隔离的重要性，使其理解并能配合治疗。

考点提示

1. 化疗药物现配现用。一般常温下不超过 1 小时。

2. 化疗药物静脉用药时如外渗，24 小时内局部冷敷，48～72 小时使用热敷。

3. 化疗输液结束前应用生理盐水冲管。

4. 化疗的副反应有造血功能障碍、消化道反应、药物中毒性肝炎、泌尿系损伤、皮疹及脱发，其中造血功能障碍是最常见和严重的副作用。

练习题

A₁ 型题

1. 侵蚀性葡萄胎及绒毛膜癌最常见的转移部位是
   A. 肺转移　　　　　　　B. 脑转移　　　　　　　C. 阴道转移
   D. 盆腔转移　　　　　　E. 肝转移

2. 滋养细胞疾病共同病理变化特点是
   A. 以血行转移为主　　　　　　　B. 病变局限在宫腔内
   C. 滋养细胞呈不同程度增生　　　D. 保持完整的绒毛结构
   E. 侵蚀子宫肌层

3. 葡萄胎确诊后的治疗原则是
   A. 刮宫术　　　　　　　　　　　B. 及时清除宫腔内容物
   C. 预防性化疗　　　　　　　　　D. 子宫切除术
   E. 缩宫素静滴引产

4. 葡萄胎患者术后避孕的最佳方法是
   A. 宫内节育器避孕　　　　　　　B. 口服避孕药避孕

扫码"练一练"

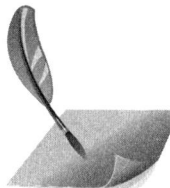

C. 针剂避孕药　　　　　　　　　　　　D. 工具避孕如阴茎套、阴道隔膜

E. 埋入法避孕

5. 在滋养细胞疾病 – 葡萄胎处理原则中，哪项不正确

A. 吸宫手术前做好输液、输血准备　　　B. 两次刮宫术应间隔 7 天

C. 术后须给予抗生素　　　　　　　　　D. 预防性化疗应作为治疗常规

E. 每次刮出物送病理检查

6. 绒毛膜癌化疗时常见的副反应不包括

A. 心力衰竭　　　　　　　　　　　　　B. 口腔溃疡

C. 毛发脱落　　　　　　　　　　　　　D. 白细胞减少

E. 肝、肾功能损伤

7. 对妇科化疗患者的护理措施中，下列正确的是

A. 化疗病室定期消毒，室温在 24℃左右

B. 化疗患者住院后常规探视

C. 化疗前测体重，以后每日测量一次，以便调整用药剂量

D. 常温下药物配制到使用，不超过 1 h

E. 静脉注射若药物漏出，用温水热敷

A₂ 型题

8. 患者，女，25 岁。停经 3 个月，不规则阴道流血 1 个月。查体：阴道排出血液中见水泡状组织，子宫增大如孕 5 个月大小，首先考虑的诊断是

A. 不全流产　　　　　　　　　　　　　B. 葡萄胎

C. 双胎妊娠流产　　　　　　　　　　　D. 子宫肌瘤

E. 子宫内膜癌

（贾　佳）

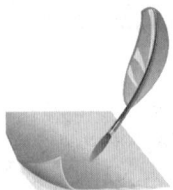

第十八单元

其他妇科疾病的护理

要点导航

学习要点

1. **掌握** 子宫内膜异位症、子宫脱垂、尿瘘的临床表现及治疗要点。

2. **熟悉** 子宫脱垂的护理措施、健康指导。

3. **了解** 不孕症的定义、病因及健康指导。

技能要点

能对子宫内膜异位症、子宫脱垂、尿瘘、不孕症患者提出护理问题，制定相应的护理措施。

第一节 子宫内膜异位症

扫码"学一学"

案例 患者，女性，43 岁。继发性痛经 10 年，逐年加剧。服用止痛药物可缓解，未做其他治疗。生育史：顺产 1 次，人工流产 2 次。查体：T 36.6℃，P 84 次/分，R 19 次/分，BP106/74 mmHg；双肺呼吸音清晰；腹平软，无压痛。盆腔检查：子宫后位，扪及直肠子宫陷凹触痛性结节，右附件区一大小约 4 cm×5 cm 囊性包块，与子宫粘连。腹部 B 型超声可见右附件区一大小 4.3 cm×5.6 cm 囊性包块，内见细小絮状光点。实验室检查：CA125 84U/ml。

问题：

1. 该患者的医疗诊断是什么？

2. 目前的护理问题和护理措施有哪些？

【疾病概述】

具有活性的子宫内膜组织（腺体和间质）出现在子宫内膜以外部位时称为子宫内膜异位症（endometriosis，EMT），简称内异症。异位内膜可侵犯全身任何部位，如脐、膀胱、肾、输尿管、肺、胸膜、乳腺、淋巴结，甚至手臂、大腿等处。但绝大多数出现在盆腔脏器和壁腹膜，以卵巢及宫骶韧带最常见，其次为子宫、直肠子宫陷凹、腹膜脏层、阴道直肠膈等部位，故临床常称之为盆腔子宫内膜异位症（图 18－1）。

子宫内膜异位症主要见于育龄期妇女，76% 发生在 25～45 岁之间，生育少、生育晚的妇女发病明显多于生育早、生育多者。月经初潮前一般不会发病，绝经后用激素替代治疗的妇女偶有发病；绝经后或切除双侧卵巢后，异位内膜可逐渐萎缩吸收；妊娠或使用性激素抑制卵巢功能可暂时阻止疾病发展，故内异症是激素依赖性疾病。

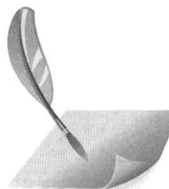

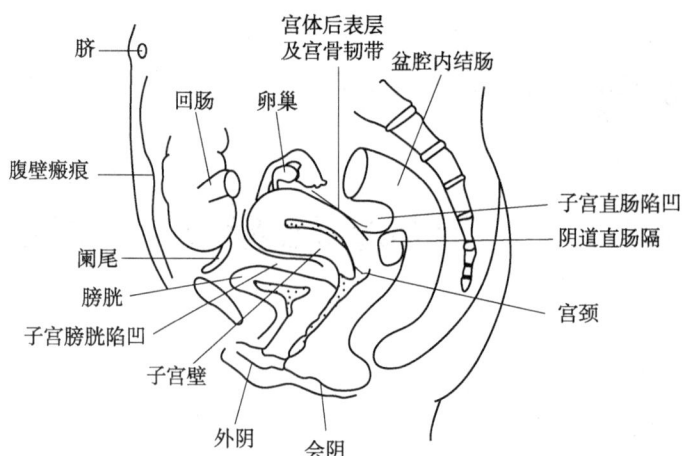

图 18 – 1　子宫内膜异位症的发生部位

一、病因

尚不明确，主要有以下几种学说。

1. 子宫内膜种植学说　子宫内膜异位症主要见于有经血逆流的患者，经血中的子宫内膜上皮和间质细胞随经血逆流至盆腔种植，并继续生长、蔓延形成内异症，如宫颈狭窄、阴道闭锁或处女膜闭锁、剖宫产切口异位内膜等经血排出受阻者发率病高。还可通过淋巴的静脉向远处播散，发生异位种植。

2. 体腔上皮化生学说　卵巢表面上皮、盆腔腹膜均是由具有化生潜能的体腔上皮分化而来，在某种内源性生物化学因素的刺激下可转化成子宫内膜组织。

3. 诱导学说　未分化的腹膜组织在内消性生化因素诱导下，发展成子宫内膜组织；种植的内膜组织也可诱导未分化间质形成异位内膜组织。

二、病理

子宫内膜异位症的基本病理变化为异位子宫内膜随卵巢激素变化而发生周期性出血，导致周围纤维组织增生和囊肿、粘连形成，在病变区出现紫褐色斑点或小泡，可进一步发展为大小不等的紫褐色实质性结节或包块。卵巢最易被异位内膜侵犯，异位内膜侵犯卵巢皮质并在其内生长、反复周期性出血，形成单个或多个囊肿，称为卵巢子宫内膜异位囊肿。因囊肿内含暗褐色巧克力样糊状陈旧血性液体，故临床又称为卵巢巧克力囊肿。

知识链接

1. 当子宫内腺体及间质侵入子宫肌层时，称为子宫腺肌病（adenomyosis）。

2. 子宫腺肌病由基底层子宫内膜侵入肌层生长所致。其发病主要与多次妊娠及分娩、人工流产、慢性子宫内膜炎等造成子宫内膜基底层损伤密切相关。

3. 子宫腺肌病的基本病理变化：异位内膜在子宫肌层呈弥漫性生长，累及后壁居多，子宫均匀性增大，前后径明显，呈球形，一般不超过 12 周妊娠子宫大小。异位内膜可局限于子宫肌层局部，引起该处平滑肌细胞极度增生，呈球形，形成子宫腺肌瘤。

三、处理要点

应根据患者年龄、症状、病变部位和范围以及对生育要求等选择治疗方法。

（1）症状轻或无症状的患者可行期待治疗。

（2）病情较轻且有生育要求者先行药物治疗，重者行保留生育功能手术。

（3）年轻无生育要求的重度患者可行保留卵巢功能手术，并辅以性激素治疗。

（4）症状及病变均严重且无生育要求者行根治性手术。

考点提示

1. 子宫内膜异位症是激素依赖性疾病，其发病与卵巢的周期性变化有关。子宫腺肌病发病主要与多次妊娠及分娩、人工流产、慢性子宫内膜炎等造成子宫内膜基底层损伤相关。

2. 子宫内膜异位症临床表现为痛经和持续性下腹痛、月经异常、不孕、性交不适。异位内膜最易侵犯卵巢。

【护理评估】

一、健康史

了解患者有无痛经史，有无剖宫产史、流产史、多次妊娠分娩或过度刮宫史，有无宫颈狭窄或阴道闭锁引起经血潴留，了解患者的发病时间和治疗经过。

二、身体状况评估

（一）症状

1. 痛经和持续性下腹痛 继发性痛经、进行性加重是子宫内膜异位症的典型症状。疼痛多位于下腹、腰骶及盆腔中部，有时可放射至阴道、会阴、肛门及大腿。常于月经来潮前 1～2 日开始，经期第 1 日最重，以后可逐渐减轻，至月经干净时消失。疼痛程度与病灶大小不一定呈正比。粘连严重的卵巢子宫内膜异位囊肿患者可能并无疼痛或疼痛较轻，而散在的盆腔腹膜小结节病灶却可能导致剧烈痛经。少数患者长期下腹痛，经期加剧。有 27%～40% 患者无痛经。

2. 月经异常 15%～30% 患者有经量增多、经期延长或月经淋漓不尽。可能与卵巢实质病变、无排卵、黄体功能不足或合并有子宫腺肌病和子宫肌瘤有关。

3. 不孕 不孕率可高达 40%。造成不孕的原因较为复杂，如盆腔微环境改变影响精卵结合及运送、免疫功能异常破坏子宫内膜正常代谢及生理功能、卵巢功能异常导致排卵障碍和黄体形成不良、卵巢及输卵管周围粘连影响受精卵运输等。

4. 性交不适 多见于直肠子宫陷凹有异位病灶或因局部粘连使子宫后倾固定者。一般表现为深部性交痛，伴肛门坠胀感。月经来潮前性交痛最明显。

5. 其他特殊症状 盆腔外任何部位有异位内膜种植生长时均可在局部出现周期性疼痛、出血和肿块，并出现相应症状。

（1）肠道内异位症 可出现腹痛、腹泻、便秘、周期性少量便血、排便痛或里急后重感，严重者可因直肠或乙状结肠肠腔受压而出现肠梗阻症状。

（2）膀胱内异位症 可在经期出现尿痛和尿频。异位病灶侵犯和压迫输尿管时，引起

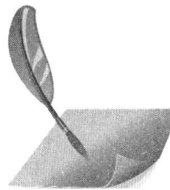

输尿管狭窄、阻塞，出现腰痛和血尿，甚至形成肾盂积水和继发性肾萎缩。

（3）手术瘢痕异位症　患者常在剖宫产或会阴侧切术后数月至数年出现周期性瘢痕处疼痛，主要表现为经期瘢痕处疼痛，在瘢痕深部扪及压痛包块，逐渐增大，疼痛加剧。

（4）卵巢子宫内膜异位囊肿破裂时，囊内容物流入盆腹腔引起突发性剧烈腹痛，伴恶心、呕吐和肛门坠胀感。

（二）体征

1. 腹部体征　一般腹部检查无明显异常。巨大的卵巢子宫内膜异位囊肿可在腹部扪及囊块，囊肿破裂时可出现腹膜刺激征。

2. 盆腔检查　妇科检查时可发现子宫后倾固定，合并子宫腺肌病者子宫可能增大质硬、饱满、形态失常。直肠子宫陷凹、宫骶韧带或子宫后壁下段可扪及触痛结节，质硬，不规则。一侧或双侧附件处触及囊实性包块，活动度差，与子宫粘连，多有轻压痛。若病变累及直肠阴道膈，可在阴道后穹隆触及甚至看到隆起的小结节或紫蓝色斑点。

三、辅助检查

1. 实验室检查　内异症患者血清 CA125 值可能升高。血清 CA125 测定可用于监测异位内膜病变活动情况，治疗有效时 CA125 降低，复发时又增高。

2. 影像学检查　B 超检查可确定卵巢子宫内膜异位囊肿的位置、大小和形状，发现盆腔检查时未能扪及的包块，其诊断敏感性和特异性在 96% 以上。卵巢子宫内膜异位囊肿呈圆形或椭圆形，与周围特别是与子宫粘连，囊壁厚而粗糙，囊内有细小絮状光点。盆腔 CT 及 MRI 对盆腔内异症也有诊断价值。

3. 腹腔镜检查　是目前诊断子宫内膜异位症的最佳方法。对疑为内异症的不孕症患者、妇科检查及 B 超检查无阳性发现的慢性腹痛及痛经进行性加重者、有症状特别是血清 CA125 值升高者，应首选腹腔镜检查。镜下可取病变组织活检明确诊断。

知识链接

子宫腺肌病临床表现：35% 患者无任何临床症状。

1. 逐渐加重的进行性痛经　疼痛位于下腹正中，常于经前一周开始，至月经结束消失。

2. 月经失调　主要表现为经量增多、经期延长。

3. 体征　妇科检查子宫呈均匀增大或有局限性结节隆起，质硬且有压痛，经期压痛加重。

4. 辅助检查　B 超可见子宫均匀增大，肌层内不规则回声增强。

四、心理社会评估

1. 患者的心理状况，主要包括对痛经的恐惧和对不孕的担忧。周期性、规律性、逐渐加重的痛经和腰骶部疼痛使患者产生对月经期的紧张、焦虑及恐惧。

2. 患者及家属对子宫内膜异位症相关知识的掌握程度，对其检查及治疗方法的了解与接受程度。

3. 了解患者的家庭、社会支持情况，患者经济和心理的支持情况等。

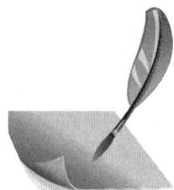

考点提示

1. 子宫内膜异位症与子宫腺肌病的典型症状均表现为继发性痛经、进行性加重。

2. 子宫内膜异位症可侵及盆腔内外多处部位，出现局部周期性疼痛、出血和肿块等相应症状。侵及直肠子宫陷凹一般表现为深部性交痛。可扪及触痛结节。侵及卵巢形成卵巢子宫内膜异位囊肿。若侵犯子宫肌层则导致子宫腺肌病。

【护理诊断】

1. 疼痛　与异位病灶受周期性卵巢性激素影响，出现增生、出血有关。

2. 焦虑与恐惧　与不孕的心理压力、药物治疗的副反应、手术效果与愈后有关。

3. 营养失调　与月经失调导致贫血，以及长期痛经影响食物摄入有关。

【护理措施】

一、一般护理

嘱患者卧床休息，疼痛时可热敷下腹部，指导家属按摩患者下腹部及腰骶部，缓解疼痛。向患者解释痛经的原因，告知患者在月经期应注意休息及保暖，保持心情愉快。嘱患者注意补充营养，增强体质。

二、心理护理

倾听患者对疾病的认识和叙述，引导患者表达真实感受，采取相应措施对患者进行心理安慰与疏导，缓解和消除患者的焦虑、恐惧。告知患者子宫内膜异位症是一种良性疾病，疗程较长，患者应有耐心坚持规范治疗，鼓励患者树立信心。

三、治疗护理

1. 期待治疗　适用于无症状或症状轻微患者。一般可定期随访，对症处理病变引起的轻微经期腹痛。可给予前列腺素合成酶抑制剂（吲哚美辛、萘普生、布洛芬等）。有生育要求者应尽早行不孕的各项检查，如输卵管通液检查、子宫输卵管碘油造影。特别是在腹腔镜下行输卵管亚甲蓝溶液通液试验，或镜下对微小病灶进行处理，解除输卵管粘连扭曲，促使其尽早受孕。若患者症状和体征加重，应改用其他较积极的治疗方法。

2. 药物治疗　包括抑制疼痛的对症治疗、抑制雌激素合成使异位内膜萎缩的性激素抑制治疗。适用于有慢性盆腔痛、痛经症状明显、有生育要求及无卵巢囊肿形成的患者。临床常用性激素抑制治疗，使患者假孕或假绝经，导致子宫内膜萎缩、退化、坏死。常用药物有口服避孕药、孕激素（如甲孕酮）、孕激素受体水平拮抗剂（如米非司酮）、孕三烯酮、达那唑、促性腺激素释放激素激动剂等。需要给患者介绍药物的服用方法、疗程、副作用、注意事项等，以使患者配合。

3. 手术治疗　适用于药物治疗后症状无缓解，局部病变加剧或生育功能未恢复者，卵巢子宫内膜异位囊肿直径 >5 ~ 6 cm 且迫切希望生育者。腹腔镜手术是内异症的首选治疗方

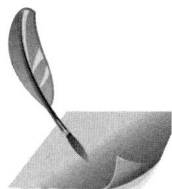

法，以腹腔镜确诊、手术与药物联合治疗为子宫内膜异位症的"金标准"治疗。根据手术范围不同，分为保留生育功能手术、保留卵巢功能手术和根治性手术。介绍手术的必要性和可行性，术前准备、术后注意事项。

4. 手术与药物联合治疗 手术治疗前给予 3 ~ 6 个月的药物治疗使异位病灶缩小、软化，有利于缩小手术范围。对手术不彻底或术后疼痛不缓解者，术后给予 6 个月药物治疗推迟复发。

5. 不孕的治疗 药物治疗对改善生育状况帮助不大，腹腔镜手术能提高术后妊娠率，治疗效果取决于病变程度。希望妊娠者术后不宜应用药物巩固治疗，应尽早行促排卵治疗。

知识链接

子宫腺肌病的治疗原则是：根据患者年龄、症状和生育要求等加以选择。

1. 症状较轻、有生育要求及近绝经期患者可试用达那唑、孕三烯酮或 GnRH - a 药物治疗，起到缓解症状的作用。

2. 年轻或有生育要求的患者可行病灶挖除术。

3. 对症状严重、无生育要求或药物治疗无效者应行全子宫切除术。

考点提示

1. 子宫内膜异位症治疗原则是药物和手术联合治疗。

2. 药物治疗常采用性激素抑制治疗，使患者假孕或假绝经，导致子宫内膜萎缩、退化、坏死。

3. 腹腔镜手术是内异症的首选治疗方法。子宫腺肌病症状严重、无生育要求或药物治疗无效时，应行全子宫切除术。

【健康教育】

1. 防止经血逆流 尽早治疗某些可能引起经血潴留或引流不畅的疾病，如无孔处女膜、阴道闭锁、宫颈管闭锁、宫颈粘连、严重子宫后倾或后天性炎性阴道狭窄，以免潴留的经血倒流入腹腔。

2. 适龄婚育和药物避孕 妊娠可缓解子宫内膜异位症的发生、发展。已有子女者，可长期服用口服避孕药。注意避孕，减少人流刮宫次数。

3. 防止医源性异位内膜种植 避免经期性交及盆腔检查，避免多次宫腔手术操作。人工流产等手术应避免造成宫颈损伤导致宫颈粘连。剖宫产等切开子宫的手术注意保护好腹壁切口。

4. 向患者讲解疾病相关知识 注意经期卫生，加强营养，劳逸结合，保持情绪稳定、心情舒畅。对于采用药物治疗的患者，应告知治疗原理，治疗过程中出现闭经为正常现象，不能自行停药。若疗程中出现异常情况，应随时就诊。

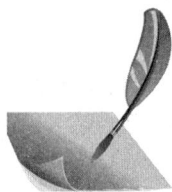

知识拓展

促性腺激素释放激素激动剂（gonadotropin releasing hormone analogue，GnRH-a）为人工合成的十肽类化合物，其作用与体内 GnRH 相同，能促进垂体 LH 和 FSH 释放，其活性较天然 GnRH 高百倍，半衰期长。

GnRH-a 对垂体有双相作用，GnRH-a 在小剂量、脉冲性输入时，可激发垂体功能，促进 LH 释放，诱发排卵。大剂量长期输入 GnRH-a 时，GnRH-a 将占据垂体大部分 GnRH 受体，随后开始刺激 FSH 和 LH 分泌及性激素合成，因此在应用初期可出现 FSH/LH 峰，引起雌激素水平的升高，5~10 天后，GnRH-a 的持续作用使 GnRH 受体显著减少，导致垂体促性腺激素的减量调节和垂体脱敏作用，于是对 GnRH-a 或天然 GnRH 失去反应。结果 FSH 和 LH 分泌迅速下降，抑制垂体分泌促性腺激素，导致卵巢激素水平明显下降，出现暂时性闭经，从而达到治疗子宫内膜异位症的作用。此疗法又称为药物性卵巢切除。

我国目前常用的 GnRH-a 类药物有：亮丙瑞林 3.75 mg，月经第 1 日皮下注射后，每隔 28 日注射一次，共 3~6 次；戈舍瑞林 3.6 mg，用法同前。一般用药后第 2 个月开始闭经，可使痛经缓解。停药后在短期内排卵可恢复。副反应主要有潮热、阴道干燥、性欲减退和骨质丢失等绝经症状，停药后多可消失。GnRH-a 与传统药物相比较，对于改善痛经、下腹痛、性交痛等症状效果明显，对肝等重要脏器损害小，无男性化作用，可以反复应用，适用于对其他药物效果不佳者。逐渐成为目前最受推崇的内异症治疗药物。

第二节　子宫脱垂

扫码"学一学"

案例　患者，女性，65 岁。阴道块状物脱出 7 年。初于咳嗽、屏气时脱出，平卧时可自行回缩，后脱出块状物逐渐增大，不能自行回缩，伴张力性尿失禁 2 年。生育史：顺产 3 次，引产 2 次。查体：T 36.4℃，P 82 次/分，R 20 次/分，BP 132/85 mmHg；双肺呼吸音清晰；腹平软，无压痛。妇科检查：平卧时见子宫及阴道前壁完全脱出于阴道口外，宫颈及阴道壁见多处溃疡。双附件区未扪及异常。

问题：

1. 该患者的诊断是什么？
2. 目前的主要护理问题和护理措施有哪些？

【疾病概述】

子宫从正常位置沿阴道下降，宫颈外口达坐骨棘水平以下，甚至子宫全部脱出于阴道口以外，称为子宫脱垂（uterine prolapse）。常合并有阴道前后壁膨出。

一、病因

子宫脱垂最主要的病因为分娩损伤。多次分娩史、产程延长、阴道助产手术等，使盆底组织及子宫韧带过度伸展，张力降低，甚至出现撕裂。若产妇于产褥期过早参加重体力劳动，过高腹压可将未复旧的子宫推向阴道，导致子宫脱垂。此外，长期腹压增加，如慢性咳嗽、习惯性便秘、排便困难、经常超重负荷、盆腹腔巨大肿瘤或大量腹水等，均可使腹内压增加，导致子宫下移形成脱垂。先天性盆底组织发育不良或营养不良所致子宫脱垂偶见于未产妇，绝经后期妇女因雌激素水平下降，盆底组织萎缩退化，也可导致子宫脱垂。

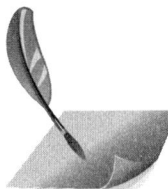

二、子宫脱垂的分度

子宫脱垂分度：以患者平卧用力向下屏气时，子宫下降最低点为分度标准，将子宫脱垂分为 3 度（图 18 - 2）。

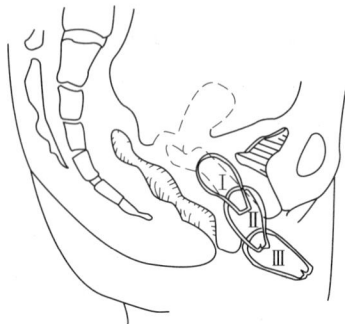

图 18 - 2 子宫脱垂分度

Ⅰ度：轻型为宫颈外口距离处女膜缘 <4 cm，未达处女膜缘；重型为宫颈外口已达处女膜缘，但尚未超出该缘，检查时在阴道口见到宫颈。

Ⅱ度：轻型为宫颈已脱出阴道口外，但宫体仍在阴道内；重型为宫颈及部分宫体脱出至阴道口外。

Ⅲ度：宫颈及宫体全部脱出至阴道口外。

三、治疗原则

对轻型患者可采用减轻腹压、促进盆底功能恢复的支持疗法。使用子宫托等非手术方法承托子宫和阴道壁并使其维持在阴道内而不脱出。对于Ⅱ度以上重度患者，可采用手术治疗。手术方式有：曼彻斯特手术（Manchester operation）、全子宫切除术，同时阴道前、后壁修补术等。

> **考点提示**
>
> 1. 子宫脱垂最主要的病因为分娩损伤。
>
> 2. 子宫脱垂分度：Ⅰ度未超出处女膜缘。Ⅱ度子宫部分脱出至阴道口外。Ⅲ度宫颈及宫体全部脱出至阴道口外。

【护理评估】

一、健康史

了解患者的孕产史、分娩方式和经过，有无产程延长、阴道助产手术史及盆底组织损伤病史。了解患者有无慢性咳嗽、便秘、长期从事重体力劳动、盆腹腔肿瘤等。评估患者有无营养不良等情况。

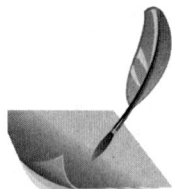

二、身体状况

（一）症状

Ⅰ度患者多无自觉症状，Ⅱ、Ⅲ度患者常有以下症状。

1. 下坠感及腰骶部疼痛 由于子宫脱垂牵拉韧带，盆腔充血所致。常在久站、行走、下蹲、重体力劳动后加重，经平卧休息后症状可缓解。

2. 块状物自阴道脱出 常在行走、下蹲、排便等腹压增加时，阴道口有块状物脱出，为Ⅱ度以上子宫脱垂患者的主要症状。开始时块状物在平卧休息时可自行回缩变小或消失，严重者休息后亦不能回缩，需用手还纳至阴道内。子宫长期脱出于阴道外，可造成患者行动极为不便。

3. 排尿、排便异常 合并阴道前壁脱垂者，常出现排尿困难、尿潴留或压力性尿失禁。若继发泌尿道感染可出现尿频、尿急、尿痛等。合并有直肠膨出者可有便秘、排便困难。

（二）体征

患者屏气增加腹压时可见子宫脱出，合并有膀胱、直肠膨出。脱出的子宫及阴道壁由于长期暴露摩擦，可见宫颈及阴道壁溃疡、出血。继发感染时有脓性分泌物渗出。Ⅱ、Ⅲ度子宫脱垂患者宫颈及阴道黏膜明显增厚，宫颈肥大，不少患者宫颈显著延长。

三、心理社会状况

由于长期子宫脱出使患者行动不便，不能从事体力劳动，大小便异常，影响患者的工作和生活，严重者性生活也受到影响，患者常出现焦虑、情绪低落等。因保守治疗效果不佳而悲观失望，心情压抑、痛苦，不愿与人交往。

> **考点提示**
>
> 1. 子宫脱垂的症状为下坠感及腰骶部疼痛，块状物自阴道脱出，常伴有排尿、排便异常。
>
> 2. 合并阴道前壁脱垂者，常出现排尿困难、尿潴留或压力性尿失禁。若继发泌尿道感染可出现尿频、尿急、尿痛等。合并有直肠膨出者可有便秘、排便困难。

【护理诊断】

1. 疼痛 与子宫下垂牵拉韧带、宫颈，阴道壁溃疡有关。

2. 排尿排便异常 与阴道前后壁膨出有关。

3. 焦虑 与长期子宫脱出影响生活、工作及不能预料手术效果有关。

【护理措施】

一、心理护理

子宫脱垂患者因长期受疾病折磨，往往有烦躁情绪。对待患者应态度亲切，对其疾苦表示理解，针对其具体思想活动做好心理疏导。帮助患者选择舒适体位，介绍手术和非手术治疗方法，讲解子宫脱垂的治疗和预后，减轻心理压力，增强治疗信心。

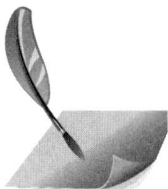

二、一般护理

积极治疗慢性咳嗽、便秘等增加腹压的原发疾病。勿长期站立、行走，避免重体力劳动，多卧床休息。教会患者做盆底肌肉、肛门肌肉的运动锻炼，每天 3 次，每次 5～10 分钟，增强盆底肌肉、肛门括约肌的张力，促进盆底功能恢复。注意外阴的清洁卫生。

三、教会患者放取子宫托

1. 放子宫托　放置前让患者排空大小便，洗净双手，蹲下并两腿分开。一手握托柄，使托盘呈倾斜位进入阴道口内，将托柄边向内推边向阴道顶端旋转，直至托盘达宫颈。放妥后，将托柄弯度朝前，正对耻骨弓后面（图 18－3）。

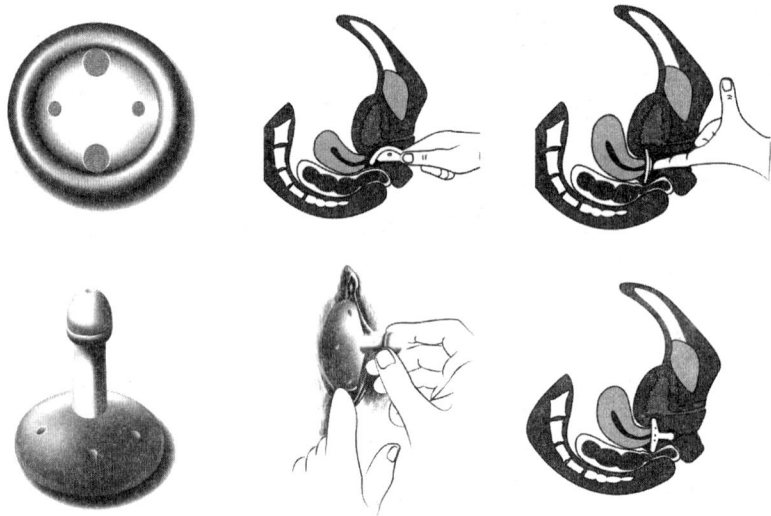

图 18－3　各式子宫脱及其放置

2. 取子宫托　手指捏住子宫托柄，上、下、左、右轻轻摇动，等负压消除后向后外方向牵拉，即可从阴道滑出。

3. 注意事项

（1）放置前体内应有一定水平的雌激素。绝经后妇女可行雌激素补充疗法或定时应用阴道雌激素软膏，后者效果更佳。通常在用子宫托前 4～6 周开始应用雌激素软膏，并在放托过程中长期使用。

（2）子宫托大小应因人而异，以放置后不脱出又无不适感为理想。

（3）子宫托应在每晨起床后放入，每晚睡前取出，洗净后备用。久置不取可发生子宫托嵌顿，甚至引起压迫坏死性生殖道瘘。

（4）放托后，分别于第 1、3、6 个月时到医院检查 1 次，以后每 3～6 个月复查一次。

（5）Ⅲ度子宫脱垂伴盆底明显萎缩，宫颈阴道炎症或溃疡者不宜使用，经期和妊娠期停用。

四、术前准备

1. 术前 5 天开始进行阴道准备。Ⅰ度子宫脱垂患者每日用 1∶5000 高锰酸钾溶液坐浴 2 次，用 0.5% 碘伏溶液稀释 20 倍每日阴道冲洗 1 次。

2. Ⅱ、Ⅲ度子宫脱垂患者每日阴道冲洗 2 次，有溃疡者应在冲洗后，局部涂 40% 紫草油或含抗生素的软膏，然后戴无菌手套将脱垂的子宫还纳于阴道内，并让患者平卧休息半小时。为避免烫伤患者，应特别注意冲洗液的温度，一般以 41～43℃ 为宜。勤换内裤，用

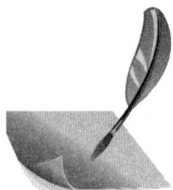

清洁的卫生带或丁字带支托下移的子宫，避免子宫与内裤摩擦，减少异常分泌物。

3. 绝经后妇女雌激素水平低，宫颈较脆，弹性差，长时间脱出，多数有炎症和溃疡，睡前阴道冲洗后在宫颈及阴道壁均匀涂抹含雌激素和抗生素的软膏，再将脱垂的子宫还纳阴道内。

五、术后护理

1. 按一般外阴、阴道手术患者护理。

2. 术后平卧卧床休息 7～10 日。

3. 留置尿管 10～14 天。

4. 避免增加腹压的动作，如咳嗽、下蹲等，预防感冒，术后用缓泻剂预防便秘。

5. 每日行外阴擦洗，并注意观察阴道分泌物的性质、颜色、量。

考点提示

1. Ⅲ度子宫脱垂可用手术治疗。

2. 术前 5 天进行阴道准备，会阴坐浴或阴道冲洗后局部涂抹抗生素软膏。术后采取平卧位 7～10 天，留置尿管 10～14 天。

【健康教育】

一、预防措施

1. 提倡适龄生育，防止生育过多、过密。

2. 正确处理产程，提高助产技术，避免产程延长，保护好会阴。有产科指征者应及时行剖宫产术终止妊娠。

3. 避免产后过早参加重体力劳动，提倡做产后保健操，有助于骨盆底肌肉及筋膜张力的恢复。

4. 积极治疗慢性咳嗽、习惯性便秘、腹腔巨大肿瘤等可能增加腹压的疾病。

二、出院指导

1. 术后休息 3 个月，半年内避免重体力劳动。

2. 禁止盆浴及性生活。出院后 1 个月门诊复查伤口愈合情况，3 个月后再到门诊复查，医生确认完全恢复后方可有性生活。

知识拓展

一、阴道前壁脱垂

1. 阴道前壁脱垂常伴有膀胱膨出和尿道膨出，以膀胱膨出居多。阴道前壁脱垂可单独存在，也常合并子宫脱垂和（或）阴道后壁脱垂。

2. 根据患者屏气下膨出和脱垂程度，将阴道前壁脱垂分为 3 度。

Ⅰ度：阴道前壁向下突出，达处女膜缘，但仍在阴道内，有时伴有膨出的膀胱。

Ⅱ度：部分阴道前壁脱出至阴道口外阴道壁展平或消失。

扫码"看一看"

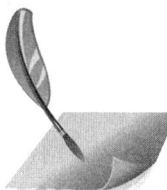

知识拓展

Ⅲ度：阴道前壁全部脱出至阴道口外。Ⅲ度膨出均合并膀胱膨出和尿道膨出。

3. 临床表现：轻者无自觉症状。重者自觉下坠感、腰酸，有块状物自阴道脱出。若仅有阴道前壁合并膀胱膨出，常导致排尿困难、尿潴留，甚至继发尿路感染。若膀胱膨出合并尿道膨出，当咳嗽、用力屏气等腹压增加时有尿液溢出，称为压力性尿失禁。

二、阴道后壁脱垂

1. 阴道后壁脱垂常伴有直肠膨出。阴道后壁脱垂可以单独存在，也常合并阴道前壁脱垂。

2. 临床表现：轻者多无不适。重者自觉下坠感、腰酸，有时需用手指推压膨出的阴道后壁方能排出粪便。多伴有陈旧性会阴裂伤。

第三节 尿 瘘

案例 患者，女性，46 岁。全子宫切除术后漏尿 3 年，排尿不可控制。于 3 年前因"子宫肌瘤"行全子宫切除术，术后 5 天出现漏尿。生育史：顺产 2 次，人流 1 次。查体：T 36.8℃，P 90 次/分，R 19 次/分，BP 128/76 mmHg；双肺呼吸音清晰；腹平软，无压痛。妇科检查：阴道顶端见针孔样小孔，有清亮尿液溢出。子宫缺如，双附件区未扪及异常。实验室检查：亚甲蓝试验见蓝色液体自阴道壁小孔溢出，膀胱镜检查见膀胱内瘘孔。

问题：

1. 该患者的诊断是什么？

2. 护理措施有哪些？

【疾病概述】

尿瘘（urinary fistula）是指生殖道与泌尿道之间形成异常通道，尿液自异常通道排出，不能控制。根据泌尿生殖道瘘的发生部位，分为膀胱阴道瘘、膀胱宫颈瘘、尿道阴道瘘、膀胱尿道阴道瘘、膀胱宫颈阴道瘘及输尿管阴道瘘等。膀胱阴道瘘最多见，可同时并存两种或多种类型尿瘘（图 18 - 4）。

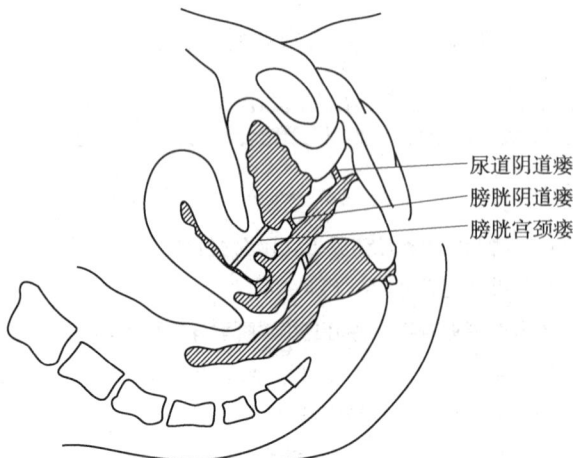

尿道阴道瘘
膀胱阴道瘘
膀胱宫颈瘘

图 18 - 4 尿瘘

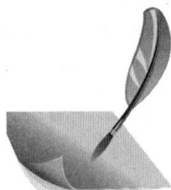

一、病因

尿瘘的病因以产伤和妇科手术损伤为主。

1. 产伤　占90%以上，多发生于医疗条件落后的国家和地区，有坏死型和创伤型两类。坏死型尿瘘是因骨盆狭窄或头盆不称，产程延长，致使阴道前壁、膀胱和尿道长时间被胎先露压迫，造成局部缺血、坏死脱落而形成；创伤型尿瘘是因手术中操作不当直接损伤所致。

2. 妇科手术损伤　经阴道或经腹的妇科手术，可因盆腔严重粘连、术者经验不足或操作不细致而损伤膀胱、尿道或输尿管导致尿瘘。

3. 其他　晚期生殖系统或膀胱癌症、膀胱结核、生殖器肿瘤放射治疗后、长期放置子宫托、膀胱结石、先天性输尿管口异位畸形等，均能导致尿瘘。

二、治疗原则

一般均需手术治疗。根据瘘孔的类型及部位选择经阴道、经腹或经阴道、经腹联合手术方式。绝大部分膀胱阴道瘘和尿道阴道瘘经阴道手术，输尿管阴道瘘则需经腹手术。若为肿瘤、结核所致的尿瘘，应积极治疗原发疾病。分娩或妇科手术后7日内发生的尿瘘，留置尿管2~4周，部分患者可痊愈。

> **考点提示**
>
> 1. 尿瘘的病因以产伤和妇科手术损伤为主。产伤占90%以上。有坏死型和创伤型两类。
>
> 2. 尿瘘一般均需手术治疗。分娩或妇科手术后7日内发生的尿瘘，留置尿管2~4周，部分患者可痊愈。
>
> 3. 最常见的尿瘘是膀胱阴道瘘。

【护理评估】

一、健康史

了解患者有无难产及盆腔手术史，询问有无生殖系统肿瘤、结核、接受放射治疗等相关病史。详细了解患者漏尿的时间。

二、身体状况

（一）症状

1. 漏尿　为主要临床表现，典型症状是阴道无痛性持续性流液。病因不同，漏尿出现的时间也不同。坏死型尿瘘多出现在产后及手术后3~7日，创伤型尿瘘于术后立即出现漏尿。漏尿的表现形式因瘘孔位置不同而有差异。膀胱阴道瘘为不能控制排尿，尿液由阴道流出；尿道阴道瘘仅在膀胱充盈时才漏尿；一侧输尿管阴道瘘因健侧尿液仍可进入膀胱，在漏尿同时仍有自主排尿；膀胱内瘘孔极小或瘘道曲折迂回者，某种体位不漏尿，变更体位后出现漏尿。

2. 外阴皮炎和疼痛　由于尿液长期浸渍刺激，外阴部甚至臀部及大腿内侧常出现皮炎，患者感外阴瘙痒和烧灼痛，行动不便。

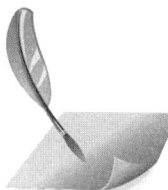

3. 尿路感染 因泌尿道与生殖道相通，可带来泌尿道逆行感染，出现尿频、尿急、尿痛等尿路感染症状。

4. 其他 继发性闭经，性变困难或不孕，可能因精神创伤引起。

（二）体征

用窥阴器或手指触诊可发现生殖道瘘孔，可见尿液溢出。在患者外阴部、臀部、大腿内侧可见皮疹，甚至表浅溃疡。

三、辅助检查

1. 亚甲蓝试验 用于鉴别膀胱阴道瘘、膀胱宫颈瘘或输尿管阴道瘘，并可协助辨认位置不明的细小瘘孔。将 200 ml 亚甲蓝稀释液经尿道注入膀胱，若蓝色液体经阴道壁小孔溢出为膀胱阴道瘘；自宫颈外口流出为膀胱宫颈瘘；阴道内流出清亮液体，说明流出的尿液来自肾，为输尿管阴道瘘。

2. 靛胭脂试验 亚甲蓝试验瘘孔流出清亮尿液者，静脉推注靛胭脂 5 ml，10 分钟内见阴道壁瘘孔流出蓝色液体，为输尿管阴道瘘。

3. 其他 膀胱镜检查能了解膀胱内有无炎症、结石、憩室、瘘孔位置和数目等。输尿管镜检查确定输尿管瘘位置。排泄性尿路造影、肾显像等也可协助尿瘘诊断。

四、心理社会评估

由于漏尿，身体发出异常的气味，生活起居都有诸多不便。患者表现为自卑、孤僻，不愿意与人交往，不愿到公共场所。

> **考点提示**
>
> 1. 膀胱阴道瘘为不能控制排尿，尿液由阴道流出；尿道阴道瘘仅在膀胱充盈时才漏尿；一侧输尿管阴道瘘因健侧尿液仍可进入膀胱，在漏尿同时仍有自主排尿。
>
> 2. 亚甲蓝试验中，若蓝色液体经阴道壁小孔溢出为膀胱阴道瘘；自宫颈外口流出为膀胱宫颈瘘；阴道内流出清亮液体，为输尿管阴道瘘。靛胭脂试验见阴道壁瘘孔流出蓝色液体，为输尿管阴道瘘。

【护理诊断】

1. 皮肤完整性受损 与长期漏尿后尿液刺激外阴皮肤有关。

2. 社交孤独 与长期漏尿，不愿与人交往有关。

3. 自尊低下 与长期漏尿和消极的自我评价有关。

【护理措施】

一、心理护理

关心体贴患者，不能因异常的气味而疏远患者。了解患者的疾苦，鼓励患者说出内心的感受。详细向患者及家属介绍尿瘘的病因、治疗方案和将要采取的检查措施，说明手术治疗的安全性和必要性，树立对手术的信心，积极配合治疗。

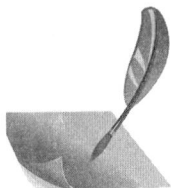

二、适当体位

分娩或妇科手术后 7 日内发生的尿瘘，留置尿管或采取瘘孔高于尿液面的卧位，使小瘘孔自行愈合。

三、鼓励患者饮水

由于漏尿，患者往往自己限制饮水量，甚至不饮水，造成酸性尿液，对皮肤的刺激更大。应向患者解释限制饮水的危害，指出多饮水可以达到稀释尿液、自身冲洗膀胱的目的，从而减少酸性尿液对皮肤的刺激，缓解和预防外阴皮炎。一般每日饮水不少于 3000 ml，必要时按医嘱静脉输液，以保证液体入量。

四、术前准备

1. 按外阴阴道手术常规准备。术前可给予抗生素预防感染，必要时可给予地塞米松软化瘢痕。

2. 保持外阴部清洁、干燥，术前 3 ~ 5 日用 1：5000 高锰酸钾溶液坐浴。有外阴湿疹者在坐浴后局部涂擦氧化锌软膏，待痊愈后再行手术。

3. 老年妇女或闭经者按医嘱口服雌激素半月，或阴道局部使用含雌激素的软膏，促使阴道上皮增生，有利于术后伤口愈合。

4. 创伤型新鲜清洁尿瘘一经发现立即手术修补，有尿路感染者应先控制感染再行手术；坏死型尿瘘或瘘孔伴感染者应等待 3 ~ 6 个月，待炎症消除、瘢痕软化、局部血供恢复正常后再行手术；瘘管修补失败后至少应等待 3 个月后再行手术；结核或肿瘤放疗所致的尿瘘应在病情稳定 1 年后择期手术。

五、术后护理

为手术能否成功的重要环节。

1. 体位 根据患者瘘孔的位置采取相应的体位，使瘘孔处于高位，减少尿液的浸渍，促进伤口修补处的愈合。膀胱阴道瘘若瘘孔在后底部者，应取俯卧位；瘘孔在侧面者采取健侧卧位。

2. 尿管护理 术后通常保留尿管或耻骨上膀胱造瘘 7 ~ 14 日，特别注意尿管固定和引流通畅，以免膀胱过度充盈影响伤口愈合。每日补液量不应低于 3000 ml，防止发生尿路感染。拔管前注意训练膀胱肌张力，拔出尿管后协助患者每隔 1 ~ 2 小时排尿 1 次，并逐步延长排尿间隔时间。

考点提示

1. 分娩或妇科手术后 7 日内的尿瘘，可留置尿管 2 ~ 4 周，使小瘘孔自行愈合。创伤型新鲜清洁尿瘘一经发现立即手术修补；坏死型尿瘘或瘘孔伴感染者应等待 3 ~ 6 个月后再行手术；瘘管修补失败后至少应等待 3 个月后再行手术；结核或肿瘤放疗所致的尿瘘应在病情稳定 1 年后择期手术。

2. 术后通常保留尿管或耻骨上膀胱造瘘 7 ~ 14 日，每日补液量不应低于 3000 ml。拔管前注意训练膀胱肌张力，拔出尿管后协助患者每隔 1 ~ 2 小时排尿 1 次，并逐步延长排尿间隔时间。

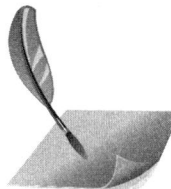

【健康教育】

一、预防措施

1. 认真进行产前检查，仔细观察产程，正确处理异常分娩，防止第二产程延长和滞产。

2. 经阴道手术助产时，术前必先导尿，小心使用手术器械，术后常规检查生殖泌尿道有无损伤。

3. 对产程延长、膀胱及阴道受压过久，疑有损伤可能者，产后应留置导尿管，持续开放 10 ~ 14 日，保持膀胱空虚，有利于改善局部血运和防止尿瘘形成。

4. 妇科手术时，对盆腔内器官广泛粘连者，应先充分暴露输尿管，明确解剖关系后再行手术。若术时发现有输尿管或膀胱损伤，应立即修补。

二、出院指导

1. 术前口服雌激素者，术后应继续服药 1 个月。

2. 术后 3 个月内禁止性交及重体力劳动。

3. 对尿瘘修补术后怀孕者应加强孕期检查，原则上行剖宫产术终止妊娠。

4. 教会患者外阴清洁的方法，出院后若有异常情况，及时到医院复查。

> **知识拓展**
>
> 粪瘘是指肠道与生殖道之间有异常通道，致使粪便由阴道排出，以直肠阴道瘘居多。分娩时胎头长时间停滞在阴道内，阴道后壁及直肠受压，造成缺血、坏死是形成粪瘘的最主要原因。Ⅲ度会阴撕裂、修补后直肠未愈合、会阴切开缝合时缝线穿透直肠黏膜等可引起直肠阴道瘘。长期放置子宫托不取出、生殖道癌症晚期破溃或放疗不当等也能引起粪瘘。
>
> 粪瘘主要表现为粪便经阴道排出，稀便时持续外流无法控制。瘘孔较小且粪便成形时，阴道内可无粪便污染，但出现阴道内阵发性排气现象。
>
> 粪瘘均需手术治疗，手术或产伤引起的粪瘘应即时修补，压迫坏死引起的粪瘘应等待 3 ~ 6 个月，炎症完全消退后再行手术。

第四节　不孕症

案例　患者，女性，30 岁，继发不孕 3 年。生育史：人流 3 次。查体：T 36.5℃，P 86 次/分，R 19 次/分，BP 112/64 mmHg；双肺呼吸音清晰；腹平软，无压痛。妇科检查未发现异常。实验室检查：子宫输卵管碘油造影显示双侧输卵管阻塞。

问题：

1. 该患者的医疗诊断室什么？

2. 目前主要的护理问题和护理措施有哪些？

扫码"学一学"

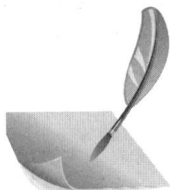

【疾病概述】

有正常性生活，未经避孕 1 年未妊娠者，称为不孕症（infertility）。婚后未避孕而从未妊娠者称为原发性不孕，曾有过妊娠而后未避孕连续 1 年不孕者称为继发性不孕。我国不孕症的发生率为 7～10%，造成不孕的因素多种多样，应针对不孕症的病因进行处理，并根据具体情况选择辅助生殖技术。

一、病因

不孕因素包括女方、男方和男女双方。女方因素约占 40%，男方因素占 30%～40%，男女双方因素占 10%～20%。

（一）女性不孕因素

主要是排卵障碍和盆腔因素。

1. 排卵障碍 无排卵是导致不孕最严重的原因，常见的病因如下。①下丘脑病变：如低促性腺激素性无排卵；②垂体病变：如高催乳素血症；③卵巢病变：如先天性卵巢发育不良，多囊卵巢综合征；④内分泌疾病：如无排卵性功血，甲状腺功能异常等。

2. 盆腔因素 是继发性不孕患者最主要的原因。包括以下几个方面。①输卵管因素：如输卵管粘连、堵塞，输卵管病变，盆腔炎症等影响输卵管功能的因素；②子宫因素：如子宫畸形、子宫肌瘤、子宫颈松弛或病变、子宫内膜异位症等；③阴道及外阴因素：如阴道或外阴畸形影响性生活，阴道炎症等。

（二）男性不育因素

1. 精液异常 先天或后天因素导致精液异常，如少精、弱精、精子发育停滞、精子畸形等。

2. 男性性功能障碍 器质性或心理原因导致勃起障碍、不射精或逆行射精。

3. 免疫因素 男性生殖道免疫屏障被破坏后，体内产生对抗自身精子的抗体，使精子凝集而不能穿过宫颈黏液。

（三）男女双方因素

缺乏性生活基本知识，心理压力过大，免疫因素，受精障碍，遗传缺陷等。

二、治疗要点

不孕症的治疗主要是对因治疗，积极纠正盆腔因素、促进排卵和采取辅助生殖技术。女性生育能力与年龄密切相关，应根据患者的卵巢生理年龄选取个体化的治疗方案。

考点提示

1. 未避孕而从未妊娠者称为原发性不孕，曾有过妊娠而后未避孕连续 1 年不孕者称为继发性不孕。

2. 不孕因素包括女方、男方和男女双方。女性不孕因素以排卵障碍和盆腔因素居多。男性不育因素主要为精液异常和性功能障碍。

3. 无排卵是最严重的一种导致不孕的原因，输卵管因素是最常见的不孕的原因。

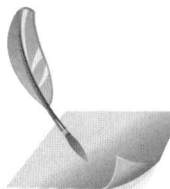

【护理评估】

一、健康史

1. 男方情况　询问既往有无影响生育的疾病及外伤、手术史。如有无影响生殖器官的感染史，包括睾丸炎、腮腺炎、前列腺炎等，有无疝修补术、输精管切除术等手术。了解个人生活习惯、嗜好以及工作、生活环境，了解性生活情况，有无性交困难。

2. 女方情况　询问年龄、生活习惯、生长发育史、月经情况、生育史、性生活史，是否两地分居，是否采用避孕措施，有无生殖器官炎症史（盆腔炎、宫颈炎、阴道炎）及慢性疾病史。对继发不孕者，应了解以往流产或分娩情况。

二、身体评估

（一）男方检查

1. 常规全身检查。

2. 检查外生殖器有无畸形或病变，包括阴茎、阴囊、前列腺的大小、形状等。

3. 精液常规检查　正常精液量为 2~6 ml，平均为 3~4 ml，pH 为 7.0~7.8，在室温中放置 5~30 分钟内完全液化，精子总数 >8000 万/ml。活动数 >50%，异常精子 <20%。当精液量 <1.5 ml 或精子总量 <2000 万/ml 或精子活动数 <50% 或异常精子数 >50% 者为异常。

（二）女方检查

1. 常规全身检查。

2. 内外生殖器官检查　检查内外生殖器官的发育和病变情况，包括处女膜检查，有无处女膜过厚或较坚韧，有无阴道痉挛或横隔、纵隔、瘢痕或狭窄，子宫颈或子宫有无异常，子宫附件有无压痛、增厚或肿块。

3. 卵巢功能检查　包括排卵监测和黄体功能检查。常用方法有：B 超监测卵泡发育及排卵、基础体温测定、宫颈黏液检查、阴道脱落细胞涂片检查、黄体期子宫内膜活组织检查、女性激素测定等。

3. 输卵管功能检查　常用方法有输卵管通液术、子宫输卵管碘油造影及 B 超下输卵管过氧化氢溶液通液术，了解输卵管通畅情况。子宫输卵管碘油造影能明确输卵管异常部位，是目前应用最广、诊断价值最高的方法。

4. 宫腔镜检查　了解子宫内膜情况，能发现宫腔粘连、黏膜下肌瘤、内膜息肉、子宫畸形等。

5. 腹腔镜检查　通过腹腔镜进一步了解盆腔情况，直接观察子宫、输卵管、卵巢有无病变或粘连，并可结合输卵管亚甲蓝溶液通液术，直视下确定输卵管是否通畅，必要时可在病变处取活检。

6. 性交后精子穿透力试验　上述检查未见异常时进行性交后试验。根据基础体温表选择在预测的排卵期进行。在试验前 3 日禁止性交，避免阴道用药或冲洗。在性交后 2~8 分钟内进行检查。

7. 免疫检查　判断免疫性不孕的因素是男方的自身抗体因素还是女方的抗精子抗体因素。

三、心理社会评估

妇女被确认患有不孕症后可能表现出一系列心理反应，主要包括震惊、否认、愤怒、

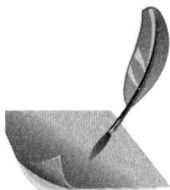

内疚、孤独、悲伤和解脱。

1. 震惊　生育能力被认为是女性的自然职能，所以对不孕症的第一反应是震惊。患者对此诊断明显感到难以接受和惊讶。

2. 否认　是不孕妇女经常出现的一种心理反应，特别是被确诊为不可治疗性不孕症之后妇女的强烈反应。如果否认持续时间过久，将会影响患者的心理健康。

3. 愤怒　在得到可疑的临床和实验结果时，愤怒可能直接向配偶发泄，有时甚至向医务人员发泄。在经历过大量不孕症检查而未得出异常的诊断结果之后常会出现的一种心理反应。检查过程中的挫折感、失望感和困窘感会同时爆发。

4. 内疚和孤独　缺少社会和家庭支持者常常出现的一种心理反应。有时内疚感也可能来源于既往的婚前性行为、婚外性行为、使用过避孕措施或流产。为了不想让自己陷入不孕的痛苦心理状态中，不孕妇女往往不再和拥有孩子的朋友、亲戚交往，社会活动和人际交往明显减少，造成强烈的孤独感。这种心理可能导致夫妇缺乏交流，降低性生活质量，造成婚姻的压力和紧张。

5. 悲伤　诊断确定后患者的一种明显反应。多见于既往曾丧失子女者，对于丧失生育能力感到难以控制的悲伤低落情绪。

6. 解脱　此阶段会出现一些负面的心理状态，如挫败、愤怒、自我概念低下、紧张、疲乏、强迫行为、焦虑、歇斯底里、恐惧、抑郁、失望和绝望等。

此外，由于长期的治疗和各种检查以及治疗效果不佳等，加重患者的身心负担，也带来沉重的经济压力，患者往往会表现出抑郁、无助、失望。

考点提示

1. 不孕症男方检查主要包括外生殖器有无畸形或病变，以及精液常规检查。女方检查主要包括对卵巢、阴道、子宫、输卵管、宫颈的检查。

2. 妇女被确认患有不孕症后可能表现出一系列心理反应，主要包括震惊、否认、愤怒、内疚、孤独、悲伤和解脱。

【护理诊断】

1. **知识缺乏**　缺乏解剖知识和性、生殖知识。
2. **自尊紊乱**　与不孕症诊治过程中繁杂的检查、治疗效果不佳有关。
3. **焦虑或恐惧**　与担心检查或治疗效果，心理巨大压力等有关。
4. **社交孤立**　与缺乏家人的支持，不愿与其他人沟通有关。
5. **预感性悲哀**　与真实的或潜在的丧失生育能力有关。

【护理措施】

一、一般护理

向患者解释各项检查的目的及注意事项，告知患者在检查中可能引起的不适，协助患者完成各项检查。指导患者正确用药，观察药物的不良反应，出现异常及时就诊。

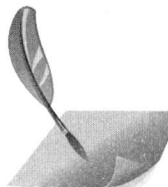

二、心理护理

注意保护患者的隐私，鼓励患者诉说，及时疏导其不良情绪。鼓励夫妻双方多沟通，互相支持和理解；帮助夫妻双方度过悲伤期。

三、指导提高妊娠率的技巧

指导患者保持良好的生活方式，减轻压力。在性生活前、中、后勿进行阴道冲洗或使用阴道润滑剂，性生活后不要立即如厕，应卧床休息，并抬高臀部30分钟。在排卵期可适当增加性生活次数。

【健康教育】

1. 开展生殖相关知识教育，开展妇科疾病普查工作，强调不孕不育夫妇同时就诊。
2. 建立健康的生活方式，增强体质，戒除烟酒等不良嗜好。
3. 获取社会和家庭支持，减轻心理压力，调节夫妻关系，寻求专业指导和帮助。

知识拓展

辅助生殖技术指在体外对配子和胚胎采用显微操作技术，帮助不孕夫妇受孕的一组方法，包括人工授精、体外受精-胚胎移植、卵细胞浆内单精子注射及其他衍生技术等。

1. 人工授精　将精子通过非性交方式放入女性生殖道内使其受孕的一种技术。按精子来源可分为以下几种。

（1）使用丈夫精液人工授精　主要适用于男方患性功能障碍（阳痿、早泄、逆行射精、尿道下裂等），但精液正常或仅有轻度异常。女方先天或后天生殖道畸形及宫颈因素导致的不孕。

（2）使用供给者精液人工授精　主要适用于丈夫精子质量异常，包括严重的精液量减少、低精子计数、精子活动力低下等。

2. 体外受精与胚胎移植　从妇女卵巢内取出卵子，在体外与精子受精并培养一阶段，再将发育至一定时期的胚胎移植到宫腔内使其着床发育成胎儿，即试管婴儿。主要适用于输卵管堵塞性不孕症、原因不明的不孕症、子宫内膜异位症经治疗仍长期不孕、输卵管结扎术后子女发生意外需再次生育、输卵管吻合术失败、多囊卵巢综合征经保守治疗长期不孕等。

3. 卵细胞浆内单精子注射　将精子直接注射到卵细胞浆内以获得正常卵子受精和卵裂过程。主要适用于重度少、弱、畸形精子症的男性不育、体外受精胚胎移植失败者。

扫码"练一练"

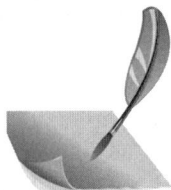

练习题

A₁型题

1. 子宫内膜异位症行药物和手术联合治疗，术前给予药物治疗的时间为

A. 1周　　　　　　　　B. 半个月　　　　　　　　C. 1~2个月

D. 3~6个月　　　　　　E. 1年

2. 下列哪项不符合Ⅲ度子宫脱垂的临床表现

A. 压力性尿失禁　　　　　　　　　　B. 宫颈及阴道壁溃疡、出血

C. 宫颈及部分宫体脱出至阴道口外　　D. 合并阴道后壁脱垂

E. 腰骶部疼痛

3. 尿瘘的临床表现中，不正确的是

A. 漏尿　　　　　　　　　　B. 外阴皮炎

C. 尿路感染　　　　　　　　D. 闭经

E. 坏死型尿瘘多于产后及手术后立即出现漏尿

4. 不孕因素中，下列哪项不正确

A. 输卵管因素是女性不孕最常见的因素

B. 不孕主要以女性因素为主

C. 男性不孕因素主要为生精障碍和输精障碍

D. 女性无排卵是最严重的一种导致不孕的原因

E. 多次人流手术史可能导致宫腔粘连，造成继发不孕

A₂型题

5. 患者，女，32岁。继发性痛经4年，有生育要求。对此患者的护理措施不正确的是

A. 口服止痛药物　　　　　　B. 口服孕三烯酮

C. GnRH - a 类药物皮下注射　　D. 子宫切除术

E. 卧床休息，疼痛时热敷下腹部

6. 患者，女，58岁，已绝经。阴道块状物脱出7年，诊断为Ⅲ度子宫脱垂。对此患者的护理措施不正确的是

A. 放置子宫托

B. 术前用0.5%碘伏溶液稀释20倍，每日阴道冲洗2次

C. 阴道冲洗后在宫颈及阴道壁均匀涂抹含雌激素的软膏

D. 勤换内裤

E. 术后留置尿管10～14天

7. 患者，女，36岁。剖宫产术后漏尿5年。对此患者的护理措施，不正确的是

A. 限制每日饮水量

B. 术前3～5日用1∶5000的高锰酸钾溶液坐浴

C. 术前给予地塞米松

D. 术后保留尿管7～14日

E. 拔管前训练膀胱肌张力

8. 患者，女，32岁。人流3次，继发不孕3年。对此患者的护理评估不恰当的是

A. 询问患者生育史、生活及性生活史，了解以往流产或分娩情况

B. 子宫输卵管碘油造影了解有无输卵管异常

C. 宫腔镜检查了解子宫内膜情况

D. 腹腔镜检查，镜下行输卵管亚甲蓝溶液通液术

E. 检查有无阴道横隔

（刘　莹）

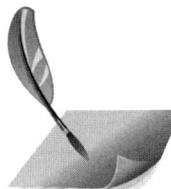

第十九单元

妇产科手术妇女的护理

第一节 腹部手术的护理

案例 患者，女，45 岁。因检查发现盆腔包块 1^+ 年入院，月经正常。体格检查：生命体征正常，一般情况较好。妇科检查：外阴无明显异常发现；阴道无明显异常；宫颈表面光滑，正常大小；宫体前位，活动，无压痛，增大如 3^+ 月孕，前壁可及一包块，与子宫关系密切；双附件区无明显异常发现。B 超提示子宫增大 10 cm×8 cm×7 cm，前壁一 5 cm×4 cm×3.4 cm 包块，考虑子宫肌瘤可能，建议手术治疗。患者非常紧张。

问题：

1. 该患者存在的主要护理问题有哪些？

2. 如果需行子宫全切除术，如何实施术前准备？

3. 术后如何护理？

手术是妇产科治疗中重要的手段之一。为了保证手术顺利进行和手术后患者顺利康复，必须进行充分的术前准备和精心的术后护理。需经腹部手术的常见疾病主要有子宫颈癌、子宫肌瘤、子宫内膜癌、卵巢肿瘤等。

按手术缓急程度分为：①择期手术，多适用于各种妇科良性肿瘤。②限期手术，多适用于各种妇科恶性肿瘤。③急诊手术，多适用于各种急腹症，如异位妊娠发生失血性休克，卵巢囊肿蒂扭转。分娩过程中发现胎儿宫内窘迫或相对性头盆不称，需急诊行剖宫产术。

按手术范围分为：附件切除术；子宫切除术；卵巢肿瘤剔除术或子宫肌瘤切除术；肿瘤细胞减灭术。

按手术途径分为：开腹手术；经腹腔镜下手术。

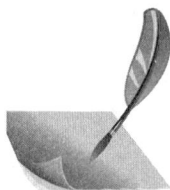

腹部手术前的护理

【护理评估】

1. 病史评估　询问患者年龄、可能发病的诱因，仔细追问月经史、月经变化情况、婚育史、性生活史、既往疾病史，尤其了解有无高血压、心脏病等心血管疾病史；有无贫血、凝血功能障碍等血液系统疾病史等。认真聆听有关主诉，如不规则阴道流血史、白带异常等情况，有无尿频、便秘、心悸、气促等压迫症状。

2. 身体状况

（1）一般情况　评估患者营养状况、精神状态及食欲等情况，有无肺、肝、肾或甲状腺功能异常；患者年龄及全身营养状况等因素。应重点评估妇科疾病所特有的表现：腹痛性质、程度；盆腔包块的性质、大小、生长速度及伴随症状；阴道流血的性质、量，有无继发性贫血及贫血严重程度等。

（2）体格检查　全身体格检查，一般无异常；腹部检查，可扪及下腹部不同性质和大小的包块；通过阴道窥器、双合诊、三合诊等妇科检查，可发现子宫颈、子宫体及附件病变。

3. 辅助检查

（1）超声检查　已广泛应用于临床，主要包括盆腔 B 超检查和彩色多普勒超声检查，可初步明确肿瘤的位置、大小、数目及性质，对妇科肿瘤的诊断具有重要临床意义。

（2）宫颈病变三阶梯诊断技术　液基薄层细胞学检查（TCT）、阴道镜检查、宫颈活检技术是目前筛查宫颈癌前病变及早期宫颈癌的重要方法。

（3）诊断性刮宫　将刮取的子宫内膜进行病理学检查，是确诊宫腔疾病，尤其是子宫内膜癌的最常用的方法。

（4）局部活体组织检查　可作为确诊肿瘤性质的最可靠依据。妇科常见活体组织检查部位有外阴、阴道、宫颈、子宫内膜及肿瘤组织穿刺活检等。

（5）肿瘤标志物测定　有助于肿瘤的诊断、鉴别诊断及检测。最常用的有糖类抗原 125（CA125）、甲胎蛋白（AFP）及癌胚抗原（CEA）。

（6）其他影像学检查　如 X 线、CT、MRI 等检查，已逐渐成为妇科领域重要检测方法。

4. 心理社会评估

（1）患者对健康问题和疾病的认识与反应　应评估患者对健康问题的感受，对自己所患疾病的认识和态度，对患者角色的接受程度，对住院、治疗和护理的期望等，并评估患者面对压力时的适应能力和应对方法。

（2）患者的精神心理状态　应评估患病后患者的焦虑、恐惧、沮丧、绝望、悲观等情绪的严重程度和变化情况。

（3）社会支持系统情况　评估患者的工作和生活环境、经济情况以及与家人的关系；特别是与丈夫的关系；评估丈夫对患者的关心程度、对所患疾病的认识和态度等，以取得最佳的社会支持系统。

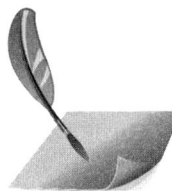

【护理诊断】

1. 恐惧 与担心疾病预后有关。

2. 预感性悲哀 与切除子宫、卵巢有关。

3. 知识缺乏 缺乏疾病和手术的相关知识。

【护理措施】

1. 术前常规护理 指导并协助患者完成各项术前检查；讲解疾病相关知识；配合医生处理内科并发症如营养不良或贫血患者；指导高血压等心血管疾病患者注意休息，避免情绪激动，遵医嘱正确服用降压药等；对糖尿病患者遵医嘱监测血糖，通过饮食或药物控制血糖；纠正水、电解质代谢紊乱。

手术前 1 天的护理：药物过敏试验，备血，帮助患者沐浴、更衣和促进睡眠。观察患者生命体征和病情变化，随时发现是否有需要暂停手术的情况，如患者发热、血压过高、月经来潮、过度恐惧，并及时向医生汇报。

手术当天的护理：手术当日早晨，协助患者取下活动的义齿、发夹、首饰及贵重物品，并交家属或护士保管；手术前 0.5 ~ 2 小时预防性使用抗生素；病房护士仔细查对患者床号、姓名、年龄、住院号、手术名称，经主治医生做好手术标识，与手术室护士进行面对面交接班。

2. 心理护理 绝大部分妇科腹部手术将会切除子宫和（或）卵巢，患者除担心手术会引起疼痛，恐惧手术有夺取生命危险以外，更多的顾虑是丧失女性性器官后性生活质量的改变和夫妻关系失衡。护士应充分评估患者的心理反应和需求，应用医学知识对患者及家属进行女性生殖系统解剖、生理和疾病相关知识讲解，耐心解答问题，并安慰患者及家属，实施手术本身是为了患者今后更好的工作和生活，以解除其顾虑和恐惧心理。对部分将丧失生育功能的患者，护士应协助其度过悲伤阶段。

3. 皮肤准备 术前当天进行。妇科腹部手术的皮肤准备范围是上至剑突下，下至两腿上三分之一，两侧至腋中线，外阴部阴毛应完全清除。腹腔镜术前应特别注意彻底清洁脐部。

4. 胃肠道准备

（1）估计手术可能涉及肠道 给予肠道杀菌剂，如甲硝唑、庆大霉素或链霉素；术前 3 天，灌肠 1 ~ 3 次/天，选用的灌肠剂有 1% 温肥皂液、等渗盐水或甘油溶液等，必要时可先口服缓泻剂后（如 25% 硫酸镁、20% 甘露醇、聚乙二醇电解质溶液、番泻叶水等）再灌肠，效果更好。术前晚可进食易消化食物，术前 6 ~ 8 小时禁食，术前 4 ~ 6 小时禁水，以减少手术中因牵拉内脏引起恶心、呕吐等反应，也利于手术后肠功能恢复。有资料表明：手术前 6 小时禁固体食物，术前 2 小时禁水，其胃排空时间、术中误吸率和术后并发症的发生率，与传统方法相比较无差异，且可增加患者舒适度，有效缓解术前紧张、焦虑情绪。

（2）可能行肠切除、肠吻合 因为病情需要，手术有可能累及肠道时，为方便术中及时切除肠道病灶或行肠管吻合术，术前需进行充分肠道准备。术前一周开始限制饮食，进无渣半流质饮食 2 天，流质饮食 2 ~ 3 天；术前 3 天开始口服肠道杀菌剂；术前 1 天禁食，给口服肠道缓泻剂，并行清洁灌肠，同时给予静脉补充液体及能量。

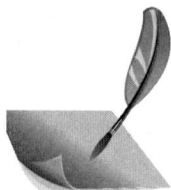

5. 阴道准备　行全子宫切除术者，需进行阴道准备。

（1）阴道准备的目的　可消毒阴道和宫颈，避免术中感染；同时可标记宫颈，便于手术中医生辨认宫颈。

（2）阴道准备方法　从手术前3天开始，用0.1% ~ 0.5%碘伏液擦洗阴道和宫颈，并将抗生素上入阴道穹隆处，如甲硝唑片等，1 ~ 2次/天。手术当日早上，用肥皂水棉球清洗阴道和外阴，然后用清水冲洗干净，再用0.1% ~ 0.5%碘伏液消毒阴道和宫颈。

6. 膀胱准备　手术清晨常规安置保留尿管，并保持通畅，以免术中损伤膀胱或手术后出现尿潴留等并发症。

腹部手术后的护理

【护理评估】

1. 听取手术室麻醉师或护士交班，评估手术名称、麻醉方式、手术中特殊情况（术中失血量、有无损伤临近器官），术中补液量、尿量等；查看术中受压部位皮肤情况，使用电刀者查看局部皮肤有无灼伤。

2. 重点评估患者生命体征的变化情况、腹部伤口疼痛程度、各种管道的固定和通畅情况、对手术后各种不适的应对方法、自理能力的恢复情况、对手术后康复知识的了解情况、家人对患者的关心和重视程度等因素。

【护理诊断】

1. 疼痛　与手术后腹部伤口有关。

2. 自理能力缺陷　与手术后卧床休息有关。

3. 舒适度改变　与手术后伤口疼痛、腹胀、留置管道有关。

4. 知识缺乏　缺乏手术后康复知识。

5. 潜在并发症　伤口感染、泌尿系统感染、肺部感染、下肢深静脉血栓形成。

扫码"看一看"

【护理措施】

1. 体位

（1）根据麻醉方式选择体位。全麻未清醒时取去枕头偏向一侧卧位，专人守护，保持呼吸道通畅，防止呕吐物、分泌物误吸引起窒息或吸入性肺炎，清醒后即可取舒适体位；硬膜外麻醉可取低枕卧位；脊 – 硬联合麻醉者取去枕平卧6 ~ 8小时，利用重力的作用使血凝块封闭麻醉穿刺孔，减少脑脊液外漏，减缓颅内压降低而导致的头痛。

（2）病情稳定后，可取半卧位，此体位可使腹部松弛，减低切口张力，减轻疼痛，有利于切口愈合；同时，腹腔液体引流至直肠子宫陷凹，使炎症局限，减少对腹腔内脏的刺激；另外，也有利于呼吸、咳嗽，减少肺部并发症发生。体位选择还应尽量使患者舒适，定时协助患者活动、变化体位，减少术后并发症发生，促进康复。

总之，术后体位选择注意以下几点。①麻醉方式不同，体位选择不一；②体位应便于引流；③体位应减轻伤口张力，促进愈合；④体位选择时应避免伤口污染，避免引流管脱落；⑤不管选择什么体位，在可能条件下，应促进患者舒适。

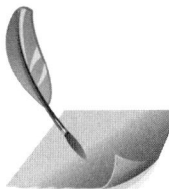

2. 观察生命体征 给予心电监护，每30分钟监测一次血压、脉搏、呼吸并记录，平稳后改为每2小时一次，观察有无心律失常，异常情况时应随时观察并记录。常规氧气吸入，血氧饱和度维持在95%以上，手术后1~3日体温可稍有增高，一般不超过38.5℃，应每日测体温4次。如手术后持续高热或体温正常后又升高，提示有感染可能。

3. 伤口及疼痛护理 伤口可加压包扎，术后应每2~4小时观察一次伤口情况，观察伤口敷料有无渗血、渗液等，敷料被浸湿后应及时通知医生更换。重视伤口疼痛的护理，评估患者伤口疼痛程度，遵医嘱及时使用止痛药物。使用镇痛泵持续镇痛者，可指导适时使用自控按钮。

4. 会阴部护理 观察阴道流血情况，会阴冲洗每日1~2次。子宫肌瘤切除术阴道可出现少量血性分泌物；异位妊娠因子宫内膜呈蜕膜样变化，术后可出现少量阴道流血；子宫切除术如出现阴道流血应警惕阴道残端吻合不良或愈合不佳。

5. 尿管护理 保持尿管引流通畅，观察尿量和颜色并记录。行子宫切除术、附件切除术、卵巢肿瘤剔除术或子宫肌瘤切除术等，手术后保留尿管24~36小时；行子宫根治术者，由于手术范围广，术中对输尿管和膀胱的分离面大，导致支配膀胱的血管和神经功能受到部分损伤，需要有一段时间恢复，需保留尿管10~14日。

6. 负压引流管护理 部分范围广、创面大的手术如子宫根治术、卵巢癌根治术等，渗血、渗液多，常需安置腹腔负压引流管。患者手术完毕回到病房，病房护士与手术室护士必须进行引流的交接班，病房护士应仔细检查引流管安置、固定和通畅情况，防止脱落、折叠，保证负压引流管通畅，观察引流液颜色和量。手术后负压引流液应呈淡红色，50~100 ml/d，并逐渐减少，一般安置72小时左右。如果颜色呈鲜红色，量多，同时伴有血压下降，脉搏细数。患者烦躁不安、口渴或诉肛门坠胀感等，也应考虑有腹腔内出血的可能。

7. 饮食指导 术后禁食禁饮4~6小时，肛门排气前可进食免糖免奶流质饮食，肛门排气后可进食高蛋白、高维生素、高纤维素饮食；手术范围广、盆腔腹腔粘连重的，待肛门排气后再行进食。

8. 腹胀 患者通常在手术后24~36小时可恢复肠蠕动并排气，肛门排气是肠道功能恢复的标志。排气前，常会出现不同程度腹胀，一经排气，腹胀即可缓解。如果患者腹胀明显，护士应充分评估其原因和性质，针对不同原因采取处理措施。导致腹胀的常见原因有：①术中肠管受到牵拉刺激和麻醉药物对肠功能的抑制，可导致肠蠕动减弱或肠麻痹。②手术后患者呻吟和憋气等原因可咽入大量气体而加重腹胀。③手术后因麻醉和疼痛等原因，患者活动减少可使肠蠕动减弱。④手术后电解质紊乱，导致低钾性肠麻痹。⑤由于肠粘连形成肠梗阻等。常用缓解腹胀的方法有：若患者因肠蠕动减弱导致腹胀，可选用生理盐水及1、2、3溶液低位灌肠；热敷下腹部；鼓励患者加强床上活动并早期下床活动。如果因肠蠕动已恢复尚不能排气而导致腹胀者，可采取皮下注射新斯的明0.5 mg、针刺足三里，也可行肛管排气等；若因低钾直肠功能麻痹，应补钾并监测电解质变化；如果形成肠梗阻者，应遵医嘱禁食、补液，必要时行胃肠减压。

9. 泌尿系统感染 因手术后留置尿管，细菌侵入可导致泌尿系统感染，感染概率与留置尿管时间密切相关。护理措施同前。

10. 下肢深静脉血栓 肥胖、高血脂、老年女性等易发生深静脉血栓的高危人群，或手术范围较大的患者，由于术后卧床时间长，活动减少，特别是盆腔淋巴结清扫术后，下肢

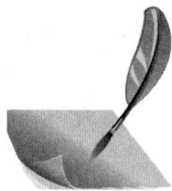

淋巴回流受阻，容易发生下肢深静脉血栓。护士应在手术后指导并协助患者翻身、活动双下肢、用温水泡脚等，同时教会家属帮助患者进行肢体活动。

【健康教育】

1. 饮食指导　绝大部分妇科手术对肠道干扰较小，在肛门尚未排气前，若无明显腹胀者，可指导并协助患者进少许开水、米汤、菜汤等流质，但应避免牛奶、豆浆、糖水等产气流质，肛门排气后，指导患者进食稀饭、面条等半流质饮食并逐渐向普通饮食过渡。应多进食高蛋白、高营养、高维生素、易消化食物，少食多餐，观察有无腹胀等不适，并避免便秘的发生。

2. 活动指导　手术6～8小时以后，应指导并协助患者床上翻身，活动并按摩双下肢，鼓励早期下床活动。一般手术患者24～36小时后应鼓励并协助其下床活动，子宫根治术等大手术后患者，3～5日后应下床活动。全子宫切除术后，在阴道残端伤口愈合阶段，应尽量减少较大活动，并观察阴道流血情况。正常时可有少许血性分泌物或淡红色流液，如果阴道出现鲜红色血液且量较多，甚至超过月经量，应及时通报医生进行处理，并嘱患者绝对卧床休息，避免增加腹压的因素，如咳嗽、便秘等。

3. 出院指导　患者在出院前1～2日，应充分评估患者的支持系统、个人自我护理能力，按不同情况提供相应的健康教育。内容包括自我照顾技巧、生活形态改变后的适应方式、饮食与活动指导、药物使用、性生活指导、随访指导等。如全子宫切除术后患者的出院前教育包括：指导患者循序渐进的进行腹部肌肉运动；手术后2个月内应避免提举重物，避免从事可能增加盆腔充血的活动，如久站、跳舞、打球、跑步等；术后2～3个月内，避免阴道冲洗和性生活，以免影响阴道顶端伤口愈合；出现阴道流血、异常分泌物时应减少活动，并及时就医；遵医嘱如期返院随诊。

【护理要点】

妇科需要急诊腹部手术的疾病主要包括异位妊娠、卵巢肿瘤蒂扭转、卵巢黄体破裂等。在接待急诊需要手术的患者时，护士应冷静、快速、动作敏捷，在最短时间内扼要、重点了解病史，初步做出判断，及时通知医生，密切配合医生做好手术前准备。

1. 妥善安置患者，提供安全环境。

2. 密切配合医生完善相关检查和治疗措施，如血液尿液检查、快速建立静脉通道、给氧等。

3. 密切观察生命体征和病情变化，并做好记录。

4. 迅速完善术前准备，如备皮、备血、更衣，但一般不灌肠。

5. 配合医生向患者家属讲解疾病和手术相关知识，以取得家属的同意和配合。

第二节　外阴、阴道手术患者的一般护理

案例　患者，女，68岁。因发现块物脱出2⁺年入院，已绝经15年。既往体健。体格检查：生命体征正常，一般情况较好。妇科检查：阴道充血，前后壁膨出，宫颈口轻度糜烂，大部分宫体脱出于阴道外口，余无明显异常发现。考虑子宫脱垂，拟行阴式子宫切除

扫码"学一学"

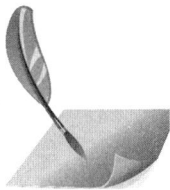

术治疗。患者很担心。

问题：

1. 该患者存在的主要护理问题有哪些？

2. 如何实施术前准备？

3. 术后如何护理？

外阴手术主要有外阴癌根治切除术、前庭大腺切开引流术、处女膜切开术等，阴道手术则包括局部手术及经阴道的手术，如阴道前后壁修补术、尿瘘修补术、子宫黏膜下肌瘤摘除术、阴式子宫切除术等。针对其手术的特殊性，应特别关注外阴、阴道手术患者的护理。

外阴、阴道手术前的护理

【护理评估】

同腹部手术患者的护理。

【护理诊断】

同腹部手术患者的护理。

【护理措施】

（一）心理支持

外阴、阴道手术的患者常担心手术会损伤其身体的完整性、手术的切口瘢痕可能导致将来性生活的不协调；由于病变在隐私部位会加重患者的心理负担。护士应理解患者，认同患者的情感，以亲切和蔼的语言耐心解答患者的疑问，以取得患者的信任。鼓励患者倾诉内心的感受，给予针对性的心理疏导。帮助患者选择积极地应对措施，消除患者的紧张情绪。解答患者提出的各种问题，给予患者以信任感。进行术前准备、检查、手术时注意遮挡患者，尽量减少暴露部位，保护患者的自尊心，减轻患者的羞怯感。同时，应做好家属的工作，让其理解患者，给与患者积极的情感支持，帮助患者树立信心。

（二）皮肤准备

患者术前要特别注意保持外阴清洁，每日清洗外阴。有炎症、溃疡者需用药并保持局部干燥，促进创面愈合。手术前 1 日行皮肤准备，备皮范围上至耻骨联合上 10 cm，下至会阴部、肛门周围、腹股沟区及大腿内侧上 1/3。备皮后洗净皮肤。

（三）阴道准备

为防止术后感染，于手术前 3 日开始进行阴道准备。常用 1：5000 高锰酸钾、0.02% 碘伏或 1：1000 苯扎溴铵溶液等进行阴道冲洗或坐浴，每日 2 次。术前用消毒液行阴道擦洗，必要时涂甲紫。

（四）肠道准备

术前 3 日进无渣或少渣饮食，必要时术前 1 日禁食。按医嘱给肠道抗生素、甲硝唑等抑制肠道细菌。术前日晚及术晨行清洁灌肠。

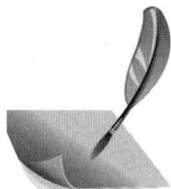

（五）其他

根据术式，术前可留置尿管或嘱患者排空膀胱，将无菌导尿管带入手术室，待手术结束后使用。另外根据手术的需要做好各种用物的准备，包括软垫、支托、阴道模型、丁字带、绷带等。

【健康教育】

1. 详细介绍相关手术的名称及过程，解释术前准备的内容、目的、方法及主动配合的技巧等；讲解疾病的相关知识、保持外阴、阴道清洁的重要性、方法及拆线时间等。

2. 由于术后卧床时间较长，床上排便的机会多。因此，应让患者术前进行床上使用便器排便的练习。同时，教会患者床上肢体锻炼的方法，以预防术后并发症。

3. 积极配合治疗内科并发症如贫血、高血压、心脏病、糖尿病等，以提高患者对手术的耐受力。注意有无月经来潮，一般手术在月经干净后 3～5 天进行，指导训练患者正确的咳痰方法等。

> **考点提示**
>
> 1. 外阴、阴道手术备皮范围。
> 2. 肛门排气是肠道功能恢复的标志。

外阴、阴道手术后的护理

【护理评估】

同腹部手术患者的护理。

【护理诊断】

同腹部手术患者的护理。

【护理措施】

（一）体位

根据手术不同，护士指导患者采取相应的体位。处女膜闭锁及有子宫的先天性无阴道患者，术后应采取半卧位，有利于经血的引流；行阴道前后壁修补的患者应以平卧位为宜，禁止半卧位，以降低外阴、阴道张力，促进伤口的愈合；外阴癌行根治术后的患者应采取半卧位，双腿外展屈膝，膝下垫软枕头，减少腹股沟及外阴部的张力，减轻患者的疼痛，并有利于伤口的愈合。

（二）切口的护理

护士每日给患者行会阴擦洗，保持外阴清洁、干燥。随时观察会阴切口的愈合情况，注意有无渗血、红、肿、热、痛等炎性反应；观察局部皮肤的颜色、温度、湿度，有无黏膜或皮肤组织坏死；注意阴道分泌物的量、性状、颜色及有无异味，发现异常及时汇报医生。对于外阴部手术需加压包扎或阴道内留置纱条压迫止血，一般在术后 12～24 小时内取出，注意核对数量。术后 3 天后可行外阴烤灯，保持伤口干燥，促进血液循环，有利于伤

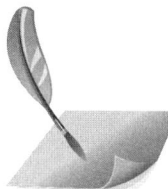

口的愈合。

（三）管道的护理

主要有尿管与引流管。外阴、阴道手术后一般保留尿管 5~7 天，注意保持尿管的通畅，观察尿量、尿色，特别是尿瘘修补术的患者，如发现尿管不通须及时查找原因并予以处理，必要时给予膀胱冲洗。拔尿管前应定时开放尿管，训练膀胱功能。拔除尿管后应嘱患者尽早排尿，如有排尿困难，给予诱导、热敷等措施帮助排尿，必要时重新留置尿管。伤口放置引流管者，要防止引流管扭曲、受压、堵塞等，观察并记录引流液的量及性质，定时更换引流袋。

（四）肠道护理

为便于手术及避免术后排便对伤口的影响，应控制首次排便的时间，以利于伤口的愈合。术前 3 天一般给予少渣或无渣饮食，术前 1 天禁食。术后遵医嘱给予抑制肠蠕动药物，以控制术后 5 天不排便。排便前给予粪便软化剂，避免排便困难影响手术伤口愈合。

（五）减轻疼痛

由于会阴部神经末梢密集，外阴、阴道手术后患者疼痛感明显。护士应正确评估患者对疼痛的耐受性，针对患者的个体差异，采用不同的方法缓解疼痛，如认同患者的感受、提供一个良好的休养环境、采取恰当的体位减轻伤口的张力、遵医嘱及时给予足量止痛药物、应用自控镇痛泵等。同时，应注意观察用药后的止痛效果。

> **考点提示**
>
> 1. 阴道前后壁修补的患者应禁止半卧位。
> 2. 会阴撕裂修补患者应控制术后 5 天不排便。

【健康教育】

指导患者出院后保持外阴部清洁、干燥；注意休息，外阴癌患者至少休息 3 个月，禁止性生活及盆浴，避免重体力劳动及增加腹压的动作，如下蹲、用力大便、咳嗽等。注意逐渐增加活动量，术后根据病情指导患者定期随访。

第三节　会阴切开缝合术

扫码"学一学"

会阴切开术是为了避免分娩造成会阴严重裂伤，减轻分娩时的阻力。最常用的有会阴左侧后–侧切开术及会阴正中切开术两种。

一、适应证

1. 阴道助产术　胎头吸引、产钳助产、臀位助产时。

2. 子宫收缩乏力，第二产程延长者。

3. 需要缩短第二产程，如妊娠期高血压疾病，妊娠合并心脏病，胎儿宫内窘迫等。

4. 预防新生儿颅内出血　早产儿及巨大儿

5. 会阴裂伤不可避免者　如会阴过紧，会阴坚韧，会阴发育不良者等。

二、麻醉

常用局部浸润麻醉或阴部神经阻滞麻醉。

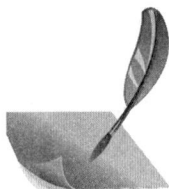

三、物品准备

会阴侧切剪刀1把，10 ml空针1具，长穿刺针头1个，弯止血钳4把，巾钳4把，持针钳1把,，三角缝合针2个，圆缝合针2个，5%利多卡因10 ml，1号丝线1团，0号铬制肠线1管，或可吸收缝线，治疗巾4块，纱布10块。

四、操作步骤

1. 切口　左手示、中两指伸入胎先露与阴道侧后壁之间，以保护胎儿并指示切口位置，右手持剪刀自会阴后联合处向左下方与正中线成45°～60°（会阴越膨胀角度越大），在宫缩时剪开皮肤及阴道黏膜，大小依需要而定，一般长3～5 cm。

2. 止血　渗血用纱布压迫止血，小动脉出血时应予结扎。

3. 缝合　胎盘完整排出并检查阴道及其他部位无撕裂后，阴道内置入一带尾纱布团，暂时阻止子宫腔血液外流，以便暴露手术野，利于缝合。用0号或1号铬制肠线或可吸收缝线自切口顶端间断或连续缝合阴道黏膜，至处女膜外缘打结，仍以0号或1号铬制肠线或可吸收缝线缝合肌层和皮下组织，1号丝线间断缝合皮肤。或3～0（4～0）可吸收缝合线作切口皮内缝合。注意按解剖关系缝合，要对合整齐，不留死腔。

4. 缝合完毕　取出阴道纱布团，常规肛门检查。

五、护理要点

1. 知情宣教　给产妇解释会阴侧切的目的、必要性、意义，取得患者的知情同意，主动配合医护人员完成手术。

2. 在第二产程，护士和产妇的家人应陪伴在产妇旁边，为产妇擦汗、喂水，给予安慰和关怀，消除其紧张心理。

3. 指导产妇屏气用力，利用宫缩间隙休息。

4. 给手术者提供会阴切开所需要的器械、药物、敷料、针、线及其他物品。

5. 手术后为产妇更衣，垫好卫生巾，洗手擦脸。注意保暖，提供易消化、营养丰富的食物和饮料。定时查看宫缩及阴道流血情况，观察2小时无异常送回病房。

6. 术后注意事项

（1）卧位　因会阴侧切一般取左侧切口，故产妇以右侧卧位为佳，以免恶露浸渍切口，影响愈合。

（2）观察　定期观察切口有无出血、血肿，有无感染征象。发现异常立即报告医生。

（3）清洁　每天擦洗会阴2次，并观察有无水肿或硬结，如有可给予湿热敷。

第四节　胎头吸引术

胎头吸引术、产钳术及臀位助产术为临床上常用的阴道助产方法，其对缩短第二产程，提高产科质量有着积极的作用。

胎头吸引术是将胎头吸引器置于胎头上，形成一定负压后吸住胎头，按胎头娩出机制，通过牵引协助胎头娩出的方法。目前常用的有直筒状、牛角形或扁圆形的胎头吸引器。

扫码"学一学"

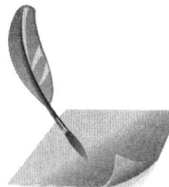

一、适应证

1. 缩短第二产程　常用于产妇有妊娠期高血压疾病，心脏病或胎儿有宫内窘迫者。
2. 宫缩乏力，第二产程延长者。
3. 曾有剖宫产史或子宫壁有瘢痕者。不适合在分娩时用力者。
4. 持续性枕横位、枕后位徒手旋转困难者。

二、禁忌证

1. 胎儿不能或不宜经阴道分娩者，如骨盆异常、头盆不称、阴道畸形或尿瘘修补术后。
2. 宫口未开全，胎头先露部未达阴道口者。
3. 胎位不正，额先露及面先露者。

三、用物准备

胎头吸引器 1 个，50 ml 空针 1 具，止血钳 1 把，治疗巾 2 块，无菌纱布 4 块，导尿包 1 个，氧气，新生儿吸引器 1 台，一次性吸引管 1 根，吸氧面罩 1 个，抢救药品物品。

四、操作步骤

（一）术前准备

产妇取膀胱截石位，导尿排空膀胱，常规消毒铺巾。做阴道检查，了解宫颈扩张程度，双顶径位置，未破膜者先行破膜。如为初产妇宜先行会阴侧切术。

（二）手术步骤

1. 放置胎头吸引器　左手示、中指撑开阴道后壁，右手持涂好润滑油的吸引器，沿阴道后壁进入，再以左手示、中指掌面往外拨开右侧阴道壁，使吸引器开口端侧缘滑入阴道内，然后手指向上撑起阴道前壁，使胎头吸引器从前壁进入，最终以右手示、中指撑起左侧阴道壁，整个胎头吸引器滑入阴道内，使边缘与胎头贴紧。以右手示指沿吸引器检查一周了解吸引器是否紧胎头头皮，有无阴道壁及宫颈组织夹于吸引器及胎头之间，检查无误后调整吸引器横柄，使之与胎头矢状缝方向一致，作为旋转胎头的标记。

2. 抽吸空气形成负压　用空针抽出吸引器内空气 150～180 ml，使吸引器内变成负压，用血管钳夹住橡皮连接管，等候 2～3 分钟，使吸引器与胎头吸牢。

3. 牵引　如为枕前位，待宫缩屏气时，顺骨盆轴方向，按正常胎头娩出机制牵引，使胎头俯屈，仰伸，旋转娩出。在胎头娩出过程中保护好会阴。

（三）注意事项

1. 牵拉时间不宜过长，一般不应超过 20 分钟。
2. 避免反复牵拉，操作时不得有漏气，避免滑脱，牵引时用力要均匀，按正常胎头分娩机制辅助牵引，滑脱 2 次者应该改用其它方法。
3. 术毕检查宫颈及阴道，有裂伤时立即缝合。
4. 观察胎儿有无产伤。检查胎儿头皮有无血肿、头皮损伤及颅内出血征象。
5. 预防感染。由于阴道操作次数多，术后常规用抗生素。

五、护理要点

（一）产妇

1. 知情配合　护士给产妇介绍吸引器助产是为了尽快使胎儿脱离缺氧的环境，避免对新生儿大脑的损害，使产妇知情同意并主动配合。

2. 指导　护士及产妇的丈夫陪伴在床边安慰，指导产妇配合医护人员完成分娩。

3. 增加营养　产妇在分娩中体力消耗较大，易致饮水量及营养不足，产后应提供高能量、易消化、富含维生素及微量元素的饮食。

4. 休息　在分娩过程中精神紧张、宫缩痛，使产妇睡眠型态发生紊乱。产后让其卧床休息，消除疲劳，恢复体力。

5. 观察宫缩　避免发生产后出血。

6. 外阴清洁　每天清洗外阴并观察切口愈合情况。

（二）新生儿

有窒息者可采取下列措施。

1. 协助医生为新生儿清理呼吸道，保持呼吸道通畅。

2. 刺激呼吸。确认呼吸道通畅后进行人工呼吸。用托背挺胸法，间隔 5～10 秒重复一次。鼻内插管或给氧面罩吸氧直到恢复正常呼吸。或口对口人工呼吸直至呼吸恢复正常。

3. 注意保暖。

4. 按医嘱给药，预防颅内出血和吸入性肺炎。

第五节　产钳术

扫码"学一学"

用产钳牵拉胎头，协助胎儿娩出的手术称产钳助产术。常用的产钳为短弯型，分为左叶和右叶，每叶由钳叶、钳颈、锁扣、钳柄4部分组成。

一、适应证

1. 同胎头吸引术。

2. 胎头吸引术失败者。

3. 臀位分娩后出胎头困难者。

4. 剖宫产娩出胎头困难者。

二、禁忌证

同胎头吸引术。

三、操作方法

1. 放置左叶　手术者以右手掌面四指伸入阴道后壁和胎头之间，左手持左叶钳柄，使钳叶垂直，凹面朝前，将左叶沿手掌面伸入手掌与胎头之间。在右手引导下将钳叶缓缓向胎头左侧及深部推进，将钳叶置于胎头左侧，钳叶与钳柄处于同一水平面上，由助手将钳叶固定。

2. 放置右叶　手术者右手持右叶柄，左手四指伸入阴道后壁与胎头之间，引导产钳右叶至胎头右侧，达产钳左叶对应位置。

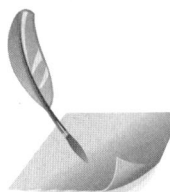

3. 合拢产钳　一般情况下，右叶在上，左叶在下，两钳叶柄平行交叉，扣合锁扣，钳柄对合。

4. 检查产钳放置情况　产钳扣合后，须作阴道检查，了解钳叶与胎头之间有无产道软组织或脐带夹入，两钳叶应分别置于胎儿面颊部，胎头矢状缝应在两钳叶正中。

5. 牵拉　宫缩时术者握住钳柄先向外，稍向下，然后再平行牵拉，当胎头着冠时逐渐将钳柄上提，使胎头仰伸娩出。

6. 取下产钳　当胎头双顶径越过骨盆出口时，即松解产钳。先取下右叶，再取下左叶，应顺胎头缓缓滑出。

四、护理要点。

同胎头吸引术。

第六节　臀位牵引术和助产术

扫码"学一学"

胎儿先露部为臀，由人工牵引协助娩出的方式称臀位牵引术。胎儿脐部以下的部分自行娩出，脐以上部分由人工牵引娩出，即为臀位助产术。

一、适应证

1. 凡属臀位，胎儿体重在 3500 g 以下者。
2. 臀位宫口已开全，胎儿存活者。

二、禁忌证

1. 骨盆异常者　扁平骨盆、畸形等。

2. 胎儿过大者　估计胎儿体重超过 3500 g 以上者。

3. 宫口未开全者。

三、术前准备

1. 排空膀胱。

2. 取膀胱截石位，常规消毒铺巾。

3. 阴道检查　了解产道有无畸形，宫颈是否开全，臀位的类型，先露部下降的情况。

四、用物准备

1. 产包　弯盘 1 个，血管钳 2 把，巾钳 4 把，小镊子 1 把，持针器 1 把，缝合针 3 个（三角针 1 个，圆针大、中号各 1 个），侧切剪单包，双层大包布 1 块，臀单 1 块，无菌隔离衣 2 件，裤腿 2 个，治疗巾 4 块，脐带卷 1 个。

2. 抢救新生儿用物　吸引器 1 台，一次性吸引管 1 根，吸氧面罩 1 个，抢救药品，新生儿保暖用品。

五、操作步骤

（一）臀位助产术

1. 臀位分类

1）完全臀位：先露部拨露时，每次宫缩时用无菌治疗巾堵住阴道口，以免胎足过早娩

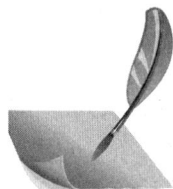

出。利用抬臀和下肢扩张阴道及会阴，当产妇屏气，助产者感到冲力过大时，在宫缩间歇期检查宫口是否开全，如为初产妇可行会阴切开，使胎儿脐以下部分自然娩出。

2）腿直臀位：在分娩过程中不必堵阴道口，随着宫缩加强，胎臀及下肢扩张软产道，术者只需扶持外露的臀部、躯干及下肢。

2. 操作要点

1）下肢及臀部娩出

（1）胎位为全臀位时，待胎臀娩出后，以治疗巾包裹胎臀，如为骶后位，将胎背转向母体前方，继续向下牵引使胎儿双肩径通过骨盆入口横径或斜径。牵引时术者双手拇指放于胎儿骶部，其余四指握住胎儿髋部，向下牵引使胎儿肩胛相继显露。握髋时，切勿挤压胎腹，以免损伤胎儿腹腔器官。

（2）腿直臀位时，术者用双手示指钩住胎儿双侧腹股沟牵引，使胎臀粗隆间径经过骨盆出口前后径娩出，下肢随胎臀逐渐娩出。

2）胎肩及上肢的娩出：待胎儿肩胛骨开始显露后，再继续向下牵引的同时将胎背转向侧方，骶右前位时胎背转向右侧，骶左前位时胎背转向左侧，使胎儿双肩径通过骨盆出口前后径，可用下列方法之一娩出胎肩及上肢。

（1）旋转胎体法（以骶右前为例）　术者双手握住胎儿髋部，将胎体向逆时针的方向旋转，同时略向下牵引，使前胎肩及前臂自耻骨弓下娩出，再将胎体向顺时针方向旋转，另一肩及上肢娩出。胎手上举者，也可用此法处理。

（2）滑脱法　即术者右手握持上提胎儿双足，使胎体向上侧屈后肩显露于会阴前缘，左手示、中指伸入阴道内顺胎儿后肩及上臂滑行屈其肘关节，使上举胎手按洗脸样动作顺胸前滑出阴道，同时后肩娩出，再向下侧伸胎体使前臂自然由耻骨弓下娩出。

3）胎头娩出：当胎肩及上肢全部娩出后，要及时将胎背转向前方，使胎体骑跨于术者左前臂上，同时左手中指伸入胎儿口内，示指与环指分别扶于颌骨上，右手中指压低胎儿枕骨使胎头俯屈，示指与环指置于胎儿两锁骨上（切勿放于锁骨上窝，避免损伤臂上神经丛），术者两手协作，向下牵拉，此时助手可从产妇耻骨联合上方经腹壁向下施加压力，以使胎头俯屈。当胎儿枕骨粗隆抵达耻骨弓下方时，可以此为支点，将胎体逐渐上抬，使胎儿下颌、面部相继娩出。如胎头娩出困难，可使用后出胎头产钳助产。

（二）臀牵引术

接产者牵拉娩出全部胎儿，通常因胎儿损伤大而禁用。

六、注意事项

1. 避免损伤。臀位助产过程中必须按臀位分娩机制进行；牵引时要用力均匀，以防止胎儿损伤。

2. 脐带娩出后，必须在8分钟内娩出胎儿，否则脐带受压时间过长可导致胎儿窒息。

七、护理要点

1. 心理护理　鼓励并倾听产妇对所担心问题的叙说，耐心解答产妇的疑问，主动介绍臀位助产手术的简单过程及对母婴的安全性，指导产妇采取正确的应对方式，使产妇能知情配合。

2. 调节饮食　提供高能量、高蛋白、高纤维素，富含微量元素的食物，多饮用营养价

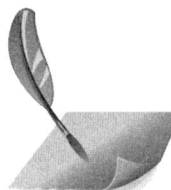

值高的汤类餐饮。

3. 产后护理　产后 2 h 及产后 24 h 为产后出血的高发期，由于胎位不正，产程长易造成宫缩乏力，致产后出血。定时观察宫缩情况，如果宫缩不好立即按摩子宫，刺激收缩，再用缩宫素，避免产后出血。

4. 保持外阴清洁　左侧会阴侧切者嘱产妇取右侧卧位，以避免恶露浸渍伤口诱发感染。每日外阴擦洗 2 次，保持外阴干燥爽洁。

八、健康教育

1. 睡眠护理　出院后睡觉以侧卧位最佳，避免仰卧位导致子宫后倾。

2. 产后复查　产后 6 周来院复查。

3. 落实避孕措施　产后 3 个月可放置宫内节育器。

扫码"学一学"

第七节　剖宫产术

剖宫产术为经腹切开子宫取出胎儿及附属物的手术。应用适当，使母婴安全。

一、适应证

1. 产道异常　骨盆狭窄或畸形；相对头盆不称；试产失败者；严重宫颈水肿不能扩张者；子宫或卵巢肿瘤阻塞产道者。

2. 胎位异常　横位、初产臀位、颜面位等。

3. 羊水过少。

4. 胎儿宫内窘迫。

5. 妊娠合并症　妊娠期高血压疾病治疗无效，引产失败者。

二、麻醉

持续硬脊膜外麻醉或腰硬联合麻醉，个别产妇用全麻。

三、物品准备

剖宫产手术包物品：25 cm 不锈钢盆 1 个，弯盘 1 个，卵圆钳 12 把，刀柄 4 号、7 号各 1 把，解剖镊 2 把，小无齿镊 2 把，大无齿镊 2 把，18 cm 止血钳 18 把，16 cm 止血钳 12 把，艾力斯钳 8 把，巾钳 8 把，持针器 3 把，吸引器头 2 个，阑尾拉钩 2 个，压肠板 1 个，S 状拉钩 1 个，腹腔双头拉钩 1 个，刀片 3 个，手术刀柄 3 个，双层大包布 2 块，双层剖腹单 1 块，双层中包布 1 块，手术衣 6 件，治疗巾 10 块，纱布垫 6 块，纱布 20 块，手套 6 副，1 号、4 号、7 号、10 号线团各一个。铬制肠线 2 管或备用可吸收缝线。

四、护理要点

（一）术前护理

1. 心理护理　将剖宫产的必要性、对母儿安全的保障、手术过程中可能出现的问题给患者解释清楚，解除患者恐惧心理，使其知情同意，以良好的精神状态配合手术。

2. 备皮　腹部和外阴部按一般妇科手术备皮范围准备。

3. 药物过敏试验　做好青霉素等药物过敏试验。

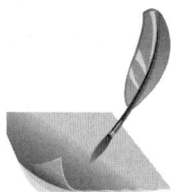

4. 测量生命体征　测量产妇生命体征的各项指标，复核各项辅助检查结果，如有异常及时报告医生。

5. 核实交叉配血情况，协助医生联系好血源。

6. 指导产妇演习术后在病床上翻身、饮水、用餐、双手保护切口咳嗽、吐痰的技巧。

7. 安置导尿管。

8. 术前半小时注射基础性麻醉药物。

9. 产妇去手术室前听 1 次胎心并做好记录。

（二）术中配合

1. 器械护士　熟悉手术步骤，及时递送各种器械、敷料。胎儿娩出后协助第二手术者钳夹宫壁切口止血及娩出胎盘。术前、术中、术后清点器械、敷料，确保清楚无误。

2. 巡回护士　术前核查手术室内术中所用物品的数量，是否处于完好备用状态。协助麻醉医生穿刺麻醉管，摆好体位，完成静脉穿刺，听胎心，术中提供所需物品，协助助产士处理好接生及抢救新生儿。

3. 助产士　携带新生儿衣被、抢救器械、药品等到手术室候产。胎儿娩出后协助医生抢救新生儿。

（三）术后护理

1. 床边交接班　产妇被送回病室时，病房责任护士须向手术室护士和麻醉师在床边交接班，了解手术中情况及目前状况，测血压、脉搏、呼吸；检查输液管、腹部切口、阴道流血及尿管的通畅情况，并做好记录。

2. 减轻切口疼痛　教会产妇分散注意力方法，深呼吸、自己默默数数。按医嘱给予止痛药物，如哌替啶等。

3. 避免产后出血　手术后 24 小时内要定时观察阴道流血情况及宫缩情况，流血多者即按医嘱给予缩宫药物等。

4. 外阴护理　每日 2 次擦洗外阴，避免引起阴道或泌尿道的上行感染。

5. 腹部伤口护理　每日观察切口有无渗血、血肿、红肿、硬结等。切口敷料保持干洁，及早下床活动。

6. 母乳喂养指导　早吸吮，早接触，早开奶，讲解母乳喂养相关知识，指导母乳喂养技巧。

7. 安排舒适的体位　术后 4~6 小时翻身活动，鼓励产妇在撤除输液管及尿管后下床活动，避免肠粘连。

五、健康教育

1. 保健操　教会产妇出院后在床上做产后保健操。

2. 饮食　补充高营养、高蛋白、充足热量及水分的饮食。

3. 注意外阴卫生　每天清洗外阴，保持清洁。

4. 产后复查　产后 6 周禁止性生活，产后 6 周时来院复查。

5. 产后避孕　剖宫产术后避孕 2 年。

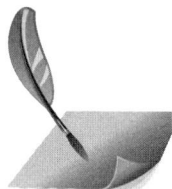

扫码"练一练"

练习题

A₁型题

1. 经腹子宫全切术前准备，下述哪项是不必要的
   A. 做好心理护理
   B. 观察生命体征
   C. 术前 3 日进无渣饮食
   D. 术前 3 日，每日阴道冲洗一次
   E. 手术日按时给术前用药

2. 全子宫切除术后及阴道手术后患者应禁性生活及盆浴。
   A. 1 个月
   B. 2 个月
   C. 3 个月
   D. 4 个月
   E. 5 个月

3. 术前晚需要清洁灌肠的手术有
   A. 腹腔镜手术
   B. 子宫肌瘤挖除术
   C. 卵巢囊肿剥离术
   D. 卵巢癌根治术
   E. 剖宫产术

4. 经腹子宫全切术前准备，下述哪项是不必要的
   A. 做好心理护理
   B. 观察生命体征
   C. 术前 3 日进无渣饮食
   D. 术前 3 日，每日阴道冲洗一次
   E. 手术日按时给术前用药

5. 剖宫产术后产妇护理措施正确的是
   A. 术后当日取半卧位以利引流
   B. 鼓励早期下床活动，减少并发症
   C. 术后当日进流质
   D. 术后 48 h 拔导尿管
   E. 术后 2 天体温在 38℃以上无需处理

6. 妇科手术患者术前准备正确的是
   A. 手术当日备皮
   B. 腹部手术前 1 日三餐减量，次晨禁食
   C. 术前 1 日开始阴道冲洗
   D. 会阴Ⅲ度裂伤修补术前 3 日起进少渣半流质 2 日，进流质 1 日
   E. 手术前 1 日晚留置导尿管

7. 剖宫产术术后护理中，下列哪项不对
   A. 术后平卧，次日改半卧位
   B. 术后 12 h 内密切注意阴道流血情况
   C. 术后可立即拔出留置导尿管
   D. 保持外阴清洁
   E. 术后 2～3 日，可坐起

8. 剖宫产术后并发血栓性静脉炎，形成股白肿，其治疗不包括
   A. 早期下床活动
   B. 绝对卧床休息
   C. 使用弹性绷带
   D. 应用抗凝剂
   E. 应用抗生素

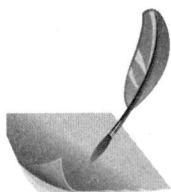

9. 剖宫产术前准备，哪项是错误

    A. 禁食、水　　　　　　　　　　　　B. 留置导尿管

    C. 准备腹部皮肤　　　　　　　　　　D. 鉴定血型、备皮

    E. 常规术前应用吗啡

A₂型题

10. 患者，女，28 岁。宫内孕 39 周，孕 1 产 0，9am 因临产收入院，于次日凌晨 4 时行会阴侧切术，在产钳助产下分娩一男婴，重 3850 g，产后保留尿管，72 h 后拔除尿管。患者一般情况良好，能自解小便，但出现控制不住的溢尿，其产后情绪波动较大，住在母婴病房，但拒绝母乳喂养。请根据上述情况找出 2 个主要的护理诊断

    A. 焦虑，活动无耐力　　　　　　　　B. 焦虑，排尿异常

    C. 尿失禁，有感染的危险　　　　　　D. 排尿异常，母乳喂养无效

    E. 产道受损，尿失禁

11. 初产妇，足月分娩，行会阴侧切术，术后 5 天拆线，伤口有感染，以下采取的护理措施哪项不妥

    A. 常规冲洗外阴 2 次/天　　　　　　B. 大便后随时冲洗

    C. 局部烤灯　　　　　　　　　　　　D. 嘱健侧卧位

    E. 产后 2 周行 1∶5000 高锰酸钾溶液坐浴

12. 患者，女，69 岁。子宫Ⅱ度脱垂，并阴道后壁膨出，行阴道子宫全切术加阴道前后壁修补术，术后护理正确的是

    A. 术后 3 日行盆浴　　　　　　　　　B. 术后进少渣半流质食物 8 日

    C. 留置导尿管 3~5 日　　　　　　　D. 术后平卧 1 日，次日半卧位

    E. 术后每日测生命体征 2 次至正常

13. 某女士，会阴左侧切开术分娩。产后第 3 天，伤口红肿、疼痛、流脓。错误的处理是

    A. 嘱右侧卧位　　　　B. 拆线引流　　　　　C. 会阴擦洗

    D. 坐浴　　　　　　　E. 红外线照射

14. 患者急诊入院，查体：面色苍白，急性失血性病容，BP 80/50 mmHg，腹部有明显压痛和反跳痛，叩诊有明显移动性浊音，初步诊断为异位妊娠，准备做剖腹探查。根据患者情况，术前护理哪项不妥

    A. 立即将患者取半卧位　　　　　　　B. 立即给氧吸入并保暖

    C. 迅速输液　　　　　　　　　　　　D. 做好输血准备

    E. 按腹部手术常规做好准备

15. 初产妇，足月妊娠，行会阴侧切分娩产后第 2 日，会阴伤口水肿明显，局部无分泌物和压痛，护理措施错误的是

    A. 保持外阴清洁干燥　　　　　　　　B. 0.1% 苯扎溴铵溶液擦洗

    C. 50% 硫酸镁溶液湿热敷　　　　　　D. 1∶5000 高锰酸钾溶液坐浴

    E. 局部红外线照射

16. 某女士，因子宫破裂、胎儿死亡，行子宫切除术。术后制订心理调适的护理措施哪项不恰当

    A. 允许产妇诉说内心感受　　　　　　B. 适当时候向产妇解释胎儿死亡原因

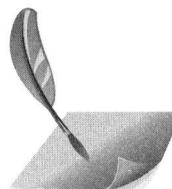

C. 安排与正常分娩的产妇同住一室　　　D. 鼓励家属多陪伴产妇

E. 观察产妇的情绪变化

17. 一硬膜外麻醉患者术后采用去枕平卧位，头偏向一侧，此种姿势需保持

    A. 1～2 h　　　　　　　　　　　　B. 3～4 h

    C. 6～8 h　　　　　　　　　　　　D. 9～10 h

18. 某女士，第一胎，足月分娩。因第二产程延长行阴道助产术，医生放置胎头吸引器后，护士将注射器接上胶管后，应抽出空气量为

    A. 50～70 ml　　　　　　　　　　B. 80～100 ml

    C. 110～140 ml　　　　　　　　　D. 150～180 ml

    E. 200～230 ml

19. 某女士，第一胎，足月顺产，阴道分娩，会阴Ⅰ度裂伤。产后两天裂伤缝合处水肿明显，会阴护理措施中哪项是错误的

    A. 1∶2000 苯扎溴铵溶液冲洗会阴

    B. 放置消毒会阴垫

    C. 50% 硫酸镁溶液湿敷伤口

    D. 1∶5000 高锰酸钾溶液坐浴，2 次/天

    E. 取伤口对侧卧位

20. 某女士，45 岁。因患子宫肌瘤拟行腹部全子宫切除术。术前 3 天应做的护理准备是

    A. 皮肤准备　　　　　　　　　　　B. 阴道准备

    C. 进少量饮食　　　　　　　　　　D. 清洁灌肠

    E. 留置导尿管

A₃/A₄ 型题

(21～22 题共用题干)

某妇女，36 岁，患子宫肌瘤入院，准备在持续硬膜外麻醉下做"全子宫切除术"。

21. 在术前 1 天的准备中，不应该包括下列哪项

    A. 皮肤准备

    B. 阴道冲洗并在子宫颈、穹隆部涂 1% 甲紫

    C. 晚饭减量，进软食，午夜后禁食

    D. 晚上可口服镇静安眠药

    E. 睡前予肥皂水灌肠

22. 在术后护理中，不正确的是

    A. 去枕平卧 4 h　　　　　　　　　B. 按常规监测生命体征直至正常

    C. 术后第 2 天，取半卧位　　　　D. 当天禁食，术后 1～2 日进流食

    E. 留置导尿管 1～2 天

(聂明芬)

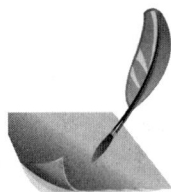

常用妇产科护理技术

要点导航

学习要点

掌握 会阴擦洗、坐浴、阴道灌洗、阴道宫颈上药、会阴湿热敷的护理目的；会阴擦洗、坐浴、阴道灌洗、阴道宫颈上药、会阴湿热敷的操作要点；会阴擦洗、坐浴、阴道灌洗、阴道宫颈上药、会阴湿热敷的禁忌证。

技能要点

能进行会阴擦洗、坐浴、阴道灌洗、阴道宫颈上药、会阴湿热敷的护理操作。

第一节 会阴擦洗

案例 患者，女，48 岁。宫颈癌根治术后 7 天，保留导尿，精神及一般状态好，未述特殊不适，根据护理需要，拟行会阴擦洗。

问题：

1. 会阴擦洗在哪些情况下实施？

2. 如何准备会阴擦洗？

3. 会阴擦洗应注意什么？

扫码"学一学"

一、目的

1. 评估外阴及保留尿管情况，观察分泌物性状。

2. 清洁外阴，预防生殖系统、泌尿系统逆行感染。

3. 促进舒适。

二、适应证

1. 妇产科手术后留置尿管患者。

2. 产褥期妇女。

3. 陈旧性会阴裂伤修补术后患者。

4. 长期卧床，生活不能自理患者。

5. 急性外阴炎患者。

6. 经外阴、阴道手术后患者。

7. 长期阴道流血患者。

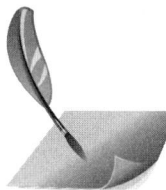

三、禁忌证

无。

四、物品准备

一次性会阴垫巾或橡胶单和中单 1 块，治疗巾 1 块。托盘 1 个，盘内放置消毒弯盘或碗 2 只，无菌镊子或止血钳 2 把，浸有 1∶5000 高锰酸钾溶液或 1∶1000 苯扎溴铵（新洁尔灭）溶液、0.2% 碘伏溶液的棉球若干个；也可为上述擦洗液 500 ml，无菌干棉球若干个。

五、操作方法

1. 核对解释 核对患者序号、姓名，进行操作前沟通解释工作。例如：××床，你好！请问你的名字。因为你是术后第七天，为了防止尿道和阴道感染，需要给你继续尿管保留，在此操作之前会进行会阴擦洗，请问你排空膀胱了吗?

知识链接

外阴擦洗与冲洗的主要区别：外阴冲洗时，要以无菌纱球堵住阴道口，防止污水进入生殖道。而外阴擦洗不需堵住阴道口。

2. 擦洗 排空膀胱，取膀胱截石位，脱下一侧裤腿，暴露会阴。嘱患者抬高臀部，臀下垫巾。擦洗 3 遍：第一遍顺序为自上而下，由外向内。擦除外阴血迹，分泌物或其他污垢；第二遍顺序为自上而下，由内向外。或以伤口为中心向外擦洗，每遍均最后擦洗肛门，并将棉球置于污物盘。第三遍顺序同第二遍。必要时增加擦洗次数直至干净。擦洗后，用干纱布擦干，更换会阴垫。

3. 结束 交待注意事项，整理患者衣物。

六、注意事项

1. 正确评估尿管及外阴情况。

2. 严格遵守无菌操作，镊子或止血钳不可混用。

3. 注意擦洗顺序。

4. 擦洗完毕，为患者更换会阴垫，脱下单腿套，整理床铺，处理好医疗废弃物。

第二节　坐　浴

案例 患者，女，36 岁。因自觉分泌物增多一周，伴外阴不适，今日来院就诊。一般情况好，医疗诊断为滴虫性阴道炎，医嘱给予坐浴及阴道上甲硝唑等治疗。请指导该患者坐浴。

问题：

1. 坐浴液选择什么？

2. 如何准备坐浴？

3. 坐浴应注意什么？

扫码"看一看"

扫码"学一学"

一、目的

1. 治疗作用 调节阴道酸碱度，抑制病原体生长，减少病原体数量，以提高疗效。

2. 清洁作用 经外阴、阴道手术的术前准备；清洁局部，促进舒适。

知识链接

坐浴液的种类

1. 滴虫性阴道炎 常用 1：5000 高锰酸钾溶液、0.5% 醋酸液、0.5%～1% 乳酸溶液。

2. 外阴阴道假丝酵母菌病 一般用 2%～4% 碳酸氢钠溶液。

3. 萎缩性阴道炎 常用 0.5%～1% 乳酸溶液。

4. 外阴炎及其他非特异性阴道炎、外阴阴道手术前准备、经阴道全子宫切除、宫颈癌根治术前准备等 可用 1：5000 高锰酸钾溶液、1：2000 苯扎溴铵（新洁尔灭）溶液、0.025% 碘伏溶液、中药液等。

二、适应证

1. 外阴炎、阴道炎、宫颈炎。

2. 外阴、阴道术前常规准备。

3. 会阴伤口或切口愈合不良。

4. 盆底肌松弛。

三、禁忌证

月经期、阴道流血、孕妇及人工流产、引产、正常产后 7 天内的妇女禁止坐浴。

四、物品准备

坐浴盆 1 个；41～43℃ 的温热溶液 1500 ml；30 cm 高的坐浴架 1 个；无菌纱布 1 块。

五、操作方法

1. 热浴 适用于各种外阴炎、阴道炎、盆腔炎等。

（1）核对、解释 例：某女士，你好！因为你阴道分泌物较多，为了缓解症状，医嘱给予坐浴治疗，以提高疗效。操作之前需要你先排空大小便。

（2）坐浴 配好 41～43℃ 浴液 1500 ml，坐浴盆置于坐浴架上，患者排空膀胱后，充分暴露会阴部，全臀和外阴部浸泡于溶液中，持续 20～30 分钟，注意保暖，无菌纱布蘸干浸泡部位。

（3）操作结束 协助患者用无菌纱布拭干浸泡部位，整理衣物。

2. 冷浴 适用于盆底肌松弛、性冷淡及功能性无月经等，配制 14～15℃ 的溶液，持续 2～5 分钟。

六、注意事项

1. 用物专人使用。

2. 根据病情选择坐浴液，正确配制坐浴液浓度。

3. 水温适中，避免烫伤及受凉。

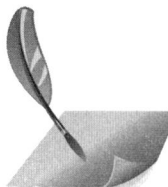

4. 坐浴时需将臀部及会阴部浸入溶液中。

5. 注意坐浴时间适宜。

扫码"学一学"

第三节　阴道灌洗

案例　患者，女，45 岁。因检查发现子宫肌瘤 1 个月，要求手术治疗入院。妇科检查：子宫前位，增大如 4 月孕，双侧附件无明显异常发现。拟行全子宫切除术，现术前准备进行中，医嘱阴道灌洗后上药。

问题：

1. 阴道灌洗液选择什么？

2. 如何准备阴道灌洗？

3. 阴道灌洗应注意什么？

一、目的

1. 治疗作用　调节阴道酸碱度，抑制病原体生长；促进阴道血液循环；减少病原体数量，以提高疗效。

2. 清洁作用　会阴阴道手术的术前准备；清洁局部，促进舒适。

二、适应证

1. 各种阴道、宫颈炎症的治疗。

2. 子宫切除术前的常规阴道准备。

3. 外阴阴道术前的常规阴道准备。

三、禁忌证

月经期、阴道流血、产后、人工流产、宫颈癌患者有活动性出血，不宜阴道灌洗，只做外阴擦洗或冲洗。

四、物品准备

消毒灌洗筒 1 个，带调节夹的橡皮管 1 根，灌洗头 1 个，弯盘 1 个，橡皮垫 1 张，一次性垫巾 1 张，便盆 1 个，手套 1 双，阴道窥器 1 只，卵圆钳 1 把，消毒纱布 1~2 张；41~43℃ 的温热溶液 1000 ml。

五、操作方法

1. 核对解释　例：某女士，你好！为了避免术后感染和恢复，医嘱给予阴道灌洗，请你先排空膀胱并进行初次会阴清洗，准备好了告诉我，谢谢！

2. 操作过程　将灌洗筒挂在高于床沿 60 cm 处，装入温度为 41~43℃ 的适宜溶液 500~1000 ml，患者排空膀胱后，充分暴露会阴部，臀下垫橡皮垫和一次性垫巾，放好便盆；灌洗时按外—内—外的顺序，右手持灌洗头，排出管内空气。先用 100 ml 液体冲洗外阴，然后用左手分开小阴唇将灌洗头沿阴道侧壁轻缓插入阴道至穹隆部，边灌洗边将灌洗头绕宫颈上下左右轻移；或用阴道窥器辅助，直视下冲洗，待阴道四壁及穹隆干净后，将

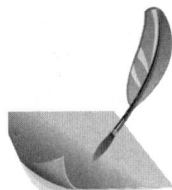

阴道窥器取下，使阴道内溶液流尽，灌洗液剩下 100 ml 时，拔出灌洗头，再冲洗外阴部。扶患者坐于便盆上，使阴道内残留液体流出，干纱布蘸干外阴。

3. 结束　操作结束后协助患者整理衣物。

六、注意事项

1. 严格无菌操作。

2. 根据病情选择灌洗液，正确配制坐灌洗液浓度。

3. 水温适中，避免烫伤及受凉。

4. 灌洗筒与床沿的高度不超过 70 cm。

5. 注意灌洗时，动作应轻柔。

6. 特殊情况的阴道灌洗时注意以下几个方面。①产后 10 天内或妇产科术后 2 周内的患者，以及阴道宫颈感染或阴道伤口愈合不良者，可低位阴道灌洗，灌筒高不超过 30 cm，以免上行感染或刺激阴道伤口，在阴道窥器直视下进行操作更好。②未婚者行阴道灌洗时，禁用阴道窥器，慎用灌洗头，可用导尿管代替。

第四节　阴道宫颈上药

扫码"学一学"

案例　患者，女，37 岁。因腰胀、分泌物增多 1 个月就诊，曾在外购药治疗，效较差。妇科检查：重度宫颈柱状上皮异位，宫颈刮片细胞学检查结果为 Ⅱ 级。拟先治疗后复查，医嘱宫颈上药。

问题：

1. 如何准备阴道宫颈上药？

2. 阴道宫颈上药有哪些方法？

3. 上腐蚀性药物应注意什么？

一、目的

药物直接作用于病变部位以提高疗效。

二、适应证

1. 阴道炎。

2. 宫颈炎。

3. 外阴、阴道术前准备。

4. 妇科术后阴道残端感染。

三、禁忌证

同阴道灌洗。

四、物品准备

阴道窥器 1 个，长镊子 1 把，若干消毒棉球，所需药品，一次性手套，消毒长棉签，

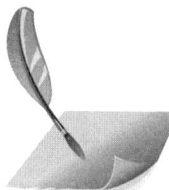

带尾消毒棉球或纱布等。

五、操作方法

1. 阴道上药　适用于各型阴道炎及术前准备等。

（1）医务人员上药　坐浴或阴道灌洗后，置阴道窥器，于后穹隆处放置药片或转动窥阴器，将粉剂喷洒或药膏涂布阴道，再放带尾棉球或纱布，取出阴道窥器。

（2）患者自行放置　每晚临睡前，坐浴后，洗净双手或戴无菌手套，一手示指、中指夹持药片放到阴道，示指将药物沿阴道后壁向内向后推进，直到阴道后穹隆处。每天1次，7~10天为一疗程。

2. 宫颈棉球上药　适用于各型宫颈炎伴出血。用带尾棉球蘸抗菌素和止血药粉后，塞在宫颈处，将线尾置于阴阜侧上方并用胶布固定，嘱患者12~24小时后自行取出。

3. 宫颈上腐蚀性药物　适用于宫颈柱状上皮异位。放置阴道窥器后，先在拟上药组织周围填纱布或棉球，保护正常组织，用长棉签蘸少许药液（以不滴落为度）遍涂宫颈柱状上皮异位面，并插入宫颈管内0.5 cm，保留1分钟，用生理盐水棉球擦去表面多余的药液，最后用棉球吸干。每周1次，2~4次为一疗程。操作结束后，协助患者整理衣物。

知识链接

阴道宫颈上药的常用药物

1. 滴虫性阴道炎　甲硝唑等。

2. 阴道假丝酵母菌病　制霉菌素片、益康唑、1%甲紫溶液等。

3. 萎缩性阴道炎和非特异性阴道炎、宫颈炎　乙底酚、磺胺嘧啶、土霉素、呋喃西林、新霉素、氯霉素、鱼肝油等。

考点提示

1. 宫颈棉球上药后，棉球需在12~24小时后取出。

2. 应用腐蚀性药物时，注意保护阴道壁及宫颈正常组织。

六、注意事项

1. 严格遵守无菌操作，物品不可留于阴道内。

2. 根据病情选择药品及上药方式。

3. 月经期妇女、阴道流血者不宜阴道宫颈上药。

4. 应用腐蚀性药物时，注意保护阴道壁及宫颈正常组织。

5. 用药期间应避免性生活。

6. 阴道内带尾棉球12~24小时后取出。

7. 处女阴道上药，可用长棉签涂抹。

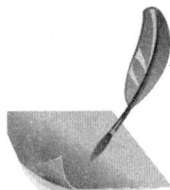

扫码"学一学"

第五节　会阴湿热敷

案例　患者，女，25 岁。产钳助产，经阴道分娩后 5 天，会阴高度水肿。拟行会阴湿热敷，促进水肿消退。

问题：

1. 会阴湿热敷有什么作用？

2. 如何准备会阴湿热敷？

3. 会阴湿热敷应注意什么？

一、目的

改善局部血液循环，有利于水肿吸收和炎症局限，促进局部组织恢复。

二、适应证

1. 会阴水肿。

2. 非新鲜的会阴小血肿。

3. 会阴伤口硬结。

三、禁忌证

新鲜的会阴血肿或较大血肿。

四、物品准备

橡皮垫 1 张，一次性垫巾 1 张，棉垫 1 张，干纱布 2 块，带盖不锈钢罐 1 个，热水袋，消毒凡士林纱布，浸泡在沸水或煮沸的 50% 硫酸镁溶液中的纱布若干。

> **知识链接**
>
> 1. 现临床上常用 TDP 照射代替会阴湿热敷。
>
> 2. 会阴湿热敷也可用 95% 乙醇溶液。
>
> 3. 早期会阴小血肿可采取加压包扎或冷敷处理。

五、操作方法

1. 对患者进行核对解释　例：某女士，你好！因病情需要医嘱给予外阴用药热敷，操作时需要你配合一下，有不适时请告诉我。谢谢！

2. 操作过程　患者排大小便后，垫橡皮垫和一次性垫巾，先清洁外阴，在病变部位敷上消毒凡士林纱布，然后敷上 41～48℃ 的湿纱布，热敷面积为病变范围的 2 倍，再将棉布垫盖上保温。一般 3～5 分钟更换一次热的湿纱布，或置热水袋于棉布垫外保温，减少更换次数。一次湿热敷需 15～30 分钟。

六、注意事项

1. 防止烫伤，湿热纱布及时更换或注意保温。

2. 热敷面积为病变范围的 2 倍。

3. 操作完毕，整理床铺，处理好医疗废弃物。

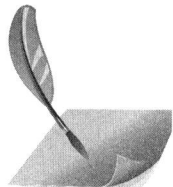

考点提示

1. 热敷面积为病变范围的 2 倍。

2. 一次湿热敷需 15~30 分钟。

扫码"练一练"

练习题

A₁ 型题

1. 有关会阴擦（冲）洗和冷、热敷，下述哪项是错误的

    A. 会阴擦（冲）洗有清洁会阴、预防感染作用

    B. 热敷用于外阴水肿

    C. 冷敷用于会阴早期小血肿

    D. 会阴水肿也可用 95% 乙醇湿敷

    E. 会阴冷敷一般每次 50 min

2. 阴道冲洗不用于

    A. 外阴、阴道手术前准备   B. 阴道宫颈上药前

    C. 滴虫性阴道炎   D. 慢性宫颈炎

    E. 产后 3 天内

3. 有关会阴擦洗，下列哪项不正确

    A. 妇科腹部手术后保留导尿管者应擦洗

    B. 会阴、阴道手术前后应擦洗

    C. 擦洗顺序第一遍由内向外、自上而下擦洗

    D. 每日擦洗 2 次，大便后也应擦洗

    E. 产后应擦洗外阴

4. 阴道灌洗的适应证，下列哪项不正确

    A. 子宫全切术前准备   B. 阴道炎消炎治疗

    C. 阴道手术的术前准备   D. 产褥期消炎治疗

    E. 宫颈上药前

5. 会阴湿热敷溶液的温度及硫酸镁浓度下列正确的是

    A. 40~45℃、50% 硫酸镁   B. 41~48℃、50% 硫酸镁

    C. 40~45℃、40% 硫酸镁   D. 41~48℃、40% 硫酸镁

    E. 38~45℃、20% 硫酸镁

A₂ 型题

6. 患者，女性，58 岁。因血性白带、外阴瘙痒、灼热感及尿频、尿痛、尿失禁等就诊。医生诊断为：萎缩性阴道炎。护士指导坐浴正确的是

    A. 冷水坐浴   B. 弱碱性水坐浴

    C. 烫水坐浴   D. 弱酸性温水坐浴

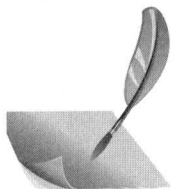

E. 盐水坐浴

7. 患者，女性，58 岁。医生诊断为外阴炎，护士指导患者正确的是

A. 搔抓　　　　　　　　　B. 热水烫　　　　　　　　　C. 穿紧身内衣

D. 输液治疗　　　　　　　E. 坐浴

8. 给某患者做会阴局部热敷，每次敷的时间为

A. 3 ~ 50 min　　　　　　B. 6 ~ 100 min　　　　　　C. 200 min 以内

D. 15 ~ 30 min　　　　　　E. 超过 300 min

（聂晓娅）

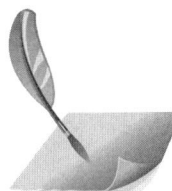

第二十一单元

计划生育妇女的护理

要点导航

学习要点

1. **掌握** 避孕的方法和原理。

2. **熟悉** 人工流产术的并发症。

3. **了解** 绝育术的并发症。

技能要点

1. 能进行计划生育措施指导。

2. 能进行人工终止妊娠的护理配合。

计划生育是我国的一项基本国策。计划生育是对人口的增长进行有计划地调节，达到科学地控制人口数量、提高人口素质，使人口数量的增长与社会经济的增长相适应。2010年11月我国第六次人口普查，大陆有约13.40亿人，同第五次全国人口普查（2000年11月1日零时）的12.66亿人相比，10年增长5.84%，年平均增长率为0.57%。

计划生育工作内容主要包括以下两方面。

（1）晚婚晚育　按法定年龄推迟3年以上结婚为晚婚；按法定年龄推迟3年以上生育为晚育。

（2）优生优育　防止先天性缺陷发生，提高人口质量。

第一节　避　孕

扫码"学一学"

案例　患者，女，28岁，已婚已育。顺产后9个月要求安环避孕，于2012年9月15日来院，月经已恢复正常，末次月经：2012年8月29日。全身检查及妇科检查均无异常发现。

问题：

1. 她现在采取什么避孕方式最恰当？

2. 来院当天能安环吗？为什么？

3. 安环后怎样护理？

避孕是用科学的方法使育龄妇女暂时不受孕。在选择避孕方法上，以尽量不妨碍正常性生活和身心健康为原则，具有安全、高效、经济、方便、可逆转的优点，常用的方法有药物避孕和工具避孕。

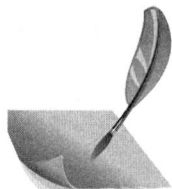

392

药物避孕

【概述】

国内常用的避孕药多为人工合成的甾体激素类药物，其主要成分有雌激素衍生物、孕酮衍生物及睾酮衍生物。

一、适应证

无禁忌证的生育年龄妇女，身体健康、月经周期规则（25～35 天）、自愿选择避孕药作为避孕方法者。

二、禁忌证

1. 急、慢性肝炎或肾炎。

2. 严重的心血管疾病者，各型血液病或血栓性疾病、内分泌疾病如糖尿病、甲状腺功能亢进者。

3. 恶性肿瘤、癌前病变、子宫病变或乳房肿块者。

4. 月经稀少、频发、闭经等妇女，或年龄超过 45 岁者。

5. 哺乳期、产后未满半年或月经未来潮者。

6. 服药后有偏头痛或持续性头痛等症状者。

7. 精神病生活不能自理者。

8. 35 岁以上吸烟的妇女和 35 岁以下的重度吸烟妇女不宜长期使用。

9. 对避孕药过敏者。

三、避孕原理

1. 抑制排卵 通过负反馈抑制下丘脑释放 LHRH，影响垂体对 FSH 和 LH 的合成分泌，使卵巢卵泡发育障碍，不排卵或黄体功能不足，不足以支持妊娠。

2. 影响精子运行 改变宫颈黏液性状，使宫颈黏液减少分泌，增加黏稠度，降低延展性，不利于精子穿透；杀精或影响精子获能，阻碍受精。

3. 阻碍着床 减缓孕卵在输卵管内的运行，改变子宫内膜功能和形态，使子宫内膜发育与孕卵不同步。在小剂量雌激素持续作用下，内膜腺体生长发育迟缓，腺体较小，萎缩变窄，同时又受孕激素作用使子宫内膜腺体、间质提前发生类似分泌期变化，但表现为分泌反应不良，从而阻碍孕卵着床。

四、避孕药种类及用法

按其作用时间，可分为短效、长效、速效、紧急类。

按其组成成分，分为以雌激素为主或以孕激素为主的两大类自体避孕药。

其他：不是口服的避孕药有避孕针，缓慢释放系统如皮下埋植剂、阴道和宫内药环等，外用避孕药等。

1. 短效口服避孕药（表 21－1） 如不漏服，成功率可达 99.5%。目前常用孕激素与炔雌醇组成的各种复方制剂，去氧孕烯、诺孕酯和孕二烯酮等是强效孕激素制剂。短效避孕药剂型有：糖衣片，糖衣内含药；纸型片，可溶性纸上附有药物；滴丸，药稀释在明胶

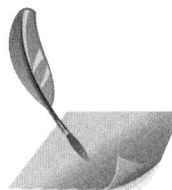

液里，再滴凝成丸。片剂有单相、双相和三相片三种。

用法：①从月经周期第 5 天开始，每晚 1 片，坚持连服 22 天，漏服者次晨（12 小时内）必须补服 1 片。停药 2～3 天后可发生撤退性出血，似月经来潮。如停药 7 天无阴道流血，应于当晚开始服用第二周期药物。若第二周期服用药物后仍无月经来潮，应停药查找原因。②强效孕激素制剂，月经周期第 1 天开始口服，每晚 1 片连续 21 天，然后停药 7 天，第 29 天开始服用下一周期药物。③双相短效避孕药，用法同单相短效避孕药。④三相片口服避孕药，模拟自然月经周期中雌、孕激素水平变化，将 1 个周期分成 3 个服药阶段，各阶段雌、孕激素剂量、药片颜色均不相同，按顺序服用，每天 1 片，共 21 天。第一相，为 1～6 片，棕色；第二相，为 7～11 片，白色；第三相，为 12～21 片，淡黄色。第一周期从月经周期第 1 天开始服用，第二周期后改为第 3 天开始服用，停药 7 天后如无撤药性出血，则从停药第 8 天开始服用下一周期药物。

表 21 -1　常用短效避孕药

名称	成分		剂型	给药途径
	雌激素含量（mg）	孕激素含量（mg）		
复方炔诺酮片 （口服避孕片 1 号，1/4 量）	炔雌醇 0.035	炔诺酮 0.625	片、滴丸、纸型	口服
复方甲地孕酮片 （口服避孕片 2 号，1/4 量）	炔雌醇 0.035	甲地孕酮 1.0	片、滴丸、纸型	口服
复方 18 甲基炔诺酮	炔雌醇 0.03	18 甲基炔诺酮 0.3	片	口服
复方去氧孕烯片（妈富隆）	炔雌醇 0.03 或 0.02	去氧孕烯 0.15	片	口服
双相片 第一相（1～7 片）	炔雌醇 0.04	去氧孕烯 0.25	片	口服
第二相（8～21 片）	炔雌醇 0.03	去氧孕烯 0.125	片	口服
三相片 第一相（1～6 片）	炔雌醇 0.03	左旋 18 甲基炔诺酮 0.05	片	口服
第二相（7～11 片）	炔雌醇 0.04	左旋 18 甲基炔诺酮 0.075	片	口服
第三相（12～21 片）	炔雌醇 0.03	左旋 18 甲基炔诺酮 0.125	片	口服

2. 长效口服避孕药（表 21 -2）　内含长效雌激素炔雌醚和氯地孕酮，经胃肠道吸收后，炔雌醚存于脂肪组织中缓慢释放而起长效避孕作用，孕激素使子宫内膜转化为分泌期内膜，停药后引起撤药性出血；还可抑制性腺轴而无排卵。

表 21 -2　常用长效避孕药

名称	成分		剂型	给药途径
	雌激素含量（mg）	孕激素含量（mg）		
复方炔雌醚 -18 甲基炔诺酮	炔雌醚 3.0	18 甲基炔诺酮 12.0	片	口服
复方炔雌醚 - 氯地孕酮	炔雌醚 3.3	氯地孕酮 15.0	片	口服
复方炔雌醚 - 氯地孕酮 -18 甲基炔诺酮	炔雌醚 2.0	氯地孕酮 6.0 18 甲基炔诺酮 12.0	片	口服

用法有两种：①第一周期，最好在月经周期第 5 天服第 1 片，第 10 天服第 2 片；第二周期及以后，按第一次服药日期每月服 1 片。②第一周期，在月经来潮第 5 天服用第 1 片，第 25 天服第 2 片；第二周期及以后，每隔 28 天服用 1 片。用药头 3 个月可能发生月经周期

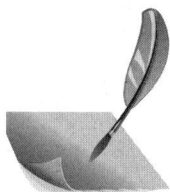

不规则或经量多，对症用止血药，或用雌激素或短效口服避孕药调整。长效避孕药停药，为防止月经失调，应使用短效雌激素作为过渡，在月经周期第 5 天开始服用短效避孕药 3 个月，才完全停止避孕药的使用。停用长效避孕药 6 个月后，怀孕生育较安全。

3. 长效避孕针（表 21 - 3） 目前有单纯孕激素和雌、孕激素混合两种剂型。单纯孕激素可用于哺乳期避孕，但使用较少，因易致月经紊乱。

用法：第一周期，于月经周期第 5 天和第 12 天各肌注 1 支；第二周期及以后，在每次月经周期的第 10 ~ 12 天肌注 1 支，在用药后 12 ~ 16 天发生撤退性出血。

表 21 - 3 长效避孕针

名称	成分		剂型	给药途径
	雌激素含量（mg）	孕激素含量（mg）		
复方己酸羟孕酮（避孕针 1 号）	戊酸雌二醇 5.0	己酸羟孕酮 250.0	针	肌内注射
美尔伊避孕注射液	雌二醇 3.5	甲地孕酮 25.0	针	肌内注射
炔诺酮庚酸酯		庚炔诺酮 200.0	针	肌内注射

4. 探亲避孕药（速效避孕药）（表 21 - 4） 有效率达 99.5% 以上。此类药物使用不受月经周期的限制，适于短期探亲夫妇。

（1）炔诺酮探亲片 时间在 14 天以内的探亲，于性交当晚及以后每晚口服 1 片；14 天后探亲期仍未满，可改用短效避孕药直至探亲结束，一般在停药后 7 天内月经来潮，月经量基本上无改变。

（2）炔诺孕酮探亲避孕片 于性交前 1 ~ 2 天开始服用，方法同炔诺酮。

（3）甲地孕酮探亲片 1 号 在性交前 8 小时服 1 片，当晚再服 1 片，以后每晚服 1 片，直至探亲结束，次日清晨加服 1 片。

表 21 - 4 探亲避孕药

名称	成分		剂型	给药途径
	雌激素含量（mg）	孕激素含量（mg）		
炔诺酮探亲片		炔诺酮 5.0	滴丸	口服
炔诺孕酮探亲避孕片		炔诺孕酮 3.0	片	口服
甲地孕酮探亲避孕片 1 号		甲地孕酮 2.0	片	口服
53 号探亲避孕药		双炔失碳酯 7.5	片	口服

（4）53 号探亲避孕药 性交后立即服 1 片，次晨加服 1 片，不需连续服药。副作用发生较多，不做常规使用，但可作为性生活后的紧急补救用药。

5. 缓慢释放避孕药 是将避孕药（主要是孕激素）与高分子化合物制成多种剂型，在体内恒定微量释放，起长效避孕作用。有皮下埋植剂、缓释阴道避孕环、微球和微囊避孕针、透皮贴剂等。

（1）皮下埋植剂 国外常用，有效率达 99% 以上，有效期 5 年。第一代产品称 Norplant I，有 6 个硅胶囊，每个含左旋 18 甲基炔诺酮 36 mg。第二代称 Norplant Ⅱ，只需 2 根硅胶囊，每根含炔诺孕酮 70 mg。用法：一般埋植在左上臂或前臂内侧，于月经周期第 7 天内，局麻下切开 2 mm 切口，用特制的 10 号套管针将胶囊呈扇形排列埋植于皮下。在需停止使用时，逐个取出即可。恢复生育功能快，不含雌激素，不影响乳汁质量，使用方便。

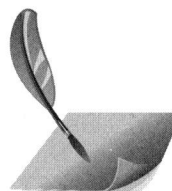

副反应主要是不规则少量阴道流血或点滴出血，少数闭经。用药期间禁用巴比妥类和利福平等可降低血中避孕药水平的药物，以免影响避孕效果。

（2）缓释阴道避孕环　有效率达 96.3%，脱落率为 4.6%。由我国首先合成，是哺乳期妇女避孕首选药具，月经期不需取出。含孕激素，不含雄激素和雌激素活性的避孕药，避孕期仅 6 个月。

（3）微球和微囊避孕针　是近年发展的一种新型缓释系统的避孕针。可在体内降解、吸收，不必取出。是有发展前途的避孕针。目前有 3 种针剂，每 3 个月皮下注射一次即可。

（4）透皮贴剂　美国研制，局部用药，避孕有效率与口服避孕药相同，可接受性强。此贴剂含人工合成雌激素和孕激素，可从药膜中按一定量及比例释放，药物由 3 块有效期为 7 日的贴剂构成，用法为用药 3 周，停药 1 周。

6. 外用避孕药　正确使用的避孕效果达 95% 以上。由阴道给药，以杀精或使精子灭活达到避孕。目前常用的避孕药膜以壬苯醇醚为主药，聚乙烯醇为水溶性成膜材料制成。壬苯醇醚具有快速高效的杀精能力。用法：性交前 5 分钟将药膜揉成团置阴道深处，待其溶解后即可性交。一般对局部黏膜无刺激或损害，少数妇女自感阴道灼热，可不做处理。

五、药物副反应

1. 类早孕反应　服药初期可出现恶心、呕吐、头晕、乏力、纳差等似妊娠早期的反应。轻者一般不需处理，数日后可自行减轻或消失；重者可服维生素 B_6 20 mg、维生素 C 100 mg 或甲氧氯普胺（胃复安）10 mg，每日 3 次。

2. 月经改变　可使经期缩短、经量减少。漏服、服用减量制剂等可发生不规则少量阴道流血，称突破性出血；服药前半周期出血，可能与雌激素量不足有关，每晚加服炔雌醇 1 片，直至服完 22 天为止；在服药的后半周期出血，可能为孕激素量不足，每晚增服避孕药 1/2 片~1 片，同服至 22 天。如出血多相当于月经量应停药，待出血第 5 日再开始下一周期用药。如为漏服者，次晨补服。出现闭经者，应停药，用雌激素调整月经。

3. 体重增加及色素沉着　一般不处理，必要时可改用其他避孕措施。

4. 精神抑郁　因避孕药干扰色氨酸代谢，少数人在服药期间可发生精神抑郁，应停药观察并适当应用抗抑郁药治疗。

考点提示

1. 避孕是用科学的方法，使育龄妇女暂时不受孕。

2. 口服避孕药开始时间常为月经周期第 5 天。

3. 口服避孕药的不良反应有类早孕反应、月经改变、体重增加及色素沉着、精神抑郁等。

【护理评估】

1. 病史　询问该妇女年龄、婚育史、吸烟史及过去和现在疾病史，是否自愿接受药物避孕，以决定是否适合药物避孕。

2. 身体评估　做全身体格检查（含妇科检查）。

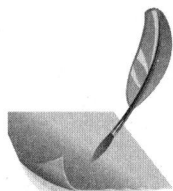

3. 心理社会评估 评估妇女及其丈夫对药物避孕的了解程度和态度。

【护理诊断】

1. 知识缺乏 缺乏药物避孕知识。

2. 焦虑 与药物不良反应、避孕失败有关。

3. 舒适改变 与突破性出血有关。

4. 自我形象紊乱 与体重增加、色素沉着有关。

【护理措施】

一、心理护理

热情接待来访者，做好细致的解释工作，详细讲解各类避孕药的知识，帮助选择适宜的避孕药物。细致解释，消除育龄妇女的思想顾虑，使其树立信心，乐于接受和配合用药。

二、用药护理

1. 掌握药物适应证和禁忌证 对不适用者应耐心讲解，并建议采取其他避孕措施。

2. 指导用药 向来访者介绍药物避孕的用法、注意事项、效果等，并说明用药期间可能出现的异常现象和应对措施。

（1）避孕药应存放于阴凉干燥处，药物受潮后可能影响避孕效果，不宜使用；同时还需注意将药物放在儿童取不到的地方，防止发生误服。

（2）注射长效针剂避孕药时，将药液吸尽注完，应为深部肌内注射。接受注射者对针剂有可能产生过敏反应，注射后观察15分钟方可离开。欲停药时为避免引起月经紊乱，应嘱接受注射者在停药后用3个月短效口服避孕药。若有生育要求的，应停用长效避孕药6个月再妊娠。

3. 做好登记，定期随访。

> **考点提示**
>
> 1. 避孕药应存放于阴凉干燥处，药物受潮后可能影响避孕效果，不宜使用。
> 2. 有生育要求者，宜停药半年后再孕。

【健康教育】

1. 长效避孕药一般可连续使用2~3年，短效避孕药可连续使用5~6年，停用长效药时应服用短效避孕药3个周期以过渡。

2. 有生育要求者，宜停药半年后再孕。

3. 出现严重不良反应，应及时就诊，长期使用药物避孕妇女应定期进行肝肾功能检查。

工具避孕

【概述】

工具避孕是指利用器具阻止精子进入阴道和宫腔，或改变子宫腔内环境，阻止受精卵

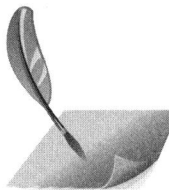

着床,从而达到避孕目的,又称为器具避孕。目前常用的避孕工具有女用宫内节育器和男用阴茎套。

一、宫内节育器

宫内节育器(intrauterine device,IUD)是我国育龄妇女使用最广泛的一种避孕工具。

(一)种类

一般将宫内节育器分为惰性和活性两类(图 21 - 1)。

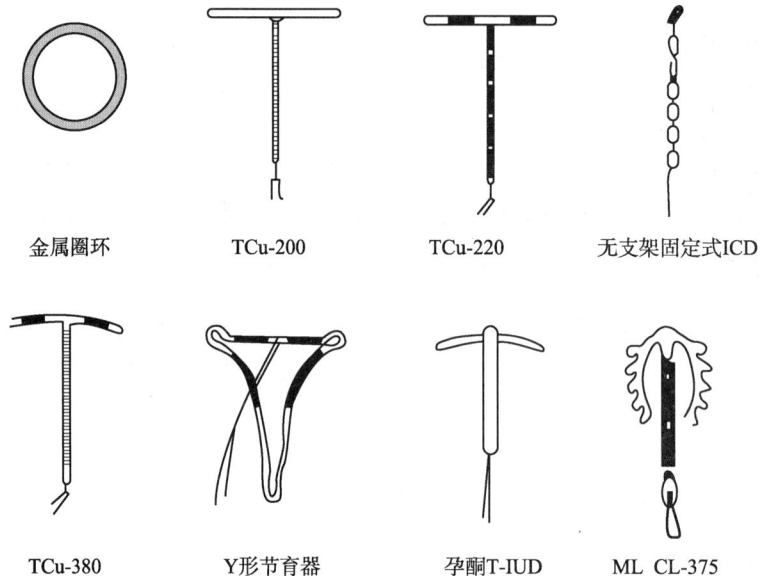

| 金属圈环 | TCu-200 | TCu-220 | 无支架固定式ICD |

| TCu-380 | Y形节育器 | 孕酮T-IUD | ML CL-375 |

图 21 - 1 宫内节育器

1. 惰性宫内节育器 主要为不锈钢圆环及其改良品。放环后疼痛及出血等反应较轻,因脱落率及带器妊娠率较高,目前临床使用较少。

2. 活性宫内节育器 将含有金属(如铜)、孕激素、药物和磁性物质等活性物质加入节育器,以克服惰性宫内节育器的缺点。

(1)带铜宫内节育器 有效期为 15 年左右。按铜圈暴露在宫腔内的面积(mm^2),将带铜 T 型宫内节育器(TCu - IUD)分为 TCu -200、TCu -220、TCu -380 等。T 形器纵杆末端有尾丝,便于检查和取出。带铜 V 型宫内节育器(VCu - IUD)简称 V 型环,形状更接近于宫腔形态,硅胶管外套,不锈钢支架,其带器妊娠、脱落率均较低,但出血较常见,故因症取出率较高。

(2)药物缓释宫内节育器 含孕激素(左旋 18 - 甲基炔诺酮)的 T 型宫内节育器,中等量释放(20 μg/d)药物成分,有效期为 15 年左右。特点为脱落率低、妊娠率低,且月经量少,但偶可导致点滴状出血、闭经等。

(二)避孕原理

宫内节育器放置后成为子宫腔内异物,改变子宫腔内环境和导致子宫内膜表层的无菌性炎症刺激,使子宫内膜细胞代谢受到干扰,不利于受精卵着床及囊胚发育。铜还可能影响精子获能,增强避孕效果。

(三)放置术

1. 适应证 无禁忌证的已婚育龄妇女,自愿要求放置宫内节育器者均可放置。

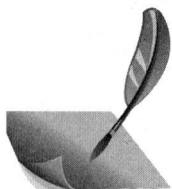

2. 禁忌证

（1）妊娠或妊娠可疑者。

（2）生殖器官急慢性炎症。

（3）宫颈过松、重度陈旧性宫颈裂伤或子宫脱垂者。

（4）生殖器官肿瘤、子宫畸形者。

（5）严重的慢性全身性疾病患者。

3. 放置时机

（1）月经干净 3~7 日无性生活。

（2）人工流产手术结束后宫腔深度 <10 cm 者，可即刻上环。

（3）正常分娩后 42 日，且生殖系统恢复正常者。

（4）剖宫产后 6 个月。

（5）哺乳期月经未复潮排除早孕者。

4. 术前准备

（1）受术者　排空膀胱，取膀胱截石位，冲洗外阴及阴道。

（2）节育器选择　T 型带铜节育器按其横臂宽度（mm）分为 26、28、30 号 3 种，宫腔深度 >7 cm 以上者用 28 号或 30 号，≤7 cm 者选 26 号。

5. 操作步骤

（1）戴口罩、帽子和无菌手套。

（2）外阴、阴道常规消毒，铺巾。

（3）双合诊检查子宫大小、位置及附件情况。

（4）阴道窥器暴露宫颈，消毒阴道、宫颈。

（5）用宫颈钳钳夹宫颈前唇。

（6）碘伏消毒宫颈管。

（7）宫腔探针沿子宫倾屈方向进入宫腔到宫底，测量宫腔深度，根据宫腔深度选择节育器型号。

（8）宫颈口较紧者，扩张宫口。

（9）放置　①无配套放置器：常为金属节育器。将选择的节育器放在放置器上，沿宫腔方向轻轻送至宫腔底，将放置器贴子宫后壁缓慢退至子宫内口处，再向内轻推节育器下缘，使之位于子宫底部，取出放置器。②有配套放置器：常为带尾丝的节育器。用配套的放置器将节育器放入宫腔底部后，退出放置器，距宫颈外口 2 cm 处剪断尾丝。

（10）观察无出血后取出宫颈钳和阴道窥器。

6. 术后注意事项

（1）术后休息 3 天，1 周内忌重体力劳动，2 周内忌性交及盆浴。

（2）保持外阴部清洁，根据医嘱用药。

（3）定期随访，术后 1、3、6、12 个月进行随访，有无节育器脱落或移位，以后每年随访 1 次直至停用。

（4）出现腹痛、阴道流血及时就诊。

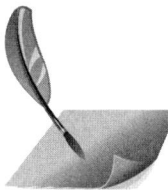

（四）取出术

1. 适应证

（1）放环后副反应严重、出现并发症经治疗无效者。

（2）带器妊娠者。

（3）更换避孕措施或绝育者。

（4）绝经 1 年以上者。

（5）放置期限已满需更换者。

（6）要求生育且符合计划生育政策者。

2. 取环时机

（1）月经干净后 3~7 天。

（2）因子宫异常出血而需取器者，随时可取。

（3）带器妊娠者在行人工流产时取；带器异位妊娠者，于术前诊断性刮宫时，或在术后出院前取。

3. 操作步骤

（1）~（6）同放置术。

（7）取节育器　将取环钩沿子宫倾屈方向送到宫底，转动取环钩使其钩住节育器下缘，轻轻向外牵拉取出；有尾丝者用血管钳夹住尾丝轻轻牵引取出。

（8）观察无出血后取出宫颈钳和阴道窥器。

4. 术后注意事项

（1）术后休息 1 天，2 周内忌性生活及盆浴，保持外阴清洁。

（2）出现腹痛、阴道流血及时就诊。

（3）术后应选择其他避孕措施。

（五）宫内节育器的副反应

1. 出血　安环前 3 个月内较常见，一般为经量过多、经期延长或不规则出血等。

2. 腰酸、腹胀　主要与节育器和宫腔大小及形态不适应有关，轻者不需要处理，重者可休息或更换为其他环。

（六）放置宫内节育器的并发症

1. 感染　原因主要为生殖道在术前患有亚临床感染，或由放置节育环时不按无菌操作规程操作或因 T 型环尾丝长期暴露于阴道内，病原微生物上行感染所致。

2. 节育环异位　常因操作过于粗暴损伤宫壁引起，可移位于子宫肌壁间或盆腔内。

3. 节育环脱落　常见于放环时未将避孕环送至宫底部，节育器与宫腔大小形态不符、宫颈内口松弛、月经量过多、劳动强度过大等。多发生在放器第 1 年，尤其是头 3 个月。

4. 带器妊娠　常因操作时未将环放到宫底部，或环的大小、形态与宫腔不适应而发生移位，或环已超过效期。

5. 节育器嵌顿或断裂　多由于放置时损伤宫壁或放置时间过长，致部分器体嵌入子宫肌壁或发生断裂，应及时取出。

二、阴茎套

阴茎套（condom）是男性避孕工具，性生活时套在阴茎上，使精液排在套内而不进入

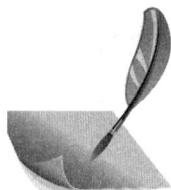

女性体内，既可达到避孕的目的，又可防止性病传播。

阴茎套是筒状优质薄膜乳胶制品，筒直径分别是29、31、33、35mm，其顶端有一小囊状，称储精囊。使用前应选好合适型号，可用吹气法检查确无破损，排出储精囊内空气后即可使用。射精后阴茎尚未软缩时，连同阴茎套一并取出。应坚持每次性生活使用并及时更换新套，如发现阴茎套有破孔、滑脱，应立即采取以下措施：①女方站立使精液流出体外，阴道内涂避孕膏或在示指上缠以纱布蘸温肥皂水伸入阴道内将精液洗出。②立即服用紧急避孕药。

安全期避孕

安全期避孕是指通过避开易孕期性交，不用其他药具而达到避孕目的的方法，又称自然避孕法。有效率为80%。精子进入女性生殖道后可存活2~3天，成熟卵子自卵巢排出后能存活1~2天，而受精能力最强的时间是排卵后24小时内，因此，排卵前后4~5天内为易孕期，其余时间不易受孕，被视为安全期。

使用安全期避孕法必须准确推断排卵日期：可通过基础体温测定、宫颈黏液评估的方法确定排卵期；月经规律者，还可通过月经周期推算排卵期。由于女性排卵可受情绪、健康状况、性活动或外界环境因素等影响，另可发生额外排卵，因此，安全期避孕不是非常可靠和安全的。

紧急避孕

紧急避孕是指在无防护性生活后、避孕失败后几小时或几日内，妇女为防止发生非意愿妊娠而采用的避孕方法。对大多数妇女是安全的，在过去20年中，尚无服用紧急避孕药引起死亡或严重并发症的报道。广泛宣传使用紧急避孕会降低人工流产率，避免不必要的痛苦和并发症，节省医疗费用。

1. 机制 阻止或延迟排卵，干扰受精或阻止着床。

2. 适应证 ①在性生活中未使用任何避孕方法；②避孕失败，包括避孕套破裂、滑脱，未能做到体外排精，错误计算安全期，避孕药漏服，宫内节育器脱落；③遭到性暴力。

3. 禁忌证 已确定怀孕的妇女。

4. 方法 放置宫内节育器或口服紧急避孕药。

（1）宫内节育器 带铜宫内节育器可以用作紧急避孕方法。应在无保护性生活后5天（120小时）之内放入带铜IUD，有效率可达99%以上。

（2）药物 有激素类或非激素两类。应在无保护性生活后3天（72小时）之内口服紧急避孕药，有效率可达98%。

激素类：①雌、孕激素复方制剂：复方左旋18甲基炔诺酮避孕药，首剂4片，12小时后再服4片。②单纯孕激素制剂：18甲基炔诺酮，首剂半片，12小时后再服半片。③单纯雌激素制剂：53号探亲避孕药，性交后立即服1片，次晨再服1片。

非激素类：米非司酮，单用或与甲氨蝶呤合用，有希望成为安全、高效、不受性交时间及次数制约的新型紧急避孕方法。

5. 副反应 可能出现恶心、呕吐、不规则阴道流血。但米非司酮的副反应少而轻，一般不需特殊处理。

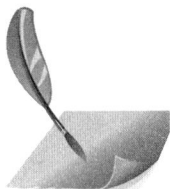

1. 安环时间：月经干净 3~7 日无性生活者；人工流产手术结束后宫腔深度 < 10 cm 者，可即刻上环；正常分娩后 42 日且生殖系统恢复正常者；剖宫产后 6 个月。

2. 安环术后护理。

3. 安环的副反应：出血、腰酸、腹胀。

4. 安环的并发症有：感染、节育环异位、节育环脱落、带器妊娠、节育器嵌顿或断裂。

5. 我国妇女最常用的避孕方式是宫内节育器。

6. 避孕方式有：药物、工具、安全期避孕、紧急避孕等。常用为药物和工具避孕。

扫码"学一学"

第二节　女性绝育

案例　患者，女，35 岁。已生育 3 个子女，反复人工流产或药物流产 5 次，要求做绝育术。现月经干净后 3 天，平时身体健康，月经正常。查体：生命体征正常。妇科检查无明显异常发现。

问题：

1. 她适宜绝育术吗？病史还应有哪些补充内容？

2. 如果需手术，如何护理？

女性绝育是用手术或药物的方法，使妇女不再生育。可经腹或在腹腔镜下，也可经阴道或宫腔，通过切断、结扎、电凝、钳夹、粘堵等方法使输卵管不通，使精子与卵子不能相遇，达到绝育目的。

经腹输卵管结扎术

【概述】

一、适应证

1. 自愿接受绝育手术而无禁忌证者。

2. 患全身性疾病不宜生育者。

二、禁忌证

1. 各种疾病的急性期、急性生殖道炎症或腹部皮肤有感染者。

2. 身体状况不能胜任手术者。

3. 24 小时内有 2 次体温达到或超过 37.5℃者。

4. 患严重的神经官能症者。

三、手术时间的选择

1. 非妊娠期妇女在月经干净后 3~4 天内。

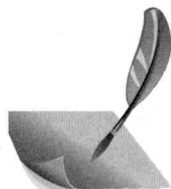

2. 剖宫产同时，取环、人工流产或分娩后 48 小时内。

3. 病理性流产者，以月经复潮干净后 3~7 天为宜。

4. 哺乳期或闭经者排除早孕后。

四、术前准备

1. 受术者 皮肤准备，排空膀胱，取仰卧臀高位。

2. 麻醉 常采用局部浸润麻醉。

五、操作步骤

国内多采用抽心包埋法。

1. 常规消毒、铺巾。

2. 取下腹正中耻骨联合上 3~4 cm 处作长约 2 cm 的纵切口，产后则在宫底下方 2 cm 作纵切口，逐层切开进入腹腔。

3. 提输卵管 手术者左手食指进入腹腔，沿宫底滑向一侧，在输卵管后方，右手持卵圆钳进入腹腔，夹住输卵管轻轻上提至切口外。也可用指板法提管。

4. 确认输卵管 提出输卵管后用鼠齿钳代替卵圆钳夹持输卵管，再用 2 把无齿镊交替夹提输卵管，直至露出伞端，确证为输卵管。

5. 结扎输卵管 用 2 把鼠齿钳夹住输卵管峡部系膜无血管区，间距约 2 cm，术者与助手分别固定拉直输卵管。在其背侧浆膜下注入 0.5%~1% 普鲁卡因使浆膜膨胀，用尖刀切开膨胀的浆膜层，再用弯蚊钳轻轻分离出该段输卵管，两端分别用弯蚊钳钳夹，剪除两钳间的输卵管。用 4 号线结扎近端输卵管并用该线连续缝合两层浆膜，将近端包埋于输卵管系膜内，远端留在系膜外。检查无出血后松开鼠齿钳，将输卵管放回腹腔，同法处理对侧输卵管。

六、术后并发症及处理

1. 出血 原因：过度牵拉，损伤输卵管或其系膜可致；血管漏扎或结扎不紧引起出血。处理：发现后立即止血，血肿形成时应切开止血后再缝合。

2. 感染 原因：多因手术指征掌握不严，生殖器官有感染；或手术中未严格执行无菌操作规程。预防及处理：严格掌握手术指征，加强无菌观念，规范操作程序；术后预防性应用抗生素。

3. 脏器损伤 原因：多为操作不熟练，或盆腔粘连，解剖关系辨认不清楚而损伤膀胱或肠管。预防及处理：术中严格执行操作规程，一旦发现误伤要及时修补处理。

4. 绝育失败 绝育措施本身缺陷，或施术时技术误差引起。其结果多发生宫内妊娠，需警惕可能形成输卵管妊娠。

【护理评估】

1. 病史 询问该妇女年龄、月经婚育史，了解其现在和过去有无本次手术禁忌的病史。

2. 身体评估 系统全面体格检查，如生命体征，了解心、肺、肝、肾功能有无异常情况。妇科检查注意有无内外生殖器官及盆腔急慢性炎症及肿瘤。检查血常规，出、凝血时间，血小板计数，肝功能、肾功能，了解其检查结果。

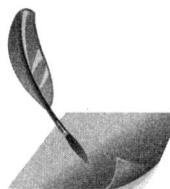

3. 心理社会评估 评估妇女对手术的心理反应，是否担心手术对今后个人生活质量、家庭生活有负面的影响。

【护理诊断】

1. 有感染的危险 与手术操作、出血有关。

2. 有受伤的危险 与脏器解剖位置及术者技术水平有关。

3. 恐惧 与缺乏手术知识有关。

【护理措施】

（一）术前护理

1. 知情选择 将手术的适应证、禁忌证、手术方法、手术可能的并发症、施术时机、术后的康复过程及注意事项等交待清楚，以便取得受术者的同意。

2. 心理护理 主动与受术者交流，简单介绍手术的过程，使受术者了解手术简单、时间短、效果可靠，使其消除对手术的恐惧心理，轻松、愉快地接受手术，并积极配合。

3. 做好术前准备 消毒所需物品，按一般妇科腹部手术备皮，术前 8 小时禁食，做普鲁卡因、青霉素皮肤过敏试验等。

（二）术后护理

1. 术后卧床数小时，密切观察受术者生命体征变化，有无腹痛及内出血征象。

2. 观察切口，嘱保持敷料干燥整洁，以利切口愈合。

3. 鼓励受术者早下床活动，以免腹腔粘连。

4. 做好健康教育，指导出院后的休息和注意事项。术后休息 3~4 周，禁止性生活 1 个月。如出血、肛门坠胀、腹痛等，应及时到医院就诊。

经腹腔镜输卵管绝育术

一、适应证

同经腹输卵管结扎术。

二、禁忌证

已有腹腔粘连及心肺功能不全者禁用，其他同经腹输卵管结扎术。

三、操作步骤

硬膜外或局部浸润麻醉下，常规消毒铺巾。患者取头低仰卧位，于脐孔下缘作 1~1.5 cm 的横弧形切口，把 Verres 气腹针插进腹腔，充二氧化碳气体 2~3 L，然后置换腹腔镜，直视下将弹簧夹或硅胶环钳夹或环套在输卵管的峡部；也可用双极电凝烧灼输卵管峡部 1~2 cm，阻断输卵管通道。

有学者统计比较各种方法的绝育失败率，以电凝术最低；机械性绝育术与电凝术相比，因毁损组织少，可能提供更高的复孕概率。

护理与经腹输卵管结扎术相同。

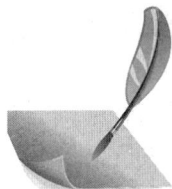

第三节　人工终止妊娠

扫码"学一学"

案例　患者，女，28 岁。已婚，G_3P_1，平素月经规律，现停经 46 天，无不适，要求终止妊娠。B 超示宫内早孕。

问题：

1. 她可以选用的终止妊娠方式有哪些？你如何介绍？

2. 如果她选人工流产，你术中护理配合时应观察哪些情况？

3. 人工流产后该如何护理？

常用人工终止妊娠的方法有：早期妊娠采用药物流产、人工流产；中期妊娠采用药物引产、水囊引产及剖宫取胎等。

药物流产

药物流产是用非手术措施终止早孕的一种方法。具有痛苦小、安全、简便、高效、副反应少或轻的优点，完全流产率可达 90%。常用药物为米非司酮（RU486）配伍米索前列醇。

RU486 为甾体类，与孕酮的化学结构相似，与孕酮受体的结合能力为孕酮的 3～5 倍，和孕酮竞争性结合受体，取代孕酮与蜕膜的孕激素受体结合，起到抗孕激素的作用，从而阻断孕酮活性而使妊娠终止。同时，由于蜕膜坏死，内源性前列腺素释放而使宫颈软化，子宫收缩促使妊娠物排出。

米索前列醇是前列腺素的衍生物，可以兴奋子宫肌，有抑制子宫颈胶原的合成、扩张和软化子宫颈的作用。米索前列醇阴道给药的生物利用度大于口服给药的 3 倍。

一、适应证

1. 18～40 岁健康妇女，自愿要求使用药物终止妊娠，并确诊为正常宫内妊娠 7 周以内。

2. 存在人工流产高危因素者，如瘢痕子宫、哺乳期、宫颈发育不良或严重骨盆畸形。

二、禁忌证

1. 使用米非司酮的禁忌证　如肾上腺疾病、与甾体激素有关的肿瘤、糖尿病、肝肾功能异常、妊娠期皮肤瘙痒史、血液疾患、血管栓塞等病史。

2. 使用前列腺素类药物的禁忌证　如二尖瓣狭窄、高血压、低血压、青光眼、哮喘、胃肠功能紊乱、癫痫、对前列腺素过敏。

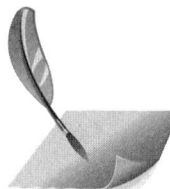

3. 其他 带器妊娠、宫外孕、贫血、妊娠呕吐等，长期服用抗结核、抗癫痫、抗抑郁、前列腺素生物合成抑制剂、巴比妥类药物、吸烟、嗜酒。

三、用药方法

米非司酮 150 mg 分 2 ~ 3 日口服，每天 2 次，半空腹时服用，服完后次日空腹顿服米索前列醇 600 μg。

四、不良反应及并发症

1. 消化道症状 轻度的腹痛、胃痛、乏力、恶心、呕吐、头痛、腹泻。

2. 子宫收缩痛 排出妊娠产物所致。严重者可用药物止痛。

3. 出血 流产后阴道出血时间一般持续 10 日至 2 周，有的可达 1 ~ 2 个月。孕囊排出后出血时间较长或有突然阴道大量出血，需急诊刮宫，必要时输血抢救。

4. 感染 术后可抗感染处理。

5. 过敏 患者可出现手心麻、痒感，罕见出现心悸、呼吸困难、大汗等过敏性休克症状。

扫码"看一看"

人工流产术

人工流产术是指妊娠 14 周以内，采用人工方法终止妊娠的手术。终止妊娠原因为疾病、防止先天性畸形儿出生及遗传病、非意愿妊娠或计划外妊娠等，因而也是避孕失败后的补救方法。按照受孕时间的长短可作负压吸引术和钳刮术，妊娠月份越小，终止妊娠方法越简便、安全，出血及损伤越少。

一、适应证

1. 避孕失败自愿终止妊娠者。
2. 因各种疾病不能继续妊娠者。

二、禁忌证

1. 全身各种病症的急性期。
2. 生殖器官急性炎症。
3. 妊娠剧吐致酸中毒尚未纠正者。
4. 术前 8 小时内有 2 次体温达到或超过 37.5℃ 以上者。

三、手术准备

受术者排空膀胱，取膀胱截石位，常规消毒、铺巾，作双合诊检查，查清子宫大小、位置及附件情况。准备手术用物。

四、操作步骤

（一）负压吸引术

适于妊娠 6 ~ 10 周者。

1. 消毒宫颈 用窥阴器暴露宫颈，消毒宫颈及阴道。用棉签蘸 1% 的普鲁卡因置于颈管内 3 ~ 5 分钟。

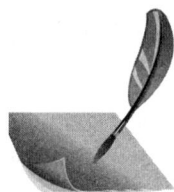

2. 探宫腔、扩宫颈 用宫颈钳钳夹子宫颈前唇（或后唇），用探针顺子宫屈向探测宫腔深度，孕 6~8 周者，宫腔深 8~10 cm；孕 9~10 周者，宫腔深 10~12 cm。以执笔式手法持宫颈扩张条按子宫屈向扩张，顶端超过宫颈管内口，自 4 号起逐步扩张至大于所用吸管半个号或 1 个号。

3. 吸刮 连接好吸管试吸无误后，将吸管插入宫腔，按顺时针方向吸宫腔 1~2 周，最大负压不得超过 79.8 kPa，当感觉宫壁粗糙、宫腔缩小、出现少量血性泡沫时，表示已吸干净。将橡皮管折叠，取出吸管。退出吸管后用小刮匙轻轻绕宫腔刮一周，特别注意两侧宫角及宫底部。将吸刮物清洗过滤，仔细检查有无绒毛及胚胎组织，肉眼观察有异常者送病理组织学检查。

（二）钳刮术

适于妊娠 11~14 周者。

1. 消毒宫颈 用窥阴器暴露宫颈，消毒宫颈及阴道。用棉签蘸 1% 普鲁卡因置于宫颈管内 3~5 分钟。

2. 探测宫腔 孕 11~12 周者，宫腔深 11~13 cm；孕 13~14 周者，宫腔深 13~15 cm。

3. 扩张宫颈管 操作方法同人工流产术。也可于术前 24 h 常规消毒后用牛膝扩张棒插入宫颈管内，或手术前 3~4 小时在阴道后穹隆部放置前列腺素栓剂。

4. 用有齿钳逐步钳出胎盘、胎膜和胎儿组织 余同吸引术。

五、手术并发症及防治

1. 人工流产综合征 受术者在术中或术后出现心动过缓、心律不齐、血压下降、面色苍白、冷汗、头晕甚至晕厥等症状，大多数可在停止手术后逐渐恢复。防治措施主要有：扩张宫颈宜缓慢进行，适当降低吸宫的压力，各种操作要轻柔。术前肌内注射阿托品 0.5~1 mg。

2. 子宫穿孔 是严重的并发症。常见于术者操作技术不熟练，哺乳期子宫或子宫壁有瘢痕。疑有穿孔者应立即停止手术，用子宫收缩剂和抗生素，住院密切观察受术者的生命体征、腹痛及有无内出血情况。必要时可剖腹探查处理。

3. 不全流产 为人工流产术常见并发症，多见于医生操作技术不熟练或子宫位置异常导致吸刮不全。常见为人工流产术后 10 日流血量仍多，或流血停止后又有多量流血。如出血多，立即刮宫。出血不多可先用抗生素，然后再刮宫。

4. 感染 多因不全流产、用具消毒不严、手术者无菌观念不强或受术者不执行医嘱提前性交引起，表现多为急性子宫内膜炎、盆腔炎甚至腹膜炎。受术者应卧床休息，给予支持疗法，及时抗感染治疗，如宫腔有残留物合并感染者，按感染性流产处理。

5. 漏吸 手术时未吸出胚胎及胎盘绒毛。应复查子宫位置、大小及形态，重新探查宫腔，再次行负压吸引术。

6. 术中出血 妊娠月份较大时，因子宫较大，常常致子宫收缩欠佳而出血量多。可在扩张宫颈后，宫颈注射缩宫素并尽快钳取或吸取胎盘及胎体，吸管过细或胶管过软时及时更换。

7. 羊水栓塞 偶可发生。因宫颈损伤、胎盘剥离使血窦开放，使羊水进入血液系统。但妊娠早、中期时羊水含细胞等有形物极少，即使并发羊水栓塞，其症状及严重性不如晚

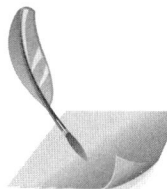

期妊娠发病凶猛。此时应作给氧、解痉、抗过敏、抗休克等处理。

8. 宫颈、宫腔粘连 为远期并发症。可因感染和多次人工流产、过度吸刮导致。表现为经期腹痛，经血引流不畅。处理：分离宫颈和宫腔粘连。若为宫腔粘连，可分离粘连，宫腔放置 IUD，人工周期疗法 2～3 个月。

药物引产

药物引产的方法有利凡诺引产、前列腺素引产、天花粉引产等，其中，在我国利凡诺引产最为常用。利凡诺是乳酸依沙吖啶的衍生物，对多种革兰阳性及阴性细菌具有很强的杀灭作用；也能刺激子宫平滑肌兴奋、内源性前列腺素升高导致宫缩；胎儿因药物中毒死亡。中期妊娠多采用利凡诺羊膜腔内注射引产。利凡诺引产简便，成功率高，但胎盘胎膜易残留，故在胎盘及胎体排出后需清理宫腔。

一、适应证

妊娠 14～24 周，无禁忌证者。

二、禁忌证

1. 有急、慢性肾病或肝、肾功能不全者。
2. 各种疾病急性期，如急性传染病、生殖器官炎症。
3. 严重的心脏病、高血压及血液病等。

三、用药剂量

利凡诺安全用药量为 100 mg/次。其反应量为 120 mg，中毒量为 500 mg。

四、操作步骤

1. 孕妇排空膀胱，取仰卧位，查清子宫底高度及胎位。

2. 常规消毒铺巾。

3. 选择穿刺点 在子宫底与耻骨联合中线的中点，选择囊性感最明显的部位为穿刺点，或以宫底下方二横指与正中线旁开二横指的交点为穿刺点，或在 B 超引导定位下做羊膜腔穿刺。

4. 羊膜腔穿刺 用 7～9 号腰椎穿刺针（含芯），垂直刺入腹壁，当有两次落空感时，抽出针芯，接上空针，回抽见淡黄色的羊水，证实已达羊膜腔内。

5. 注入利凡诺 将用注射用水溶化的利凡诺 100 mg，缓慢注入羊膜腔内。注射完迅速插入针芯，拔出针头。穿刺部位敷盖无菌纱布，压迫 2～3 分钟，胶布固定。

水囊引产

【概述】

将水囊置于子宫壁与胎膜之间，水囊内注入适量无菌生理盐水，借膨胀的水囊增加宫腔内压力，刺激子宫引起宫缩，促使胎儿及附属物排出。水囊引产简便有效，引产时间短、无药物反应及副作用，并发症较少，但须注意无菌操作，预防感染。

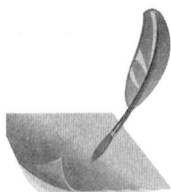

一、适应证

同利凡诺引产。尤适于患有心、肝、肾疾病稳定期的患者。

二、禁忌证

1. 急性生殖器官炎症，如阴道、宫颈、盆腔炎症等。

2. 子宫壁有瘢痕者。

3. 妊娠期有反复流血史者。

三、用物准备

水囊制备：用 18 号橡皮导尿管 1 根，避孕套 2 个，套在一起变为双层，将导尿管插入双层避孕套内，其顶端留 2 cm。用手挤出套内气体，用棉线将囊口扎紧，然后用注射器经导尿管抽出囊内残余空气。再用粗线将导尿管外端折叠结扎，消毒备用。

四、操作步骤

1. 常规消毒铺巾。

2. 窥阴器暴露宫颈，消毒阴道、宫颈。

3. 用宫颈钳牵拉子宫颈前唇，消毒颈管。

4. 于水囊顶端涂以无菌润滑剂，用妇科长钳夹持水囊及导尿管，徐徐经子宫颈口，沿子宫腔侧壁，将水囊送于宫壁与胎膜之间。如遇阻力或有出血，应取出水囊由另一侧同法放入。

5. 待水囊全部送进宫腔后，经导尿管口注入无菌生理盐水 300 ~ 400 ml，月份大者可酌情增加水量，但不应超过 500 ml。

6. 注液完毕后，将导尿管末端折叠扎紧，并轻轻向外牵拉水囊，使其压于子宫颈内口上，用无菌纱布包裹导尿管末端，放置于宫颈穹隆部。

五、并发症及防治

1. 全身反应 偶尔在 24 ~ 48 小时内体温升高，可在短时间内自行恢复。

2. 产后出血及胎盘、胎膜残留 利凡诺引产大约 80% 的受术者有出血，但不超过 100 ml，易有胎盘、胎膜残留者，应常规清宫。

3. 感染 发生率较低，一旦发现感染征象，立即抗感染处理。

4. 产道损伤 在引产过程中由于宫缩较强，宫颈口小及弹性差，往往易出现产道损伤，如后穹隆、宫颈口裂伤及阴道裂伤等。此时应清楚暴露裂伤部位，立即缝合，可以达到止血的目的。

5. 羊水栓塞 是中期引产中比较凶险的一种并发症，应及时发现，积极抢救。

【护理评估】

1. 病史 详细询问患者年龄、月经史、婚育史及本次妊娠经过等。既往史如是否患过急慢性肾炎、肝炎或严重的心脏病、高血压、血液病等。

2. 身体评估 测体温，做全身系统体格检查。做产科检查：查宫底高度是否与妊娠月份相符，能否听到胎心音。辅助检查：B 超检查确定羊水量及胎盘位置；其他查血常规、

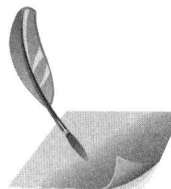

出凝血时间、血小板计数、尿常规、肝功能等，了解有无异常情况，协助医生掌握好手术适应证，排除禁忌证。

3. 心理社会评估 通过评估，了解担心、恐惧反应及其程度。

【护理诊断】

1. 知识缺乏 缺乏终止妊娠的相关知识。

2. 恐惧 与可能出现的手术疼痛及并发症有关。

【护理措施】

一、知情选择

将引产术的作用机制、特点、适应证和禁忌证做简要介绍，重点讲解施术的时机、引产效果、途径、注意事项、并发症等，以得到受术者的知情同意。

二、减轻疼痛

分娩过程中责任护士及家属尽可能在床旁陪护，使受术者有被关心和安全感，保证受术者吃好、睡好，保持良好的精力和体力，必要时给予镇静、止痛药物。

三、避免术后并发症

1. 严密观察产程进展，无菌接生，仔细检查胎盘、胎膜完整性，预防性使用抗生素。

2. 观察受术者生命体征变化，有无呼吸困难、胸闷、咳嗽等羊水栓塞的症状出现。

3. 产后及时观察宫缩及阴道流血情况，发现宫缩不好立即按摩子宫，并通知医生。

四、心理护理

护士要热情接待，耐心听取受术者的倾诉。关心和尊重受术者，耐心地解答其提出的任何问题，主动介绍病房环境、主管医生和责任护士情况及手术经过、注意事项。

【健康教育】

1. 术后休息 2 周。

2. 保持外阴清洁，术后 1 个月禁止性生活或盆浴。

3. 手术 1 个月后复诊。如有发热、腹痛、出血多时要随时就诊。

考点提示

1. 人工流产术是指妊娠 14 周以内，采用人工方法终止妊娠的手术。

2. 药物流产终止 7 周内妊娠，人工流产终止 6～10 周内妊娠，钳刮术终止 11～14 周妊娠。

3. 人工流产的并发症有不全流产、漏吸、出血、感染、人工流产综合征、子宫穿孔、羊水栓塞、宫颈和宫腔粘连等。

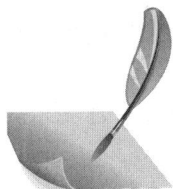

第四节　计划生育措施指导

扫码"学一学"

案例　患者，女，28岁。已婚，G_3P_1，平素月经规律，现停经46天，无不适，要求终止妊娠来院。B超示宫内早孕。

问题：

如现已经终止妊娠，请你对她介绍以后应该如何避孕。

计划生育措施知情选择是目前我国计划生育优质服务的重要内容，是指通过广泛深入宣传、教育、培训和咨询，使广大育龄妇女充分了解国家人口状况和政策及避孕节育知识后，根据自身特点（包括家庭、身体、婚姻状况等）选择合适的安全有效的避孕方法。以下介绍生育年龄不同时期计划生育措施的选择。

一、新婚期

1. 原则　年轻新婚夫妇，暂无生育要求者，应选择使用方便、高效、不影响生育的避孕方法。

2. 选用方法　复方短效口服避孕药使用方便，避孕效果好，不影响性生活，列为首选。男用阴茎套也是较理想的避孕方法。还可选用外用避孕栓、薄膜等。由于尚未生育，一般不选用宫内节育器，因宫内节育器有出血或感染的副作用，可能影响生育。不适宜用安全期、体外排精避孕，因二者的避孕失败率较高，也不宜用长效避孕药，因其可抑制性腺轴。

二、哺乳期

1. 原则　不影响乳汁质量及婴儿健康。

2. 选用方法　阴茎套是哺乳期选用的最佳避孕方式；还可以选择宫内节育器，哺乳期子宫软，放置宫内节育器时，操作要轻柔，防止子宫损伤；也可选用单孕激素制剂长效避孕针或皮下埋置剂，使用方便，不影响乳汁质量。哺乳期不宜使用复方避孕药或避孕针以及安全期避孕。

三、生育后期

1. 原则　选择长效、安全、可靠的避孕方法。

2. 选用方法　仅有一个子女，各种避孕方法（宫内节育器、皮下埋置剂、复方口服避孕药、避孕针、阴茎套等）均适用，根据个人身体状况进行选择，对某种避孕方法有禁忌证不宜使用。已生育两个或以上妇女采用绝育术为宜。

四、绝经过渡期

1. 原则　此期仍有排卵可能，应坚持避孕，选择以工具避孕为主的避孕方法。

2. 选用方法　可采用阴茎套。原使用宫内节育器无不良反应可继续使用，至绝经后半年取出。绝经过渡期阴道分泌物减少，不宜选择避孕药膜避孕，可选用避孕栓、凝胶剂。不宜选用复方避孕药及安全期避孕。

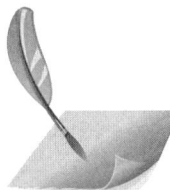

考点提示

1. 暂时无生育要求的新婚夫妇最佳选择避孕方法是阴茎套。

2. 育龄妇女已有一个子女最好选择宫内节育器避孕，有 2 个或以上子女最好选择绝育。

扫码"练一练"

练习题

A₁ 型题

1. 吸宫术后注意事项，不正确的是

  A. 术毕，应在休息室休息 1~2 h

  B. 1 周或阴道流血未尽前禁止盆浴

  C. 1 个月内禁止性交

  D. 保持外阴清洁

  E. 持续阴道流血 10 天以上，须及时复诊

2. 服用短效避孕药期间如果漏服，补服的时间应在

  A. 4 h 内

  B. 8 h 内

  C. 12 h 内

  D. 6 h 内

  E. 24 h 内

3. 放置宫内节育器术中及术后的处理哪项是错误的

  A. 术中随时观察受术者的情况

  B. 嘱术者如有出血多、腹痛、发热等情况随时就诊

  C. 术后休息 3 天

  D. 1 周内禁止性生活

  E. 术后于 1、3、6 个月及 1 年，分别复查 1 次

4. 避孕及防止性传播疾病最好的措施是

  A. 皮下埋植药物

  B. IUD

  C. 阴道隔膜加杀精药

  D. 安全期避孕法

  E. 避孕套加避孕药膏

5. 在下列避孕方法中，理论上讲失败率最高的是

  A. 使用避孕套

  B. 使用阴道隔膜

  C. 利用安全期避孕

  D. 放置宫内节育器

  E. 按期口服避孕药

6. 进行输卵管结扎术的最佳时间是

  A. 月经来潮之前 3~7 天

  B. 月经来潮第 3~7 天

  C. 月经干净后 3~7 天

  D. 人工流产术后 3~7 天

  E. 正常分娩后 3~7 天

A₂ 型题

7. 患者，女，46 岁。近年月经紊乱，咨询避孕措施，应指导其选用

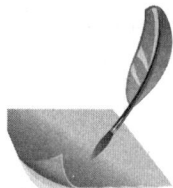

A. 口服避孕药　　　　　　　　　　B. 宫内节育器

C. 安全期避孕　　　　　　　　　　D. 阴茎套

E. 注射长效避孕针

8. 剖宫产后 4 个月的哺乳期妇女，其避孕方法应首选

A. 宫内节育器　　　　　　　　　　B. 口服避孕药

C. 阴茎套　　　　　　　　　　　　D. 安全期避孕

E. 闭经可不避孕

9. 患者，女，32 岁。已育一子，现停经 52 天，医生诊断为"早孕"，准备进行"人工流产加安放宫内节育器"术。哪项不属于术中巡回护士的配合工作

A. 观察受术者情况　　　　　　　　B. 检查心、肺、肝

C. 供应手术者需要的物品　　　　　D. 将吸引管接于负压吸引器上

E. 做好心理护理，以安定情绪

（叶　静）

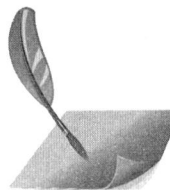

第二十二单元

妇女保健 ◄●●

扫码"学一学"

第一节 概 述

案例 患者，女。顺产后 2 日，下腹偶有疼痛，宫底脐下 3 指，无压痛，阴道流血少。

问题：

1. 如何对该产妇进行产褥期保健指导？

2. 什么时候进行产后访视？访视的内容有哪些？

一、妇女保健工作的目的和意义

妇女保健（maternal hygiene）是我国卫生事业的重要组成部分，以维护和促进妇女健康为目的。妇女的身心健康关系到千家万户的幸福和国家计划生育政策的贯彻落实，维系着整个中华民族素质的提高，承载着国家的未来。

妇女保健工作要做到：以预防为主，以生殖健康为核心，以基层为重点，密切结合临床，防治结合，做到以人为本，以服务对象的需求为评价标准，以维护和促进妇女大的身心健康为宗旨，强调社会参与和政府责任。针对妇女不同生理阶段开展保健服务：青春期保健、围婚期保健、生育期保健、孕期保健、产时保健、产褥期保健、哺乳期保健、绝经过渡期保健和老年期保健，还包括心理及社会方面保健。

二、妇女保健工作的组织机构

政府在卫生行政组织内和卫生专业机构均设立了各级妇女保健体系，培养了妇女保健人员，确保顺利完成妇女保健工作。

（一）行政管理机构

各级政府的卫生行政部门均设有妇幼保健组织机构，卫生部设妇幼保健与社区卫生

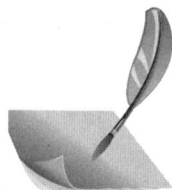

司，各省、自治区、直辖市卫生厅（局）设妇幼卫生处，地、市（州、盟）设妇幼卫生科，县卫生局设妇幼保健所，乡镇卫生院设妇幼保健组，均配有专职或兼职干部。工矿、企事业单位的卫生行政组织配备专职干部。各级机构负责本辖区妇幼卫生工作，制定妇幼卫生工作计划、条例，监测工作进展，进行信息管理，组织培训妇幼专业人员。

（二）专业机构

妇幼保健机构是由政府举办，不以营利为目的，具有公共卫生性质的公益性事业单位，是为妇女儿童提供公共卫生和基本服务的专业机构。妇女保健专业机构包括各级妇幼保健院、所、站、队。凡设正式床位的妇幼保健机构称为"院"；无床位但开展门诊业务（包括设置少量观察床位）的妇幼保健机构称为"所"；既无床位又无门诊业务，仅下基层开展业务技术指导称为"站"；在地广人稀、妇幼保健工作基础薄弱的省、自治区可设妇幼卫生工作队。这些保健机构接受同级卫生行政部门的领导，接受上一级妇幼保健专业机构的业务指导。各级妇女保健机构有计划地负责辖区内的妇女保健、计划生育技术服务、优生优育服务，做好信息统计、专业培训及科研工作，并对下级专业机构进行指导、监督和评价。

三、妇女保健工作方法

妇女保健工作方法包括调查摸底，制定计划；抓好典型，全面推广；建立健全规章制度，加强督促检查；有计划地培训专业队伍，提升专业人员的各项素质，以提高妇女保健工作质量；大力开展妇女保健社会宣传与健康教育，重视资料的收集，作好统计分析，搞好信息管理，及时反馈，提高妇女保健工作质量。

四、妇女保健工作评价

妇女保健工作开展情况需要有客观指标来衡量，常采用的评价指标就是统计数据，因此，要求资料完整可靠，统计准确、科学。常用统计指标如下。

1. 产前检查率 = 产前检查人数/期内产妇数 $\times 100\%$

2. 产后出血率 = 产后出血人数/期内产妇数 $\times 100\%$

3. 孕产妇死亡率 = 年内孕产妇死亡人数/年内孕产妇数 $\times 100\%$

4. 围生儿死亡率 = 围生期胎儿和新生儿死亡人数/围生期胎儿数 $\times 100\%$

5. 产褥感染率 = 期内产褥感染人数/期内产妇人数 $\times 100\%$

6. 妇女普查率 = 实查人数/应查人数 $\times 100\%$

考点提示

妇女保健工作的目的和意义：妇女保健以维护和促进妇女健康为目的。妇女的身心健康关系到千家万户的幸福和国家计划生育政策的贯彻落实，维系着整个中华民族素质的提高，承载着国家的未来。

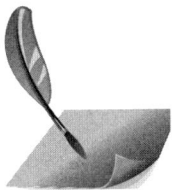

扫码"学一学"

第二节 妇女不同时期保健

一、青春期保健

月经初潮为青春期的重要标志。世界卫生组织（WHO）规定：10～19岁为青春期。进入青春期，卵巢滤泡逐渐发育，开始分泌性激素，在激素的调节下出现生殖器官发育、第二性征发育和月经来潮。青春期女性身高增长迅速，是女性一生中生理成长的关键时期，心理状态由儿童时期的单纯转向复杂，思想及情绪常不稳定，部分青春期女性由于对月经生理卫生知识不够了解，月经期会出现焦虑和恐惧心理；心理障碍和情绪的变换也可导致月经紊乱，如闭经、经量增多、经期延长等。

青春期保健的目的是维持和促进身心的健康发展，内容包括青春期卫生宣传教育及此期常见疾病的防治。保健的重点是培养良好的饮食习惯，定时、定量进餐；培养良好的卫生习惯和生活方式，合理安排生活和学习，睡眠充足，加强体育锻炼；普及生理卫生知识，了解女性性器官的解剖、生理知识，认识月经是一种正常的生理现象，懂得如何保持经期卫生，开展性教育，以减少非意愿妊娠率，预防性传播疾病。避免发生妇科疾病，保持精神愉快；了解青春期常见疾病的临床表现，如异常生殖道出血等，以便早发现、早诊断、早治疗。

二、围婚期保健

围婚期保健主要是指围绕结婚前后，为保证婚配者及其子代的健康而开展的保健工作，包括婚前医学检查、异常情况指导、婚育知识宣传和婚育保健指导。目的是避免有血缘的近亲间或遗传病患者之间的不适当婚配或生育，有利于男女双方科学选择终身伴侣，在婚前能从身心两方面作准备，有利于防止遗传性疾病的延续；并使婚后生活能健康发展，为后代优生打下良好基础，能为落实计划生育提供保证，从而达到家庭幸福和提高人口出生素质的目的。

三、生育期保健

生育期时间较长，从18～48岁，约30年。生育期保健主要是维持生殖功能正常和做好计划生育指导。通过妊娠期、分娩期、产褥期的正确处理，减少疾病发生；根据妇女的具体情况，做好计划生育指导，落实避孕措施，尽量避免人工终止妊娠，减少手术并发症发生。加大卫生宣传力度，通过对妇科疾病的普查普治，保护妇女身心健康。

四、妊娠期保健

妊娠期一般从妇女末次月经第一日起至胎儿胎盘娩出止，约280天，或称40孕周。妊娠期保健的目的是加强母儿监护，预防和减少妊娠期并发症发生，维护孕妇身心健康及胎儿正常发育。妊娠早期要进行指导对孕期生理症状的护理（详见第三单元第四节），初步识别异常妊娠，进行孕期卫生、饮食与营养、休息与活动、心理适应等方面的健康教育，注意保护胚胎和胎儿免受有害的物理、化学、生物等因素的侵袭，防止畸形和流产的发生；妊娠中期应定期进行产前检查，监测胎儿宫内生长发育的各项指标（包括宫高、腹围、体

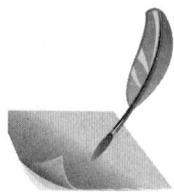

重、胎儿双顶径等）及孕妇健康状况，对高危妊娠进行筛查，必要时进行产前诊断，预防并发症，指导孕妇自我监测胎动，适当进行胎教，促进向母亲角色转变；妊娠晚期应指导孕妇注意补充营养，防止贫血等并发症发生，做好分娩前心理和物质方面的准备，包括乳房护理准备，以利于产后哺乳。

我国政府十分重视妊娠期劳动保护，规定孕期不得加班加点安排工作，孕 7 个月后不得上夜班；不得在孕产期降低基本工资或解除劳动合同等。

五、分娩期保健

分娩期是指妊娠满 28 周及其以后，胎儿及其附属物从临产开始到全部由母体娩出的过程。此期保健的重点是确保分娩顺利、母儿安全，防止分娩期并发症的发生。重点抓好"五防"、"一加强"：五防指防滞产、防感染、防产伤、防出血、防窒息；一加强是指加强对高危妊娠产妇的产时监护和产程处理。护理人员应充分掌握产妇的身心状况，耐心讲解有关分娩知识及解决方法，安慰、鼓励产妇，帮助产妇消除恐惧和焦虑，促进产程顺利进展。

六、产褥期保健

产褥期约 6 周，此期保健重点是预防产后出血、产褥感染、产褥期抑郁症等并发症的发生，促进产后身心恢复。按照《女职工劳动保护特别规定》，国家法定产假天数为 98 天，其中产前可以休假 15 天，难产增加 15 天，生育多胎的，多生育一个婴儿，增加产假 15 天；全面"二孩政策"落地至今，全国有 25 省份陆续将产假延长至 128～158 天，部分省份将实行纯母乳喂养的增加一个月产假，西藏甚至可休一年产假（产假的具体天数根据各省实际情况而定）。

扫码"看一看"

指导产妇保持皮肤、外阴部和乳房的清洁，指导母乳喂养及育儿宣教。

产后适度活动，可促进产妇恢复。自然分娩的产妇，产后 6～12 h 可起床做轻微活动，但应避免直立性低血压出现，动作宜缓慢，坐起后无眩晕感后方可站立行走；产后第 2 天可在室内随意活动，指导产妇做产褥期保健操，帮助产后恢复；难产者，可先进行促进血液循环的运动项目（如深呼吸）或床上四肢活动，待切口恢复好后，再做健身操，注意运动应循序渐进。

计划生育指导：产褥期禁止性生活，产褥期结束后应常规做好后检查并落实避孕措施。

产后访视：开始于产妇出院后第 3 天、产后 14 天和 28 天，共 3 次，如有必要可酌情增加访视次数。了解产后生殖器官复旧、恶露手术切口愈合情况，检查乳房和母乳喂养情况以及孕产妇的饮食、休息、婴儿的健康状况等，及时予以正确的指导和处理。产妇于产后42 天到医院接受产后检查，包括全身检查和妇科检查等。

心理健康：由于产后家庭关系变化、产妇形体的改变以及母乳喂养的劳累等因素，使产妇处于一种压力情境中，容易发生产后抑郁。因此，护理人员对产妇在产褥期提供相应的身心指导，并对家属进行帮助指导。

七、哺乳期保健

哺乳期国家规定为 1 年，每班工作应有两次母乳喂养时间，每次纯授乳时间，单胎为30 分钟。此期保健的目的是促进和支持母乳喂养。保健人员应向产妇及家属宣传母乳喂养

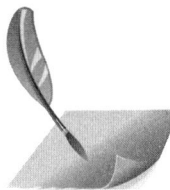

和促进母婴健康的知识，使他们认识到母乳是最适合婴儿的天然食品，母乳喂养安全、经济、方便、省力，可降低母亲患产后出血、乳腺癌、卵巢癌的危险性，可增进母子感情，促进婴儿的心理健康发育。

保健人员还应定期访视，评估母儿的情况、指导正确养育婴儿，指导母亲在哺乳期合理用药及采用正确的避孕措施。

八、绝经过渡期保健

绝经过渡期一般从 40 岁后开始，历时 1～10 年，是妇女由生育期进入老年期的过渡阶段。此期应重点介绍绝经过渡期的常见病、多发病，鼓励定期妇科检查，提高绝经过渡期妇女的自我保健意识和生活质量。

通过多种途径开展健康教育，使妇女了解这一特殊时期的生理、心理特点，合理安排生活，适度运动，加强营养，重视蛋白质、维生素及微量元素的摄入，加强自身修养，保持心情舒畅。保持外阴部清洁，预防萎缩的生殖器发生感染。绝经过渡期容易发生子宫脱垂及张力性尿失禁，应进行肛提肌锻炼，指导做收缩肛门的动作，每次 15 分钟，每日 2 次。绝经过渡期是妇科肿瘤的好发年龄，应每年进行一次妇科肿瘤的筛查。在医生的指导下，必要时应用激素替代疗法或补充钙剂等综合措施，防治绝经期综合征和骨质疏松。虽然此期生育能力下降，仍应避孕至月经停止 12 个月以后。

九、老年期保健

国际老年学会规定 60～65 岁为老年前期，65 岁以后为老年期。老年妇女生活回归家庭，机体功能衰退，是一生中生理和心理上的重大转折点，由生理方面明显变化所带来心理及生活的巨大变化，使处于老年期的妇女容易罹患各种疾病，如子宫脱垂、妇科恶性肿瘤、心血管疾病、萎缩性阴道炎、泌尿系统感染、骨质疏松、脂代谢紊乱等。因此，老年妇女应心态积极乐观，适度锻炼身体，生活规律，饮食以高蛋白、低脂肪、高维生素为宜。适当服用保健药物和激素，定期体格检查，防治老年期疾病，提高生命质量，延年益寿。

考点提示

1. 分娩期保健的"五防"、"一加强"：五防指防滞产、防感染、防产伤、防出血、防窒息；一加强指加强对高危妊娠产妇的产时监护和产程处理。

2. 妊娠期劳动保护：规定孕期不得加班加点，满 7 个月后不得上夜班；不得在孕产期降低基本工资或解除劳动合同等。

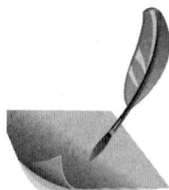

扫码"练一练"

练习题

A₁ 型题

1. 下列哪项不属于妇女保健范畴

    A. 幼女保健   B. 围婚期保健

    C. 生育期保健   D. 围生期保健

E. 围绝经期及老年期保健

2. 国家劳动法对女性妊娠期上夜班，要求不超过个月

    A. 4 个月   B. 5 个月

    C. 6 个月   D. 7 个月

    E. 8 个月

A₂ 型题

3. 组织护理专业实习学生到附近中学，给高年级女学生讲授月经期卫生知识，属妇女保健工作中的哪项

    A. 妇女各期保健   B. 计划生育

    C. 卫生宣教   D. 常见病普查

    E. 资料积累

X 型题

4. 婚前健康检查内容包括

    A. 仅进行全身体格检查   B. 了解家属或本人的遗传性疾患

    C. 了解是否患有婚后不宜生育的疾病   D. 仅进行生殖器官的检查

    E. 婚姻常识的宣传

（邓　婧）

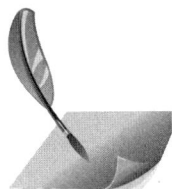

参考答案

第一单元

1. A　2. E　3. D　4. A　5. B

第二单元

1. C　2. D　3. B　4. A　5. C　6. B　7. E

第三单元

1. A　2. C　3. E　4. D　5. D　6. E　7. E　8. B　9. A　10. D　11. C　12. B
13. D　14. E　15. B　16. A　17. E　18. B　19. B　20. B　21. B

第四单元

1. A　2. B　3. C　4. B　5. A　6. B　7. D　8. B　9. D　10. B　11. C　12. A
13. D　14. B　15. C

第五单元

1. E　2. D　3. C　4. E　5. E　6. D　7. A　8. C　9. A　10. D　11. A

第六单元

1. D　2. A　3. E　4. B　5. B　6. C　7. B　8. D　9. A　10. A　11. E　12. C
13. B　14. C　15. C　16. C　17. D　18. C　19. D　20. B　21. D　22. E　23. E　24. D
25. B　26. A　27. A　28. C　29. B　30. D

第七单元

1. C　2. C　3. D　4. C　5. A　6. A　7. A　8. B　9. D　10. E　11. E　12. A
13. D　14. D　15. D　16. D　17. B　18. B　19. C　20. B　21. C　22. E　23. B　24. A
25. B　26. D　27. A　28. B　29. B

第八单元

1. C　2. B　3. B　4. E

第九单元

1. B　2. C　3. D　4. E　5. B　6. B　7. A　8. A　9. D　10. C　11. D　12. B
13. E　14. C　15. E　16. B　17. C　18. E　19. D

第十单元

1. D　2. A　3. D　4. D　5. E　6. A　7. A　8. D　9. C　10. E　11. A　12. D
13. D　14. C　15. B　16. C

第十一单元

1. A　2. C　3. A　4. E　5. E　6. E　7. E　8. B　9. E　10. C　11. E　12. C
13. B　14. E　15. B　16. D

第十二单元

1. A　2. A　3. C　4. A　5. A　6. C　7. C　8. B　9. D

第十三单元

1. D　2. C　3. C　4. E　5. D　6. B　7. E

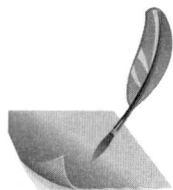

第十四单元

1. E 2. E 3. B 4. B 5. D 6. D 7. A 8. A 9. C 10. A 11. D 12. D

13. B 14. A 15. E 16. B 17. C 18. B

第十五单元

1. E 2. B 3. A 4. E 5. B 6. B 7. D 8. D 9. B 10. C 11. C

12. ADE   13. BCDE   14. BC

第十六单元

1. E 2. C 3. D 4. D 5. E 6. B 7. C 8. E 9. D 10. E 11. C 12. A

13. C 14. C 15. B 16. A 17. D 18. D 19. B 20. D 21. C 22. B 23. C 24. D

25. E 26. E

第十七单元

1. A 2. C 3. B 4. D 5. D 6. A 7. D 8. B

第十八单元

1. D 2. C 3. E 4. B 5. D 6. A 7. A 8. E

第十九单元

1. C 2. C 3. D 4. D 5. B 6. D 7. C 8. A 9. E 10. D 11. C 12. C

13. D 14. A 15. D 16. C 17. C 18. D 19. D 20. B 21. E 22. A

第二十单元

1. E 2. E 3. C 4. D 5. B 6. D 7. E 8. D

第二十一单元

1. B 2. C 3. D 4. E 5. C 6. E 7. D 8. C 9. B

第二十二单元

1. A 2. D 3. C 4. BCE

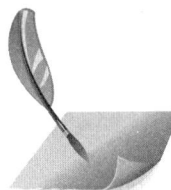

参考文献

［1］郑修霞．妇产科护理学．第4版．北京：人民卫生出版社，2010.

［2］夏海鸥．妇产科护理学．第2版．北京：人民卫生出版社，2010.

［3］成守珍．临床专科护理技术操作规程．广州：广东科技出版社，2008.

［4］中华医学会．临床技术操作规范护理分册．北京：人民军医出版社，2009.

［5］王曙霞．专科护理技术操作规范及护理管理工作流程．北京：人民军医出版社，2010.

［6］张惜明．实用妇产科学．第2版．北京：人民卫生出版社，2004.

［7］乐杰．妇产科学．第7版．北京：人民卫生出版社，2011.

［8］谢莘．妇产科学．第9版．北京：人民卫生出版社，2018.

［9］常青，刘兴会，邓黎主编．助产理论与实践．第2版．北京：人民军医出版社，2015.

［10］中国新生儿复苏项目专家组．中国新生儿复苏指南（2016年北京修订）［J］．中华围产医学杂志，2016，19（7）：481－486.

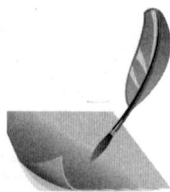